药用有机化学

全国医药职业技术教育研究会　组织编写

陈任宏　主编　　　伍焜贤　主审

化学工业出版社

生物·医药出版分社

·北京·

图书在版编目（CIP）数据

药用有机化学/陈任宏主编．—北京：化学工业
出版社，2005.11（2019.9重印）
ISBN 978-7-5025-7968-5

Ⅰ．药…　Ⅱ．陈…　Ⅲ．药物化学：有机化学
Ⅳ．R914.4

中国版本图书馆 CIP 数据核字（2005）第 145972 号

责任编辑：余晓捷　孙小芳　陈燕杰　　　文字编辑：徐雪华
责任校对：陈　静　宋　玮　　　　　　　装帧设计：关　飞

出版发行：化学工业出版社　生物·医药出版分社（北京市东城区青年湖南街 13 号　邮政编码 100011）
印　　装：三河市延风印装有限公司
787mm×1092mm　1/16　印张 18　字数 424 千字　　2019 年 9 月北京第 1 版第 19 次印刷

购书咨询：010-64518888　　　　　　售后服务：010-64518899
网　　址：http://www.cip.com.cn
凡购买本书，如有缺损质量问题，本社销售中心负责调换。

定　　价：40.00 元

《药用有机化学》编审人员

主　编　陈任宏（广东化工制药职业技术学院）

主　审　伍焜贤（广东药学院）

编　委　（以姓氏笔画为序）

　　　　石　晓（广东化工制药职业技术学院）

　　　　张　斌（浙江医药高等专科学校）

　　　　陈　枫（浙江医药高等专科学校）

　　　　陈　蓉（北京市高新职业技术学院）

　　　　陈任宏（广东化工制药职业技术学院）

　　　　侯伟雄（广东化工制药职业技术学院）

　　　　蔡自由（广东化工制药职业技术学院）

全国医药职业技术教育研究会委员名单

会　长　苏怀德　国家食品药品监督管理局

副会长　（按姓氏笔画排序）

　　　　王书林　成都中医药大学峨眉学院
　　　　严　振　广东化工制药职业技术学院
　　　　周晓明　山西生物应用职业技术学院
　　　　缪立德　湖北省医药学校

委　员　（按姓氏笔画排序）

　　　　马孔琛　沈阳药科大学高等职业技术学院
　　　　王吉东　江苏省徐州医药高等职业学校
　　　　王自勇　浙江医药高等专科学校
　　　　左淑芬　河南中医学院药学高职部
　　　　付梦生　湖南省药学职业中等专业学校
　　　　白　钢　苏州市医药职工中等专业学校
　　　　刘效昌　广州市医药中等专业学校
　　　　闫丽霞　天津生物工程职业技术学院
　　　　阳　欢　江西中医学院大专部
　　　　李元富　山东中医药高级技工学校
　　　　张希斌　黑龙江省医药职工中等专业学校
　　　　陆国民　复旦大学药学院第二分院
　　　　林锦兴　山东省医药学校
　　　　罗以密　上海医药职工大学
　　　　钱家骏　北京市中医药学校
　　　　黄跃进　江苏省连云港中医药高等职业技术学校
　　　　黄庶亮　福建食品药品职业技术学院
　　　　黄新启　江西中医学院高等职业技术学院
　　　　彭　敏　重庆市医药技工学校
　　　　鼓　毅　长沙市医药中专学校
　　　　谭骁彧　湖南生物机电职业技术学院药学部

秘书长　（按姓氏笔画排序）

　　　　刘　佳　成都中医药大学峨眉学院
　　　　谢淑俊　北京市高新职业技术学院

全国医药高职高专教材建设委员会委员名单

前　　言

从 20 世纪 30 年代起，我国即开始了现代医药高等专科教育。1952 年全国高等院校调整后，为满足当时经济建设的需要，医药专科层次的教育得到进一步加强和发展。同时对这一层次教育的定位、作用和特点等问题的探讨也一直在进行当中。

鉴于几十年来医药专科层次的教育一直未形成自身的规范化教材，长期存在着借用本科教材的被动局面，原国家医药管理局科技教育司应各医药院校的要求，履行其指导全国药学教育为全国药学教育服务的职责，于 1993 年出面组织成立了全国药学高等专科教育教材建设委员会。经过几年的努力，截至 1999 年已组织编写出版系列教材 33 种，基本上满足了各校对医药专科教材的需求。同时还组织出版了全国医药中等职业技术教育系列教材 60 余种。至此基本上解决了全国医药专科、中职教育教材缺乏的问题。

为进一步推动全国教育管理体制和教学改革，使人才培养更加适应社会主义建设之需，自 20 世纪 90 年代以来，中央提倡大力发展职业技术教育，尤其是专科层次的职业技术教育即高等职业技术教育。据此，全国大多数医药本专科院校、一部分非医药院校甚至综合性大学均积极举办医药高职教育。全国原 17 所医药中等职业学校中，已有 13 所院校分别升格或改制为高等职业技术学院或二级学院。面对大量的有关高职教育的理论和实际问题，各校强烈要求进一步联合起来开展有组织的协作和研讨。于是在原有协作组织基础上，2000 年成立了全国医药高职高专教材建设委员会，专门研究解决最为急需的教材问题。2002 年更进一步扩大成全国医药职业技术教育研究会，将医药高职、高专、中专、技校等不同层次、不同类型、不同地区的医药院校组织起来以便更灵活、更全面地开展交流研讨活动。开展教材建设更是其中的重要活动内容之一。

几年来，在全国医药职业技术教育研究会的组织协调下，各医药职业技术院校齐心协力，认真学习党中央的方针政策，已取得丰硕的成果。各校一致认为，高等职业技术教育应定位于培养拥护党的基本路线，适应生产、管理、服务第一线需要的德、智、体、美各方面全面发展的技术应用型人才。专业设置上必须紧密结合地方经济和社会发展需要，根据市场对各类人才的需求和学校的办学条件，有针对性地调整和设置专业。在课程体系和教学内容方面则要突出职业技术特点，注意实践技能的培养，加强针对性和实用性，基础知识和基本理论以必需够用为度，以讲清概念，强化应用为教学重点。各校先后学习了"中华人民共和国职业分类大典"及医药行业工人技术等级标准等有关职业分类，岗位群及岗位要求的具体规定，并且组织师生深入实际，广泛调研市场的需求和有关职业岗位群对各类从业人员素质、技能、知识等方面的基本要求，针对特定的职业岗位群，设立专业，确定人才培养规格和素质、技能、知识结构，建立技术考核标准、课程标准和课程体系，最后具体编制为专业教学计划以开展教学活动。教材是教学活动中必须使用的基本材料，也是各校办学的必需材料。因此研究会及时开展了医药高职教材建设的研讨和有组织的编写活动。由于专业教学计划、技术考核标准和课程标准又是从现实职业岗位群的实际需要中归纳出来的，因而研究会组织的教材编写活动就形成了几大特点。

1. 教材内容的范围和深度与相应职业岗位群的要求紧密挂钩，以收录现行适用、成熟规范的现代技术和管理知识为主。因此其实践性、应用性较强，突破了传统教材以理论知识为主的局限，突出了职业技能特点。

2. 教材编写人员尽量以产、学、研结合的方式选聘，使其各展所长、互相学习，从而有效地克服了内容脱离实际工作的弊端。

3. 实行主审制，每种教材均邀请精通该专业业务的专家担任主审，以确保业务内容正确无误。

4. 按模块化组织教材体系，各教材之间相互衔接较好，且具有一定的可裁减性和可拼接性。一个专业的全套教材既可以圆满地完成专业教学任务，又可以根据不同的培养目标和地区特点，或市场需求变化供相近专业选用，甚至适应不同层次教学之需。因而，本套教材虽然主要是针对医药高职教育而组织编写的，但同类专业的中等职业教育也可以灵活的选用。因为中等职业教育主要培养技术操作型人才，而操作型人才必须具备的素质、技能和知识不但已经包含在对技术应用型人才的要求之中，而且还是其基础。其超过"操作型"要求的部分或体现高职之"高"的部分正可供学有余力，有志深造的中职学生学习之用。同时本套教材也适合于同一岗位群的在职员工培训之用。

现已编写出版的各种医药高职教材虽然由于种种主、客观因素的限制留有诸多遗憾，上述特点在各种教材中体现的程度也参差不齐，但与传统学科型教材相比毕竟前进了一步。紧扣社会职业需求，以实用技术为主，产、学、研结合，这是医药教材编写上的划时代的转变。因此本系列教材的编写和应用也将成为全国医药高职教育发展历史的一座里程碑。今后的任务是在使用中加以检验，听取各方面的意见及时修订并继续开发新教材以促进其与时俱进、臻于完善。

愿使用本系列教材的每位教师、学生、读者收获丰硕！愿全国医药事业不断发展！

全国医药职业技术教育研究会

2004 年 5 月

编 写 说 明

  《药用有机化学》是全国医药职业技术教育研究会组织编写的全国医药高职高专教材。高职高专教育是以培养技术性应用型人才为目标，构建适用于高职高专药学类专业课程的化学基础体系，是本书编写的根本任务。总结高职高专学校多年来化学课程教学内容体系改革与实践的经验，为满足全国医药高职高专教育对教材的急需，编写了本教材。

  本书内容体系由浅入深，循序渐进，理论知识以够用为度，选材紧扣药学实际，重实用又有适当的理论内容，符合药学高职高专要求。同时对教材的结构体系进行整合、优化和重组，增加十四章和十五章等章节内容，突出教材的适用性、实用性和应用性。同时加强了实践教学环节，编排十九个实验，包括基本操作、有机化合物性质和合成等，强化对学生实验技术的训练，体现高职高专教育特色。各兄弟院校在理论和实践教学中，可根据专业需要对本书内容酌情取舍。

  本书由陈任宏主编，伍焜贤主审。本书编写分工是：石晓编写第五章、第十二章；陈任宏编写第一章、第九章、第十一章和实验篇第一部分；陈枫编写实验篇第三部分、第四部分；陈蓉编写第二章；侯伟雄编写第六章、第十四章、第十五章；张斌编写第三章、第十章、第十三章；蔡自由编写第四章、第七章、第八章和实验篇第二部分。全书由陈任宏负责统稿、修改。

  本书在编写过程中得到广东化工制药职业技术学院领导和化学教研室多位老师的指导和帮助，在此表示衷心地感谢！

  限于我们的水平，加上成稿时间仓促，本书一定有错误和不妥之处，殷切希望广大读者批评指正。

编 者

2005 年 10 月

目　录

理　论　篇

理 论 篇

第一章 绪 论

一、有机化合物和有机化学

科学家研究最早的有机化合物（organic compound）是生物碱（alkaloid），例如吗啡（morphine），是 1806 年从阿片中提取得到的，具有麻醉、镇痛作用。奎宁（quinine）是继吗啡后发现的另一种生物碱，1828 年从金鸡纳树皮中分离出来，用于预防和治疗疟疾。以往天然的有机化合物是从生物体中发现或分离，具有生物活性，曾经赋予"有生机之物"的神秘色彩，"生命力"学说束缚了有机化学的发展。

直至 1828 年，化学史称之为合成之父的德国有机化学家维勒（F. Wöhler）用无机化合物异氰酸铵合成有机化合物尿素。

$$NH_4CNO \xrightarrow{\triangle} H_2NCONH_2$$

从此冲破了无机化合物和有机化合物的界限，随后人们合成了自然界不存在或已经存在的数以千万计有不同用途的化合物，如醋酸、油脂、酒精、塑料、染料、青霉素和牛胰岛素等，促进了有机合成、食品、化工、医药和生化等许多领域的发展。

19 世纪初对有机化合物的组成进行测定，发现有机化合物都含有碳元素，同时大多数还含有氢、氧、氮、硫和卤素等元素，按照现代的观点，有机化合物（简称有机物）是碳的化合物，是指碳氢化合物及其衍生物。但是二氧化碳、碳酸、碳酸盐等化合物与典型的无机化合物性质相似，它们不在有机化合物之列。

有机化学（organic chemistry）是研究有机化合物的结构、性质、合成和其他应用以及有机化合物之间相互转变规律的一门科学。结构与性质关系（构效关系）一直是有机化学讨论的中心问题，认识有机化合物的结构是我们理解其性质的基础。有机化合物的性质主要是官能团反应，其反应规律是我们学习的重点。有机化学与药物化学、天然药物化学、生物化学、药物分析和药物制剂等课程密不可分，学习并掌握有机化合物构效关系的基本知识和基本理论，以便我们能更好地理解药物的性质与结构的关系（药效关系），进一步为掌握药物的合成、分离、精制和检验等实际工作奠定基础。总而言之，有机化学是药学类专业中的一门重要课程。

二、有机化合物的特性

迄今人类已知的有机化合物有近 2000 多万种，结构千差万别，性质各异，但是由于碳原子的结构特点和有机化合物分子中的化学键主要是共价键，决定了有机化合物有其共性，与无机化合物比较，多数有机化合物性质和结构有以下特性（表 1-1）。

应该指出，有机化学反应是在分子结构水平上进行的，反应主要发生在分子结构中的某

表 1-1　有机化合物和无机化合物的特性比较

特　性	有机化合物	无机化合物
1. 可燃性	容易燃烧,如汽油、油脂、万能胶等,燃烧产物是二氧化碳和水,可用于区别有机化合物与无机化合物	不易燃烧,如食盐
2. 耐热性	熔点、沸点较低,熔点一般小于 300℃,如肉桂酸的熔点为 133℃;受热易分解或被氧化	熔点、沸点较高,受热稳定
3. 溶解性	难溶于水,易溶于酒精、苯、丙酮等有机溶剂	易溶于水,难溶于有机溶剂
4. 反应特点	反应速度慢,常伴有副反应,往往是主次产物的混合物	反应速度快、完全,产率高
5. 结构特点	结构复杂,碳原子相互之间或碳原子与其他原子以共价键结合成链状或环状化合物,普遍存在同分异构现象	不存在同分异构现象

一部位或活性基团上,分子碰撞发生反应概率小,而且过程复杂,反应速率较慢,往往需要加热、催化剂等条件加快反应。同时,有机化合物普遍存在同分异构现象,它是造成有机化合物数目众多、性质差异的主要原因,如乙醇是酒精饮料中的"兴奋物",它的分子组成与二甲醚相同,都是 C_2H_6O,但是它们分子中原子的排列不同,性质也完全不同。分子组成相同而原子排列(结构式)不同的化合物,彼此互称同分异构体(isomer)。这种现象称为同分异构现象。

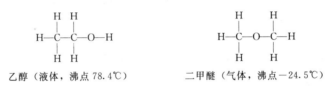

乙醇(液体,沸点 78.4℃)　　　　二甲醚(气体,沸点—24.5℃)

三、有机化合物的结构理论

所谓结构是指组成分子中的各个原子相互结合的顺序和方式。原子的种类、数目、结合顺序和排列方式不同,分子的结构不同,性质也不同。

1. 经典结构理论

19 世纪后期凯库勒(A. KeKulé)和古柏尔(A. Couper)在总结前人有关结构学说的基础上,提出了有机化学的经典结构理论。①有机化合物中碳原子总是 4 价;②碳原子间能以单键、双键和叁键相互结合成碳链或碳环化合物。结构式(或称构造式)是表示有机化合物分子结构的化学式,其中的短线表示有机化合物的共价键,结构式一般采用简易表达式(即结构简式)。表 1-2 列出了一些有机化合物的结构式。

表 1-2　一些有机化合物的结构式

化合物名称	凯库勒结构式	结构简式	化合物名称	凯库勒结构式	结构简式
乙烷	H-C-C-H（带氢）	CH_3CH_3	苯	(苯环凯库勒式)	(苯环简式)
乙烯	C=C（带氢）	$CH_2=CH_2$	乙醇	H-C-C-O-H（带氢）	CH_3CH_2OH
乙炔	$H-C\equiv C-H$	$CH\equiv CH$			

有机化学的结构理论是化学家在科学实践中总结和建立起来并逐步完善的。凯库勒的结

构式不能真实反映有机化合物的空间结构，20世纪荷兰化学家范特霍夫（J. H. Van't Hoff）等提出了碳原子的立体概念，认为甲烷是正四面体结构，碳原子位于四面体的中心，4个相同的价键伸向以碳原子为中心的四面体的4个顶点，各键之间的夹角均为109.5°（见图1-1）。

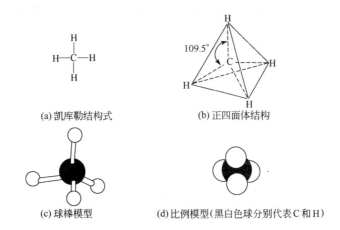

图 1-1　甲烷的结构和立体结构模型

利用现代物理方法如质谱（MS）、核磁共振谱（NMR）、红外吸收光谱（IR）、紫外吸收光谱（UV）等能精确测定有机化合物的组成、结构，X射线衍射法能准确测定碳原子的立体结构，已经证明有机化合物结构理论预测的正确性。

2. 杂化轨道理论

基态碳原子的价电子构型为$2s^2 2p_x^1 2p_y^1$，根据经典价键理论，碳原子只能形成两个共价键，与有机化合物分子中碳原子为4价和甲烷为正四面体结构互相矛盾。20世纪30年代诺贝尔奖获得者鲍林（L. C. Pauling）提出了杂化轨道理论，对此作出很好的解释，鲍林等认为，元素的原子在成键时不但可以变成激发态，而且能量相近的原子轨道可以重新组合成新的原子轨道，称为杂化轨道，这一过程叫做杂化。有机化合物分子中碳原子都是通过杂化形成共价键的，杂化轨道的数目与参与杂化的原子轨道数相同，杂化轨道的成键过程可分为激发、杂化和重叠三个步骤。

（1）碳原子的sp^3杂化　烷烃分子中碳原子的1个2s轨道和3个2p轨道通过sp^3杂化

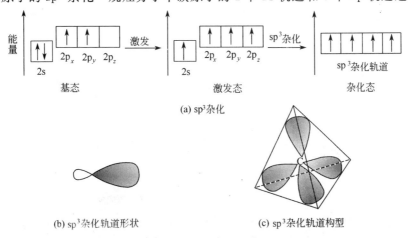

图 1-2　碳原子sp^3杂化、杂化轨道形状和构型示意图

形成 4 个能量相同的 sp^3 杂化轨道，其形状是一头大，一头小，彼此间的夹角为 109.5°。甲烷分子是由 4 个 sp^3 杂化轨道分别与 4 个氢原子的 1s 轨道沿着键轴重叠形成 4 个完全相同的 C—H 键（碳原子为 4 价）。甲烷为正四面体构型，C—H 键之间的夹角均为 109.5°（见图 1-2）。

（2）碳原子的 sp^2 杂化　烯烃分子中碳原子的 1 个 2s 轨道和 2 个 2p 轨道通过 sp^2 杂化形成 3 个能量相同的 sp^2 杂化轨道，它们为平面的三角形杂化，轨道之间的夹角为 120°；未杂化的 $2p_z$ 轨道垂直于 sp^2 杂化轨道和中心碳原子所构成的平面。乙烯为平面三角形构型，键角为 120°（见图 1-3）。

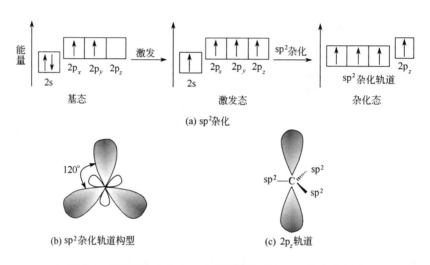

图 1-3　碳原子 sp^2 杂化、杂化轨道构型和 $2p_z$ 轨道示意图

（3）碳原子 sp 杂化　炔烃分子中碳原子的 1 个 2s 轨道和 1 个 2p 轨道通过 sp 杂化形成两个能量相同的 sp 杂化轨道，它们为直线形杂化，彼此间的夹角为 180°；两个未杂化的 $2p_y$、$2p_z$ 轨道垂直于 sp 杂化轨道的对称轴的平面。乙炔为直线形构型，键角为 180°（见图 1-4）。

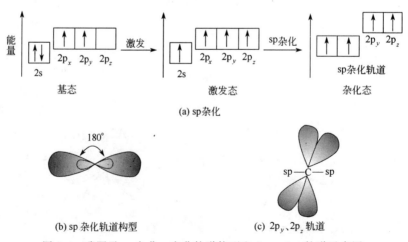

图 1-4　碳原子 sp 杂化、杂化轨道构型和 $2p_y$、$2p_z$ 轨道示意图

四、有机化合物共价键的属性

在药用基础化学里，已对分子结构进行了粗浅的介绍，有机化合物分子中主要是碳和其他非金属元素，原子之间主要以共价键结合，共价键的键长、键角、键能以及键的极性和极化性都是共价键的属性，它们与有机化合物的性质有关。

1. 键长

两个成键原子核间的平均距离称为键长，单位为 nm。共价键的键长随原子半径变大而增长；相同原子的共价键的键长按单键、双键和叁键顺序依次减短。

2. 键能

由 A 和 B 原子结合生成 1mol AB 分子所放出的能量，或 1mol AB 分子中共价键断裂成 A 和 B 原子所需吸收的能量称为键能，其单位为 $kJ \cdot mol^{-1}$。

键长和键能影响分子化学反应的活性，一些常见共价键的键长和键能见表 1-3。

表 1-3　常见共价键的键长和键能

共价键	键长/nm	键能/$kJ \cdot mol^{-1}$	共价键	键长/nm	键能/$kJ \cdot mol^{-1}$
C—H	0.109	414.4	C—C	0.154	346
C—Cl	0.177	339.1	C＝C	0.134	610
C—Br	0.191	284.6	C≡C	0.120	836
C—I	0.212	217.8	C＝O	0.122	736.7(醛)
C—O	0.143	360	O—H	0.096	464.4
C—N	0.147	305.6	N—H	0.103	389.3

一般情况下，共价键的键长愈短，键能愈大，键愈牢固，表现在该有机化合物的化学性质上就愈不活泼。

3. 键角

两个共价键之间的夹角称为键角。键角是决定有机化合物分子的空间构型的主要因素，是有机化合物产生某些化学特性的原因。键角的大小与成键原子的杂化状态及分子中其他原子有关，如甲烷$\angle HCH = 109.5°$、三甲胺$\angle CNC = 108°$。

4. 共价键的极性、极化性

共价键的极性、极化性和分子的极性与有机化合物的反应性能密切相关，在决定有机化合物的性质方面，也起着重要的作用。

（1）键的极性　共价键分为非极性共价键（如 C—C 键）和极性共价键（如 C—H 键、C—Cl 键）两种。由于成键原子的电负性不同，吸引电子能力也就不同，常用符号 δ^+ 表示电负性小的原子电子云密度较低，带部分正电荷；δ^- 表示电负性大的原子电子云密度较高，带部分负电荷。例如 $\overset{\delta^+}{H_3C} \rightarrow \overset{\delta^-}{Cl}$，这种键称为极性共价键，有极性。键的极性大小以偶极矩来度量。偶极矩（μ）为电荷值（q）与正负电荷中心之间的距离（d）之乘积：$\mu = q \cdot d$。偶极矩的单位为库仑·米（$C \cdot m$），一些共价键的偶极矩见表 1-4。

表 1-4　一些共价键的偶极矩

共　价　键	偶极矩/10^{-30}C·m	共　价　键	偶极矩/10^{-30}C·m
C—H	1.33	C—F	4.70
H—N	4.37	C—Cl	4.78
H—O	5.04	C—Br	4.60
C—O	2.47	C—I	3.97
C—N	0.73	C=O	7.67

偶极矩是向量，具有方向性，一般用箭头表示指向键的负电荷一端。双原子分子的偶极矩就是键的偶极矩，多原子分子的偶极矩是所有共价键的偶极矩的向量之和。例如：

$$\text{H} \longrightarrow \text{Cl} \qquad \text{H} \longrightarrow \text{C} \equiv \text{C} \longleftarrow \text{H}$$

$$\mu = 3.60 \times 10^{-30} \text{C·m} \qquad \mu = 0 \qquad \mu = 6.24 \times 10^{-30} \text{C·m}$$

（2）键的极化性　共价键的极性受到外加电场的影响而发生变化称为键的极化性，键的极化性用键的极化度度量，成键原子的体积越大，电负性越小，键的极化度就越大。

五、有机化学反应的基本类型

1. 有机化学反应类型

有机化学反应过程复杂，但都是按照一定反应规律，以某一反应类型进行的。

（1）取代反应　在一定条件下，有机化合物分子中的原子或原子团被其他原子或原子团取代的反应称为取代反应。例如，苯在三氯化铁催化作用下与氯的卤代反应。

$$\text{C}_6\text{H}_6 + \text{Cl}_2 \xrightarrow{\text{FeCl}_3} \text{C}_6\text{H}_5\text{Cl} + \text{HCl}$$

（2）加成反应　有机化合物分子中的 π 键断裂，形成两个新的 σ 键的反应称为加成反应。例如，丙烯与溴水或溴的四氯化碳溶液的反应。

$$\text{CH}_3\text{CH} = \text{CH}_2 \xrightarrow[\text{CCl}_4]{\text{Br}_2} \text{CH}_3\underset{\underset{\text{Br}}{|}}{\text{CH}}\underset{\underset{\text{Br}}{|}}{\text{CH}_2}$$

（3）消除反应　在一定条件下，有机化合物分子内脱去小分子化合物（如卤化氢、水和醇等），生成不饱和化合物的反应称为消除反应。例如，1-溴丙烷与碱的醇溶液共热脱卤化氢的反应。

$$\text{CH}_3\text{CH}_2\text{CH}_2\text{Br} \xrightarrow[\triangle]{\text{NaOH/醇溶液}} \text{CH}_3\text{CH} = \text{CH}_2 + \text{NaBr} + \text{H}_2\text{O}$$

（4）氧化反应　有机化合物加氧或去氢的反应称为氧化反应。例如，乙醇与酸性高锰酸钾溶液的反应。

$$\text{CH}_3\text{CH}_2\text{OH} \xrightarrow[\text{H}^+]{\text{KMnO}_4} \text{CH}_3\text{COOH}$$

（5）还原反应　有机化合物加氢或去氧的反应称为还原反应。例如，乙醛在 Pt、Ni、Pd 等催化下与氢气的加成反应。

$$\text{CH}_3\text{CHO} \xrightarrow[\text{Ni}]{\text{H}_2} \text{CH}_3\text{CH}_2\text{OH}$$

（6）聚合反应　在一定条件下，以简单的小分子化合物通过加聚或缩聚反应，生成大分子化合物的反应称为聚合反应。例如，乙烯在高温、高压和催化剂作用下，加聚生成聚乙烯的反应。

$$n\mathrm{CH_2}\!=\!\mathrm{CH_2} \xrightarrow[\text{高温、高压}]{\text{催化剂}} \overset{}{\underset{}{\,\{}}\mathrm{CH_2}\!-\!\mathrm{CH_2}\}_n$$

2. 有机化学反应机理

进行化学反应时，有机化合物或无机试剂中的共价键首先必须发生断裂，再形成新的化学键，从而得到新的化合物。共价键的断裂有两种方式。

（1）均裂与异裂　成键原子间的 1 对电子断裂后两个原子或原子团各留 1 个电子，这种断裂方式称为均裂，均裂产生的带单电子的原子或原子团叫自由基或游离基。另一种断裂方式异裂是指成键原子间的 1 对电子断裂后保留在电负性较大的原子或原子团一方，形成正、负离子。

$$均裂：A:B \longrightarrow A\cdot + B\cdot$$

$$异裂：A:B \longrightarrow A^+ + :B^- \text{ 或 } :A^- + B^+$$

断裂方式决定于分子结构和反应条件。

（2）反应机理　反应机理（reaction mechanism）又称反应历程，是指化学反应所经历的途径或过程。大多数有机化学反应都有明确的反应机理，按照反应机理不同，可分为自由基反应和离子型反应。

按均裂即通过自由基进行的反应称自由基反应，如甲烷的卤代反应是属于自由基反应。

按异裂形成正、负离子所进行的化学反应称离子型反应。离子型反应分为亲电性反应和亲核性反应；而亲电性反应有亲电取代反应（如苯环的取代反应）和亲电加成反应（如烯烃与卤素等的加成反应），亲核性反应有亲核取代反应（如卤代烷的取代反应）和亲核加成反应（如醛、酮的加成反应），这些反应机理将在以后有关章节加以讨论。

六、有机化合物的分类

有机化合物结构复杂，种类繁多，一般按碳的骨架和官能团进行分类。

（一）按碳的骨架分类

根据分子中碳原子的结合方式（碳的骨架）不同，分为三大类。

1. 链状化合物

这类化合物分子中碳原子之间相互连接成链状结构，由于这类化合物最初是在油脂中发现的，所以又称脂肪族化合物。例如：

$\mathrm{CH_3CH_2CH_2CH_3}$ $\mathrm{CH_3CH_2CH_2OH}$

正丁烷   丙醇

2. 碳环化合物

这类化合物分子中含有完全由碳原子组成的环，根据碳环的结构特点又分为两类。

（1）脂环族化合物　它们的性质与脂肪族化合物相似，又称脂环化合物。例如：

环丙烷   环己醇

（2）芳香族化合物　大多数含有苯环，是一类具有特殊性质的化合物。例如：

苯

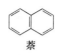
萘

3. 杂环化合物

这类化合物分子结构是组成环的原子除碳原子外，还含有其他元素的原子（杂原子），如氮、氧、硫等。例如：

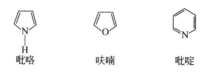

吡咯　　　　　呋喃　　　　　吡啶

（二）按官能团分类

官能团又称功能团（functional group）、活性基团，是指决定有机化合物主要化学性质的原子或原子团，如—X（卤原子）、—OH（羟基）、—COOH（羧基）等。将含有相同官能团的化合物归为一类有机化合物，它们的性质基本相似。一些常见的官能团及有机化合物的类别见表1-5，本教材主要按官能团分类体系来讨论各类化合物。

表 1-5　一些常见的官能团及相应有机化合物的类别

官　能　团	官能团名称	有机化合物类别	实　例
$\diagup C = C \diagdown$	碳碳双键	烯烃	$CH_2 = CH_2$　乙烯
$-C \equiv C-$	碳碳叁键	炔烃	$CH \equiv CH$　乙炔
$-X$	卤原子	卤代烃	CH_3CH_2Br　溴乙烷
$-OH$	醇羟基	醇	CH_3CH_2OH　乙醇
	酚羟基	酚	C_6H_5OH　苯酚
$-C-O-C-$	醚键	醚	$C_2H_5OC_2H_5$　乙醚
$-\overset{O}{\overset{\parallel}{C}}-H$	醛基	醛	CH_3CHO　乙醛
$-\overset{O}{\overset{\parallel}{C}}-$	酮基	酮	CH_3COCH_3　丙酮
$-\overset{O}{\overset{\parallel}{C}}-OH$	羧基	羧酸	CH_3COOH　乙酸
$-NO_2$	硝基	硝基化合物	$C_6H_5NO_2$　硝基苯
$-NH_2$	氨基	胺	$C_6H_5NH_2$　苯胺

习　　题

1. 试简述有机化合物的结构特点。

2. 影响有机化学反应活性主要有哪些因素？

3. 乙醇与甲醚的相对分子质量相同，为什么室温下乙醇的沸点比甲醚要高？

4. 比较下列共价键的极性大小。

(1) C—F　(2) C—Br　(3) C—O　(4) C—N　(5) C—I

5. 指出下列化合物的官能团，它们各属于哪一类有机物？

(1) $CH_3CH_2OCH_2CH_3$　　　　　(2) $CHCl_3$　　　　　(3) $CH_3CH_2-\overset{O}{\overset{\parallel}{C}}-OH$

(4) 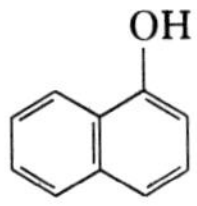

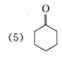

(5) 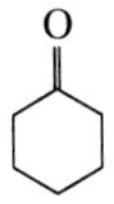

(6) 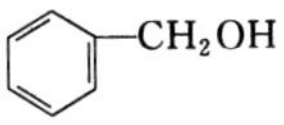

(7) $H_3C-\overset{O}{\overset{\|}{C}}-CH_3$

(8) 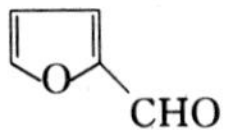

(9) 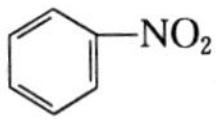

(10) $(CH_3)_2CHCH_2NH_2$

（陈任宏）

第二章 链 烃

由碳和氢两种元素组成的化合物称为碳氢化合物,简称烃(hydrocarbons)。烃分子中的氢原子被其他原子或原子团取代后,可得到一系列化合物。因此,烃是有机化合物的母体,其他各类化合物均可看作烃的衍生物。根据烃分子中碳原子相互连接方式的不同将烃分为链烃和环烃。链烃分子中,根据碳原子间化学键的不同,链烃可分为饱和烃和不饱和烃。饱和烃又称为烷烃(alkane),常见的不饱和烃包括烯烃(alkene)、炔烃(alkyne)和二烯烃(diene)。本章将分别介绍各类链烃。

第一节 烷 烃

一、烷烃的定义、通式和同系列

（一）烷烃的定义和通式

烃分子中,碳和碳之间都以单键连接,碳的其余价键全部与氢原子结合的烃称为饱和烃,开链的饱和烃称为烷烃。通式是指一类物质共同的分子式,它能代表这类物质中的每一个分子。最简单的烷烃是甲烷,分子式为 CH_4,依次还有乙烷、丙烷、丁烷、戊烷等,它们的分子式分别为 C_2H_6、C_3H_8、C_4H_{10}、C_5H_{12}。从这些分子的组成可以推出,烷烃分子中,若含有 n 个碳原子,则必然含有 $2n+2$ 个氢原子,因此烷烃的通式为 C_nH_{2n+2} （$n \geqslant 1$）。利用这个通式,只要知道烷烃分子所含的碳原子数,就可以写出此物质的分子式。例如,含 6 个碳原子的烷烃分子式为 C_6H_{14}。

（二）烷烃的同系列

烷烃分子中,随着碳原子的递增,分子形成一个系列,此系列中的化合物在组成上都相差一个或几个 CH_2。这种结构相似、组成上相差一个或几个"CH_2"的一系列化合物称为同系列(homologous series),CH_2 称为同系差,同系列物质间互称为同系物。有机化合物中有很多同系列物质。各系列中的同系物之间由于结构相似,他们表现出来的理化性质也极为相似。因此,学习有机化合物时,只需了解同系物中一二个典型物质的特性,就可以推出其他物质的相似性质。但同时各物质性质间仍然存在着差异,有时这种差异还比较大。学习时就需要重点掌握同一系列物质分子间结构和性质的异同。

二、烷烃的结构

烷烃分子中,碳原子通过 sp^3 杂化形成了 4 个完全相同的 sp^3 杂化轨道。这些杂化轨道含有 $1/4s$ 轨道和 $3/4p$ 轨道的成分,其形状既不同于 s 轨道的球形也不同于 p 轨道的纺锤形状,而是一头大,一头小的轴对称形状,且有方向性,见图 2-1 (a)。

由图中可以看出,sp^3 杂化轨道大头部分电子云密度较大,而小头部分则电子云密度较小,每一个 sp^3 轨道形状和性质相同,排斥力也相同,因此 4 个 sp^3 杂化轨道对称地排布在碳原子周围,形成正四面体构型,它们的轴在空间伸向正四面体的 4 个顶点,见图2-1 (b)。

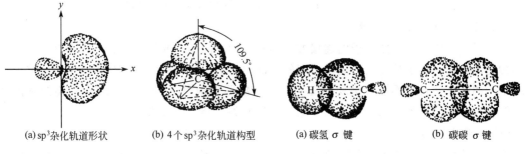

(a) sp³杂化轨道形状　　(b) 4个sp³杂化轨道构型　　(a) 碳氢 σ 键　　(b) 碳碳 σ 键

图 2-1　烷烃分子中碳原子的 sp³ 杂化轨道　　图 2-2　烷烃分子中 σ 键的形成

当杂化轨道成键时，需用电子云密度较大的部分去重叠，这样重叠程度大，放出能量大，使体系能量降低，形成共价键稳定。因此，烷烃成键时需沿着碳原子 sp³ 杂化轨道对称轴的方向，碳原子的杂化轨道间或与其他原子轨道实现"头碰头"正面重叠。我们将这种由轨道正面重叠，成键电子云围绕两个成键原子的连线（键轴）对称分布的键叫 σ 键（sigma bonds 或 σ bonds）（图 2-2）。由于 σ 键重叠程度大，键能大，所以较稳定，同时不易被外电场极化。而且 σ 键由于两个原子沿键轴成键，因此可围绕它们的键轴自由旋转。

与甲烷的结构相似，乙烷（CH_3CH_3）分子中每个碳原子各用 3 个 sp³ 杂化轨道分别与 3 个氢原子的 1s 轨道沿键轴方向重叠形成 3 个 C—H σ 键，每个碳原子余下的 1 个 sp³ 杂化轨道沿键轴方向相互重叠形成 C—C σ 键（图 2-3）。

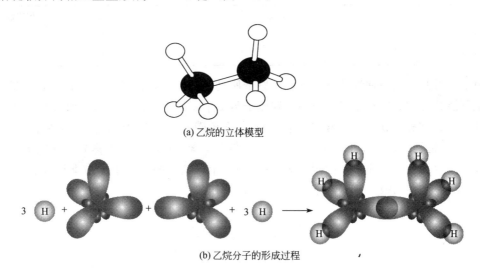

(a) 乙烷的立体模型

$3 H + $ + $ + 3 H \rightarrow$

(b) 乙烷分子的形成过程

图 2-3　乙烷的立体模型和分子形成过程

含有 2 个或 2 个以上碳原子的烷烃，相邻的两个碳原子各以一个 sp³ 杂化轨道重叠，从而形成 C—C σ 键，其他 sp³ 杂化轨道与氢原子形成 C—H σ 键。由于碳原子为四面体构型，虽然形成的 C—C σ 键与 C—H σ 键的排斥力略有不同，但各烷烃碳链上的碳碳键的键角仍为 109.5° 左右。因此，3 个碳以上的烷烃分子中碳原子并不在同一条直线上，而是呈锯齿形，例如，戊烷的结构式为 $H_3C \underset{CH_2}{\overset{CH_2}{\diagup}} \underset{CH_3}{\overset{CH_2}{\diagdown}}$，若用键线式表示上述戊烷结构，则可以表示为 ⋀⋁，结构中的每一个拐点即表示一个碳原子，与碳原子相连的所有氢原子则全部省略。

三、烷烃的同分异构现象

在烷烃分子中，由于碳原子的连接方式和顺序的不同产生的异构现象称为碳链异构。而相同构造的烷烃，由于相邻两个碳原子间的 σ 键的自由旋转，从而使两个碳原子上连接的原子或原子团在空间排列不同，呈现不同的立体形象称为构象（comformation）。绕键轴旋转产生的异构体称为构象异构体，下面分别讨论这两类同分异构现象。

（一）碳链异构

甲烷、乙烷、丙烷的碳原子间只有一种连接方式，因此它们没有碳链异构。除此之外，其他烷烃都存在碳链异构。例如，丁烷（C_4H_{10}）有 2 种碳链异构体。

$$CH_3CH_2CH_2CH_3 \qquad\qquad CH_3\underset{\overset{|}{CH_3}}{CH}CH_3$$

而戊烷（C_5H_{12}）有 3 种碳链异构体。

$$CH_3CH_2CH_2CH_2CH_3 \qquad CH_3\underset{\overset{|}{CH_3}}{CH}CH_2CH_3 \qquad CH_3\overset{\overset{CH_3}{|}}{\underset{\underset{CH_3}{|}}{C}}CH_3$$

同理，己烷（C_6H_{14}）有 5 种碳链异构体，随着烷烃中碳原子数目的不断增加，烷烃的碳链异构体的数目也急剧增加（见表 2-1）。

表 2-1 其他烷烃碳链的异构体

分子式	异构体数目	分子式	异构体数目	分子式	异构体数目
C_7H_{16}	9	C_9H_{20}	35	$C_{11}H_{24}$	159
C_8H_{18}	18	$C_{10}H_{22}$	75	$C_{12}H_{26}$	355

由上表可知，在一种烷烃分子中，碳原子所处位置不同，即碳原子直接相连的碳原子，是造成碳链异构的最根本原因。我们将碳原子与 1 个碳相连的碳原子称为伯碳原子（primary carbon，也称一级碳原子，常用 1° 表示）；与 2 个碳相连的碳原子称为仲碳原子（secondary carbon，也称二级碳原子，常用 2° 表示）；与 3 个碳相连的碳原子称为叔碳原子（tertiary carbon，也称三级碳原子，常用 3° 表示）；与 4 个碳相连的碳原子称为季碳原子（quaternary carbon，也称四级碳原子，常用 4° 表示）。例如：

$$CH_3\overset{1°}{-}\overset{\overset{CH_3}{|}}{\underset{3°}{CH}}\overset{2°}{-}CH_2\overset{}{-}\overset{\overset{CH_3}{|}}{\underset{\underset{CH_3}{|}}{\underset{4°}{C}}}\overset{1°}{-}CH_3$$

与伯、仲、叔碳原子相连的氢分别称为伯（1°）、仲（2°）、叔（3°）氢原子。

（二）构象异构

相同碳链结构中，由于碳与碳原子之间以 σ 键相连，两个碳原子可沿 σ 键旋转，而两个碳原子上的原子或原子团在空间有不同的排列方式，从而产生构象异构。构象异构体之间结构式相同，空间排列不同，属立体异构的一种。

1. 乙烷的构象

乙烷是含有碳碳单键的最简单化合物，当两个碳原子围绕 C—C 之间的 σ 键旋转时，两个碳原子上的两组氢原子之间可处于不同的相对位置。乙烷的两种极限构象分别为重叠式（eclipsed comformation）和交叉式（staggered comformation），这两种构象可用锯架式（透视式）和纽曼投影式（Newman projection）分别表示（见图 2-4）。

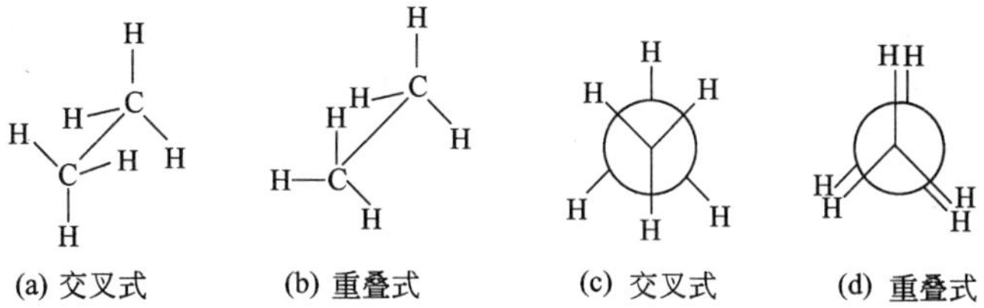

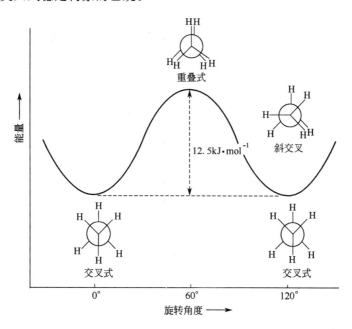

图 2-4　乙烷的交叉式和重叠式构象

锯架式是从分子的侧面观察分子，可直接反映碳、氢原子在空间的排布情况。纽曼投影式是沿键轴的方向观察分子。

在交叉式中，两个碳原子上的氢原子相互交叉成 60°夹角，相互之间的距离最远，因此相互排斥力最小，所以此种构象是能量最低、最稳定的构象，也称为优势构象。反之，重叠式中两个碳原子上的氢原子之间的距离最近，相互之间的排斥力最大，所以此种构象是能量最高、最不稳定的构象。将重叠式绕轴旋转 60°就可变为交叉式。反之将交叉式绕轴旋转60°就可变为重叠式。事实上两个碳原子绕轴旋转可出现无数种构象异构体（见图 2-5）。同时，由于乙烷在室温下会由于分子间的碰撞而产生能量，此能量足以使碳碳键旋转，使各构象间互相转换。因而我们无法得到纯的某一特定构象的乙烷。只有在接近绝对零度的低温时才可能得到单一交叉式稳定构象的乙烷。

图 2-5　乙烷分子构象的能量曲线

2. 丁烷的构象

正丁烷分子中有 3 个碳碳 σ 键，每一个 σ 键的旋转都可产生无数个构象，因此我们只讨

论 C_2 与 C_3 之间产生构象的情况。正丁烷 C_2 与 C_3 之间的 σ 键旋转可产生 4 种典型构象，即对位交叉式、邻位交叉式、部分重叠式和全重叠式（见图 2-6）。

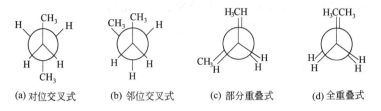

(a) 对位交叉式　(b) 邻位交叉式　(c) 部分重叠式　(d) 全重叠式

图 2-6　正丁烷的典型构象

在丁烷的所有构象中，能量最低的是对位交叉式。因为在对位交叉式中两个体积最大的基团相距最远，排斥力最小，因此能量最低、最稳定。而全重叠式则由于两个最大基团相距最近，排斥力最大，因此能量最高，构象最不稳定。其他构象的能量大小和稳定性都介于它们之间（见图 2-7）。4 种典型构象的稳定性排序为：对位交叉式 $>$ 邻位交叉式 $>$ 部分重叠式 $>$ 全重叠式。

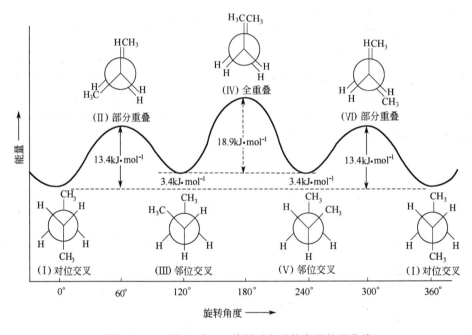

图 2-7　正丁烷 C_2 与 C_3 旋转时各种构象的能量曲线

随着正烷烃碳原子数的增加，它们的构象则变得非常复杂。但无论多复杂的构象种类，优势构象总是能量最低的对位交叉式。而分子的构象不同不仅会影响到该物质的物理性质和化学性质，而且极大地影响着药物的药效。因为药物的受体一般只与药品的某一种构象结合从而产生药效，此种构象就称为药效构象。例如，抗震颤麻痹药多巴胺作用于受体的药效构象是对位交叉构象。

四、烷烃的命名

有机化合物结构复杂，种类繁多。为区别每一种有机化合物，一般采用的命名方法主要有普通命名法和系统命名法。

1. 普通命名法

对于结构较简单的烷烃，常采用普通命名法，其命名原则如下。

（1）含有 10 个或 10 个以下碳原子的直链烷烃，采用十大天干（甲、乙、丙、丁、戊、己、庚、辛、壬、癸）代表碳原子数，含有 11 个或 11 个以上碳原子的直链烷烃，用中文数字表示碳原子数目，命名时称为某烷。例如：

$$CH_3CH_2CH_2CH_2CH_3 \quad 戊烷 \quad CH_3(CH_2)_8CH_3 \quad 癸烷 \quad CH_3(CH_2)_9CH_3 \quad 十一烷$$

（2）对于含有特殊结构的烷烃同分异构体，直链结构称为"正"某烷，链端第二位碳原子上连有一个甲基的称为"异"某烷，链端第二位碳原子上连有二个甲基的称为"新"某烷。例如：

$$CH_3CH_2CH_2CH_2CH_2CH_3$$

$$CH_3CHCH_2CH_2CH_3$$
$$|$$
$$CH_3$$

$$\begin{array}{c} CH_3 \\ | \\ CH_3-C-CH_2CH_3 \\ | \\ CH_3 \end{array}$$

正己烷 　　　　　　　　异己烷 　　　　　　　　新己烷

对于结构较复杂的烷烃的命名，必须通过系统命名法。

2. 系统命名法

系统命名法又称为国际命名法，是根据国际纯粹和应用化学联合会（International Union of Pure and Applied Chemistry，简称 IUPAC）制定的命名原则，与我国文字应用特点相结合，经过中国化学会讨论通过而使用的一种命名方法。

在系统命名法中，对于直链烷烃，据碳原子数称为"某烷"。对于带支链的烷烃，命名步骤如下。

（1）选主链　首先选择最长的碳链作为主链，根据主链上的碳原子数，命名为"某烷"。若有几条等长碳链时选择支链较多的为主链，将支链作为取代基，称为烷基。所谓烷基（R—）是烷烃（RH）分子去掉一个氢原子而剩下的基团（见表 2-2）。

表 2-2　常见烷基的结构和名称

烷基名称	烷基结构式	烷基名称	烷基结构式
甲基(Me)	$CH_3—$	异丁基	$(CH_3)_2CHCH_2—$
乙基(Et)	$CH_3CH_2—$或 $C_2H_5—$	仲丁基	$CH_3CH_2CH—$ $\quad\quad\quad\mid$ $\quad\quad\quad CH_3$
正丙基	$CH_3CH_2CH_2—$		
异丙基	$(CH_3)_2CH—$		
正丁基	$CH_3CH_2CH_2CH_2—$	叔丁基	$(CH_3)_3C—$

$$\begin{array}{c} \overline{\quad\quad\quad\quad\quad\quad\quad\quad}主链 \\ CH_3CH_2CHCH_2CH_2CH_3 \\ | \\ CH_3 \end{array}$$

$$\begin{array}{c} CH_3CH_2CHCH_2CH_3 \\ 主链\quad\quad| \\ CHCH_3 \\ | \\ CH_3 \end{array}$$

（2）编号　从靠近支链的一端开始，将主链上的碳原子用阿拉伯数字编号，使取代基的位次最小。

$$\begin{array}{c} \overset{1}{C}H_3\overset{2}{C}H_2\overset{3}{C}H\overset{4}{C}H_2\overset{5}{C}H_2\overset{6}{C}H_3 \\ | \\ CH_3 \end{array}$$

$$\begin{array}{c} \overset{5}{C}H_3\overset{4}{C}H_2\overset{3}{C}HCH_2CH_3 \\ \quad\quad\quad\quad | \\ \overset{2}{C}HCH_3 \\ | \\ \overset{1}{C}H_3 \end{array}$$

（3）命名　以主链为母体，将取代基的位次及名称写在母体的名称之前。若有多个相同的取代基，则用阿拉伯数字表示取代基的位次，每个位次之间用逗号隔开，用中文数字表示相同取代基的个数，中间以横线隔开。若有几个不同的取代基，应按取代基由小到大的顺序：甲基→乙基→正丙基→异丙基。例如：

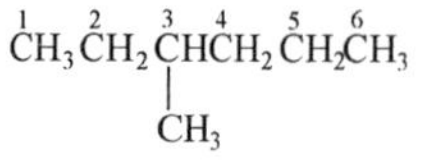

3-甲基己烷

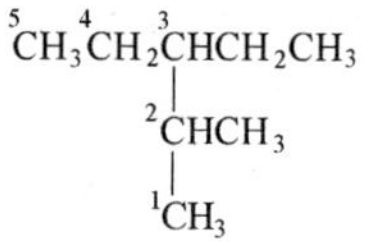

2-甲基-3-乙基戊烷

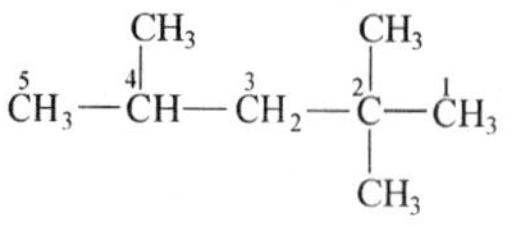

2,2,4-三甲基戊烷

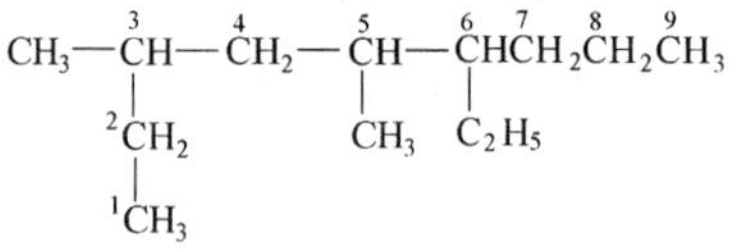

3,5-二甲基-6-乙基壬烷

五、烷烃的性质

（一）烷烃的物理性质

有机化合物的物理性质一般包括物态、熔点、沸点、溶解度、相对密度及旋光度等。物理性质对物质的鉴定、分离和提纯具有非常重要的意义，特别是在药物生产和药物分析领域有着广泛的应用。一些正烷烃的物理常数见表 2-3。

表 2-3　正烷烃的物理常数

名　称	分子式	熔点/℃	沸点/℃	相对密度/g·cm^{-3}
甲烷	CH_4	−182.6	−161.7	0.4661
乙烷	C_2H_6	−172.0	−88.6	—
丙烷	C_3H_8	−187.1	−42.2	0.5000
丁烷	C_4H_{10}	−138.3	−0.5	0.5788
戊烷	C_5H_{12}	−129.7	36.1	0.6260
己烷	C_6H_{14}	−94.0	68.7	0.6594
庚烷	C_7H_{16}	−90.5	98.4	0.6837
辛烷	C_8H_{18}	−56.8	125.7	0.7028
壬烷	C_9H_{20}	−53.7	150.7	0.7179
癸烷	$C_{10}H_{22}$	−29.7	174.0	0.7298
十一烷	$C_{11}H_{24}$	−25.6	195.8	0.7404
十二烷	$C_{12}H_{26}$	−9.6	216.3	0.7493

从表 2-3 可看出，烷烃的物理性质是随着它们的相对分子质量逐渐增大而呈现规律性的变化。

（1）物质存在状态　在常温常压下，C_1～C_4 的正烷烃以气体存在；C_5～C_{16} 的正烷烃以液体状态存在；C_{17} 以上的正烷烃则以固体的形式存在。

（2）熔点　直链烷烃的熔点，基本上是随相对分子质量的增加而逐渐升高的。但熔点的升高并非是简单的直线关系，这是由于偶数碳原子的烷烃熔点增高的幅度比奇数碳原子升高的幅度要大一些。形成一条锯齿形的上升折线。一般对称性较好的烷烃分子，晶格排列较紧密，破坏这种排列较紧密的晶格需要较多的能量，所以熔点较高。反之，不对称排列的烷烃的熔点则较低。

（3）沸点　正烷烃的沸点随着烷烃的碳原子数目的增加而呈现出有规律地升高的现象。但低级烷烃的沸点升高的幅度较大，而高级碳烷烃的沸点升高幅度则较小。这是因为物质沸点的高低是取决于分子之间作用力的大小。烷烃的碳原子数越多，分子间作用力越大，要使之沸腾就必须提供更高的能量，所以沸点越高。对于低级烷烃，随着碳原子的增加，使得相对分子质量增加很多，因此沸点增加明显。而对于相对分子质量较大的高级烷烃，随着碳原子的增加（每增加一个 CH_2），相对分子质量和分子体积增加的比例不大，因此沸点增加不明显。

（4）相对密度　所有烷烃的相对密度都比水小。但随着相对分子质量的增加，烷烃的密度也逐渐增加。

（二）烷烃的化学性质

烷烃分子中的 C—C 键和 C—H 键都是 σ 键，比较稳定，因此烷烃是比较不活泼的化合物。一般不和其他物质发生反应。但是它的稳定性是相对的，在一定条件下，烷烃也能参与某些化学反应。

1. 卤代反应

烷烃分子中的氢原子被卤素原子取代的反应称为卤代反应（halogenation reaction），卤素分子与烷烃反应的活泼顺序为：氟 ＞ 氯 ＞ 溴 ＞ 碘。氟的取代反应非常激烈，很难控制，而碘的反应却非常缓慢，因此一般发生的卤代反应都是指氯代反应和溴代反应。

烷烃和氯气混合物在常温和黑暗环境中几乎不发生反应，但在光线照射或高温下则发生反应。例如，甲烷在日光照射下，与氯气发生反应并放出大量的热。

$$CH_4 + Cl_2 \xrightarrow{\text{光照}} CH_3Cl + HCl$$
一氯甲烷

甲烷的卤代反应并不会自动停留在生成 CH_3Cl 这一步上，它们会继续反应生成 CH_2Cl_2、$CHCl_3$、CCl_4 的混合物。

$$CH_3Cl + Cl_2 \xrightarrow{\text{光照}} CH_2Cl_2 + HCl$$
二氯甲烷

$$CH_2Cl_2 + Cl_2 \xrightarrow{\text{光照}} CHCl_3 + HCl$$
三氯甲烷（氯仿）

$$CHCl_3 + Cl_2 \xrightarrow{\text{光照}} CCl_4 + HCl$$
四氯甲烷（四氯化碳）

烷烃的卤代反应属于自由基链反应（radical chain reaction）机理。

了解反应机理有助于我们了解化学反应的实质，准确理解和控制反应条件，利用化学反应。以上述甲烷与氯气的卤代反应为例，自由基的链反应可分为如下 3 个阶段。

（1）链引发（chain initiating step）

$$Cl:Cl \xrightarrow{\text{光能}} Cl\cdot + Cl\cdot \qquad \Delta H = 242.5 kJ \cdot mol^{-1} \qquad ①$$

此步骤是氯分子吸收光能，氯原子间的共价键发生均裂，生成高能量的氯自由基 $Cl\cdot$（free radical），自由基的反应活性很强，有获取电子的倾向。

（2）链增长（chain propagating step）

$$CH_4 + Cl\cdot \longrightarrow CH_3\cdot + HCl \qquad \Delta H = 4.1 kJ \cdot mol^{-1} \qquad ②$$

$$CH_3\cdot + Cl:Cl \longrightarrow CH_3Cl + Cl\cdot \qquad \Delta H = -109.3 kJ \cdot mol^{-1} \qquad ③$$

形成的高能量氯自由基使甲烷分子中的 C—H 键发生均裂，氯与氢形成氯化氢分子和新的自由基 $\cdot CH_3$（甲基自由基），$\cdot CH_3$ 再使另外的氯分子发生均裂生成新的氯自由基，生成新的自由基是链增长的主要特征。②、③反应可以不断进行，周而复始进行反应，将甲烷转变为一氯甲烷。当一氯甲烷达到一定的浓度时，氯与甲烷反应的同时，还可与一氯甲烷反应生成二氯甲烷，如此继续下去，直至生成三氯甲烷和四氯化碳。

（3）链终止（chain terminating step）

$$Cl \cdot + Cl \cdot \longrightarrow Cl_2 \qquad\qquad ④$$

$$Cl \cdot + CH_3 \cdot \longrightarrow CH_3Cl \qquad\qquad ⑤$$

$$CH_3 \cdot + CH_3 \cdot \longrightarrow CH_3CH_3 \qquad\qquad ⑥$$

随着反应的进行，甲烷分子浓度急剧下降，自由基的浓度不断上升，自由基之间碰撞的机会增加使④、⑤、⑥反应增多，自由基大量减少，②、③反应无法顺利进行，从而使链反应终止。

所有烷烃的卤代反应都属于自由基链反应。高级烷烃的卤代过程与上述过程相似，只是反应更复杂，产物也是混合物。对于同一烷烃，不同类型的氢原子被取代的难易程度是不同的。经过实验得出结论，不同类型的氢原子被氯取代的活性顺序为：3°＞2°＞1°。

2. 氧化反应

烷烃分子中的碳碳键和碳氢键是稳定的。不易与其他试剂反应。但在一定条件下如高温、催化剂存在下，也可发生氧化反应。

（1）燃烧　常温常压下，烷烃不与氧气反应，但却可以在空气中燃烧，生成二氧化碳和水，并放出热量。

$$CH_4 + 2O_2 \xrightarrow{燃烧} CO_2\uparrow + 2H_2O \qquad \Delta H = -881 \text{kJ} \cdot \text{mol}^{-1}$$

（2）催化氧化　在一定条件下，烷烃也可以只氧化为含氧化合物，如在高锰酸钾、二氧化锰等催化剂作用下，用高级烷烃氧化，可制得高级脂肪酸。

$$RCH_2CH_2R' \xrightarrow[120℃, 压力]{O_2, 锰盐} RCOOH + R'COOH$$

六、烷烃的来源和重要的烷烃

烷烃在自然界主要来源于天然气和石油。天然气是地层内的可燃性气体，它的主要成分是甲烷，有些天然气还含有乙烷、丙烷、二氧化碳及氮气等，天然气中甲烷的含量决定于产地的不同，其他杂质的种类也有较大的差别。

石油是古代动、植物的尸体在隔绝空气的情况下逐渐分解而产生的碳氢化合物，它是多种烃类的混合物，是国民经济和国防建设的重要资源。原油一般为褐红色至黑色的黏稠液体。分馏炼制石油可得到不同成分的石油产品，主要产品见表2-4。

表 2-4　石油的分馏产物

名　　称		主要成分	沸点范围/℃	用　　途	总　　称
石油气		$C_1 \sim C_4$	40 以下	燃料、化工原料	轻油
粗汽油	石油醚	$C_5 \sim C_6$	40～60	溶剂	
	汽油	$C_7 \sim C_9$	60～205	燃料、溶剂	
	溶剂油	$C_9 \sim C_{11}$	150～200	油漆溶剂	
煤油	航空煤油	$C_{10} \sim C_{15}$	145～245	喷气飞机燃料油	
	煤油	$C_{11} \sim C_{16}$	160～310	燃料	
柴油		$C_{16} \sim C_{18}$	180～350	发动机燃料	
润滑油		$C_{16} \sim C_{20}$	350 以上	润滑机器、防锈	重油
液体石蜡		$C_{18} \sim C_{24}$	350 以上	缓泻剂	
凡士林		液体、固体石蜡混合物	350 以上	软膏基质、防锈涂料	
固体石蜡		$C_{25} \sim C_{34}$	350 以上	制蜡烛、蜡疗	
沥青		$C_{30} \sim C_{40}$	350 以上	铺马路、涂料	

常见的烷烃有以下几种。

（1）石油醚 石油醚是由石油分馏而得到。属低级烷烃的混合物，为无色透明液体，因具有类似乙醚的气味，故称为石油醚。石油醚不溶于水，可溶解大多数有机物，特别能溶解油和脂肪，因此它主要用作溶剂。石油醚沸点较低，30 号石油醚沸点范围是 30～60℃，60 号石油醚沸点范围是 60～90℃。因此它极易挥发和着火，在使用和储存时要特别注意防火。

（2）石蜡 石蜡分为液体石蜡和固体石蜡。液体石蜡为无色透明液体，不溶于水和醇，能溶于醚和氯仿，医药上用作滴鼻剂或喷雾剂的基质，也可用作缓泻剂。固体石蜡为白色蜡状固体，在医药上用于蜡疗和调节软膏的硬度，工业上是制造蜡烛的原料。

（3）凡士林 凡士林一般为黄色，经漂白后为白色，以软膏状的半固体存在，为液体石蜡与固体石蜡的混合物。凡士林易溶于乙醚和石油醚但不溶于水，由于它不被皮肤吸收，而且化学性质稳定，不易与其他物质发生反应，医药上常作为软膏基质。

第二节 烯 烃

链烃分子中，含有碳碳双键或叁键的烃称为不饱和烃。其中分子中含有碳碳双键（$\diagup C\!=\!C\diagdown$）的不饱和烃称为烯烃。烯烃分子中由于含有一个碳碳双键，比相同碳原子数的烷烃少了 2 个氢原子。因此，烯烃的通式为 C_nH_{2n}（$n\geqslant 2$），最简单的烯烃为乙烯（C_2H_4）。

一、烯烃的结构

碳碳双键是烯烃的结构特征，乙烯是最简单的烯烃，现以乙烯为例说明烯烃的碳碳双键的结构（见图 2-8）。

乙烯分子中，碳原子通过 sp^2 杂化形成了 3 个 sp^2 轨道，这些杂化轨道含有 1/3 的 s 轨道成分和 2/3 p 轨道成分。3 个 sp^2 杂化轨道以碳原子为中心，分别指向正三角形的三个顶点，均匀分布于碳原子周围，相互之间构成约 120°的夹角。每个碳原子各以 2 个 sp^2 杂化轨道分别与 2 个氢原子形成 C—H σ 键，2 个碳原子又各以另一个 sp^2 杂化轨道互相结合形成 C—C σ 键，形成的 5 个 σ 键在同一平面（图 2-9）。

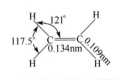
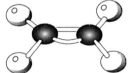
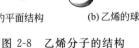
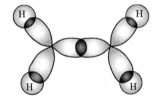

(a)乙烯分子的平面结构　(b)乙烯的球棍模型

图 2-8　乙烯分子的结构　　　　　图 2-9　乙烯分子中的 σ 键

与此同时，每一个碳原子上未参加杂化的 p 轨道垂直于乙烯分子 σ 键的平面，它们从侧面"肩并肩"重叠形成的化学键称为 π 键（见图 2-10）。π 键重叠程度小，键能较小，由于 π 键电子云离核较远，容易被外电场极化。这充分说明了为什么测定的 C＝C 双键的键能为 $610kJ\cdot mol^{-1}$，比 C—C 单键的键能（$346kJ\cdot mol^{-1}$）大，但比它的 2 倍要小的原因。

烯烃分子中碳碳双键由一个 σ 键和一个 π 键组成。π 键不能自由旋转，使得双键也不能自由旋转。σ 键与 π 键性质不同，特点各异，二者比较见表 2-5 所示。

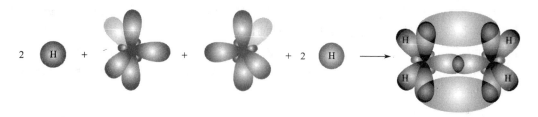

图 2-10 乙烯分子的形成过程

表 2-5 σ 键与 π 键性质比较

性　　质	σ 键	π 键
存在	单独存在	不能单独存在,必与 σ 键共存
形成形式	成键轨道为"头碰头"重叠	成键轨道为"肩并肩"重叠
键能	较大,键稳定	较小,键不稳定
键的旋转	成键原子可沿键轴自由旋转	成键原子不能沿键轴旋转
键的极化度	较小	较大

二、烯烃的异构现象和命名

（一）烯烃的异构现象

烯烃的异构现象较烷烃复杂，除了碳链异构外，由于双键位置不同还具有位置异构和顺反异构。

1. 碳链异构

四个碳的烯烃开始出现碳链的多种连接方式，即碳链异构。例如：

$$CH_3CH_2CH{=\!=}CH_2 \qquad\qquad CH_3-\underset{\underset{CH_3}{|}}{C}{=\!=}CH_2$$

1-丁烯 　　　　　　　　　　　　　2-甲基-1-丙烯

2. 位置异构

烯烃分子中由于含有 1 个碳碳双键，因此含相同碳原子数的烯烃中，双键位置的不同形成位置异构。例如：

$$CH_3CH_2CH{=\!=}CH_2 \qquad\qquad CH_3CH{=\!=}CHCH_3$$

1-丁烯 　　　　　　　　　　2-丁烯

3. 顺反异构

由于烯烃的碳碳双键不能自由旋转，同时碳碳双键两侧碳原子连接的 4 个原子或原子团是处于同一个平面上，因此，当连接碳碳双键的 2 个碳原子各连接不同的原子或原子团时，可能在空间排列上出现不同的构型，这样形成的异构现象叫顺反异构现象。例如：

顺式　　　　　　　　　　　反式

两个相同原子或原子团处于双键同侧的构型叫做顺式；两个相同原子或原子团处于双键异侧的构型叫做反式。顺反异构体的分子式和结构式相同，但分子的构型即各原子或原子团在空间的排列方式不同，这种异构现象称为立体异构。顺反异构属于一种立体异构。

当碳碳双键碳原子上所连的 2 个原子或原子团相同时，此种烯烃只有一种结构，没有顺反异构体。例如：

对于顺反异构体的命名，一般是在名称之前加上构型标记，目前常用的标记方法有两种：顺反标记法和 Z、E 标记法。

（1）顺反标记法　当两个相同原子或原子团处于碳碳双键平面同侧时为顺式；在碳碳双键平面反侧时为反式。例如：

顺-2-丁烯　　　　　　　　　　　反-2-丁烯

（2）Z、E 标记法　如果碳碳双键两侧连接的原子或原子团各不相同时，以顺反标记法命名就出现困难。为解决此问题，IUPAC 命名法规定了用 Z、E 来标记顺反异构的方法。所谓 Z、E 标记法，Z 是德语 Zusammen 的第一个字母，是"共同"的意思；E 是德语中 Entgegen 的第一个字母，是"相反"的意思。Z、E 标记法是以比较各碳碳双键碳原子上的取代基的优先顺序来区别顺反异构体的，而取代基的优先顺序可用"次序规则"来判断。其原则内容如下。

① 将碳碳双键中每个碳原子上直接相连的原子按原子序数递减的次序排列，原子序数相对大的确定为优先基团。原子序数相同时，相对原子质量大的优先，例如：D＞H。如果两个优先基团在双键同侧的为"Z-型"，异侧为"E-型"。

Z-型　　　　　　　　　　　E-型

（a＞b　c＞d）

例如：

Z-2-戊烯　　　　　E-4-甲基-3-氯-2-溴-2-戊烯

② 当碳碳双键每个碳原子上连接的第一个原子相同时，则考虑连接的第二个原子的原子序数大小，若第 2 个原子仍然相同，则延伸看第三个原子的原子序数大小，依次类推，直至确定出优先基团为止。如—CH_3 与—CH_2CH_3 比较，第一个原子都是碳，就需比较以后的原子，在—CH_3 中，和第 1 个碳原子相连的是 H、H、H，而在—CH_2CH_3 中和第一个碳原子相连的是 C、H、H，由于碳的原子序数大于氢，所以—CH_2CH_3 的优先次序要排在—CH_3 之前，以此类推。

$$—CH—CH_3 \overset{CH_3}{} ＞—CH_2CH_2CH_3＞—CH_2CH_3＞—CH_3$$

③ 若为双键或叁键时，可将其看作是连接两个或三个相同的原子。例如，—$CH＝CH_2$、—CHO、—$C≡CH$ 则分别为—$CH＝CH_2$ 看作 $—\overset{C}{\underset{H}{C}}—\overset{C}{\underset{H}{C}}—H$ 、—$\overset{O}{C}—H$ 看作

$$\overset{O}{\underset{O}{\|}}-\overset{\|}{C}-H \quad \text{、} \quad -C \equiv CH \text{ 看作 } \overset{C}{\underset{C}{|}}-\overset{C}{\underset{C}{|}}-H \text{。}$$

$$CH_3CH_2 \quad CHO$$
$$\diagdown\ \diagup$$
$$C=C$$
$$\diagup\ \diagdown$$
$$H \quad CH_3$$

Z-2-甲基-2-戊烯醛

Z、E 标记法适用于所有顺反异构体构型的标记，因此在多数情况下，顺反异构既可以用顺反法标记，也可以用 Z、E 法标记。但必须注意的是，顺反标记法与 Z、E 标记法是两种标记方法，顺式不一定是 Z 构型，反式也不一定是 E 构型。

（二）烯烃的命名

烯烃的命名多采用系统命名法，与烷烃的命名方法相似，但由于烯烃分子中含有碳碳双键，因此命名时要以双键为主，对于有顺反异构的烯烃还需用顺、反或 Z、E 标记构型，具体命名原则如下。

① 选择包含碳碳双键在内的最长碳链作为主链，根据主链上的碳原子数目称为"某烯"。

② 优先从靠近双键最近的一端开始，再考虑对取代基进行编号，以编号较小的数字表示碳碳双键的位次，写于烯烃名称之前，并用短线隔开。

③ 与烷烃的命名相似，将取代基的位次、数目、名称分别写在烯烃名称之前。例如：

$$CH_3CH_2-C=CH_2$$
$$\qquad\qquad |$$
$$\qquad\quad CH_2CH_3$$

2-乙基-1-丁烯

$$\qquad\qquad\qquad CH_3$$
$$\qquad\qquad\qquad |$$
$$CH_3CH_2CH=CH-C-CH_3$$
$$\qquad\qquad\qquad |$$
$$\qquad\qquad\qquad CH_3$$

2,2-二甲基-3-己烯

$$\qquad\qquad CH_2CH_3$$
$$\qquad\qquad |$$
$$CH_2=CCH_2CHCH_3$$
$$\quad\ \ |$$
$$\quad\ \ CH_3$$

2,4-二甲基-1-己烯

$$CH_3 \qquad CH_2CH_2CH_3$$
$$\diagdown\qquad\diagup$$
$$C=C$$
$$\diagup\qquad\diagdown$$
$$CH_3CH_2 \quad CH(CH_3)_2$$

Z-3-甲基-4-异丙基-3-庚烯

三、烯烃的性质

在常温、常压下烯烃的状态以及沸点、熔点等都与烷烃相似，均为无色物质。常温下 $C_2 \sim C_4$ 的烯烃为气体，$C_5 \sim C_{18}$ 的烯烃为液体，C_{18} 以上的烯烃为固体。双键位于链端的烯烃的异构体的沸点低于双键在碳链中间的异构体。直链烯烃的沸点略高于带支链的异构体。顺式异构体的沸点一般高于反式异构体。但熔点却低于反式异构体。烯烃的密度均小于 $1g \cdot cm^{-3}$，但比相应烷烃的密度略高。烯烃一般难溶于水，易溶于有机溶剂，均溶于浓硫酸。

烯烃分子中碳碳双键的存在使烯烃具有很大的化学活性。这是由于烯烃分子中双键是由一个 σ 键和一个 π 键组成的，而 π 键键能低，不稳定，又易被极化，较低的能量使 π 键易断裂。因此烯烃易发生加成反应、氧化反应和聚合反应。

（一）加成反应

碳碳双键中的 π 键断裂，两个原子或原子团分别加到 π 键两端的碳原子上，形成两个新的 σ 键，这类反应称为加成反应（addition reaction）。

$$\overset{|}{\underset{|}{C}}=\overset{|}{\underset{|}{C}} + Y-Z \longrightarrow -\overset{|}{\underset{Y}{C}}-\overset{|}{\underset{Z}{C}}-$$

一般加成反应生成两个 σ 键时放出的能量远大于 π 键断裂所需吸收的能量，因此，加成反应多为放热反应。

1. 催化加氢

烯烃在 Pt、Pd、Ni 等金属催化剂的存在下，可以与氢加成生成烷烃。

$$CH_3CH = CH_2 + H_2 \xrightarrow{\text{催化剂}} CH_3CH_2CH_3$$

常温、常压下，氢的还原能力弱，高温下也难进行加成反应，但当加入金属催化剂时，催化剂能吸附氢气和烯烃，在金属表面可先形成金属氢化物及金属与烯烃结合的配合物。金属氢化物的一个氢原子和双键碳原子先结合得到中间体，再与另一金属氢化物的氢原子生成烷烃，最后烷烃脱离金属表面。

2. 亲电加成

由于烯烃分子中 π 电子云均匀分布在碳碳双键平面的上、下方，这种结构使得它具有供电子能力，因此它易提供一对 π 电子而受到带正电的亲电性分子或离子进攻，从而接受 π 键的一对电子。这种在反应中可接受一对电子的试剂称为亲电试剂。由亲电试剂引起的加成反应叫亲电加成反应。

（1）加卤素　常温常压下，烯烃易与卤素（Cl_2、Br_2）发生加成反应。

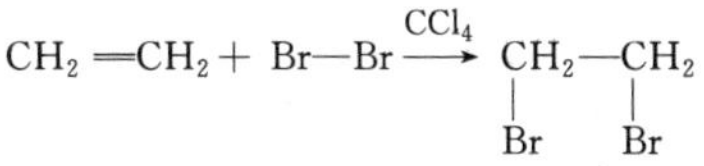

$$CH_2 = CH_2 + Br - Br \xrightarrow{CCl_4} \underset{\underset{Br}{|}}{CH_2} - \underset{\underset{Br}{|}}{CH_2}$$

1,2-二溴乙烷

烯烃与 F_2 反应太剧烈，难以控制，与碘则反应太慢。烯烃与溴水或溴的四氯化碳溶液反应时，溴的红棕色迅速消失成为无色，常以此法鉴定不饱和烃。

乙烯与 Br_2 的亲电加成实质上不是一步完成，而是分两步进行的。亲电加成的机理为：

第一步，加成试剂 Br_2 分子受乙烯 π 键的影响而发生 σ 键的极化（$Br^{\delta-}$—$Br^{\delta+}$），极化后的 Br_2 分子中带正电子的一端与乙烯中的 π 电子结合形成不稳定的 π-配合物，从而使 Br—Br 键发生异裂，生成含 Br 的带正电荷的溴鎓离子（bromonium ion）也称 σ 配合物和溴负离子。

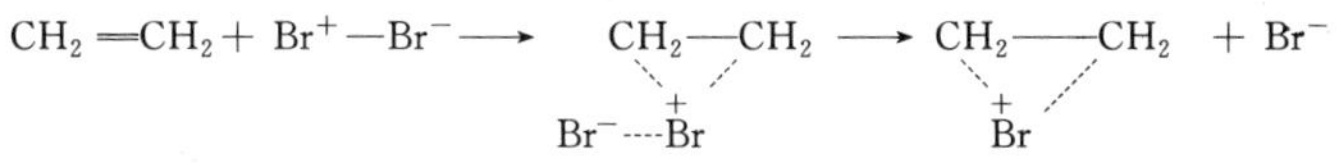

$$CH_2 = CH_2 + Br^+ - Br^- \longrightarrow \quad CH_2 \cdots CH_2 \longrightarrow CH_2 - CH_2 + Br^-$$

π-配合物　　　　溴鎓离子

第二步，溴负离子从溴鎓离子中带正电荷 Br 的相反方向进攻溴鎓离子，生成 1,2-二溴乙烷。

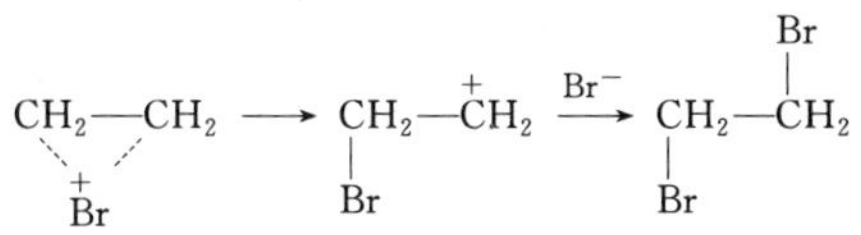

$$CH_2 - CH_2 \longrightarrow CH_2 - CH_2 \xrightarrow{Br^-} CH_2 - CH_2$$

1,2-二溴乙烷

（2）加卤化氢　烯烃与卤化氢加成，生成相应的卤代烷。

$$CH_2 = CH_2 + HI \longrightarrow CH_3 - CH_2I$$

碘乙烷

同一烯烃与不同卤化氢反应时，反应活性的顺序为：HI ＞ HBr ＞ HCl。

烯烃与 HX、H_2SO_4、H_2O 这类的极性分子发生加成反应时，加在乙烯双键上的两部分是不一样的，这类试剂叫做不对称试剂。不对称试剂与乙烯（$CH_2\!=\!CH_2$）这样的对称烯烃反应时，产物只有一种；但与不对称烯烃反应时，加成产物却有两种。例如：

$$CH_3CH\!=\!CH_2 + HCl \longrightarrow \underset{\overset{|}{Cl}}{CH_3CHCH_3} + CH_3CH_2CH_2Cl$$

90%　　　　　　10%

2- 氯丙烷　　　1- 氯丙烷

俄国化学家马尔可夫尼可夫（V. M. Markovnikov）根据大量化学实验总结出经验规律：当不对称烯烃与不对称试剂发生加成反应时，不对称试剂中带正电部分总是加在氢较多的双键碳原子上，而带负电部分则加到含氢较少的双键碳原子上，此规律称为马氏规则（Markovnikov rule）。

如果有过氧化物存在，则加成反应生成反马氏规则的产物。例如：

$$CH_3CH\!=\!CH_2 + HBr \xrightarrow{\text{过氧化物}} CH_3CH_2CH_2Br$$

马氏规则可以用诱导效应（inductive effect）加以解释。

有机化合物分子中原子间的相互影响和空间排列决定了化合物的性质。在不同原子形成的共价键中，成键电子云偏向电负性较大的一方，使共价键出现极性。一个键的极性影响到分子中其他部分，从而使整个分子的电子云密度分布发生一定程度的改变。这种由于成键原子间电负性不同而产生极性，并通过静电引力沿着碳链向某一方向传递，使分子中电子云密度分布发生改变的现象称为诱导效应。

诱导效应的方向是以 C—H 键中的氢作为比较标准，当其他原子或基团取代了 C—H 键中氢原子后，电子云密度分布就发生了改变，若取代原子或原子团 X 的电负性大于氢原子，则电子云偏向 X，X 就为吸电子基（electron-drawing group）。由吸电子基引起的诱导效应称为吸电子诱导效应，常以 −I 表示。反之，当取代原子或原子团 Y 的电负性小于氢原子时，电子云偏向碳原子，Y 就为供电子基团（electron-donating group）。由供电子基团引起的诱导效应称为供电子诱导效应，常以 ＋I 表示。

$$—\overset{|}{C}\!\!\rightarrow\!\!X \qquad\qquad —\overset{|}{C}\!\!-\!\!H \qquad\qquad —\overset{|}{C}\!\!\leftarrow\!\!Y$$

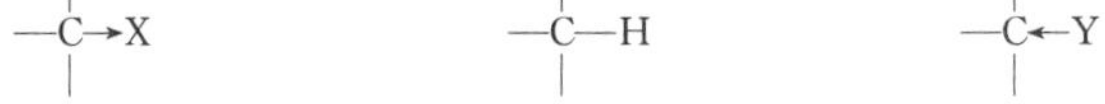

−I 效应　　　　　　比较标准　　　　　　＋I 效应

常见基团电负性的顺序为：

−F ＞ −Cl ＞ −Br ＞ −I ＞ −OCH$_3$ ＞ −OH ＞ −NHCOCH$_3$ ＞ −C$_6$H$_5$ ＞ −CH$\!=\!$CH$_2$ ＞ −H ＞ −CH$_3$ ＞ −C$_2$H$_5$ ＞ −CH(CH$_3$)$_2$ ＞ −C(CH$_3$)$_3$

基团位置在 H 前面的为吸电子基；氢以后的基团为供电子基团。

诱导效应可沿分子链通过 σ 键由近及远依次传递，但效应会逐渐减弱。一般经过 3～4 个键以后影响已经很小，而诱导效应很好地解释了马氏规则，如丙烯分子由于−CH$_3$ 的供电子性，则：

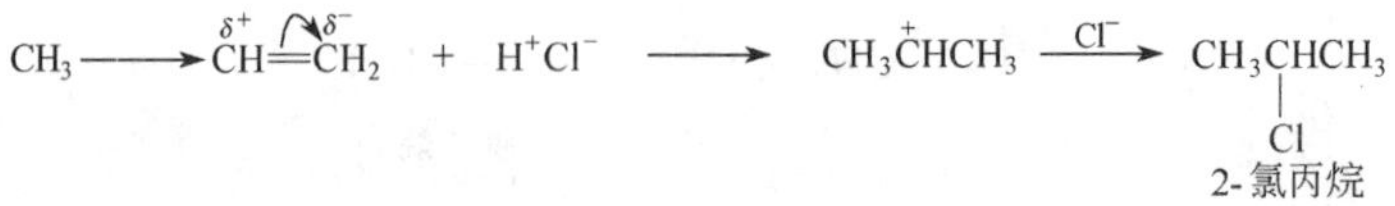

$$CH_3 \xrightarrow{\quad} \overset{\delta^+}{CH}\!\!=\!\!\overset{\delta^-}{CH_2} + H^+Cl^- \longrightarrow CH_3\overset{+}{C}HCH_3 \xrightarrow{Cl^-} \underset{\overset{|}{\underset{\text{2-氯丙烷}}{Cl}}}{CH_3CHCH_3}$$

（3）加水　在酸的作用下，烯烃与水可发生加成反应，生成醇。例如：

$$CH_3CH = CH_2 + H_2O \xrightarrow[\triangle]{H_2SO_4} \underset{\underset{OH}{|}}{CH_3CHCH_3}$$

异丙醇

（4）加硫酸　烯烃与硫酸加成符合马氏规则，加成产物硫酸氢酯，经水解后生成醇。

$$CH_3CH = CH_2 + H_2SO_4 \longrightarrow \underset{\underset{OSO_3H}{|}}{CH_3CHCH_3}$$

$$\underset{\underset{OSO_3H}{|}}{CH_3CHCH_3} + H_2O \xrightarrow{\triangle} \underset{\underset{OH}{|}}{CH_3CHCH_3} + H_2SO_4$$

以上两步反应的总体反应结果可看成烯烃与水加成生成醇，这是工业生产醇的一种常用方法，称为烯烃的间接水合法。

烯烃与硫酸反应形成均相混合物，烷烃则不与硫酸反应，反应物之间分层明显。利用此性质可分离烷烃与烯烃。

（5）加次卤酸　烯烃与次卤酸（HOX）加成，生成 β-卤代醇，一般反应是烯烃与溴或氯的水溶液反应。例如：

$$CH_2 = CH_2 + Cl_2 + H_2O \longrightarrow ClCH_2CH_2OH$$

2-氯乙醇

$$CH_3CH = CH_2 + Cl_2 + H_2O \longrightarrow \underset{\underset{OH}{|}}{CH_3CHCH_2Cl}$$

1-氯-2-丙醇

（二）α-H 的卤代反应

烯烃中与碳碳双键直接相连的碳原子上的氢原子称为 α-H 原子，由于受碳碳双键的影响，α-H 表现出较高的活性。在高温或光照条件下可与卤素发生卤代反应，生成相应的卤代烯烃。例如：

$$CH_3CH = CH_2 + Cl_2 \xrightarrow{500℃} \underset{\underset{Cl}{|}}{CH_2} = CH_2 + HCl$$

3-氯丙烯

（三）氧化反应

烯烃很容易发生氧化反应，根据氧化剂氧化能力的差异，碳碳双键的断裂方式不同，得到的氧化产物也不同。氧化能力稍低时，烯烃仅发生 π 键的断裂，氧化能力较强时 σ 键也发生断裂。

在中性或碱性条件下，烯烃与冷、稀的高锰酸钾溶液发生反应时，双键中的 π 键被打开，生成邻二醇。例如：

$$RCH = CH_2 + KMnO_4 + H_2O \longrightarrow \underset{\underset{OH}{|}}{RCH} - \underset{\underset{OH}{|}}{CH_2} + KOH + MnO_2 \downarrow$$

邻二醇

当烯烃与酸性高锰酸钾反应时，双键中的 π 键和 σ 键先后断开，以双键结合的每一个碳原子被氧化成羰基 $\left(\diagdown C = O \right)$，与双键碳原子结合的氢原子被氧化成羟基（—OH）。双键所连的基团不同，氧化得到产物也不同，结果是 $CH_2 =$ 氧化生成 CO_2 和 H_2O；$RCH =$ 氧化生成羧酸（RCOOH）；$RR'C =$ 氧化生成酮 $\left(\underset{\underset{R-C-R'}{||}}{O} \right)$。因此可根据双键氧化后的产物不

同，推断出原来烯烃的结构。

$$RCH =\!\!=\!\!CH_2 \xrightarrow{\text{KMnO}_4/\text{H}^+} R-\overset{\text{O}}{\underset{}{C}}-OH \ + \ HO-\overset{\text{O}}{\underset{}{C}}-OH$$
$$\text{羧酸} \qquad\qquad \longrightarrow CO_2\!\uparrow + H_2O$$

$$\begin{array}{c} R \quad\ R'' \\ \diagdown \diagup \\ C =\!\!=\!\! C \\ \diagup \diagdown \\ R' \quad\ H \end{array} \xrightarrow{\text{KMnO}_4/\text{H}^+} R-\overset{\text{O}}{\underset{}{C}}-R' \ + \ R''-\overset{\text{O}}{\underset{}{C}}-OH$$
$$\qquad\qquad\qquad\qquad\quad \text{酮} \qquad\qquad \text{羧酸}$$

（四）烯烃的聚合反应

在催化剂的作用下，烯烃碳碳双键断裂，同时发生烯烃分子间的加成反应，得到长链的大分子或高分子化合物。这种由相对分子质量较低的化合物结合成为相对分子质量较高的化合物的反应称为聚合反应。聚合反应中参加反应的低分子量化合物称为单体，生成的高分子化合物称为聚合物。例如：

$$n CH_2 =\!\!=\!\! CH_2 \xrightarrow[\text{温度,压力}]{\text{少量 O}_2} \text{┤} CH_2 - CH_2 \text{├}_n$$
$$\text{聚乙烯}$$

$$n \underset{\underset{CH_3}{|}}{CH} =\!\!=\!\! CH_2 \xrightarrow[\text{温度,压力}]{\text{Al(C}_2\text{H}_5)_3 - \text{TiCl}_4} \left[\underset{\underset{CH_3}{|}}{CH} - CH_2\right]_n$$
$$\text{聚异丙烯}$$

聚烯烃广泛应用于塑料、化学纤维和橡胶等合成材料工业中。

四、重要的烯烃

乙烯、丙烯和丁烯都是重要的烯烃，它们都是有机合成的重要原料，是高分子合成的重要单体，是合成树脂、合成纤维和合成橡胶的主要原料。因此，烯烃生产量的大小标志着一个国家化学工业发展的水平。

乙烯、丙烯和丁烯主要由石油炼制过程中得到的炼厂气和热裂气中分离而得到的。乙烯为无色、略有甜味的气体，燃烧时有明亮的火焰和黑色的烟。乙烯在医药上与氧气混合可做麻醉剂，农业上，乙烯可作为未成熟果实的催熟剂，乙烯在工业中的应用非常广泛，它不仅可用来制备乙醇、环氧乙烷、苯乙烯等化工原料，还可聚合成聚乙烯。聚乙烯广泛应用于日常生活及电气、食品、制药、机械等工业部门，还可作为国防工业中的绝缘材料及防辐射保护材料。

丙烯为无色气体，燃烧时有明亮火焰，广泛应用于有机合成中，丙烯聚合后生成的聚丙烯相对密度小，力学强度比聚乙烯高，耐热性好。主要用做薄膜、纤维、耐热和耐化学腐蚀的管道及装置、医疗器械、电缆等。

第三节 二 烯 烃

二烯烃是分子中含有 2 个碳碳双键的烯烃。它比碳原子数相同的烯烃少 2 个氢原子，其通式为 C_nH_{2n-2} （$n \geqslant 3$）。

一、二烯烃的分类和命名

1. 二烯烃的分类

根据二烯烃分子中2个碳碳双键的相对位置的不同可分为三类。第一类为隔离二烯烃（isolated diene），2个碳碳双键被2个以上的单键隔开，即分子中含有 $\left(\underset{}{\overset{}{C}}=CH(CH_2)_nCH=\underset{}{\overset{}{C}} \right)$（$n \geqslant 1$）结构的二烯烃。由于隔离二烯烃分子中2个碳碳双键距离较远，相互影响不大，其性质与烯烃相似。第二类为聚集二烯烃（cumulative diene），2个碳碳双键连在同一个碳原子上，即含有 $\left(\underset{}{\overset{}{C}}=C=\underset{}{\overset{}{C}} \right)$ 结构的二烯烃。聚集二烯烃一般很不稳定，难以制备，故此类化合物很少见。第三类为共轭二烯烃（conjugated diene），2个双键被1个单键隔开，即含有 $\left(\underset{}{\overset{}{C}}=CH-CH=\underset{}{\overset{}{C}} \right)$ 结构的二烯烃。此类二烯烃的结构和性质都比较特别，是最为重要的一类二烯烃。本节重点讨论共轭二烯烃。

2. 烯烃的命名

二烯烃的命名方法与烯烃相似，其命名规则如下。

① 选择含有两个碳碳双键的最长碳链为主链，根据主链上所含的碳原子数称为"某二烯"，十个以上碳原子的二烯烃，命名时，在"二烯"之前加上"碳"字，称为"某碳二烯"。

② 从距离碳碳双键最近的一端给主链上的碳原子编号，在二烯烃名称前用阿拉伯数字标明两个碳碳双键的位置。

③ 顺反异构体需标明顺或反构型。例如：

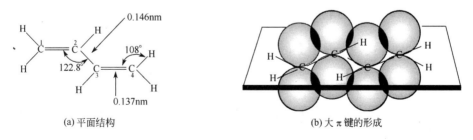

$$CH_2=CH-CH=CH_2$$
1,3-丁二烯

$$CH_2=CH-\underset{\underset{CH_3}{|}}{C}=CH-CH_3$$
3-甲基-1,3-戊二烯

$$CH_3CH=CHCH_2CH_2CH=CHCH_2CH_2CH_3$$
2,6-十一碳二烯

(2E,4Z)-2,4-己二烯

二、共轭二烯烃的结构

1. 1,3-丁二烯的结构

最简单的共轭二烯烃是1,3-丁二烯，以物理方法测得1,3-丁二烯的结构见图2-11。

(a) 平面结构

(b) 大 π 键的形成

图 2-11 1,3-丁二烯的结构

1,3-丁二烯分子中碳原子都是 sp^2 杂化，每一个碳原子都形成3个 σ 键，4个碳原子与6个氢原子处于同一平面。每个碳原子上未参加杂化的 p 轨道垂直于丁二烯分子平面。在形成 σ 键的同时，4个互相平行的 p 轨道两两从侧面"肩并肩"重叠形成在 C_1 与 C_2 和 C_3 与 C_4 各形成1个 π 键。同时 C_2 与 C_3 的 p 轨道也存在一定程度的重叠（比 C_1 与 C_2 和 C_3 与 C_4

之间的重叠要小一些），此重叠将 2 个 π 键连接起来形成了一个以 4 个碳原子为中心，包括 4 个 p 轨道的大 π 键（包括 3 个或 3 个以上原子的 π 键称为大 π 键）。含大 π 键的体系称为共轭体系（图 2-11）。

共轭二烯烃的大 π 键不同于一般烯烃中的 π 键，即 π 电子不是局限于 C_1 与 C_2 和 C_3 与 C_4 两个碳原子之间，而是扩展分布于整个大 π 键中 4 个碳原子间的分子轨道，这样形成的大 π 键又叫做离域键又称电子离域。离域是相对于通常局限于两个原子间（定域）的化学键而言的。显然，只有每一个碳原子的 p 轨道都互相平行，才有可能发生所有相邻 p 轨道之间的相互重叠，也才可能发生键的离域。电子离域程度越大，体系能量越低，体系越稳定。

在共轭二烯烃分子中，由于 C_2 与 C_3 的重叠使得 C_2 与 C_3 之间的键长（0.146nm）比一般烷烃分子中碳碳单键的键长（0.154nm）要短。而碳碳双键则由于大 π 键的形成，键长（0.137nm）比一般烯烃中的碳碳双键的键长（0.134nm）要长。因此大 π 键的形成造成了共轭体系中的键长平均化。

2. 共轭效应

共轭就是多个原子的原子轨道的重叠。在共轭体系中，由于原子间的相互影响，使整个分子电子云的分布趋向平均化的倾向，称为共轭效应（conjugative effect）。包括 ＋C（供电子的共轭效应）和 －C（吸电子的共轭效应），根据原子种类不同，主要有以下 4 种类型的共轭。

（1）π-π 共轭　例如丙烯醛等，分子中由 4 个 p 轨道相互重叠形成大 π 键的共轭体系称为 π-π 共轭。凡双键、单键交替排列的结构属于此类型。

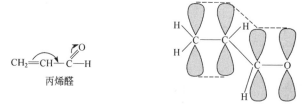

丙烯醛

（2）p-π 共轭　例如苯酚、氯乙烯或烯丙基碳正离子等，分子中由 2 个或 2 个以上 p 轨道相互重叠形成 π 键（或大 π 键），氧、氯原子上或碳正离子 p 轨道再与之形成重叠大 π 键的共轭体系称为 p-π 共轭。

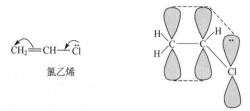

氯乙烯

（3）σ-π 超共轭　例如丙烯、甲苯等，分子中碳原子的 2 个或 2 个以上 p 轨道相互重叠的 π 键（或大 π 键），甲基的 σ 键再与之重叠形成大 π 键的共轭体系称为 σ-π 超共轭。

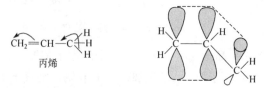

丙烯

（4）σ-p 超共轭　例如叔丁基碳正离子中甲基的 σ 键与碳正离子的 p 空轨道重叠形成的共轭体系称为 σ-p 超共轭。

共轭效应和诱导效应在产生原因和作用方式上是完全不同的，诱导效应是由键的极性引起的，可沿 σ 键传递下去，但不出现交替极化现象。因此作用是短程的，一般 2~3 个原子后，作用力就很小了。共轭效应是由于 p 电子在整个共轭体系中的分子轨道中的离域作用，它的作用可沿共轭体系传递，因此它的作用是远程作用（如表 2-6）。同一有机化合物分子中可同时存在共轭效应和诱导效应，一般共轭效应的影响大于诱导效应。

表 2-6　诱导效应与共轭效应比较

项　　目	诱 导 效 应	共 轭 效 应
产生原因	成键原子电负性不同	由于有共轭 π 键的形成
作用方式	沿 σ 键的方向传递并迅速减弱	通过 π 电子离域，沿共轭链传递，共轭体系内效应的强弱不受链的长短影响
导致结果	分子发生极化	电子云密度趋于平均化，有影响因素时会发生交替极化

三、共轭二烯烃的性质

由于共轭二烯烃属不饱和烃，它们的化学性质与一般的烯烃有相似之处，如都能发生加成反应、氧化反应、聚合反应等。但由于它的共轭体系结构的特殊性，加成和聚合反应表现出它的特殊性。

（一）共轭二烯烃的加成反应

共轭二烯烃和卤素、氢卤酸发生亲电加成时，可产生两种加成产物。

$$CH_2{=}CHCH{=}CH_2 + Br_2 \longrightarrow \underset{\underset{Br}{|}\ \underset{Br}{|}}{CH_2{-}CHCH{=}CH_2} + \underset{\underset{Br}{|}\qquad\underset{Br}{|}}{CH_2{-}CH{=}CH{-}CH_2}$$

1,2-加成产物　　　　　　　1,4-加成产物

$$CH_2{=}CHCH{=}CH_2 + HBr \longrightarrow \underset{\underset{H}{|}\ \underset{Br}{|}}{CH_2{-}CHCH{=}CH_2} + \underset{\underset{H}{|}\qquad\underset{Br}{|}}{CH_2{-}CH{=}CH{-}CH_2}$$

1,2-加成产物　　　　　　　1,4-加成产物

1,2-加成产物是由于亲电试剂的两部分，分别加到同一双键的两个碳原子上（C_1、C_2）。而 1,4-加成产物是亲电试剂的两部分分别加到共轭体系两端的碳原子上（C_1、C_4），这种加成的结果使得共轭双键中原来的 2 个 π 键被破坏，成为单键，而原来 C_2、C_3 之间的单键之间又形成了一个新的 π 键。这种加成形式是共轭二烯烃所特有的性质。

共轭二烯烃的亲电加成机理与单烯加成相同，反应也是分两步进行。以 HBr 与 1,3-丁二烯的亲电加成为例，第一步亲电试剂 HBr 进攻双烯分子时，由于 HBr 极性的影响，使 1,2-丁二烯分子整体产生交替极化。

$$\overset{\delta^+}{CH_2}{=}\overset{\delta^-}{CH}{-}\overset{\delta^+}{CH}{=}\overset{\delta^-}{CH_2}$$

进攻试剂 H^+ 首先攻击交替极化后的负电中心，形成两种碳正离子的中间体。

$$\underset{1\quad\ 2\quad\ 3\quad\ 4}{\overset{\delta^+}{CH_2}{=}\overset{\delta^-}{CH}{-}\overset{\delta^+}{CH}{=}\overset{\delta^-}{CH_2}} + H^+ \begin{cases} \xrightarrow{\text{进攻 } C_1} CH_3\overset{+}{CH}{-}CH{=}CH_2 \\ \\ \xrightarrow{\text{进攻 } C_2} \overset{+}{CH_2}CH_2{-}CH{=}CH_2 \end{cases}$$

当 H^+ 进攻 C_1 时，生成的碳正离子（1）为烯丙基型碳正离子，此碳正离子 C_2 的 p 轨道仍可与双键发生共轭效应，产生 p-π 共轭体系。p-π 共轭体系使电子发生离域，造成 C_2 上的正电荷分散，共轭体系更加稳定。因此碳正离子（1）是比较稳定的中间体。而碳正离子（2）则由于不再能形成共轭体系，因此不如碳正离子（1）稳定。

第二步试剂中的溴负离子（Br^-）与稳定中间体碳正离子（1）发生反应，由于碳正离子（1）为共轭体系，π 电子的离域使得正电荷的分布也呈交替极化，造成 C_2 和 C_4 都带有部分正电荷。

$$CH_3\overset{+}{-}CH-CH=CH_2 \longrightarrow CH_3\overset{+}{-}CH\cdots\overset{+}{CH}\cdots\overset{+}{CH_2}$$

因此 Br^- 既可以加到带正电的 C_2 上，也可以加到带正电的 C_4 上，结果造成了 1,3-丁二烯的 1,2-加成产物和 1,4-加成产物。

共轭二烯烃与亲电试剂加成都可产生 1,2-加成产物和 1,4-加成产物，而两种加成产物的比例则根据二烯烃的不同结构以及所用试剂及反应条件（溶剂、温度、反应时间）的不同而发生变化。如 1,3-丁二烯与 HBr 的加成在不同温度下进行反应，得到的产物比例不同，在 $-80℃$、非极性溶剂中反应，1,2-加成产物占 80%，1,4-加成产物占 20%，而在 40℃、极性溶剂中反应时，1,2-加成产物只占 20%，1,4-加成产物却占 80%。由此可说明，高温条件有利于 1,4-加成产物的生成，而低温条件则有利于 1,2-加成产物的生成。

（二）双烯合成反应（狄尔斯-阿尔德反应）

共轭二烯烃与某些具有碳碳双键的不饱和化合物进行 1,4-加成反应，生成环状化合物的反应称为双烯合成反应，也叫做狄尔斯-阿尔德反应（Diels-Alder reaction）。例如：

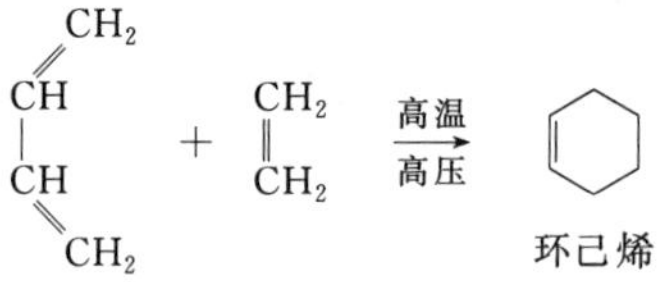

此反应是双烯合成中最简单的反应，但此反应的反应条件较高，一般需要高温、高压条件下进行，且产率较低。

双烯合成中，一般将共轭二烯烃称为双烯体，能与双烯体反应的不饱和化合物则称为亲双烯体。实践证明，亲双烯体的碳碳双键上如连有吸电子基团（—CHO、—COR、—COOR、—CN、—NO$_2$ 等）时，反应比较容易进行。例如：

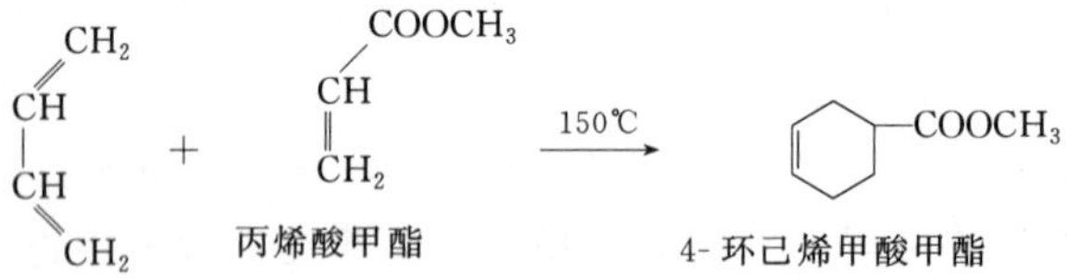

四、重要的共轭二烯烃

1. 1,3-丁二烯

1,3-丁二烯（$CH_2=CH-CH=CH_2$）是无色略有香味的气体，沸点为 $-4.4℃$，微溶于水，易溶于有机溶剂。它不仅能发生加成反应、双烯合成反应，还能比单烯更容易发生聚合反应。

$$nCH_2=CHCH=CH_2 \xrightarrow{Na/加热} \{CH_2-CH=CH-CH_2\}_n$$

聚丁二烯

聚丁二烯又称为丁钠橡胶，它属于人工合成橡胶，具有良好的弹性，在国防、工农业生产、医疗及日常生活中应用广泛。

2. 异戊二烯

异戊二烯又称为 2-甲基-1,3-丁二烯，为无色略有刺激性气味的液体，沸点为 34℃，难溶于水、易溶于有机溶剂。异戊二烯在催化剂作用下发生聚合，可生成聚异戊二烯。

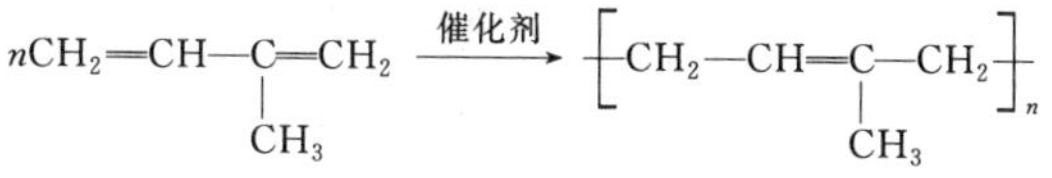

$$n\text{CH}_2\!=\!\text{CH}\!-\!\overset{\underset{\displaystyle \text{CH}_3}{|}}{\text{C}}\!=\!\text{CH}_2 \xrightarrow{\text{催化剂}} \left[\text{CH}_2\!-\!\text{CH}\!=\!\overset{\underset{\displaystyle \text{CH}_3}{|}}{\text{C}}\!-\!\text{CH}_2\right]_n$$

聚异戊二烯

聚异戊二烯的结构和性质与天然橡胶相似，因此又称为合成天然橡胶。天然橡胶和合成橡胶都是线型高分子化合物，黏性大且较软，它们都需要通过加热下与一些复杂硫化物进行反应（即硫化过程）后，才能克服原有橡胶的缺点，通过硫化，原有线型高分子发生交联，形成更大体型的分子，产物硬度增加，同时保持了原有的弹性。

第四节　炔　　烃

分子中含有碳碳叁键的不饱和链烃称为炔烃。碳碳叁键（—C≡C—）是炔烃的官能团。由于炔烃比相应的烯烃多 1 个碳碳键，相应地减少了 2 个氢原子，所以炔烃的通式为 C_nH_{2n-2}（$n\geq 2$）。

一、炔烃的结构

炔烃的结构特征是分子中含有碳碳叁键，以乙炔的结构为例，经 X 光衍射和电子衍射等物理方法测定，乙炔分子是一个直线形分子，4 个原子排列在一条直线上（见图 2-12）。

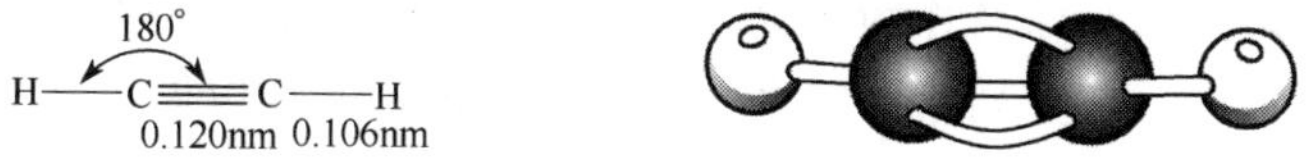

H —— C ≡ C —— H
180°
0.120nm　0.106nm

(a) 乙炔的键长和键角　　　　(b) 乙炔的球棍模型

图 2-12　乙炔分子的结构

乙炔分子中，碳原子通过 sp 杂化形成了 2 个 sp 杂化轨道。这些杂化轨道中含有 1/2 的 s 轨道成分和 1/2 的 p 轨道成分。sp 杂化轨道形状和 sp^3、sp^2 杂化轨道相似，为一头大、一头小，不同的是它在空间分布上，两个 sp 杂化轨道的对称轴在一条直线上，互成 180°角，所以 sp 杂化又称为直线型杂化。

形成乙炔分子时，2 个碳原子各以 1 个 sp 杂化轨道沿键轴的方向互相重叠，形成 C—C 之间的 σ 键，同时 2 个碳原子又各以另一个 sp 杂化轨道分别与两个氢原子的 s 轨道互相重叠形成两个 C—H σ 键。互相垂直的 2 个未参加杂化 2p 轨道（$2p_y$ 和 $2p_z$），互相平行并从

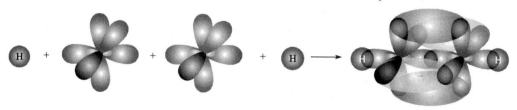

图 2-13　乙炔分子的形成过程

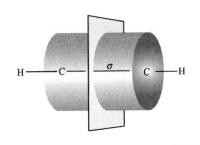

图 2-14　乙炔分子中 π 电子云圆筒形

侧面"肩并肩"重叠形成 2 个彼此垂直的 π 键（见图 2-13）。2 个 π 键的电子云围绕 σ 键形成一个圆筒形（见图 2-14）。

由于 C≡C 叁键中的碳原子为 sp 杂化，杂化轨道中 s 成分较多，电子云的形状更粗、更短，发生重叠时的两个原子靠得更近，键长更短。C≡C 叁键的键长为 0.120nm，而 C＝C 双键的键长为 0.134nm，C—C 单键的键长为 0.154nm。

二、炔烃的异构现象和命名

1. 炔烃的异构现象

炔烃的同分异构现象与烯烃相似，也是既有碳链异构又有叁键的位置异构。乙炔和丙炔没有异构现象，从丁炔开始，有叁键的位置异构现象，但是由于炔烃的叁键结构造成炔烃同分异构体的数目比相同碳原子的烯烃要少，而且炔烃没有顺反异构。例如，丁烯有 3 个同分异构体而丁炔只有 2 个同分异构体：

$$CH_3CH_2C≡CH \qquad\qquad CH_3C≡CCH_3$$

　　　　1-丁炔　　　　　　　　　　　　2-丁炔

戊烯有 5 个构造异构体而戊炔则只有 3 个构造异构体：

$$CH_3CH_2CH_2C≡CH \qquad CH_3CH_2C≡CCH_3 \qquad \underset{\underset{CH_3}{|}}{CH_3CHC≡CH}$$

　　　　1-戊炔　　　　　　　　　　2-戊炔　　　　　　　3-甲基-1-丁炔

2. 炔烃的命名

炔烃的系统命名法与烯烃相似，原则如下。

① 选择包含叁键的最长碳链作为主链，按主链的碳原子数命名为"某炔"。

② 从离叁键最近的一端开始给主链编号，将叁键位置的阿拉伯数字写在主链名称之前，支链作为取代基命名。

③ 若分子中同时存在双键和叁键时，应选择包含叁键和双键的最长碳链作为主链，并将其命名为"某烯炔"（烯在前、炔在后），编号时，应使烯、炔的不饱和键位次之和最小。例如：

$$\underset{\underset{CH_3}{|}}{\overset{\overset{CH_3}{|}}{CH_3-C-C≡CCHCH_3}} \qquad CH_2＝CHCH_2C≡CH \qquad CH_3CH＝CHC≡CH$$

　2,2,5-三甲基-3-己炔　　　　　　1-戊烯-4-炔　　　　　　3-戊烯-1-炔

三、炔烃的性质

（一）炔烃的物理性质

炔烃的物理性质与烷烃、烯烃相似，低级炔烃在常温、常压下是气体，但沸点比相应碳原子数的烯烃略高。随着碳原子数目的增多，它们的沸点也相应升高，炔烃的 C≡C 叁键在碳链中间时的熔点和沸点比在碳链末端时要高。

（二）炔烃的化学性质

炔烃的化学性质主要表现在它的碳碳叁键的反应上。

1. 加成反应

炔烃分子中含有的碳碳叁键造成了键长较短，键能较大，所以炔烃虽有 2 个 π 键，可与 2 个分子试剂发生加成反应，但是活泼性不如烯烃。

（1）催化加氢　在催化剂（Pt、Ni、Pd）作用下，炔烃与氢能发生加成反应生成烷烃。例如：

$$CH_3C{\equiv}CH \xrightarrow[Pt]{H_2} CH_3CH{=}CH_2 \xrightarrow[Pt]{H_2} CH_3CH_2CH_3$$

选用活性强的催化剂 Pt、Ni、Pd，反应一直进行到生成烷烃。喹啉处理过的吸附在硫酸钡或碳酸钙上的金属钯称为林德拉（Lindlar）催化剂，若选用林德拉催化剂，由于催化剂"中毒"而催化作用减弱，可使反应停留在生成烯烃阶段。例如：

$$CH_3C{\equiv}CH \xrightarrow[Pd\text{-}BaSO_4/喹啉]{H_2} CH_3CH{=}CH_2$$

（2）亲电加成反应

① 加卤素　炔烃与卤素的加成在常温下迅速发生。

$$CH_3C{\equiv}CH \xrightarrow{Br_2} CH_3\underset{Br}{\overset{Br}{C}}{=}CH \xrightarrow{Br_2} CH_3\underset{Br}{\overset{Br}{C}}{-}\underset{Br}{\overset{Br}{C}}H$$

1,1,2,2-四溴丙烷

炔烃与溴水或溴的四氯化碳溶液反应，可看到溴的红棕色迅速消失，此法可鉴定炔烃的不饱和键的存在。

② 加卤化氢　炔烃与卤化氢的加成不如烯烃活泼，不对称炔烃加成时按马氏规则进行。

$$RC{\equiv}CH + HBr \longrightarrow RC{\overset{Br}{=}}CH_2 \xrightarrow{HBr} R\underset{Br}{\overset{Br}{C}}{-}CH_3$$

卤化氢与炔烃反应的活性顺序为：HI ＞ HBr ＞ HCl。

③ 加水　炔烃与水加成需要在稀硫酸和硫酸汞存在下才能完成，首先是碳碳叁键与一分子水加成，生成烯醇式中间体，烯醇式化合物不稳定，羟基上的氢原子转移到另一个双键碳上，同时共价键的电子云发生转移，使碳碳双键变为单键，而碳氧单键则变为双键，经重排后最终形成醛或酮。例如：

$$HC{\equiv}CH + H_2O \xrightarrow{H_2SO_4/HgSO_4} [CH_2{=}CH{-}HO:] \xrightarrow{重排} CH_3\overset{O}{\overset{\|}{C}}{-}H$$

乙醛

$$CH_3C{\equiv}CH + H_2O \xrightarrow{H_2SO_4/HgSO_4} [CH_3\overset{:OH}{C}{=}CH_2] \xrightarrow{重排} CH_3\overset{O}{\overset{\|}{C}}{-}CH_3$$

丙酮

2. 氧化反应

炔烃与烯烃一样，也能被氧化剂 $KMnO_4$ 所氧化并能使其退色，但退色速度比烯烃慢。高锰酸钾的氧化一般可使炔烃的叁键断裂，最终得到羧酸或完全氧化产物二氧化碳。

$$RC{\equiv}CH \xrightarrow[H_2O]{KMnO_4} RCOOH + CO_2\uparrow$$

$$RC{\equiv}CR' \xrightarrow[H_2O]{KMnO_4} RCOOH + R'COOH$$

当炔烃的碳碳叁键在末端时，叁键断裂生成二氧化碳，当叁键在中间位置时，则氧化产物为 2 分子的羧酸。因此，我们可根据氧化产物的种类分析、确定炔烃的结构及叁键的位置。

3. 生成金属炔化物的反应

炔烃分子中由于碳原子为 sp 杂化，s 成分大，造成碳原子的电负性增大，使得与叁键相连的氢原子活泼性加大，炔烃显示出弱酸性。因此，具有末端叁键的炔烃（含—C≡CH 的结构）易被某些金属原子取代生成金属炔化物，如乙炔气体通过加热熔融的金属钠时，可生成乙炔钠和乙炔二钠。

$$HC\equiv CH \xrightarrow{Na} HC\equiv CNa \xrightarrow{Na} NaC\equiv CNa$$
$$\text{乙炔钠} \qquad \text{乙炔二钠}$$

具有末端叁键的炔烃与氨基钠反应时，叁键上的氢原子可被钠原子取代。

$$RC\equiv CH + NaNH_2 \xrightarrow{\text{液氨}} RC\equiv CNa + NH_3$$

具有末端叁键的炔烃与某些重金属取代反应，生成重金属炔化物，如将乙炔通入硝酸银或氯化亚铜的氨溶液中，则分别生成白色的乙炔银和棕色的乙炔亚铜沉淀。

$$HC\equiv CH + 2[Ag(NH_3)_2]NO_3 \longrightarrow AgC\equiv CAg\downarrow + 2NH_3 + 2NH_4NO_3$$
$$\text{乙炔银（白色）}$$

$$HC\equiv CH + [Cu_2(NH_3)_4]Cl_2 \longrightarrow CuC\equiv CCu\downarrow + 2NH_3 + 2NH_4Cl$$
$$\text{乙炔亚铜（棕色）}$$

上述两反应极为灵敏，现象明显，常用此方法鉴别末端叁键的炔烃（RC≡CH）结构特征。

$$RC\equiv CH \xrightarrow{[Ag(NH_3)_2]NO_3} RC\equiv CAg\downarrow$$
$$\text{炔化银（白色）}$$

$$RC\equiv CH \xrightarrow{[Cu_2(NH_3)_4]Cl_2} RC\equiv CCu\downarrow$$
$$\text{炔化亚铜（棕色）}$$

由于生成的重金属炔化物遇酸易分解为原来的炔烃，因此，可利用此法将末端叁键的炔烃从混合物中分离提纯出来。但必须注意的是，炔化银或炔化亚铜在溶液中较稳定，但在干燥时或受到撞击时会发生爆炸，因此，实验后要将生成的金属炔化物加入硝酸使之分解。

4. 聚合反应

炔烃与烯烃相似，也能通过自身加成发生聚合反应。但与烯烃不同的是，炔烃一般不聚合成高分子化合物，而是只在不同催化剂作用下由几个分子聚合成链状或环状化合物。例如：

$$2HC\equiv CH \xrightarrow{Cu_2Cl_2/NH_4Cl} CH_2=CH-C\equiv CH$$
$$\text{1-丁烯-3-炔}$$

$$3HC\equiv CH \xrightarrow[\text{金属羰基化合物}]{\text{高温}} \bigcirc$$
$$\text{苯}$$

四、乙炔

乙炔是炔烃中最简单也是最重要的炔烃，它不仅是有机合成的重要基本原料，而且又大量地用做高温氧炔焰的燃料。

（一）乙炔的制法

一般大规模制造乙炔的原料是碳化钙（即电石），将碳化钙与水反应即可制得乙炔。

$$CaC_2 + 2H_2O \longrightarrow HC \equiv CH + Ca(OH)_2$$

此法生产工艺简单，但耗电量大，同时由于电石中含有磷化氢和硫化氢等杂质，使产生的气体有难闻的气味。因此，工业上也常用甲烷裂解法。

$$2CH_4 \xrightarrow[\text{电弧}]{1500℃} HC \equiv CH + 3H_2$$

此反应为强吸热反应，因此工业上通过使一部分甲烷被氧化放出热量，从而提供合成乙炔所需要的大量能量，此方法又叫做甲烷的部分氧化法。

$$4CH_4 + O_2 \longrightarrow HC \equiv CH + 7H_2 + 2CO_2$$

为避免生成的乙炔在高温下分解为碳和氢，必须使反应生成的乙炔迅速冷却，因此要求甲烷通过反应区的时间很短。

（二）乙炔的性质和用途

纯乙炔是无色无臭的气体，沸点为 $-84℃$，微溶于水，易溶于有机溶剂，为易燃、易爆气体。液态乙炔受热或震动也会爆炸，但乙炔的丙酮溶液较稳定，因此为避免危险，常在储存和运输时，将钢瓶中填入丙酮浸透过的多孔物质，如硅藻土、石棉、软碎木等。乙炔是有机合成工业的重要原料，通过不同的化学反应，可合成如下图所示的化工产品。

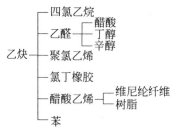

习　题

1. 用系统命名法命名下列化合物。

(1) 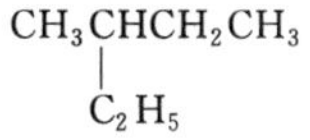 $CH_3CHCH_2CH_3$
　　　|
　　C_2H_5

(2) $CH_3CH_2CH_2CHCH_2CH_2CH_3$
　　　　　　|
　　　　$CH(CH_3)_2$

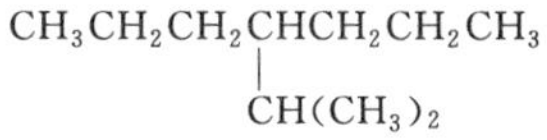

(3) 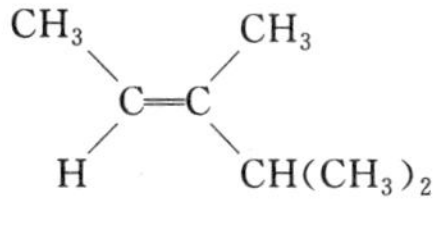
$$\begin{array}{c} CH_3 \quad\quad CH_3 \\ \diagdown \quad\quad \diagup \\ C=C \\ \diagup \quad\quad \diagdown \\ H \quad\quad CH(CH_3)_2 \end{array}$$

(4) 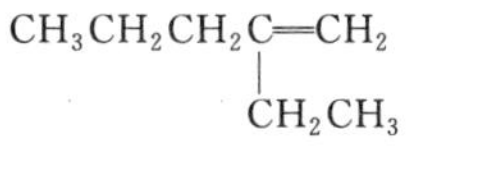 $CH_3CH_2CH_2C=CH_2$
　　　　　　　|
　　　　　CH_2CH_3

(5) $(CH_3)_3CCH_2C \equiv CH$

(6) 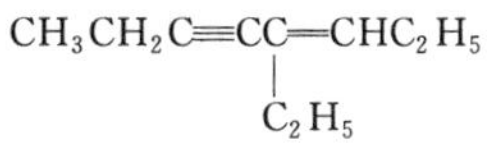 $CH_3CH_2C \equiv CCHCH_2C_2H_5$
　　　　　　　　　|
　　　　　　　C_2H_5

(7) 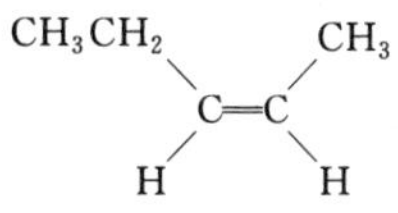
$$\begin{array}{c} CH_3CH_2 \quad\quad CH_3 \\ \diagdown \quad\quad \diagup \\ C=C \\ \diagup \quad\quad \diagdown \\ H \quad\quad H \end{array}$$

(8) 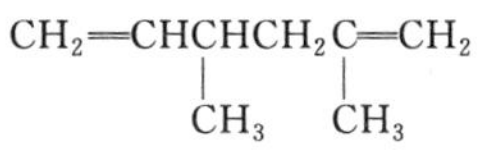 $CH_2=CHCHCH_2C \equiv CH_2$
　　　　　　|　　|
　　　　　CH_3　CH_3

2. 写出下列化合物的结构式。

(1) 5-甲基-3-乙基辛烷

(2) 2,2-二甲基-4-异丙基庚烷

(3) 2,3-二甲基-2-丁烯

(4) 2,2,5-三甲基-3-己烯

(5) 顺-3,4-二甲基-3-庚烯   (6) 3-甲基-3-戊烯-1-炔

(7) 4-甲基-2-庚炔   (8) 3-甲基-1,4-戊二烯

3. 完成下列反应式。

(1) $CH_3-CH-CH_3 + Cl_2 \xrightarrow{h\nu}$
            |
           CH_3

(2) $CH_3-CH=C-CH_3 + Br_2 \longrightarrow$
               |
              CH_3

(3) $CH_3-CH=C-CH_3 + HBr \longrightarrow$
               |
              CH_3

(4) $CH_3-C=CH_2 + H_2SO_4 \longrightarrow \xrightarrow{H_2O}$
         |
         CH_3

(5) $CH_3CH_2CH=CH_2 \xrightarrow{\text{冷、稀 } KMnO_4 \text{ 水溶液}}$

(6) $CH_2=CCH_2CH_3 \xrightarrow{KMnO_4 \text{ 酸性溶液}}$
       |
       CH_3

(7) $CH_3CHC\equiv CH + [Cu_2(NH_3)_4]Cl_2 \longrightarrow$
     |
     CH_3

(8) $CH_3C\equiv CH + HBr \longrightarrow$

(9) 丁二烯 + 顺丁烯二酸酐 $\xrightarrow{\text{苯}}$

(10) $CH_2=CCH=CH_2 + HBr \xrightarrow{\text{室温}}$
      |
      CH_3

4. 2,4-庚二烯是否有顺反异构现象? 如有, 写出它们所有的顺反异构体, 并以顺反和 Z、E 两种命名方法命名。

5. 指出下列化合物中碳原子各属于哪一种类型。

$$CH_3-CH-\overset{\displaystyle CH_3}{\underset{\displaystyle CH_3}{\overset{|}{\underset{|}{C}}}-CH_2-CH_3$$
$$CH_3$$

6. 用纽曼投影式画出乙烷的重叠式构象和交叉式构象, 并回答下列问题。

(1) 乙烷的重叠构象和交叉构象是乙烷仅有的两种构象吗?

(2) 室温下, 乙烷的优势构象是哪一种? 为什么?

(3) 温度升高时, 构象会发生什么变化?

7. 什么是诱导效应和共轭效应? 试比较它们的特点。

8. 写出符合分子式 C_5H_{10} 所有开链异构体 (含顺反异构), 并用系统命名法命名。

9. 将下列化合物的沸点按高到低的顺序排列。

(1) 己烷   (2) 正丁烷   (3) 3-甲基庚烷   (4) 辛烷

(5) 2,3-二甲基戊烷   (6) 2-甲基己烷   (7) 2,2,3,3-四甲基丁烷

10. 用化学方法鉴别下列各组化合物:

（1）丁烷、1-丁烯和 1-丁炔

（2）$CH_3CH_2CH_3$、$HC\equiv CH$ 和 $CH_3CH_2C\equiv CCH_3$

11. 推测结构。

（1）某化合物的相对分子质量为 82，此化合物 1mol 可吸收 2mol H_2，它与 Cu_2Cl_2 的氨溶液不生成沉淀。如与 1mol H_2 反应时，产物主要是 3-己烯。写出此化合物可能的结构式。

（2）四种化合物 A、B、C、D 的分子式都为 C_6H_{10}，它们都能使溴的四氯化碳溶液退色。A 能与 $AgNO_3$ 的氨溶液作用生成沉淀，B、C、D 则不能。当用热的酸性高锰酸钾氧化时，A 得 CO_2 和戊酸（$CH_3CH_2CH_2CH_2COOH$）；B 得乙酸和 2-甲基丙酸 [$(CH_3)_2CHCOOH$]；C 只得到丙酸；D 得 2-甲基丙二酸 [$HOOCCH(CH_3)COOH$] 和 CO_2。试写出 A、B、C、D 的结构式。

（陈　蓉）

第三章　环　烃

环烃包括脂肪烃和芳香烃两大类。脂环烃是指具有类似脂肪烃的性质而分子中含有碳环结构的烃类。环烷烃是一类最重要的脂环烃，例如石油含有多种环烷烃，一些植物的挥发油、萜类和甾体等天然化合物都是环烷烃的衍生物，某些药物如环丙沙星（抗菌药）也含有环烷烃的结构。

第一节　脂　环　烃

一、脂环烃的命名

饱和的脂环烃又称环烷烃，通式为 C_nH_{2n}（$n \geqslant 3$），它与链状烯烃互为同分异构体。命名与烷烃相似，一般在相应的烷烃名称前加上"环"字，称为环某烷。例如：

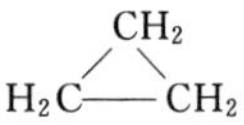

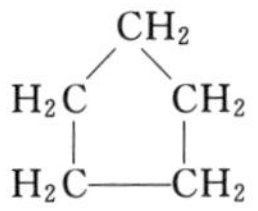

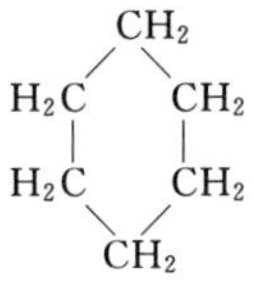

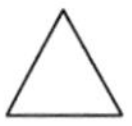

环丙烷 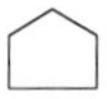　　　　环戊烷 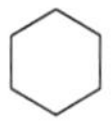　　　　环己烷

环上连有一个支链时，以环烷烃为母体，支链为取代基进行命名。例如：

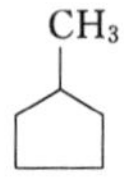

甲基环戊烷 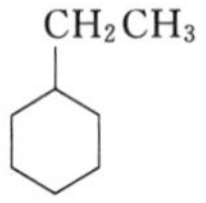　　　　乙基环己烷

若连有多个取代基时，将成环碳原子编号，一般从小基团开始的顺序，使取代基位次最小编号的原则进行编号。例如：

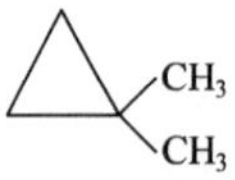

1,1-二甲基环丙烷 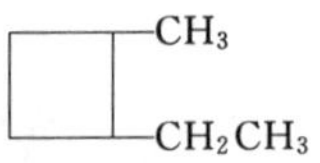　　　1-甲基-2-乙基环丁烷 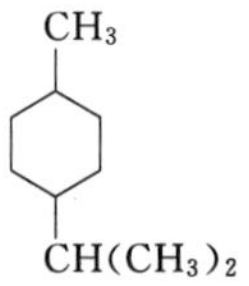　　　1-甲基-4-异丙基环己烷

含有多个环的环烷烃结构复杂，例如桥环烷烃，这类化合物是两个或两个以上的碳环通过共用的两个碳原子来连接。编号从其中一个桥头碳原子开始，沿着最长的桥到另一桥头碳原子，然后沿次长桥回到桥头碳原子，再到最短的桥的编号。例如：

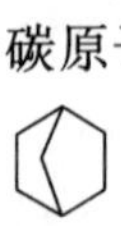

二环［2.2.1］庚烷 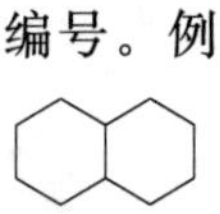　　　　二环［4.4.0］癸烷

不饱和脂环烃的命名，在相应的不饱和烃名称前加上"环"字，编号时从不饱和碳原子

开始，使所有不饱和键编号位次最小。例如：

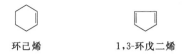

环己烯　　　　　　　1,3-环戊二烯

二、环烷烃的化学性质

环烷烃的性质与烷烃相似，具有饱和性，不活泼，但在一定条件下能发生取代反应和氧化反应；同时环烷烃的性质与烯烃也相似，由于环的张力作用，易开环，环烷烃主要发生加成反应。

（一）卤代反应

在光照或高温下，环烷烃与烷烃一样，可以发生卤代反应生成卤代环烷烃。例如：

$$\bigcirc + Br_2 \xrightarrow{300℃} \bigcirc\!\!-Br + HBr$$

溴代环戊烷

$$\bigcirc\!\!-CH_3 + Cl_2 \xrightarrow{光照} \bigcirc\!\!\overset{Cl}{\underset{CH_3}{}} + HCl$$

1-甲基-1-氯环己烷

（二）开环加成反应

环烷烃的碳环被打开，试剂加到打开处的两个碳原子上，形成链状的化合物，这种反应通常称为开环加成反应。

1. 催化加氢

在催化剂作用下，环烷烃与 1 分子氢气发生加成反应，生成烷烃。例如：

$$\triangle + H_2 \xrightarrow[80℃]{Ni} CH_3CH_2CH_3$$

$$\square + H_2 \xrightarrow[200℃]{Ni} CH_3CH_2CH_2CH_3$$

环戊烷在较高温度和加压才能反应，环己烷或更大环的环烷烃催化加氢非常困难。不难看出，环烷烃与氢气反应活性顺序为：环丙烷＞环丁烷＞环戊烷＞环己烷。

2. 加卤素

环丙烷与烯烃相似，在常温下可以与卤素发生加成反应，而环丁烷则较难发生。

$$\triangle + Br_2 \xrightarrow{CCl_4} \underset{\overset{|}{Br}}{CH_2}CH_2\underset{\overset{|}{Br}}{CH_2}$$

1,3-二溴丙烷

$$\square + Br_2 \xrightarrow{\triangle} \underset{\overset{|}{Br}}{CH_2}CH_2CH_2\underset{\overset{|}{Br}}{CH_2}$$

1,4-二溴丁烷

环戊烷以上的环烷烃与卤素发生加成反应非常困难，高温时发生卤代反应。

3. 加卤化氢

环丙烷、环丁烷容易与卤化氢发生开环加成反应，产物为卤代烷。例如：

$$\triangle + HBr \longrightarrow CH_3CH_2\underset{\overset{|}{Br}}{CH_2}$$

1-溴丙烷

$$\square + HBr \xrightarrow{\triangle} CH_3CH_2CH_2CH_2$$
$$\underset{\displaystyle Br}{\vert}$$

1-溴丁烷

环丙烷的衍生物与卤化氢发生开环加成反应时遵循马氏规则，卤原子加到含氢最少的碳原子上。例如：

$$\triangle\!\!\!\begin{array}{l}CH_3\\CH_3\end{array} \xrightarrow{HBr} (CH_3)_2-\underset{\displaystyle Br}{\underset{\displaystyle\vert}{C}}CH_2CH_3$$

2-甲基-2-溴丁烷

（三）氧化反应

在常温下，环烷烃与氧化剂（如高锰酸钾、臭氧等）不发生反应，即使是环丙烷，常温下也不能使高锰酸钾溶液退色，以此鉴别环烷烃和烯烃。但加热或有催化剂时，与强氧化剂如硝酸或空气存在，环烷烃可以被氧化，环破裂生成二元酸。例如：

$$\bigcirc + O_2 \xrightarrow[100℃,1.0\times10^6Pa]{钴，醋酸} \begin{array}{l}CH_2CH_2COOH\\ \vert\\ CH_2CH_2COOH\end{array}$$

己二酸

三、环烷烃的稳定性

（一）环的热稳定性

烷烃都能燃烧，据测定，烷烃分子中每增加一个 CH_2，燃烧热（ΔH）的增加都约为 $658.6kJ\cdot mol^{-1}$。环烷烃的燃烧热也随碳原子数的增加而增加，但不像烷烃那样有规律，环烷烃分子中每个 CH_2 的燃烧热是环烷烃的总燃烧热除以环的碳原子数，常见环烷烃的每摩尔 CH_2 的燃烧热见表3-1。从表中可以看出，许多环烷烃的每摩尔 CH_2 的燃烧热比烷烃的每摩尔 CH_2 的燃烧热高，这表明环烷烃具有较高的能量，这高出的能量就叫做张力能，不同的环烷烃张力能不同。例如环丙烷的每摩尔 CH_2 的燃烧热为 $697.1kJ\cdot mol^{-1}$，比烷烃的 CH_2 的燃烧热（$658.6kJ\cdot mol^{-1}$）高 $38.5kJ\cdot mol^{-1}$，这个差值就是环丙烷分子中每摩尔 CH_2 的张力能，因此，整个分子的总张力能为 $38.5\times3=115.5$（$kJ\cdot mol^{-1}$）；环己烷的每摩尔 CH_2 的燃烧热与烷烃相同，它的张力能为零，因此环己烷是无张力环。

表 3-1 常见环烷烃的燃烧热和张力能

环烷烃	CH_2 燃烧热/$kJ\cdot mol^{-1}$	张力能/$kJ\cdot mol^{-1}$	总张力能/$kJ\cdot mol^{-1}$
环丙烷	697.1	38.5	115.5
环丁烷	686.2	27.6	110.4
环戊烷	664.0	5.4	27.0
环己烷	658.6	0	0
环庚烷	662.3	3.7	25.9
环辛烷	663.6	5.0	40.0

环烷烃的能量越高，张力越大，分子就越不稳定，环丙烷、环丁烷的张力比其他环烷烃大得多，它们最不稳定，容易开环。环戊烷、环庚烷等张力不大，比较稳定。环己烷是无张力环，是稳定的化合物。

（二）分子张力

环烷烃为什么会有张力呢？这与环烷烃的结构密切相关。分子中的各原子和化学键，总是趋向于按照体系能量最低的状况而作最适排列，如果由于某些原因使化学键偏离了最适排列，那么化学键便会产生某种张力来抵抗这种偏离，从而使体系的能量升高，这就是环烷烃产生张力的原因。

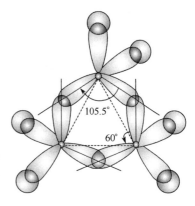

图 3-1　环丙烷的弯曲键和角张力

　　键角受到压缩或扩展，或者键受到弯曲，都可使键产生张力，这种张力叫角张力。例如，环丙烷分子的 3 个碳原子都是 sp^3 杂化，理论上 sp^3 杂化轨道的夹角为 $109.5°$，若环丙烷分子呈正三角形构型，则它的每个内角为 $60°$。因此，在环丙烷分子中，sp^3 杂化轨道不能沿着轨道对称轴方向实现最大程度的重叠，为了能较好地形成 C—C σ 键，键角就必须压缩。

　　根据物理方法测定，环丙烷分子中 $\angle CCC = 105.5°$，比 $109.5°$ 小，但比 $60°$ 大。碳碳之间的 sp^3 杂化轨道仍然不是沿着两个碳原子之间的轴向重叠，这种非轴向重叠形成的键与烷烃的 σ 键不一样，它的电子云没有对称轴，而是不均匀地分布在一条曲线上，这种键通常称为弯曲键（图 3-1）。

　　弯曲键与正常 σ 键相比，轨道的重叠程度较小，比正常键角偏离大，因此比正常的 σ 键弱，具有较高的能量。由于键角的压缩和键的弯曲产生的角张力而使体系的能量升高，这是环丙烷张力较大，容易开环的重要原因。环丁烷也能形成弯曲键，但环丁烷分子呈正四边形构型，它的每个内角为 $90°$，比正常键角偏离小，键角的压缩和键的弯曲程度比环丙烷小，角张力相对也较小，相对来讲不容易开环。大环分子一般是比较稳定的，因为随着成环碳原子数增加，分子内部形成正常键角的可能性就增大，分子的张力就减小，因而可形成基本上没有张力的环。

　　小环分子的张力大，大环分子的张力小，因此自然界中的有机化合物常常是含五元环或六元环。

四、环己烷及其衍生物的构象

（一）环己烷的构象

　　环己烷为最重要的环烷烃，由于其结构稳定，许多天然产物具有环己烷的构象。环己烷的六个碳原子不在同一个平面上，碳碳键之间的夹角为 $109.5°$，是无张力环。通过对环己烷的研究，它的环可以翻转，在翻转过程中会出现椅式、半椅式、船式和扭船式等无数种构象，其中以椅式和船式两种构象比较有代表性（见图 3-2）。

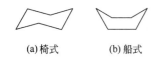

（a）椅式　　（b）船式

图 3-2　环己烷的椅式和船式构象

　　环己烷的椅式构象和船式构象，通过 σ 键的旋转和碳氢键的扭转，两者可以相互转变。许多物理方法已经证实，椅式构象和船式构象在常温时处于相互转变的动态平衡状态，船式环己烷的能量比椅式环己烷的能量高 $29.7 kJ \cdot mol^{-1}$，椅式环己烷是稳定的优势构象，它占环己烷全部构象的 99.99%。

　　为什么椅式环己烷比船式环己烷稳定呢？我们分析两者的结构，在椅式环己烷中，所有的 C—C 键和 C—H 键都处于对位交叉式的位置，键角是 $109.5°$，既没有角张力，也没有扭转张力。而船式环己烷中的 C_2 和 C_3 之间和 C_3 和 C_5 之间的碳氢键则处于全重叠式的位置，存在着扭转张力（见图 3-3）。

　　另外，船式环己烷中，船头和船尾的两个碳氢键（也叫旗杆键）是向内伸展的，两个非键合的氢原子距离较近，相互拥挤，因此能量高，不如椅式环己烷稳定（图 3-3）。

　　椅式环己烷的结构中所有的 C—H 键可分为 2 种类型。

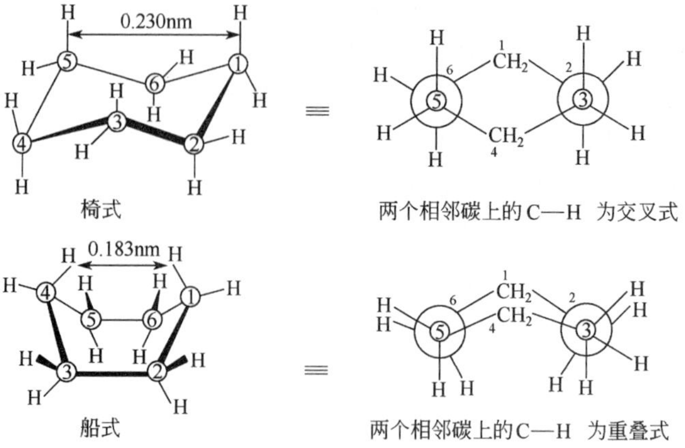

图 3-3 环己烷的椅式和船式构象（纽曼投影式）

（1）a 键　6 个 C—H 键的键轴与分子的对称轴平行，这种键称为直立键或 a 键，其中 3 个键指向上方，另 3 个键指向下方，相邻的两个一上一下呈交替排列（见图 3-4）。

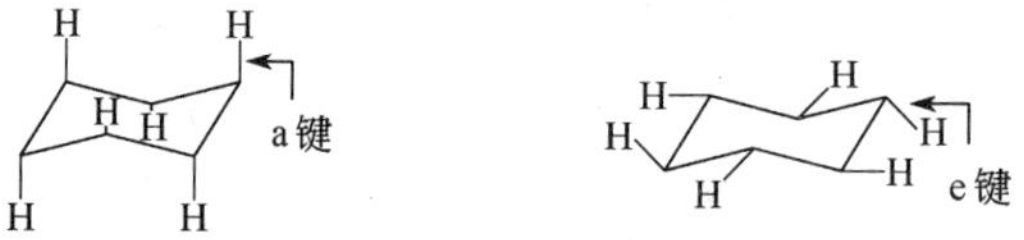

图 3-4　环己烷椅式构象中的 a 键和 e 键

（2）e 键　键轴与直立键约成 109.5° 角的 C—H 键，这种键称为平伏键或 e 键，其中 3 个键朝斜上方，另 3 个键朝斜下方，相邻的两个一上一下也呈交替排列。a 键上所连的氢原子称为 a 键氢，e 键上所连的氢称为 e 键氢。

在环己烷分子中，每个碳原子都有 1 个 a 键和 1 个 e 键，两个环己烷椅式构象相互转变时，a 键和 e 键也同时转变，即 a 键变为 e 键，e 键变为 a 键（见图 3-5）。

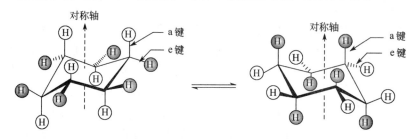

图 3-5　两个椅式构象的互相转变

（二）环己烷衍生物的构象

环己烷环上的取代基对两种椅式构象转变的速度影响不大，但对平衡物分配比例有较大的影响，环己烷的一元取代物有 2 种异构体，即 a 型取代物和 e 型取代物，例如，甲基环己烷有 a 型甲基环己烷和 e 型甲基环己烷两种。a 型甲基环己烷分子中的甲基与 C_3 和 C_5 上的 a 键氢在空间相互干扰所引起的非键斥力较大，分子内能量较高。而 e 型甲基环己烷中的甲基向外伸展，与其他氢原子处于不拥挤状态，能量低而稳定性能高。因此，甲基环己烷主要以 95% 的 e 型甲基环己烷构象存在，e 型甲基环己烷构象最稳定，为优势构象（见图 3-6）。

随着取代基团的增大，在 a 键上的非键张力也随之增大，平衡物中所占比例降低。如叔丁基环己烷，叔丁基几乎全部以 e 键形式相连，叔丁基环己烷为优势构象（图 3-7）。

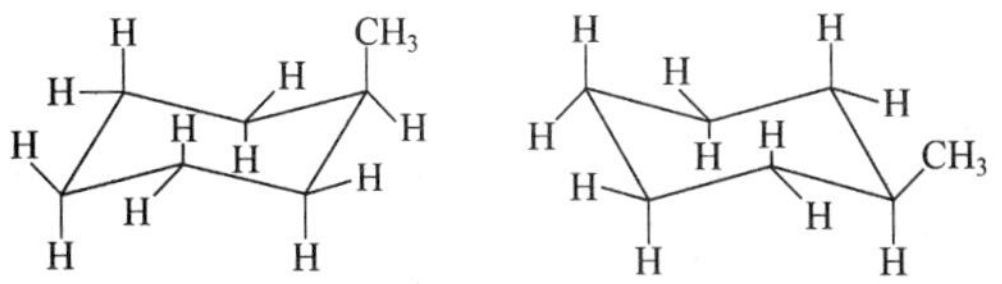

a 型 e 型，95%，优势构象

图 3-6 甲基环己烷的优势构象

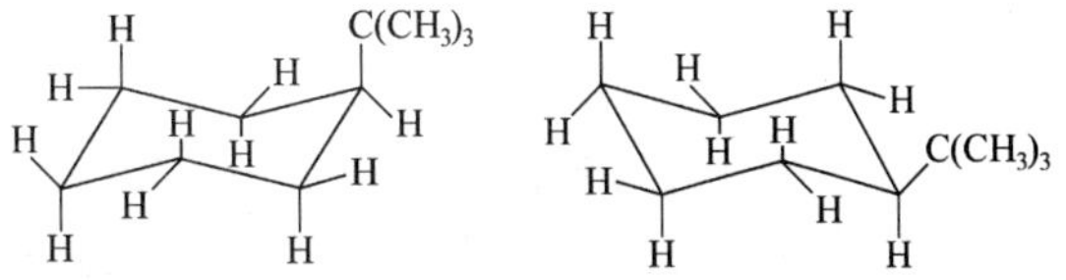

a 型，<0.1% e 型，>99.9%，优势构象

图 3-7 叔丁基环己烷的优势构象

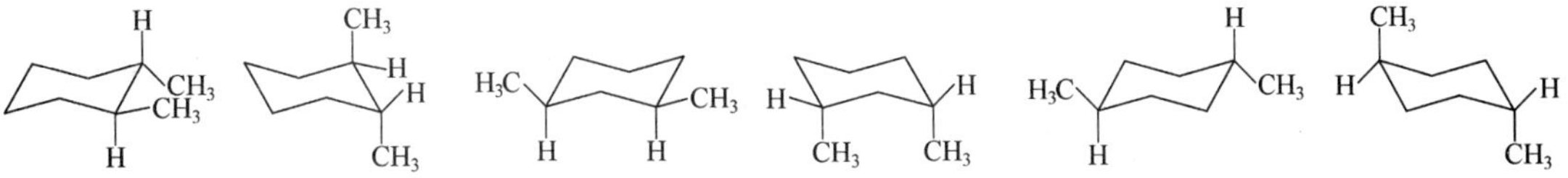

(a) 反-1,2-二甲基环己烷 (b) 顺-1,3-二甲基环己烷 (c) 反-1,4-二甲基环己烷

图 3-8 二甲基环己烷各种异构体的优势构象

(a)(b)(c) 为优势构象

当环己烷分子中有两个或两个以上氢原子被取代时，在进行构象分析时，还要考虑顺反异构体问题。如 1,2-二甲基环己烷有两种构型异构体：顺-1,2-二甲基环己烷和反-1,2-二甲基环己烷，这两种异构体哪一种稳定呢？从一般的折线式是看不出何者稳定的，但若从构象式分析，就很容易看出，顺-1,2-二甲基环己烷的 2 个甲基，一个在 e 键上，一个在 a 键上；而反-1,2-二甲基环己烷的 2 个甲基都在 e 键上，所以反-1,2-二甲基环己烷比较稳定。同理二元取代环己烷中顺-1,3-和反-1,4-分别为顺式、反式具有稳定的构象（图 3-8）。二元取代环己烷的优势构象见表 3-2。

表 3-2 二元取代环己烷的优势构象

环己烷环上取代位置	顺 式	反 式	优势构象
1,2 取代	e,a	e,e 或 a,a	反式 e,e
1,3 取代	e,e 或 a,a	e,a	顺式 e,e
1,4 取代	e,a	e,e 或 a,a	反式 e,e

综上所述，取代环己烷的优势构象可总结出下列规律：

① 环己烷的一元取代物中，取代基位于 e 键时的椅式构象较稳定；

② 环上有不同取代基时，大取代基在 e 键上的椅式构象较稳定；

③ 环己烷的多元取代物中，最稳定的构象是 e 键上取代基最多的椅式构象。

第二节 芳 香 烃

芳香烃简称芳烃，是芳香族化合物的母体。“芳香”二字来源于有机化学发展初期，是指从天然的树脂、香精油中提取得到的有芳香气味的一类物质，由于当初尚未搞清它们的结构，仅根据其中多数化合物有芳香气味这一特征，统称为芳香族化合物（aromatic compounds）。显然，以气味来划分物质是不科学的。后来发现其在性质上与比较熟悉的脂肪族化合物有显著差异，例如从组成上看是有高度的不饱和性，却不容易发生加成和氧化反应而较易发生取代反应，这种特性被称为芳香性（aromaticity）。现在沿用的“芳香族化合物”

一词，已失去原有的含义。随着有机化合物的增多和深入研究，证明它们基本上都是苯的同系物、多苯环化合物及其衍生物。

一、芳烃的分类

芳烃一般可分为苯系芳烃和非苯系芳烃。含有苯环的芳烃称为苯系芳烃；不含苯环，但具有苯环结构特征的平面碳环，有芳香性的芳烃称为非苯系芳烃。

苯系芳烃按苯环的数目及连接方式可以分为 3 类。

（1）单环芳烃　分子中含 1 个苯环的芳烃，其中包括苯及其同系物，如苯、甲苯、二甲苯、苯乙烯等。

（2）多环芳烃　分子中含两个或两个以上独立苯环的芳烃，如联苯、三苯甲烷等。

（3）稠环芳烃　分子中含两个或两个以上苯环，苯环间以共用的两个相邻碳原子稠合而成的芳烃，如萘、蒽、菲等。

二、苯的结构

苯是最简单也是最重要的芳烃。1825 年英国化学家法拉第（M. Faraday）从照明气的液体冷凝物中分离出苯，1833 年测得它的分子式为 C_6H_6，直到 1865 年德国化学家凯库勒提出关于苯的环状结构的构想，而真正解决苯分子结构是在 20 世纪 30 年代分子轨道理论发展起来后才得以实现。

（一）苯的凯库勒结构

凯库勒认为苯分子是一个由 6 个碳原子组成的平面环状六边形结构，键角为 120°，每个碳原子上连接 1 个氢原子，为了满足碳原子的 4 价，3 个单键和双键交替连接，因此凯库勒将苯的结构式表示为：

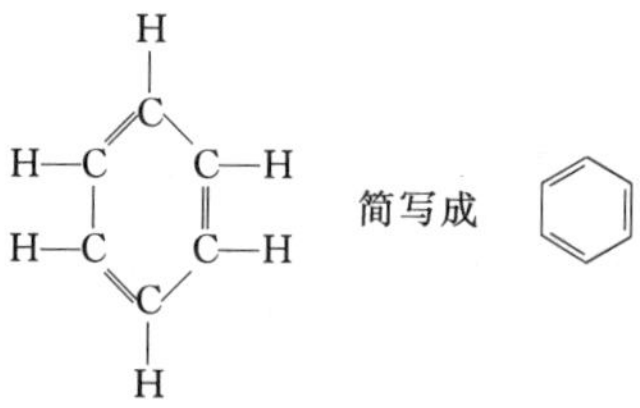

为了简便起见，苯的凯库勒结构式简写成单、双键交替的六边形结构来表示。苯的凯库勒结构式虽然可以表示苯分子的组成和原子的连接顺序，但它尚不能说明以下事实。

① 根据苯的凯库勒结构式，其邻位二元取代物应当有两种异构体，如二溴苯，然而，事实上，它只有一种。

② 在苯的凯库勒结构式中有 3 个双键，它是一个环己三烯的结构，但是苯环难发生加成和氧化反应，而具有特殊的稳定性。

③ 根据氢化热的测定，环己烯的氢化热 $\Delta H = -119\text{kJ} \cdot \text{mol}^{-1}$；那么环己三烯的氢化热 $\Delta H = -119\text{kJ} \cdot \text{mol}^{-1} \times 3 = -357\text{kJ} \cdot \text{mol}^{-1}$，但是实际测得苯的氢化热 $\Delta H = -206\text{kJ} \cdot \text{mol}^{-1}$。从氢化热的数值来看，苯的氢化热比环己三烯低 $151\text{kJ} \cdot \text{mol}^{-1}$，也就是说，苯的共轭能等于 $151\text{kJ} \cdot \text{mol}^{-1}$，共轭能愈高，结构愈稳定。

鉴于上述矛盾，长期以来人们对苯环的结构进行了进一步研究，提出了苯分子结构的近代观点。

（二）苯分子结构的近代观点

现代物理方法如 X 射线、电子衍射测定，证明苯分子的确是一个平面六元碳环结构，所有的碳或氢原子都在同一平面上，碳碳键长完全相等，都是 0.140nm，既不是典型的单键，也不是典型的双键，而是介于碳碳单键 0.154nm 和双键 0.134nm 之间，键长完全平均化。碳氢键长为 0.109nm，所有的键角都是 120°。

杂化轨道理论认为，苯分子中的 6 个碳原子都是 sp^2 杂化，每个碳原子的 3 个 sp^2 杂化轨道分别与 2 个相邻的碳原子 sp^2 杂化轨道和 1 个氢原子的 s 轨道形成 2 个 C—C σ 键和 1 个 C—H σ 键，所有的 σ 键都在同一个平面上，因此 6 个碳和氢原子均在同一平面上。此外，每个碳原子剩下的 1 个未参加杂化的 p 轨道，6 个 p 轨道的对称轴彼此平行，且垂直于 σ 键所在的平面，这样 6 个 p 轨道依次"肩并肩"平行重叠，形成了一个 6 个电子的闭合大 π 键的共轭体系。其电子云的形状为两个救生圈，分别分布在 σ 键所在平面的上下，通常称为双救生圈式的电子云（见图 3-9）。

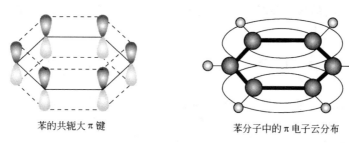

苯的共轭大 π 键　　　　苯分子中的 π 电子云分布

图 3-9　苯的分子结构

苯具有高度离域的闭合大 π 键，由于 π 电子的完全离域，使得 6 个碳原子周围的电子云密度均匀分布，使键长完全平均化。由于离域能大，使苯分子的能量降低，有特殊的稳定性，即具有芳香性，不易发生加成和氧化反应，却易发生取代反应，苯环上任何位置都是等同的，因此它的邻位二元取代物只有一种。

由于苯分子中碳碳键完全相同，为此，常用正六边形内加一个圆圈来表示苯的结构（⬡），圆圈表示 π 电子离域在整个环上。虽然如此，为了方便起见，本书仍按习惯采用苯的凯库勒结构式。

三、单环芳烃的异构现象和命名

（一）异构现象

苯是最简单的单环芳烃，无异构体。其同系物是苯环上的氢原子被烃基取代的化合物，得到一元、二元或多元取代的苯衍生物。由于取代基的碳链异构或二元、多元取代物，取代基在苯环上的相对位置不同，就可能产生异构现象。例如：

（二）命名

一元取代苯，命名时是以苯为母体，烷基为取代基，称为某烃（基）苯。例如：

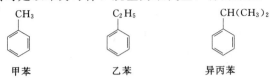

甲苯　　　　　　乙苯　　　　　　异丙苯

二元或多元取代苯，用阿拉伯数字表示标明取代基的相对位置。如果环上有 2 个取代基，其相对位置也可用邻或 o-(ortho)、间或 m-(meta)、对 p-或（para）来表示。例如：

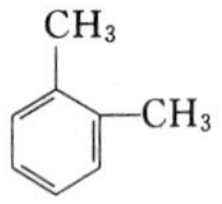

1,2-二甲苯　　　1,3-二甲苯　　　1,4-二甲苯　　　1-甲基-2-乙基苯
邻（o-）二甲苯　间（m-）二甲苯　对（p-）二甲苯　邻甲乙苯（邻乙基甲苯）

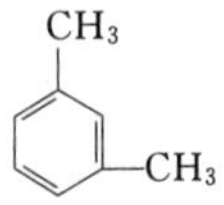

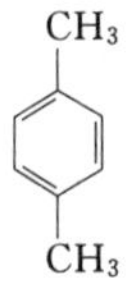

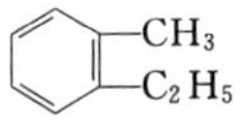

若环上有 3 个相同的取代基时，则常用连、偏、均表示它们的相对位置。例如：

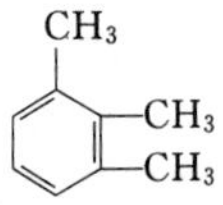

1,2,3-三甲苯　　　1,2,4-三甲苯　　　1,3,5-三甲苯
连三甲苯　　　　　偏三甲苯　　　　　均三甲苯

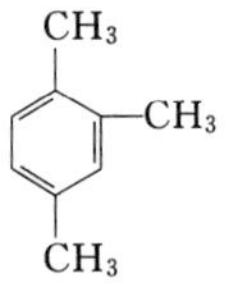

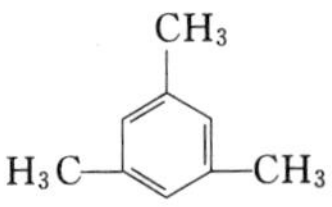

芳烃（ArH）分子中去掉一个氢原子，剩下的基团称为芳基，用 Ar—表示。例如：

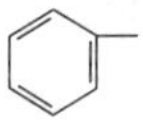

或 C_6H_5—、Ph—苯基

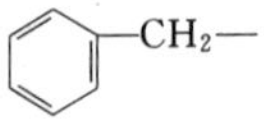

或 $C_6H_5CH_2$—苯甲基（苄基）

对于支链比较复杂的化合物，命名时把苯环作为取代基。例如：

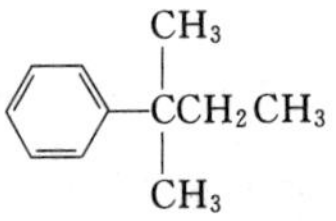

2-甲基-2-苯基丁烷 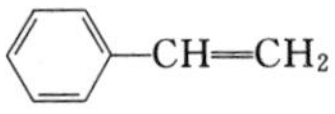　　　苯乙烯 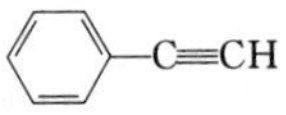　　　苯乙炔

当苯环上含有两个不同取代基（官能团）时，命名按下列顺序：羧基（—COOH）、醛基（—CHO）、羟基（—OH）、氨基（—NH_2）、烷氧基（—OR）、烷基（—R）、卤素（—X）、硝基（—NO_2）。排在前面的官能团为母体，排在后面的作为取代基。例如：

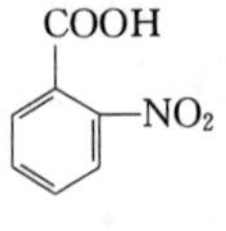

邻硝基苯甲酸 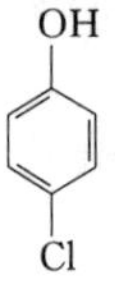　　　对氯苯酚 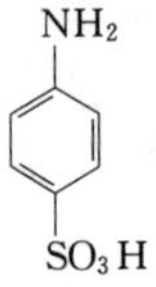　　　对氨基苯磺酸

四、单环芳烃的性质

（一）物理性质

苯及其同系物一般为无色液体，易挥发，相对密度小于 1，一般在 0.8～0.9 之间，不溶于水，是许多有机物的良好溶剂。它们的蒸气有毒，尤其是苯，对呼吸道、神经系统和造

血器官产生损害，因此大量和长期接触时需要注意防护。

（二）化学性质

由于苯环特殊的稳定性，有芳香性。表现在化学性质上，苯环结构稳定，难发生加成和氧化反应，易发生卤代、硝化、磺化和傅-克烷基化等取代反应。

1. 取代反应

（1）卤代反应　在路易斯酸（如 $FeCl_3$、$AlCl_3$、$FeBr_3$ 等）催化下，苯环上的氢原子被卤原子取代生成卤代苯的反应，称为卤代反应。不同卤素，反应活性也不同。氟最活泼，反应不易控制而无实际意义，碘过于稳定，不易发生反应，所以卤代反应通常是指苯与氯、溴的反应。例如：

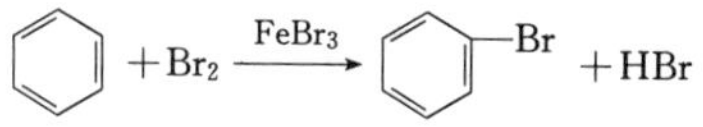

溴苯

卤素与卤代苯继续作用，生成少量的二卤代苯，主要产物为邻位和对位。例如：

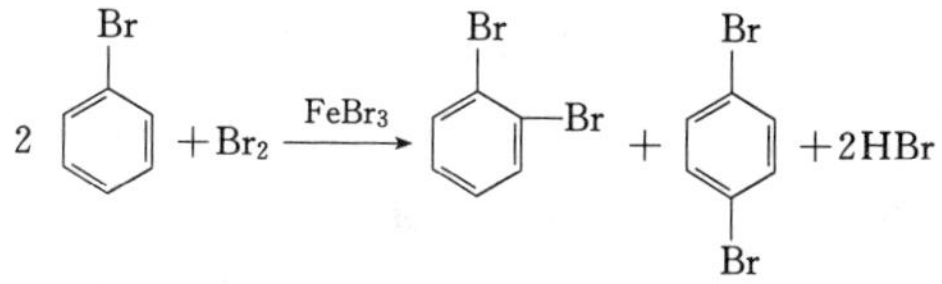

邻二溴苯　　对二溴苯

烷基苯的卤代反应比苯容易进行，主要也生成邻、对位产物。但在光照或高温条件下，则卤代反应发生在侧链烷基 α-氢原子上。例如：

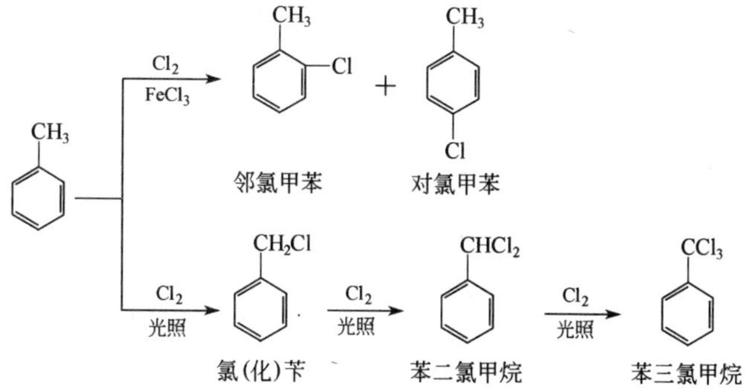

邻氯甲苯　　对氯甲苯

氯(化)苄　　苯二氯甲烷　　苯三氯甲烷

由此可见，反应条件不同，卤代反应的位置不同，产物也不同。这是因为两者反应机理不同，前者为离子型取代反应，而后者为自由基取代反应。

（2）硝化反应　苯与浓硝酸和浓硫酸的混合物（混酸）共热，苯环上的氢原子被硝基（—NO_2）取代，生成硝基苯的反应，称为硝化反应。

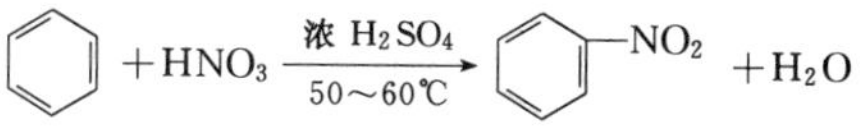

硝基苯

硝基苯为浅黄色油状液体，有苦杏仁味，其蒸气有毒。硝基苯的进一步硝化比苯难，需要更高温和发烟硝酸作为硝化剂，主要生成间位产物。

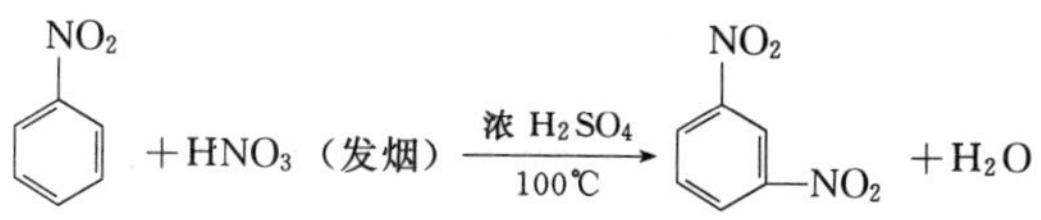

间二硝基苯

烷基苯发生硝化反应比苯容易，且主要生成邻、对位产物。例如：

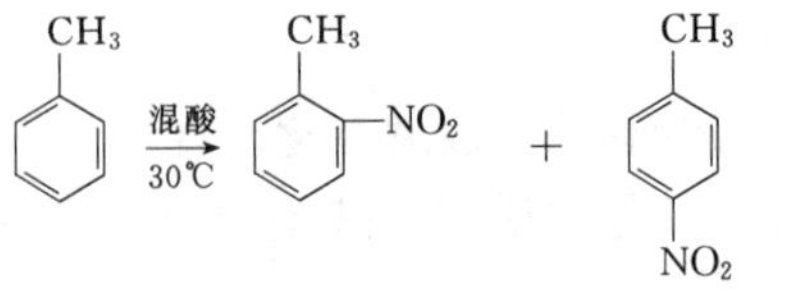

邻硝基甲苯　　对硝基甲苯

如果继续发生硝化反应，则 60℃时主要产物为 2,4-二硝基甲苯，100℃时主要产物为 2,4,6-三硝基甲苯（TNT）。

(3) 磺化反应　苯和浓硫酸或发烟硫酸共热时，苯环上的氢原子被磺酸基（$—SO_3H$）取代，生成苯磺酸的反应，称为磺化反应。

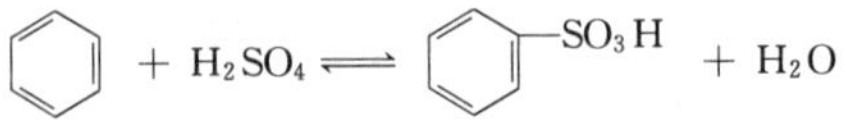

苯磺酸

磺化反应为可逆反应，为了使反应正向进行，常用发烟硫酸（其中的三氧化硫能结合水分子）作磺化剂。苯磺酸是一种强酸，易溶于水难溶于有机溶剂。在磺化反应的混合物中通入水蒸气或将苯磺酸与稀硫酸一起加热，可以脱去磺酸基，故在有机合成上很重要。苯磺酸在高温下，磺化反应可以继续进行，生成间苯二磺酸。

烷基苯比苯更容易磺化，且在常温下主要生成对位产物和少量邻位产物。例如：

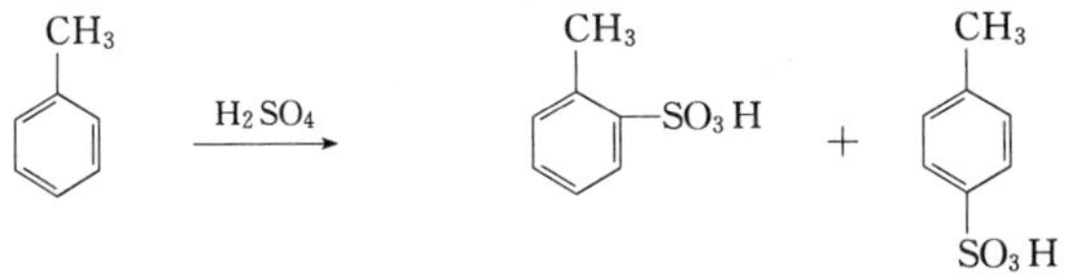

温度	邻甲基苯磺酸	对甲基苯磺酸
0℃	43%	53%
25℃	32%	62%
100℃	13%	79%

(4) 傅-克反应　傅瑞德（C. Friedel）和克拉夫茨（J. M. Crafts）反应简称傅-克反应，它包含烷基化和酰基化两类反应。

在无水三氯化铝等催化剂存在下，苯与卤代烷（RX）反应，苯环上的氢原子被烷基取代生成烷基苯，称为傅-克烷基化反应。例如：

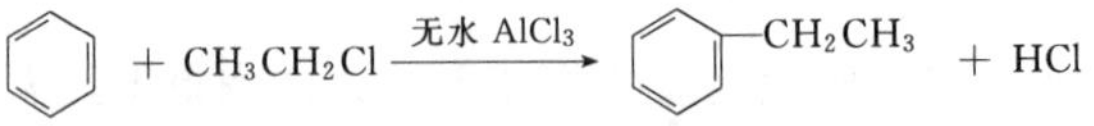

当烷基化试剂有 3 个或 3 个以上碳原子的直链烷基时，由于碳正离子的重排，生成异构化产物为主要产物。例如：

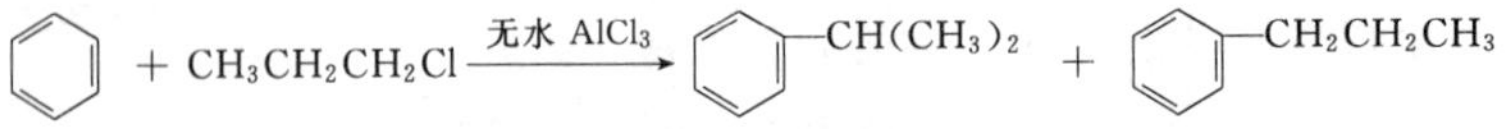

重排产物，65%　　35%

无水三氯化铝是傅-克烷基化反应常用的催化剂。此外，还可用 $FeCl_3$、BF_3、HF、H_2SO_4 等路易斯酸，除卤代烷外，烯烃或醇也可作为烷基化试剂。例如：

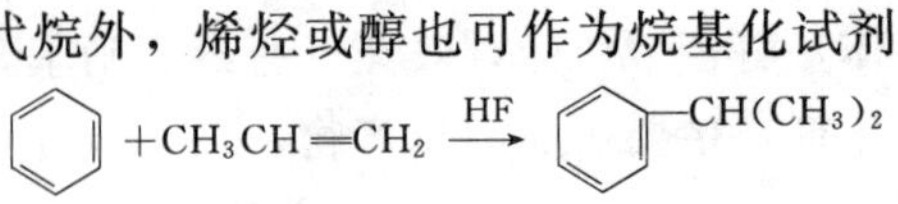

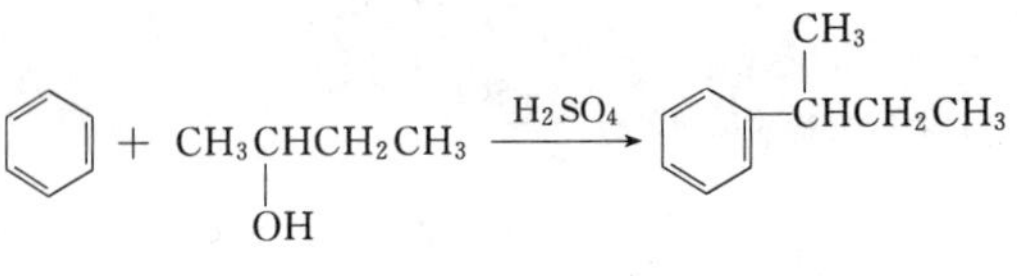

当苯环上有硝基、磺酸基等强吸电子基时，则不能发生傅-克烷基化反应，所以常用硝基苯作为烷基化反应的溶剂。

在无水三氯化铝等催化剂存在下，苯与酰氯（RCOX）或酸酐（RCOOCOR′）反应，苯环上的氢原子被酰基（RCO—）取代，生成酰基苯（或芳酮），称为傅-克酰基化反应。例如：

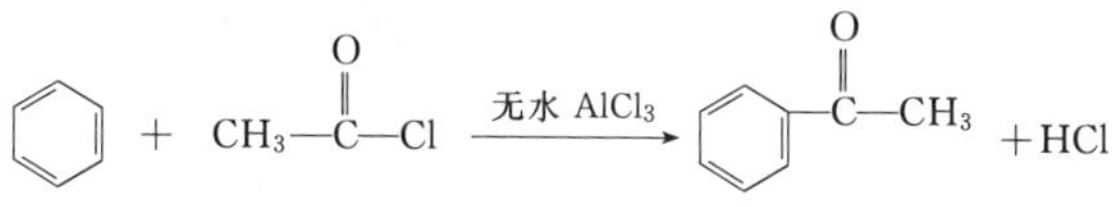

（5）亲电取代反应机理　事实证明，上述 4 种苯环上的取代反应，都属于亲电取代反应。X_2、HNO_3、H_2SO_4、RX、RCOX 等与催化剂作用形成亲电试剂 X^+、NO_2^+、SO_3、R^+、$R-\overset{O}{\overset{\|}{C}}{}^+$ 用 E^+ 表示。其亲电取代反应机理可表示如下：

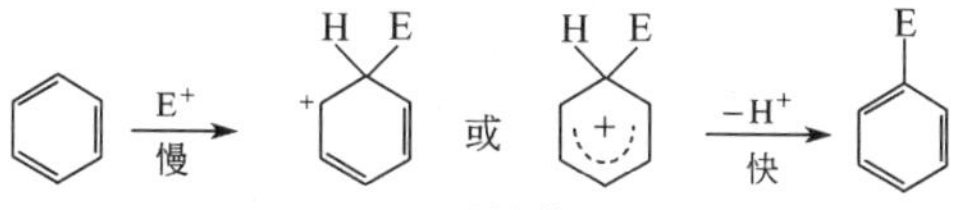

第一步，亲电试剂 E^+ 具有亲电性，先进攻苯环上的离域 π 电子云，并从苯环的 π 体系中得到 2 个 π 电子，形成 σ 配位化合物。此时，该碳原子的杂化态由 sp^2 变成 sp^3，苯环的共轭体系被破坏，能量比苯高，不稳定。

σ 配位化合物是苯环上亲电取代反应的中间体，生成 σ 配位化合物这一步的反应速率比较慢，是决定整个反应速率的关键。

第二步，和烯烃加成反应相似，碳正离子中间体不稳定，σ 配位化合物迅速失去一个质子，重新恢复为稳定的苯环结构，生成取代物。

例如，溴代反应的亲电取代反应机理。

① 溴在 $FeBr_3$ 作用下生成溴正离子（Br^+）和带负电荷的四溴合铁配位离子 $[FeBr_4]^-$。

$$FeBr_3 + Br_2 \longrightarrow Br^+ + [FeBr_4]^-$$

② 溴正离子是亲电试剂，进攻富电子的苯环，生成不稳定的 σ 配位化合物。

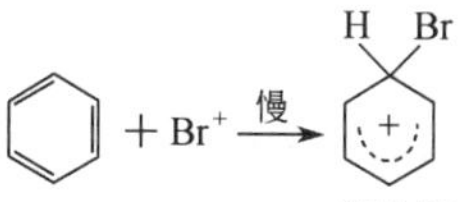

③ σ 配位化合物（正离子中间体）非常不稳定，在四溴合铁配位离子的作用下，迅速脱去一个质子生成溴苯。

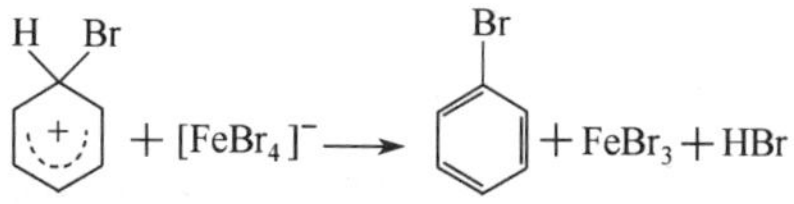

2. 加成反应

（1）催化加氢　在加热、加压和催化剂（Pt、Ni）作用下，苯能与 3 分子氢加成生成环己烷。

49

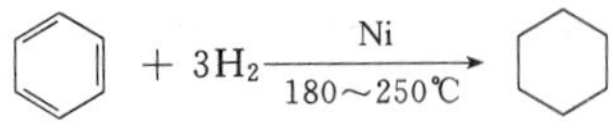

（2）加氯　在紫外线照射下，苯可以和 3 分子氯发生加成反应生成六氯环己烷。

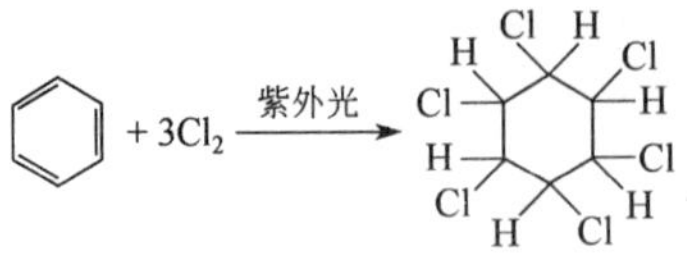

六氯己烷

六氯环己烷俗称六六六，曾作为农药使用，但由于它的化学稳定性，不易分解，残毒性较大而被淘汰，很多国家都已禁止使用。

3. 氧化反应

（1）苯环的氧化　苯环不易氧化，对一般氧化剂如高锰酸钾等是稳定的。但在强烈的条件如高温和五氧化二钒催化下，苯可以被空气氧化，生成顺丁烯二酸酐。

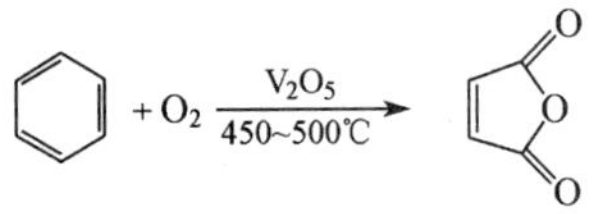

顺丁烯二酸酐

（2）苯环上侧链的氧化　在强氧化剂（如 $KMnO_4/H_2SO_4$、$K_2Cr_2O_7/H_2SO_4$）作用下，苯环上含 α-H 的侧链能被氧化，不论侧链多长，氧化产物均为苯甲酸，此反应可用于鉴别。

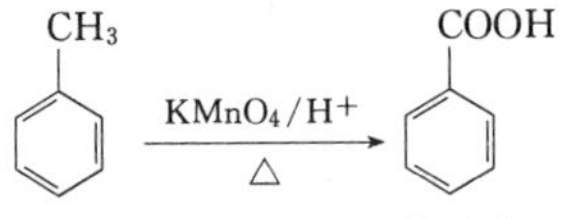

苯甲酸

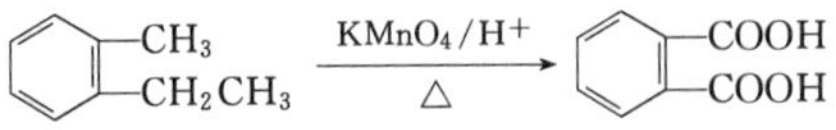

邻苯二甲酸

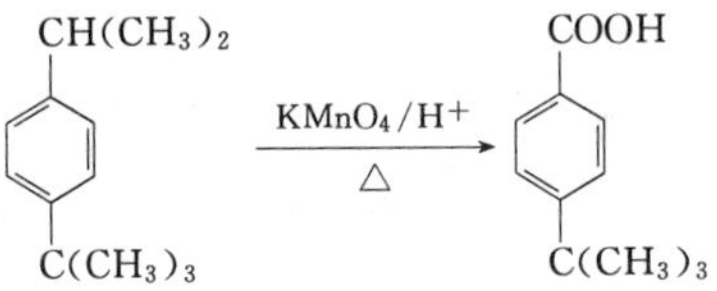

五、苯环亲电取代反应的定位规律

苯环上原有取代基的底物，在进行亲电取代反应时，环上已存在的取代基对底物活性及第二个取代基进入苯环的位置产生不同的影响。

（一）定位规律及定位基

在一元取代苯的亲电取代反应中，新进入的取代基可以取代邻位、间位或对位上的氢原子，生成 3 种不同的取代物。一元取代苯有 2 个邻位、2 个间位和 1 个对位氢原子，如果新取代基取代这 5 个氢原子的机会是均等的，生成的产物应当是 3 种取代物的混合物，其中邻位 40％、间位 40％、对位 20％，但实际上主要产物只有 1 种或 2 种。

在讨论苯环亲电取代反应时提到，甲苯的硝化反应主要生成邻硝基甲苯和对硝基甲苯 2 种产物，在甲苯的卤代、磺化、烷基化等反应的研究中，也得到相似的结果，而硝基苯的硝化反应情况就不同了，主要得到间二硝基苯 1 种产物。

一元取代苯的硝化反应实验结果，在表 3-3 中苯前面的一元取代苯，硝化反应主要生成邻位、对位产物，除卤代苯外，其他一元取代苯的硝化反应速率都比苯快，在苯后面的一元取代苯，硝化反应主要生成间位产物，且硝化反应速率比苯慢得多。

表 3-3 一元取代苯的硝化反应相对速率与产物的组成

取代基	相对速率	邻 位/%	间 位/%	对 位/%
—OH	很快	55	痕量	45
—NHCOCH$_3$	快	19	1	80
—CH$_3$	25	63	3	34
—Br	0.03	37	1	62
—H	1.0			
—NO$_2$	6×10^{-6}	6	93	1
—COOH	慢	19	80	1
—SO$_3$H	慢	21	72	7

可见第二个基团进入一元取代苯的位置和难易程度，主要取决于原有基团的结构。苯环上原有的基团称为定位基，定位基对苯环亲电取代反应有 2 种效应：①定位效应，即第二个基团主要进入定位基的邻、对位还是间位的效应；②活化或钝化效应，也就是更容易或更难发生亲电取代反应的效应。通过对大量实验结果的归纳，根据在亲电取代反应中的定位效应，可以把苯环上的定位基分为两类。

① 邻、对位定位基（又称第一类定位基），在亲电取代反应中使新引入的基团主要进入它的邻、对位（邻+对＞60%），同时使苯环活化（卤素除外）。常见的邻对位定位基有：

$$-\ddot{N}R_2, -\ddot{N}HR, -\ddot{N}H_2, -\ddot{O}H, -\ddot{O}R, -\ddot{N}HCOR, -R(-CH_3), -\ddot{X}(-Cl, -Br)$$
氨基　　羟基　烷氧基　　　　　烷基　　卤素

邻、对位定位基的结构特点是，与苯环直接相连的原子带有未共用电子对。

② 间位定位基（又称第二类定位基），在亲电取代反应中使新进入的基团主要进入它的间位（间位＞40%），同时使苯环钝化。常见的间位定位基有：

硝基　　　　　　　羧基　　醛基　　磺酸基

间位定位基的结构特点是，与苯环直接相连的原子带正电荷或有重键。

两类定位基的活化或钝化强弱不同，其强度次序见表 3-4。

表 3-4 常见邻、对位和间位定位基的定位效应

邻、对位定位基	定位效应	间位定位基
—NR$_2$、—NHR、—NH$_2$	强	—N$^+$R$_3$
—OH	↑	—NO$_2$
—OR		—CN
—NHCOR		—COOH
—R	↓	—CHO
—X	弱	—SO$_3$H

（二）定位规律的解释

从前面的讨论中可看到，苯环上定位基影响着苯环的反应活性，并决定了第二个取代基

进入苯环的位置。这种定位规律目前比较普遍的理论解释：芳烃的取代反应是亲电取代反应，亲电试剂容易进攻苯环上电子云密度较高的碳原子。苯环上无取代基时，环上的 6 个碳原子的电子云密度是均等的，但有取代基时，由于取代基的电子效应沿着苯环共轭体系传递，在苯环上出现了电子云密度的疏密交替现象，亲电试剂主要进攻电子云密度较高的碳原子，从而使这些碳原子上的取代物占了多数。

1. 邻、对位定位基

除卤素之外，一般来说它们是为致活基团，可以通过 +C 共轭效应或 +I 效应使苯环上电子云密度增加，尤其在邻、对位上增加较多。因此取代基主要进入邻、对位。

(1) 甲基　甲基碳原子为 sp^3 杂化，而苯环中碳原子为 sp^2 杂化，sp^3 杂化的碳原子的电负性弱于 sp^2 杂化的碳原子，因此甲基对苯环产生 +I 效应。同时甲基的 3 个 C—H σ 键与苯环的 π 键有很小程度的重叠，形成 σ-π 共轭体系（也称超共轭体系），σ-π 共轭体系产生的超共轭效应使 C—H 键 σ 电子云向苯环偏移。显然，甲基的 +I 效应和 σ-π 超共轭效应均使苯环上电子云密度增加，由于电子共轭传递的结果，使甲基的邻、对位上电子云密度增加较多。所以，甲苯的亲电取代反应不仅比苯容易，而且主要发生在甲基的邻位和对位。

(2) 羟基　羟基是一个较强的邻、对位定位基。由于羟基中氧的电负性比碳的电负性强，对苯环表现出吸电子诱导效应（-I），使苯环电子云密度降低。但又由于羟基氧原子上 p 轨道上的未共用电子对可以与苯环上的 π 电子云形成 p-π 共轭体系，使氧原子上的电子云向苯环转移。由于供电子的共轭效应（+C）大于吸电子的诱导效应（-I），所以总的结果羟基使苯环电子云密度增加，尤其是邻、对位增加较多，所以亲电取代反应时，苯酚比苯更为容易，而且取代基主要进入羟基的邻位和对位。

2. 间位定位基

间位定位基均是吸电子基，为致钝基团，它们通过吸电子诱导效应和吸电子共轭效应使苯环电子云密度降低，尤其是邻、对位降低的更多，所以亲电取代主要发生在电子云密度相对较高的间位，而且取代比苯困难。

硝基是间位定位基，它与苯环相连时，因氮原子的电负性比碳大，所以对苯环具有吸电子诱导效应（-I）；同时硝基中的氮氧双键与苯环的大 π 键形成 π-π 共轭体系，使苯环上的电子云向着电负性大的氮原子和氧原子方向移动（-C）。两种电子效应作用方向一致，均使苯环上电子云密度降低，尤其是硝基的邻、对位降低的更多。因此，硝基不仅使苯环钝化，亲电取代反应比苯困难，而且主要得到间位产物。

(三) 定位规律的应用

1. 预测反应产物

如果苯环上连有两个取代基，那么，第三个取代基进入苯环的位置就决定于这两个取代基定位效应的综合作用的结果。

(1) 两个取代基定位方向一致　定位方向一致时，第三个取代基主要进入它们共同确定的位置。例如，下列箭头表示第三个取代基将进入的位置。

(2) 两个取代基定位方向不一致　定位方向不一致时，大致可分为三类。

① 如果两个都是邻、对位定位基或者间位定位基，第三个取代基进入苯环的位置主要

由定位效应较强的基团来决定。如果两个取代基的定位作用强度相差较小，则得到两个取代基定位作用的混合物。例如：

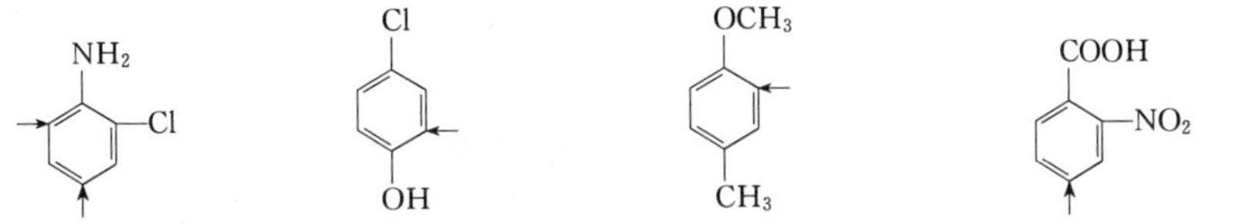

$$-NH_2>-Cl \qquad -OH>-Cl \qquad CH_3O->-CH_3 \qquad -NO_2>-COOH$$

② 如果其中一个是邻、对位定位基，另一个是间位定位基，则第三个基团进入的位置主要由邻、对位定位基来决定，同时也要考虑空间位阻效应。例如：

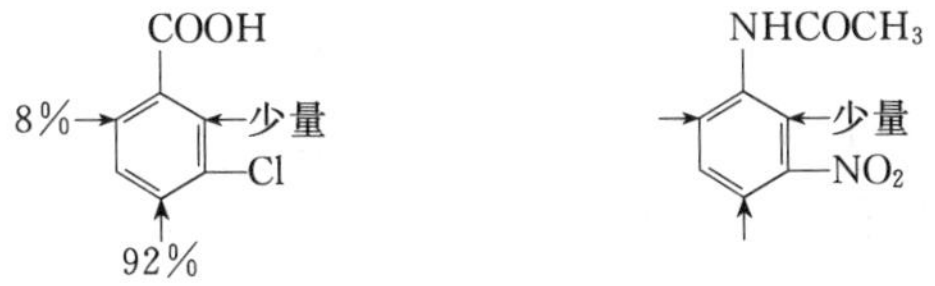

③ 如果两个都是间位定位基，二者的定位效应又相互矛盾时，反应很难发生。

2. 选择合理的合成路线

定位规律不仅可用来解释某些实验事实，而且可用来指导合成多官能团取代苯。例如，由苯合成间硝基溴苯，可以设计两种合成路线，用反应式表示如下：

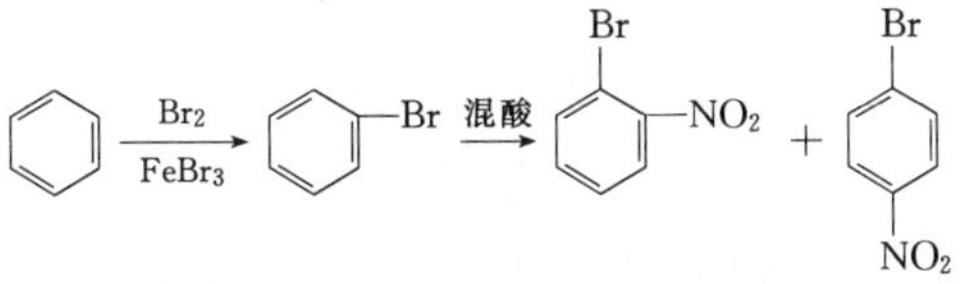

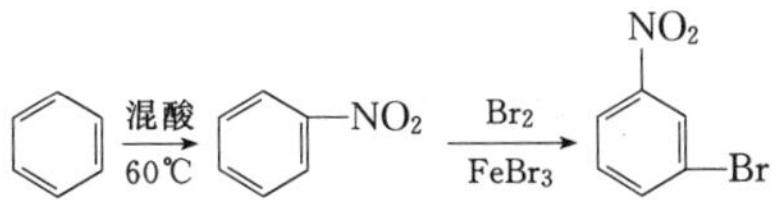

显然第二种合成路线是合理的。

利用定位规律可以选择合理的合成路线，得到较高产率的产物，避免复杂的分离过程。例如由甲苯合成 3-硝基-4-溴-苯甲酸，需在苯环上引入一个溴原子和一个硝基，另外，还要把甲基转变为羧基。溴处于原甲基的对位，硝基苯处于原甲基的间位，因此，溴需在甲基转变为羧基之前引入，而硝基需在甲基转变为羧基之后再引入。由此可见，由甲苯合成目标分子的合成路线为，甲苯先进行溴化，经分离得到对溴甲苯，然后进行氧化，将甲基氧化为羧基，最后进行硝化，用反应式表示如下：

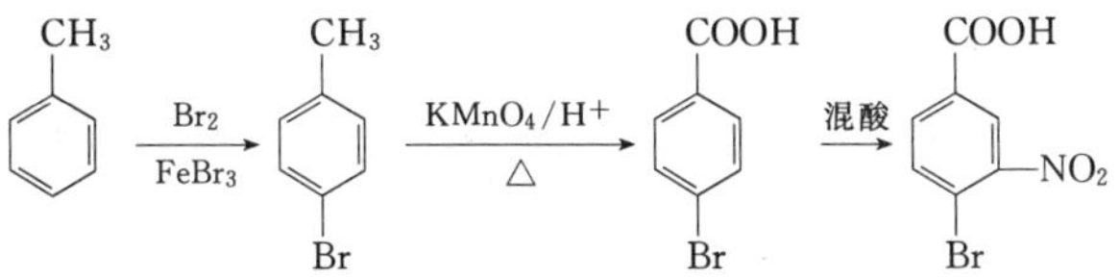

利用磺化反应的可逆性，可以制备一些用一般方法难以制备的化合物。例如，由苯酚制备邻溴苯酚。

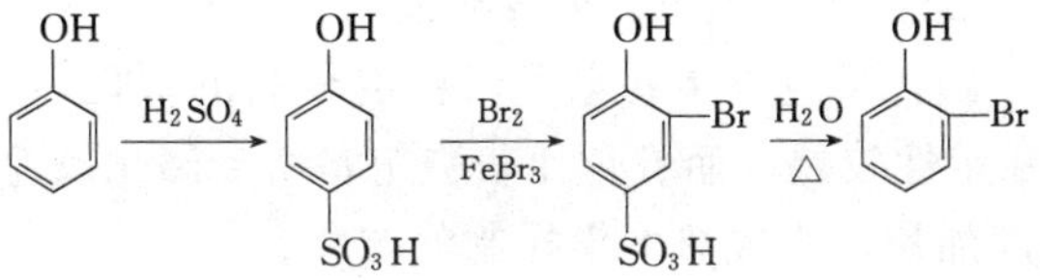

六、稠环芳烃

（一）萘

萘（$C_{10}H_8$）存在于煤焦油中，呈白色片状晶体，熔点 80.5℃，沸点 218℃，易升华，不溶于水，易溶于热的乙醇等有机溶剂，有特殊的难闻气味。萘有防虫作用。

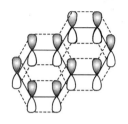

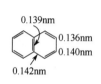

1. 萘的结构

萘由 2 个苯环稠合而成，结构与苯相似，萘环上的碳原子均为 sp^2 杂化，所有的碳、氢原子都在同一平面上，每个碳原子上的 p 轨道平行重叠形成大 π 键（图 3-10）。

因此，萘与苯一样具有芳香性，但与苯的结构也有所不同，萘分子中的碳碳键有 4 种键长，

图 3-10　萘的结构

键长不完全相同。萘分子中键长平均化程度没有苯高，因此稳定性也比苯差，而反应活性比苯高，不论是取代反应或是加成、氧化反应均比苯容易。

2. 萘的衍生物的命名

按下述顺序将萘环上碳原子编号，其中 1、4、5、8-位是一样的，称为 α-位；2、3、6、7-位也是一样的，称为 β-位。萘的一元取代物命名时，可用阿拉伯数字或 α、β 来标明取代基的位置。

二元和多元取代物，则用阿拉伯数字标明取代基的位置。例如：

1-溴萘或 α-溴萘　　　　　2-甲基萘或 β-甲基萘　　　　　5-硝基-2-萘磺酸

3. 萘的化学性质

（1）亲电取代反应　与苯相似，萘可以发生亲电取代反应。由于萘环上 π 电子的离域并不像苯环那样平均化，α-碳原子上的电子云密度较高，反应主要发生在 α-位。

在三氯化铁催化下，将氯气通入萘的苯溶液中，主要生成 α-氯萘。

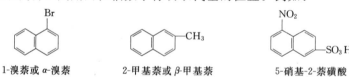

α-氯萘 95%

萘用混酸进行硝化，主要生成 α-硝基萘。α-硝基萘是合成染料和农药中间体。

α-硝基萘 90%～95%

萘的磺化反应比较特殊，在低温下，α-萘磺酸为主要产物，高温时，主要生成 β-萘磺酸。这是因为在低温时，磺化反应发生在电子云密度较高的 α-位，生成动力学控制的产物。在较高温度时，α-位热稳定性较差，而 β-位比较稳定，由于磺化反应是可逆反应，当温度升高时，脱去磺酸基的速度加快，生成热力学控制的产物。

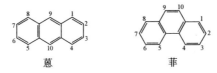

（2）氧化反应　萘比苯易氧化，氧化反应发生在 α-位。在缓和条件下，萘氧化生成 1，4-萘醌；在强烈条件下，萘氧化生成邻苯二甲酸酐。

$$萘 \xrightarrow[10\sim15℃]{CrO_3,CH_3COOH} 1,4\text{-萘醌}$$

1，4-萘醌

（3）加成反应　在一定的温度、压力和催化剂作用下，萘加氢生成四氢萘和十氢萘。

$$十氢萘 \xleftarrow{H_2,Pt} 萘 \xrightarrow[200\sim250℃,10MPa]{H_2,Ni} 四氢萘$$

（二）蒽和菲

蒽和菲（$C_{14}H_{10}$）互为同分异构体。都存在于煤焦油中，蒽为无色晶体，熔点 215℃，不溶于水，易溶于热苯。菲为白色片状晶体，熔点 101℃，不溶于水，能溶于乙醚等。

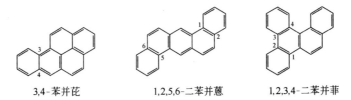

蒽　　　　　菲

蒽、菲分子中每个碳原子 p 轨道互相平行，从侧面重叠形成闭合大 π 键，因此它们都具有芳香性，环上电子云密度分布比萘环更加不均匀，蒽、菲的芳香性比萘差。

蒽和菲分子中 9，10-位（也称 γ-位）最活泼，容易在 9，10-位发生加成和氧化反应等。氧化产物蒽醌是重要的染料的中间体，蒽醌是一种农药。

（三）致癌烃

在煤焦油中还发现许多其他稠环芳烃，其中有一些具有明显致癌作用的稠环芳烃，称为致癌烃，它们都是蒽或菲的衍生物。例如：

3,4-苯并芘　　　1,2,5,6-二苯并蒽　　　1,2,3,4-二苯并菲

3,4-苯并芘具有较强的致癌性，它们是煤和石油不完全燃烧的产物，危害极大，已引起人们的普遍关注。

七、芳香性和休克尔规则

以苯为代表的芳香族化合物都有芳香性。1931 年，休克尔（E. Hückel）对环状化合物的芳香性进行研究时，提出了休克尔规则：在一个环状共轭多烯化合物中，当成环碳原子都

处在同一平面上时，如果 π 电子数目满足 $4n+2$（n 为 $0,1,2\cdots$），则均有芳香性。例如，苯分子中 6 个碳原子在同一平面上，组成闭合的共轭体系，有 6 个 π 电子，符合 $4n+2$ 规则，故有芳香性。蒽和菲也是闭合的共轭体系，成环碳原子在同一平面上，π 电子数为 14，符合休克尔规则，同样也具有芳香性。

分子中不含苯环，但其结构符合休克尔规则，同样具有芳香性。例如薁分子具有下述共轭体系的结构：

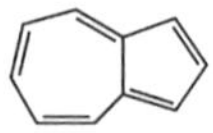

薁

薁分子成环碳原子均在同一平面，π 电子数为 10，符合休克尔规则。事实也证明它具有芳香性，例如，薁可以发生硝化反应和傅-克反应。薁广泛存在自然界中，是挥发油的成分。薁为蓝色固体，熔点为 99℃。其衍生物是治疗冻伤、烧伤的药物。

环丙烯分子无芳香性，而环丙烯正离子是闭合共轭体系，π 电子数为 2，符合休克尔规则，故有芳香性。

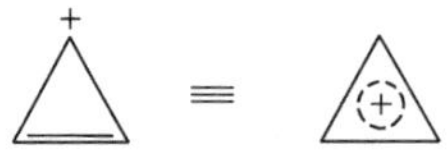

环丙烯正离子

环戊二烯分子不是共轭体系，π 电子数为 4，不具有芳香性；环戊二烯负离子形成 p-π 闭合的共轭体系，而且 π 电子数为 6，符合休克尔规则，具有芳香性。

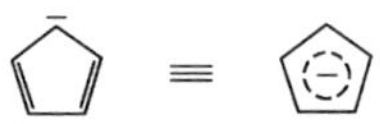

环戊二烯负离子

环庚三烯分子虽然 π 电子数为 6，但不是共轭体系；环庚三烯正离子结构中有一个 p 空轨道，构成了 p-π 闭合的共轭体系，而且 π 电子数为 6，符合休克尔规则，具有芳香性。

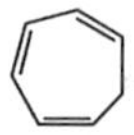

环庚三烯 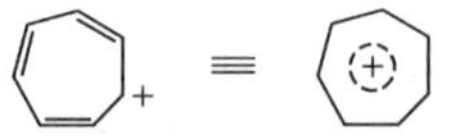   环庚三烯正离子

习　　题

1. 命名下列各化合物。

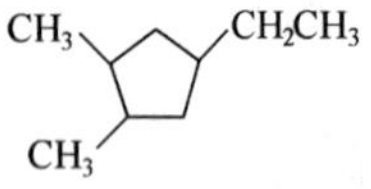

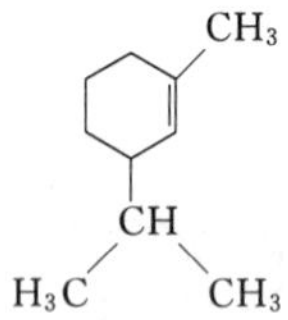

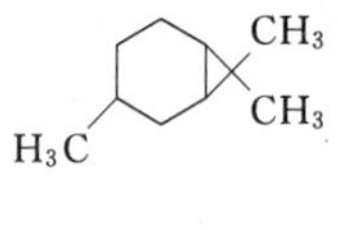

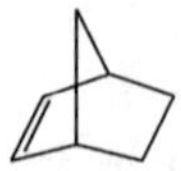

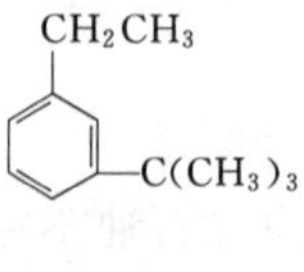

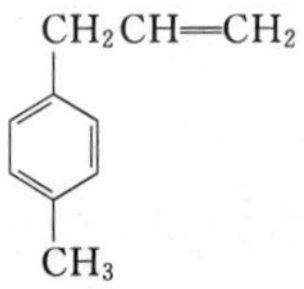

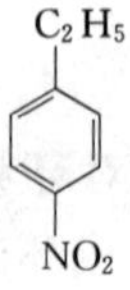

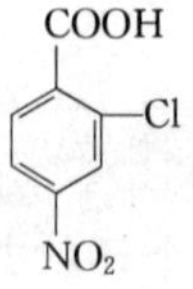

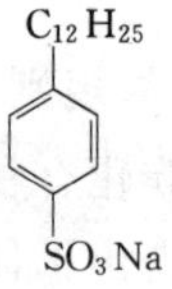

2. 写出下列化合物的结构式。

(1) 1,3-二甲基环戊烷　　　(2) 双环 ［4.4.0］ 癸烷　　　(3) 3-甲基环丁烯

(4) 3-甲基-1,4-环己二烯　　(5) 4-氯-2-硝基甲苯　　　(6) 1,3,5-三乙苯

(7) 1,2-二苯基乙烯　　　　(8) 间二硝基苯　　　　　(9) 对氯苄氯

3. 完成下列反应式。

(1)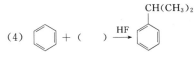

(2)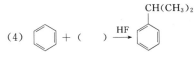

(3)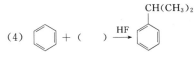

(4)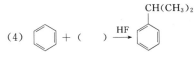

(5)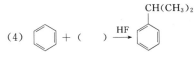

4. 画出下列化合物最稳定的构象式。

(1) 顺-1-甲基-2-异丙基环己烷　　　(2) 反-1-乙基-3-叔丁基环己烷

5. 按照亲电取代反应活性由强到弱的顺序排列下列化合物。

(1) 苯、溴苯、硝基苯、甲苯、苯酚　　　(2) 苯甲醚、苯甲酸、苯、氯苯

(3) 氯苯、对氯硝基苯、2,4-二硝基氯苯

6. 用化学方法鉴别下列各组化合物。

(1) 甲苯　甲基环己烷　3-甲基环己烯　　　(2) 乙苯　苯乙烯　苯乙炔

(3) 2-戊烯　1,1-二甲基环丙烷　环戊烷

7. 以苯或甲苯及其他无机试剂合成下列化合物。

(1) 对氯苯磺酸　　　(2) 间氯苯甲酸　　　(3) 正丙苯

(4) 2-甲基-5-硝基苯磺酸

8. 指出下列化合物中哪些具有芳香性？

(1) 　　(2) 　　(3) 　　(4)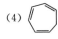

(5) 　　(6) 　　(7)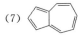

9. 推测结构。

(1) 化合物 A 分子式为 C_4H_8，它能使溴的四氯化碳溶液退色，但不能使稀的 $KMnO_4$ 溶液退色。1mol A 和 1mol HBr 反应生成 B，B 也可以从 A 的同分异构体 C 与 HBr 反应得到。化合物 C 能使溴的四氯化碳溶液和稀的 $KMnO_4$ 溶液退色。试推导出化合物 A、B 和 C 的结构式，并写出各步反应式。

(2) 三种三溴苯经过硝化后，分别得到 3 种、2 种和 1 种一元硝基化合物，试推测原来三溴苯的结构和写出它们的硝化产物。

(3) 化合物分子式为 C_8H_{10}，硝化得到一种一元硝基化合物，氧化则得到二元羧酸，试推测该化合物的结构式，并写出有关反应式。

（张　斌）

第四章 卤 代 烃

烃分子中一个或几个氢原子被卤原子（氟、氯、溴、碘）取代后生成的化合物，称为卤代烃（alkyl halides）。一般以 RX 或 ArX 表示，卤原子是其官能团。常见的卤代烃是氯代烃、溴代烃和碘代烃，而氟代烃因制法、性质和用途比较特殊，不在本书中讨论之列。

一、卤代烃的分类

根据烃基的结构不同，卤代烃分为脂肪卤代烃和芳香卤代烃。脂肪卤代烃又分为饱和脂肪卤代烃和不饱和脂肪卤代烃（卤代烯烃和卤代炔烃等）。例如：

$$RCH_2X \qquad\qquad RCH=CHX \qquad\qquad$$
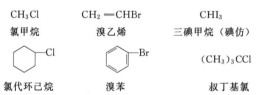

饱和脂肪卤代烃　　　　不饱和脂肪卤代烃　　　　芳香卤代烃

根据与卤原子直接相连的碳原子类型不同，分为伯（1°）卤代烃、仲（2°）卤代烃和叔（3°）卤代烃。例如：

$$RCH_2X \qquad\qquad R_2CHX \qquad\qquad R_3CX$$

伯卤代烃　　　　　　仲卤代烃　　　　　　叔卤代烃

根据卤原子的数目不同，分为一卤代烃、二卤代烃和多卤代烃。例如：

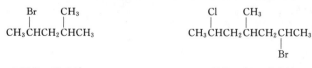

一卤代烃　　　　　　二卤代烃　　　　　　多卤代烃

二、卤代烃的命名

（1）**普通命名法**　普通命名法也称为习惯命名法，是按烃基名称命名，称为卤（代）某烃或某烃基卤。例如：

$$CH_3Cl \qquad CH_2=CHBr \qquad CHI_3$$
氯甲烷　　　　溴乙烯　　　三碘甲烷（碘仿）

$$(CH_3)_3CCl$$
氯代环己烷　　　溴苯　　　叔丁基氯

显然，普通命名法只适用于低级卤代烃，对于复杂结构的卤代烃则采用系统命名法命名。

（2）**系统命名法**　命名卤代烷时，选择连有卤原子的最长碳链为主链，根据主链中碳原子的数目称为"某烷"。卤原子和其他支链为取代基，编号由距离取代基最近的一端开始，当卤素和烷基有相同编号时，优先考虑烷基。按次序规则排列各取代基的优先顺序。例如：

$$\begin{array}{cc} Br & CH_3 \\ | & | \\ CH_3CHCH_2CHCH_3 \end{array} \qquad \begin{array}{ccc} Cl & CH_3 \\ | & | \\ CH_3CHCH_2CHCH_2CHCH_3 \\ & & | \\ & & Br \end{array}$$

2-甲基-4-溴戊烷　　　　　　　4-甲基-2-氯-6-溴庚烷

命名不饱和卤代烃时，选择含有不饱和键和卤原子在内的最长的碳链为主链，卤原子和其他支链为取代基，按不饱和烃的命名原则来命名。例如：

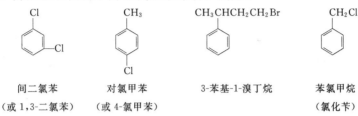

命名卤代芳烃时，以芳烃为母体，卤原子为取代基来命名；卤原子连在芳环侧链上，以脂肪烃为母体，芳烃基和卤原子为取代基来命名。例如：

间二氯苯 　　　　对氯甲苯 　　　　3-苯基-1-溴丁烷 　　　　苯氯甲烷

（或 1,3-二氯苯） 　（或 4-氯甲苯） 　　　　　　　　　　　　（氯化苄）

三、卤代烃的性质

（一）物理性质

在室温下，除氯甲烷、溴甲烷、氯乙烷、氯乙烯等为气体外，一般卤代烃均为液体，C_{15} 以上的高级卤代烷为固体。

除一氯代烃外，多数卤代烃都比水重。具有相同烃基的卤代烃，它们的沸点和相对密度依氯代烃、溴代烃、碘代烃的次序而递增。在卤素相同的卤代烃中，它们的沸点随碳原子数的增加而增高，而相对密度则随碳原子数的增加而降低。在异构体中，支链越多，沸点越低，相对密度也越低。

卤代烃均不溶于水，而易溶于乙醇、乙醚、烃等有机溶剂。有些卤代烃本身也是常用的有机溶剂，如二氯甲烷、氯仿、四氯化碳等，某些卤代烃的物理常数见表 4-1。

表 4-1　一些卤代烃的物理常数

名　　称	结　构　式	熔点/℃	沸点/℃	相对密度/g·cm^{-3}
氯甲烷	CH_3Cl	−97.1	−24.2	0.9159
溴甲烷	CH_3Br	−93.6	3.56	1.6755
碘甲烷	CH_3I	−66.4	42.4	2.279
氯乙烷	CH_3CH_2Cl	−136.4	12.3	0.8978
溴乙烷	CH_3CH_2Br	−118.6	38.4	1.4604
碘乙烷	CH_3CH_2I	−108	72.3	1.9358
1-氯丙烷	$CH_3(CH_2)_2Cl$	−122.8	46.6	0.8909
1-溴丙烷	$CH_3(CH_2)_2Br$	−109.9	71.0	1.335
1-碘丙烷	$CH_3(CH_2)_2I$	−101.3	102.5	1.747
氯苯	C_6H_5Cl	−45.6	132	1.1058
溴苯	C_6H_5Br	−30.8	156	1.4950
碘苯	C_6H_5I	−31.3	188.3	1.8308

（二）化学性质

卤原子是卤代烃的官能团，卤代烃的许多化学性质都是由于卤原子的存在而引起的。由于卤素的电负性比碳大，卤素产生吸电子的诱导效应，使得 α-碳和 β-氢成为卤代烃的两个反应活性中心。卤代烃的化学反应主要表现在亲核取代反应和消除反应。现以卤代烷为例，来讨论卤代烃的主要化学性质。

1. 亲核取代反应

由于 C—X 键是极性共价键，共用电子对偏向卤原子，使碳原子带有部分正电荷，它就容易受在反应中可提供一对电子的亲核试剂（nucleophile，简写为 Nu$^-$），如带有负电荷的 OH$^-$、OR$^-$ 等，或带有未共用电子对的 H—$\ddot{O}$—H、:HN$_3$ 等中性分子的进攻，然后卤素带走了碳卤键间的一对电子，以负离子的形式离开，而带正电荷的碳接受亲核试剂上的一对电子形成新的共价键。

$$R\overset{\mid}{\underset{\mid}{C}}\overset{\delta+ \ \ \delta-}{\longrightarrow}X + Nu^- \longrightarrow R\overset{\mid}{\underset{\mid}{C}}Nu + X^-$$

底物　　　亲核试剂　　　产物　　　离去基团

反应是由于亲核试剂的进攻而发生的取代，所以称为亲核取代反应（nucleophilic substitution reaction，简写为 S$_N$ 反应）。反应中被亲核试剂进攻的物质叫做底物（substrate）；卤素被 Nu$^-$ 取代后，以负离子形式离去，叫做离去基团（leaving group）。

（1）被羟基取代　卤代烷与氢氧化钠或氢氧化钾水溶液共热，卤原子被羟基（—OH）取代生成醇，此反应称为卤代烃的水解反应。例如：

$$CH_3CH_2Cl + NaOH \xrightarrow[\triangle]{H_2O} CH_3CH_2OH + NaCl$$

（2）被烷氧基取代　卤代烷与醇钠作用，在相应的醇中，卤原子被烷氧基（—OR）取代生成醚，此反应称为卤代烃的醇解反应。例如：

$$CH_3CH_2CH_2CH_2Cl + NaOC_2H_5 \xrightarrow[\triangle]{C_2H_5OH} CH_3CH_2CH_2CH_2OC_2H_5 + NaCl$$

乙正丁醚

这是制备醚（特别是混合醚）最常用的方法，称为威廉姆逊（Williamson）合成法。

（3）被氰基取代　卤代烷与氰化钠或氰化钾的醇溶液共热，则卤原子被氰基（—CN）取代生成腈，此反应称为卤代烃的氰解反应，腈水解即得羧酸。例如：

$$CH_3CH_2CH_2CH_2Br + NaCN \xrightarrow[\triangle]{C_2H_5OH} CH_3CH_2CH_2CH_2CN + NaBr$$

戊腈

$$CH_3CH_2CH_2CH_2CN \xrightarrow[H_2O]{H^+} CH_3CH_2CH_2CH_2COOH$$

戊酸

生成的腈和羧酸比原来卤代烷多一个碳，这是有机合成中增长碳链的方法之一。

（4）被氨基取代　卤代烷与氨作用，卤原子被氨基（—NH$_2$）取代生成胺，此反应称为卤代烃的氨解反应。例如：

$$CH_3CH_2CH_2CH_2Cl + 2NH_3（过量）\xrightarrow[\triangle]{C_2H_5OH} CH_3CH_2CH_2CH_2NH_2 + NH_4Cl$$

正丁胺

胺是有机碱，它与卤化氢反应生成胺盐，即 RNH$_3^+$X$^-$ 或 RNH$_2$·HX。如果伯卤代烷过量，反应可继续发生多取代反应，生成仲胺或叔胺，甚至生成季铵盐。

（5）与硝酸银反应　卤代烷与硝酸银醇溶液反应，生成卤化银沉淀，同时生成硝酸酯。例如：

$$CH_3CH_2Cl + AgNO_3 \xrightarrow[\triangle]{C_2H_5OH} CH_3CH_2ONO_2 + AgCl\downarrow$$

硝酸乙酯

不同卤代烷的反应的活性次序是：叔卤代烷＞仲卤代烷＞伯卤代烷。当烷基相同时，卤代烷的反应活性顺序是：R—I＞R—Br＞R—Cl。此反应在有机分析中常用来检验卤代烷。

大量实验证明，不同类型的卤代烃与硝酸银醇溶液反应生成沉淀的快慢不同，卤代烃分子中卤原子的活性与卤原子直接相连的烃基结构有密切关系，见表 4-2。

$$CH_2 = CH - X$$

表 4-2 不同类型卤代烃卤原子活性的比较

卤代烃类型	实　　例	与硝酸银醇溶液反应	卤原子活性
卤代烯丙型	$CH_2 = CH - CH_2Cl$ 〔苯环〕$-CH_2Cl$	立即反应,产生 AgCl↓	最活泼
卤代烷型	CH_3CH_2Cl $CH_2 = CH(CH_2)_nCl$ （$n = 2、3、4\cdots$）	在室温下不反应,加热产生 AgCl↓	活性次之
卤代乙烯型	$CH_2 = CH - Cl$ 〔苯环〕$-Cl$	加热后都不反应	最不活泼
多卤代烃	$CCl_4、CHCl_3$		

不同类型卤代烃卤原子活性不同可以用共轭效应来解释。

卤代乙烯型由于卤原子 p 轨道孤对电子与双键的 π 轨道形成 p-π 共轭效应，电子发生离域，电子云向双键方向转移，使得 C—X 键间的电子云密度比卤代烷中的有所增加，C—X 键的键长缩短，键能增加，所以卤代乙烯型卤原子的活性比卤代烷中的卤原子差。

卤代烯丙型 C—X 键异裂后形成烯丙基碳正离子，烯丙基碳正离子的 p 空轨道与碳碳双键的 π 轨道共轭，形成缺电子的 p-π 共轭体系，分散了正电荷，增强了碳正离子的稳定性，故有利于 C—X 键的异裂，因此，卤代烯丙型卤原子比较活泼。

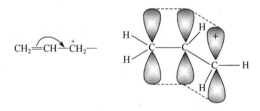

卤代乙烯型、卤代烷型和卤代烯丙型 C—X 键的键能是不同的，从键能的不同，也可以说明不同类型卤代烃卤原子活性的差异。

	氯乙烯	氯乙烷	3-氯丙烯
C—Cl 键能/kJ·mol^{-1}	368.4	339.1	288.8

如果烃基相同而卤原子不同，则其活性顺序为 R—I＞R—Br＞R—Cl。这是由于在卤素中碘原子半径最大，碳碘键间的电子云重叠程度差，而碘对外层电子控制不如溴、氯强，碳碘键可极化度大。所以，在极性介质下，碳碘键较易断裂，而碳氯键较难断裂。

2. 消除反应

如前所述，伯卤代烷与稀、强碱（如稀氢氧化钠）的水溶液共热时，主要发生取代反应生成醇。但与浓、强碱（如浓氢氧化钾或氢氧化钠）的乙醇溶液共热时，则主要发生消除反应（elimination reaction，简写为 E 反应），消去一分子卤化氢生成烯烃。

$$R-CH-CH_2 \xrightarrow[\triangle]{KOH/C_2H_5OH} R-CH=CH_2 + KX + H_2O$$
$$\boxed{H \quad X}$$

由反应式可以看出，卤代烷分子中 β 碳原子上必须有氢原子时，才有可能进行消除反应。

如果是 2-溴丁烷与浓氢氧化钾的乙醇溶液共热，消除一分子溴化氢时，可能生成两种产物为 1-丁烯和 2-丁烯。

$$CH_3-\underset{\underset{H}{|}}{CH}-\underset{\underset{Br}{|}}{CH}-\underset{\underset{H}{|}}{CH_2} \xrightarrow[\triangle]{KOH/C_2H_5OH} CH_3CH{=}CHCH_3 + CH_3CH_2CH{=}CH_2$$

产率 81%　　　　19%

实验表明，仲或叔卤代烃脱去卤化氢时，主要是含氢较少的 β 碳原子上脱去氢原子，换句话说，主要是生成双键碳原子上连有较多烃基的烯烃，这一经验规律称为札依采夫（Saytzeff）规则。

卤代烷消除的活性顺序是：叔卤代烷＞仲卤代烷＞伯卤代烷

取代反应和消除反应是卤代烷与碱同时发生的相互竞争的反应。在稀碱的水溶液中，有利于取代反应；在浓碱的醇溶液中，有利于消除反应。此外，升高温度也有利于消除反应。

3. 与金属的反应

卤代烃能与多种金属如 Mg、Li、Al 等反应生成金属有机化合物（含有金属碳键的化合物）。例如，卤代烷与镁在无水乙醚（或称干醚）中作用，生成格利雅试剂，简称为格氏试剂（Grignard reagent），一般用 RMgX 表示。

$$R-X+Mg \xrightarrow{\text{无水乙醚}} RMgX \quad (X{=}Cl, Br, I)$$
烷基卤化镁

与金属镁反应时，卤代烷的活性顺序是：碘代烷＞溴代烷＞氯代烷。其中氯代烷的活性最小，而碘代烷价格昂贵，实验室一般用溴代烷来制备格氏试剂。

格氏试剂中的金属碳键是极强的极性键，性质非常活泼，能与氨、水、卤化氢、醇、酸和末端炔等含有活泼氢的化合物反应，格氏试剂被分解，生成相应的烷烃。

$$RMgX+H-Y \longrightarrow RH+ Mg\underset{Y}{\overset{X}{<}}$$

$(Y{=}NH_2, OH; X{=}OR, C{\equiv}CR)$

$$RMgX \xrightarrow{CO_2} R-\overset{\overset{O}{\|}}{C}-OMgX \xrightarrow[H_2O]{H^+} R-\overset{\overset{O}{\|}}{C}-OH$$
羧酸

格氏试剂与醛、酮、酯、酰卤、环氧乙烷、二氧化碳等化合物反应生成醇或羧酸，在有机合成中具有重大应用价值，格利雅在 1912 年因发现格氏试剂而获得诺贝尔化学奖。

四、亲核取代反应机理

亲核取代反应是有机化学研究最早的一类反应，它的机理比较清楚，其中以水解反应研究得最多，研究发现它们是按两种不同的机理进行的。

1. 单分子亲核取代反应（S_N1）机理

实验证明，叔卤代烷的碱性水解是按照单分子亲核取代反应机理进行的。例如：

$$(CH_3)_3C-Br+OH^- \longrightarrow (CH_3)_3C-OH+Br^-$$
叔丁基溴　　　　　　　叔丁醇

$$v = k_1 \left[(CH_3)_3 CBr \right]$$

其水解反应速率只与叔丁基溴的浓度有关，而与亲核试剂（OH^-）的浓度无关。故称为单分子亲核取代反应（用 S_N1 表示）。上述反应实际上是分两步来进行。

第一步 $\qquad (CH_3)_3C\!-\!Br \xrightarrow{\text{慢}} (CH_3)_3C^+ + Br^-$

第二步 $\qquad (CH_3)_3C^+ + OH^- \xrightarrow{\text{快}} (CH_3)_3C\!-\!OH$

在 OH^- 进攻叔丁基溴之前，叔丁基溴先发生碳溴键异裂，生成叔丁基碳正离子和溴负离子，第一步反应慢，是反应的决速步骤；第二步反应快，碳正离子一旦形成，立即与亲核试剂结合生成醇。

碳正离子是活性中间体，性质活泼，它的稳定性将决定整个反应的快慢。碳正离子稳定性的大小取决于碳正离子的种类。烷基是供电子基，它通过供电子诱导效应和 σ-p 超共轭效应使碳正离子的电荷得到分散，从而增加了碳正离子稳定性。显然碳正离子所连的烷基越多，其稳定性越大。碳正离子稳定性顺序如下：

$$CH_2\!=\!CH\!-\!CH_2^+ \approx \underset{CH_3}{\overset{CH_3}{CH_3\!-\!\overset{|}{\underset{|}{C}}\!^+}} > \underset{CH_3}{\overset{CH_3}{\overset{|}{\underset{|}{C}}H^+}} > CH_3CH_2^+ > CH_3^+$$

所以，对于 S_N1 反应机理来说，各种卤代烃的反应速率顺序如下：

$$CH_2\!=\!CH\!-\!CH_2X \approx \underset{CH_3}{\overset{CH_3}{CH_3\!-\!\overset{|}{\underset{|}{C}}\!-\!X}} > \underset{CH_3}{\overset{CH_3}{\overset{|}{\underset{|}{C}}H\!-\!X}} > CH_3CH_2X > CH_3X$$

2. 双分子亲核取代反应（S_N2）机理

溴甲烷在碱性溶液中的水解反应是按照双分子亲核取代反应机理进行的。

$$CH_3Br + OH^- \longrightarrow CH_3OH + Br^-$$

$$v = k_2 [CH_3Br][OH^-]$$

此反应速率与卤代烷（CH_3Br）的浓度及亲核试剂（OH^-）的浓度乘积成正比，所以称为双分子亲核取代反应（用 S_N2 表示）。其反应机理是卤代烷分子中碳卤键的断裂和醇分子中碳氧键的形成同时进行，整个反应通过过渡态来实现。

过渡态

S_N2 机理是通过过渡态一步完成的，它的反应速率取决于过渡态的形成，α-碳原子所连的烷基的立体效应影响到它的反应速率。随着 α-碳原子所连基团的增大或增多，空间位阻增大，S_N2 反应速率减慢。

所以，对于 S_N2 机理来说，各种卤代烃的反应速度顺序如下：

$$CH_3X > CH_3CH_2X > \underset{CH_3}{\overset{CH_3}{\overset{|}{\underset{|}{C}}H\!-\!X}} > \underset{CH_3}{\overset{CH_3}{CH_3\!-\!\overset{|}{\underset{|}{C}}\!-\!X}}$$

亲核取代反应的两种机理，在反应中是同时存在，相互竞争的，只是在某一特定条件下哪种占优势的问题。而影响反应机理的因素是很多的，S_N1 机理 α-碳原子上烷基数目的影响，主要是考虑电子效应；S_N2 机理 α-碳原子上基团的大小、数目的影响，主要是考虑空间效应。除此以外，卤原子的性质、进攻试剂的亲核能力以及溶剂的极性等对反应机理都是有影响的。

3. 亲核取代和消除反应的关系

消除反应与亲核取代反应机理很相似，也有单分子机理和双分子机理，分别以 E1 和 E2 表示。

按单分子反应机理进行的消除反应，第一步与亲核取代反应一样，是卤代烷碳卤键的异裂为碳正离子和卤负离子。

$$R-CH_2-\underset{\underset{R''}{|}}{\overset{\overset{R'}{|}}{C}}-X \xrightarrow{\text{慢}} R-CH_2-\underset{\underset{R''}{|}}{\overset{\overset{R'}{|}}{C}}{}^+ + X^-$$

然后进行消除反应还是取代反应，则取决于第二步。如果反应体系的 OH^- 作为碱从 β-碳原子上夺取一个氢，则发生消除反应生成烯烃。

$$HO^- + R-\underset{\beta}{CH}-\underset{\underset{R''}{|}}{\overset{\overset{R'}{|}}{\underset{\alpha}{C}}}{}^+ \xrightarrow{\text{快}} R-CH=C\overset{R'}{\underset{R''}{}} + H_2O$$

碳正离子的稳定性将决定整个反应速率的快慢，烷基通过供电子诱导效应和 σ-p 超共轭效应使碳正离子的电荷得到分散，而增加了碳正离子稳定性，这样就可以解释札依采夫规则了。

如果反应体系的 OH^- 作为亲核试剂进攻碳正离子，则发生取代反应生成醇。

$$R-\overset{\overset{H}{|}}{CH}-\underset{\underset{R''}{|}}{\overset{\overset{R'}{|}}{C}}{}^+ + OH^- \longrightarrow R-\overset{\overset{H}{|}}{CH}-\underset{\underset{R''}{|}}{\overset{\overset{R'}{|}}{C}}-OH$$

按双分子反应机理进行的消除反应与双分子亲核取代反应相似，都是经过过渡态一步完成，即 OH^- 与 β-氢原子逐渐靠近，β-氢原子与 β-碳原子间的一对电子逐渐转向 α，β-碳原子间，C—X 键逐渐减弱，最终卤素带走了 C—X 键的一对电子以负离子形式离去，生成烯烃。

$$HO^- + R-\underset{\beta}{CH}-\underset{\alpha}{CH_2}-X \longrightarrow \left[\begin{array}{c} HO^-\text{----}H \\ R-CH\text{====}CH_2\text{----}X \end{array}\right] \longrightarrow R-CH=CH_2 + H_2O + X^-$$

$$\text{过渡态}$$

但如果 OH^- 进攻的是 α-碳原子，则发生双分子亲核取代反应生成醇。

亲核取代反应与消除反应是可以同时发生的，而且两种机理（单分子或双分子反应机理）又是相互竞争的。根据多方面实验得出的结论是强碱、高温和弱极性溶剂有利于消除反应。因而卤代烃的水解反应是在氢氧化钠（钾）水溶液中进行，而消除反应则在氢氧化钠（钾）醇溶液中进行。

五、重要的卤代烃

1. 三氯甲烷

三氯甲烷（$CHCl_3$）俗名氯仿，是一种无色而有香甜味的挥发性液体，沸点 61.7℃，相对密度 1.4832，不易燃，不溶于水，能溶解许多高分子化合物，如油脂、有机玻璃、橡胶等，所以曾是常用的有机溶剂。有麻醉性，在 19 世纪时曾被用作外科手术的麻醉剂，但不安全，因为氯仿在日光下可被空气氧化成有剧毒的光气。

$$2CHCl_3 + O_2 \longrightarrow 2 \underset{\underset{Cl}{|}}{\overset{\overset{Cl}{|}}{C}} {=} O + 2HCl$$

光气

所以，氯仿必须保存在密闭的棕色瓶中，常加入 1‰乙醇以破坏可能生成的光气。一些国家把氯仿列为致癌物，并禁止在食品、药物等中使用。

2. 四氯化碳

四氯化碳（CCl_4）是一种无色液体，沸点 76.8℃，相对密度 1.5940，不溶于水，能溶解脂肪、油漆、树脂、橡胶等物质，是良好的有机溶剂和萃取剂。四氯化碳遇火容易挥发，它的蒸气比空气重，而且不能燃烧，能把被燃烧的物体覆盖，使之与空气隔绝而灭火，所以常用作灭火剂，用于油类灭火和电器设备灭火。但它的蒸气有毒，并且在 500℃以上时，能与水反应，生成光气，因此用作灭火剂时，必须注意通风，以免中毒。四氯化碳与金属钠在较高温度时能猛烈反应以致爆炸，所以它不能用于金属钠着火时灭火。四氯化碳毒性较强，要损伤肝脏，并被怀疑为致癌物。

3. 氯乙烯和聚氯乙烯

氯乙烯（$CH_2{=}CHCl$）在常温下为无色有乙醚味的气体，沸点 −13.9℃，容易燃烧，能与空气形成爆炸性混合物。氯乙烯的主要用途是制备聚氯乙烯，简称 PVC。

$$n CH_2{=}\underset{\underset{Cl}{|}}{CH} \longrightarrow \underset{\underset{Cl}{|}}{{+}CH_2{-}CH\,{+}_n} \qquad n=800\sim1400$$

聚氯乙烯

聚氯乙烯是目前我国产量最大的一种塑料，具有耐化学腐蚀、耐磨、电绝缘性好、抗水性好、不易被氧化等优良性能，加入不同量的增塑剂，可制成硬聚氯乙烯和软聚氯乙烯，前者可制成薄板、管、棒等；后者可制成薄膜制品或纤维，在工农业及日常生活中用途极广。但聚氯乙烯不耐热，不耐有机溶剂。

习　题

1. 用系统命名法命名下列化合物。

(1) $CH_3CHCH_2\underset{\underset{CH_3}{|}}{CH}\underset{\underset{CH_3}{|}}{CH}CH_2CH_3$
　　　　$\overset{\overset{Br}{|}}{}$

(2) [苯环，取代基：CH₃，Br，Cl]

(3) [环己烷，取代基：Br，C(CH₃)₃]

(4) $CH_3\underset{\underset{Cl}{|}}{CH}\underset{\underset{C_2H_5}{|}}{CH}\overset{\overset{CH_3}{|}}{CH}CH_3$

(5) $CH_2{=}\underset{\underset{CH(CH_3)_2}{|}}{C}{-}CH_2CH_2Cl$

(6) $CH_3\overset{\overset{Br}{|}}{\underset{\underset{\text{(苯基)}}{|}}{C}}\,CH_2\overset{\overset{CH_3}{|}}{CH}CH_2CH_3$

(7) $CH_2{=}CHCH\underset{\underset{CH_2CH_3}{|}}{C}{\equiv}CCH_2Br$

2. 写出下列化合物的结构式。

(1) 氯甲基环戊烷　　(2) 1-环丙基-2-溴丙烯　　(3) 苄基溴　　(4) 氯仿

（5）对溴苯氯甲烷　　（6）2-甲基-1-苯基-2-溴丙烷　　（7）3-乙基-1-氯萘

3. 完成下列反应式。

（1）$CH_3CH_2CH_2Br + NaOH \xrightarrow[\triangle]{H_2O}$

（2） 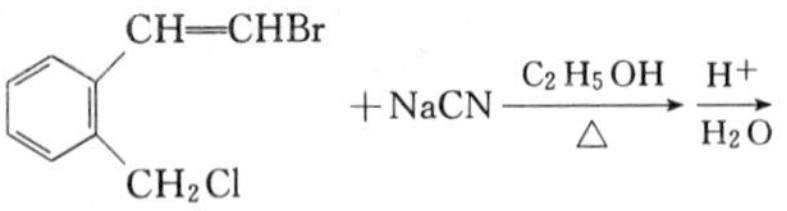
$+ NaCN \xrightarrow[\triangle]{C_2H_5OH} \xrightarrow[H_2O]{H^+}$

（3）$CH_3CH_2\underset{\underset{Br}{|}}{C}HCH_3 + KOH \xrightarrow[\triangle]{C_2H_5OH}$

（4）$CH_2{=}CHCH_3 \xrightarrow{(\quad)} CH_2{=}CHCH_2\underset{\underset{Cl}{|}}{} \xrightarrow{Cl_2+H_2O} \xrightarrow{NaOH+H_2O}$

（5）$CH_3CH_2CH_2CH_2CH_2Cl + 2NH_3$（过量）$\xrightarrow[\triangle]{C_2H_5OH}$

（6）$CH_2{=}CHCH_2Br + NaOC_2H_5 \xrightarrow[\triangle]{C_2H_5OH}$

（7）$C_6H_5CH_2Cl + Mg \longrightarrow \xrightarrow[H_2O]{CO_2 \quad H^+}$

（8）

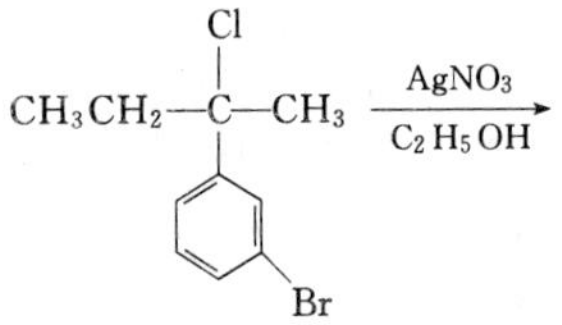

4. 用简单的化学方法鉴别下列化合物。

（1）碘乙烷、叔丁基氯、1-氯丙烷、四氯化碳

（2）

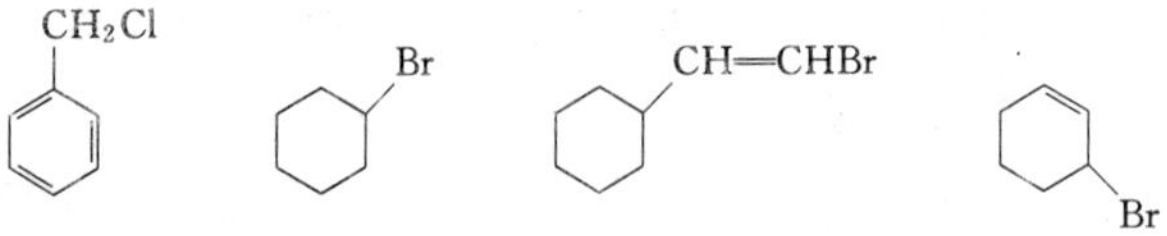

5. 由 2-甲基-1-溴丁烷及其他无机试剂合成下列化合物。

（1）2-甲基-1-丁烯　　　　（2）2-甲基-2-溴丁烷　　　　（3）2-甲基-2-丁醇
（4）2-甲基-1,2-二溴丁烷　　（5）2-甲基-1-溴-2-丁醇

6. 推测结构。

A 和 B 的分子式都是 $C_6H_{11}Br$，都是环状化合物。A 消除反应只得一种产物 C，而 B 消除反应得到两种产物 D 和 E，C 用酸性高锰酸钾浓溶液氧化得到己二酸，D 用浓高锰酸钾酸性溶液氧化得到 5-己酮酸，E 用浓高锰酸钾酸性溶液氧化得到环戊酮和二氧化碳，试推断 A、B 的结构式。

己二酸的结构式　$HO{-}\underset{\underset{O}{\|}}{C}{-}CH_2CH_2CH_2CH_2{-}\underset{\underset{O}{\|}}{C}{-}OH$；环戊酮的结构式 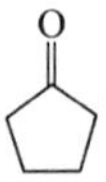
；5-己酮酸的结构

式　$CH_3{-}\underset{\underset{O}{\|}}{C}{-}CH_2CH_2CH_2{-}\underset{\underset{O}{\|}}{C}{-}OH$

（蔡自由）

66

第五章 醇 酚 醚

醇、酚、醚都是烃的含氧衍生物，从结构上可看作是水分子中的氢原子被脂肪烃基或芳香烃基取代而成的化合物。

醇（alcohol）和酚（phenol）都含有相同的官能团——羟基（—OH）。醇分子中羟基与脂肪烃基、脂环烃基和芳香烃侧链的碳原子相连，其结构通式为 R—OH；酚分子中羟基直接与芳环碳原子相连，其结构通式为 Ar—OH。

醚（ether）是由氧原子连接两个烃基而成的化合物，官能团为醚键$\left(\begin{array}{c}\diagup\\-C-O-C-\\\diagup\end{array}\right)$，其结构通式为 R—O—R′ 或 Ar—O—Ar′（R）。

第一节 醇

一、醇的结构、分类和命名

（一）醇的结构

醇中羟基（—OH）与 sp³ 杂化态碳原子相连。羟基的氧也为 sp³ 不等性杂化，其中 2 个 sp³ 杂化轨道被共用电子对占据，另 2 个 sp³ 杂化轨道各有一个成单电子，分别与碳、氢原子以 σ 键相结合。

氧的电负性比碳、氢都大，碳氧键、氢氧键都有较大的极性，故羟基的氢显弱酸性，整个羟基易被取代。

（二）醇的分类

根据分子中含羟基的数目，可以将醇分为一元醇、二元醇和多元醇。

根据与羟基相连烃基的不同，可以将醇分为脂肪醇、脂环醇和芳香醇。脂肪醇又可分为饱和醇和不饱和醇。

$$CH_3CH_2OH \qquad CH_2{=}CHCH_2OH \qquad \text{环己基—OH} \qquad \text{苯基—}CH_2OH$$

饱和醇　　　　　　不饱和醇　　　　　　脂环醇 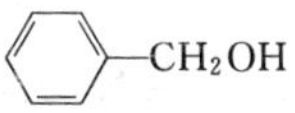　　　　　　芳香醇

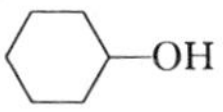

根据与羟基相连的碳原子的类型，可以将醇分为伯、仲和叔醇。

$$CH_3CH_2CH_2OH \qquad\qquad (CH_3)_2CHOH \qquad\qquad (CH_3)_3C{-}OH$$

伯醇　　　　　　　　　　仲醇　　　　　　　　　　叔醇

（三）醇的命名

醇的命名有普通命名法和系统命名法。普通命名法主要适用于结构比较简单的醇类，命名时在"醇"的前面加上烃基的名称，称为"某醇"。例如：

$$CH_3OH \qquad\qquad (CH_3)_3C{-}OH \qquad\qquad \text{环己基—OH} \qquad\qquad \text{苯基—}CH_2OH$$

甲醇　　　　　　　　叔丁醇　　　　　　　　环己醇 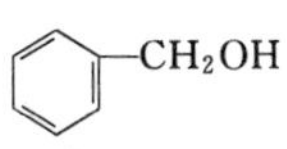　　　　　　苯甲醇（苄醇）

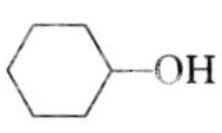

结构比较复杂的醇可用系统命名法命名。系统命名法的命名原则如下：选择含有羟基碳

原子的最长碳链作为主链，根据主链碳原子数称为"某醇"；从离羟基最近的一端开始给主链碳原子编号；将羟基的位次标在醇名称的前面，将取代基的位次、数目和名称标在醇名称的位次的前面。例如：

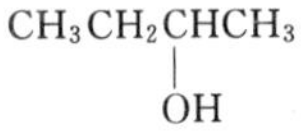

$$CH_3CH_2CHCH_3$$
$$|$$
$$OH$$

2-丁醇

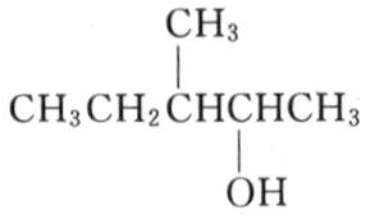

$$CH_3$$
$$|$$
$$CH_3CH_2CHCHCH_3$$
$$|$$
$$OH$$

3-甲基-2-戊醇

$$CH_3CH_2CH_2CHCH_2CH_2OH$$
$$|$$
$$CH_2CH_3$$

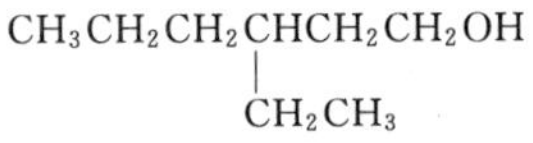

3-乙基-1-己醇

不饱和醇命名时应选择包含羟基碳原子与碳碳不饱和键在内的连续最长的碳链作为主链，从靠近羟基的一端编号。例如：

$$CH_2=CHCH_2CH_2OH$$

3-丁烯-1-醇

$$CH\equiv CCH_2OH$$

2-丙炔-1-醇

芳香醇命名时将芳香烃基当作取代基，以脂肪醇为母体。例如：

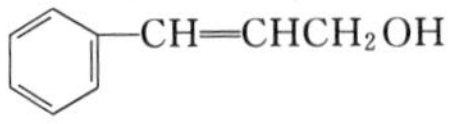

$$CH=CHCH_2OH$$

3-苯基-2-丙烯-1-醇

多元醇命名时应尽可能选择包含多个羟基在内的最长碳链作为主链，并且在命名时标明羟基的位次和数目。例如：

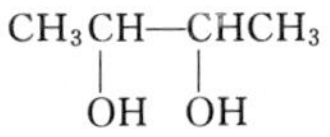

$$CH_3CH-CHCH_3$$
$$|\quad\quad|$$
$$OH\quad OH$$

2,3-丁二醇

$$CH_3$$
$$|$$
$$CH_3CH-CH-CH-CH_2CH_2OH$$
$$|\quad\quad\quad\quad|$$
$$OH\quad\quad\quad OH$$

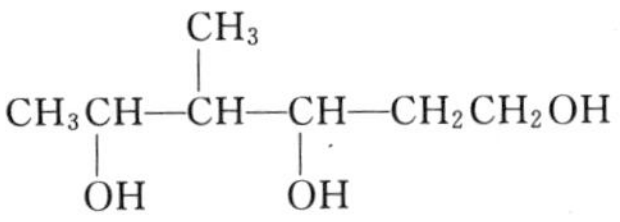

4-甲基-1,3,5-己三醇

二、醇的性质

（一）物理性质

低级的一元醇为无色液体，具有特殊的气味；高于 11 个碳原子的醇在室温下为固体，多数无臭无味。直链饱和一元醇的沸点随碳原子数的增加而上升。碳原子数相同的醇，支链越多，沸点越低。此外，低级醇的沸点比与它分子量相近的烷烃要高得多。例如，甲醇（分子量 32）沸点 64.5℃，乙烷（分子量 30）沸点 -80.6℃。醇具有较高的沸点，这是因为醇分子中含有羟基，分子间形成氢键，这样要使液体的醇变为蒸气，不仅要破坏分子间的范德华力，而且还必须消耗一定的能量破坏氢键。

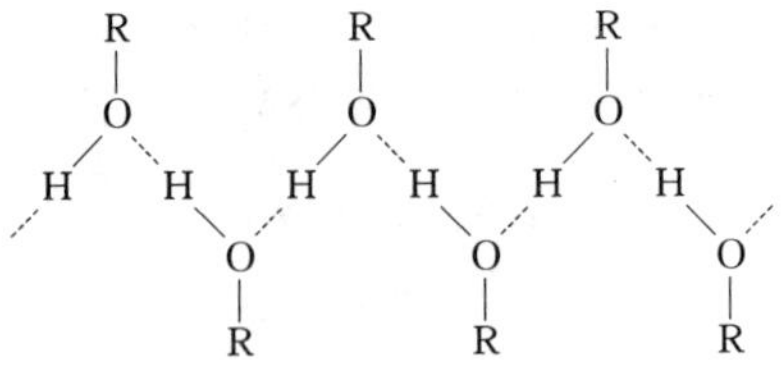

C_4 以下的醇能与水混溶，也是因为醇分子与水分子间形成氢键的缘故。

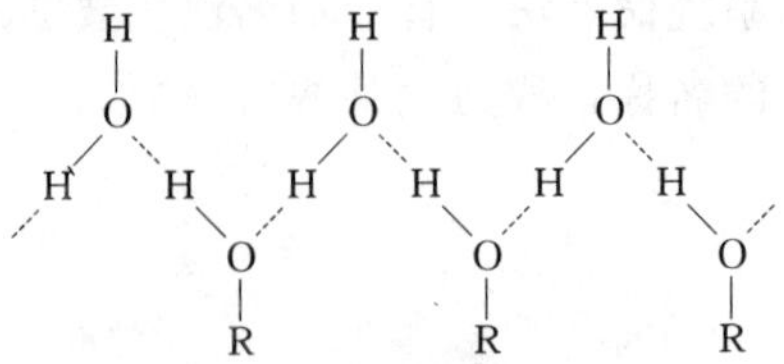

一些无机物如 $CaCl_2$、$MgCl_2$ 等可与低级醇形成结晶醇化合物。例如，$CaCl_2$ •

$4C_2H_5OH$、$MgCl_2 \cdot 6CH_3OH$，故醇不能用无水氯化钙等作为干燥剂除去水分。

（二）化学性质

醇的化学性质主要由官能团醇羟基（—OH）决定，从化学键来看，O—H 键和 C—O 键都是极性键。醇的化学反应主要包括涉及碳氧键、氢氧键断裂的取代反应，还有由于 α-H 和 β-H 的活性引起的氧化反应和消除反应等。

1. 与活泼金属的反应

因为 O—H 键的极性，醇与水一样能与活泼金属 Na、K、Mg 等反应，放出氢气。

$$2H_2O + 2Na \longrightarrow 2NaOH + H_2 \uparrow$$
$$2ROH + 2Na \longrightarrow 2RONa + H_2 \uparrow$$

但是醇与金属钠的反应比水与金属钠的反应要缓慢得多，这说明醇羟基中的氢不如水分子中的氢活泼，也就是说醇的酸性比水弱，而醇与金属钠反应的产物醇钠（NaOR）的碱性则比 NaOH 要强。醇与金属 Na 反应的活性大小顺序为：

水＞甲醇＞伯醇＞仲醇＞叔醇

其他活泼金属镁、铝也可与醇反应生成醇镁、醇铝，例如，异丙醇铝 $Al[OCH(CH_3)_2]_3$、叔丁醇铝 $Al[OC(CH_3)_3]_3$，两者在有机合成上有重要应用。

2. 羟基被取代

（1）与氢卤酸的反应　醇与氢卤酸反应生成卤代烃和水，这是制备卤代烃的重要方法。

$$ROH + HX \longrightarrow RX + H_2O$$

醇与氢卤酸反应的快慢取决于醇的结构和氢卤酸的性质。氢卤酸的反应活性顺序为：HI＞HBr＞HCl。不同结构的醇的反应活性顺序为：烯丙醇＞叔醇＞仲醇＞伯醇。其中伯醇与浓盐酸的反应需要无水氯化锌作为催化剂，由浓盐酸与无水氯化锌配成的溶液称为卢卡斯试剂（Lucas reagent）。6 个碳以下的低级醇可溶解在卢卡斯试剂中，但反应后生成的卤代烃不溶于卢卡斯试剂而出现混浊或分层现象。伯、仲、叔 3 种醇与卢卡斯试剂反应出现混浊现象的快慢顺序不同。例如：

$$(CH_3)_3C—OH + HCl \xrightarrow[20℃,1min]{ZnCl_2} (CH_3)_3C—Cl + H_2O$$

$$\underset{\overset{|}{OH}}{CH_3CHCH_2CH_3} + HCl \xrightarrow[20℃,10min]{ZnCl_2} \underset{\overset{|}{Cl}}{CH_3CHCH_2CH_3} + H_2O$$

$$CH_3CH_2CH_2CH_2OH + HCl \xrightarrow[加热才反应]{ZnCl_2} CH_3CH_2CH_2CH_2Cl + H_2O$$

因此可以利用卢卡斯试剂来区分 6 个碳以下的伯、仲、叔醇。

（2）与含氧无机酸的反应　醇与含氧无机酸如硝酸、硫酸、磷酸等反应时，醇脱羟基，酸脱氢，分子间脱水生成无机酸酯。例如：

$$R—OH + HONO_2 \longrightarrow R—ONO_2 + H_2O$$
硝酸酯

多数硝酸酯受热后能因猛烈分解而爆炸，因此某些硝酸酯可用作炸药。此外，丙三醇与硝酸反应生成的三硝酸甘油酯（又称硝化甘油）具有扩张冠状动脉的作用，可用来治疗心绞痛。

$$\begin{array}{l} CH_2OH \\ | \\ CHOH \\ | \\ CH_2OH \end{array} + 3HONO_2 \longrightarrow \begin{array}{l} CH_2ONO_2 \\ | \\ CHONO_2 \\ | \\ CH_2ONO_2 \end{array} + 3H_2O$$
三硝酸甘油酯

$$CH_3OH + HOSO_2OH \longrightarrow CH_3OSO_2OH + H_2O$$

硫酸氢甲酯

$$CH_3OH + CH_3OSO_2OH \longrightarrow CH_3OSO_2OCH_3 + H_2O$$

硫酸二甲酯

硫酸二甲酯是无色油状液体，有剧毒，对呼吸器官有强烈的刺激作用，但在有机合成中可以向某些分子提供甲基，是常用的甲基化试剂。

3. 脱水反应

醇在脱水剂浓硫酸、无水氧化铝等的作用下加热可发生脱水反应。醇的脱水反应有 2 种方式。

（1）分子内脱水　在较高温度下，醇分子内脱水生成烯烃，其反应机理与卤代烃脱卤化氢相似。例如，乙醇与浓硫酸加热至 170℃ 经分子内脱水生成烯烃，若采用无水氧化铝作催化剂，则反应温度要求较高（360℃左右）。

$$\underset{\boxed{H \qquad OH}}{CH_2-CH_2} \xrightarrow[\text{或 } Al_2O_3, 360℃]{\text{浓 } H_2SO_4, 170℃} CH_2{=}CH_2 + H_2O$$

醇分子内脱水反应的活性与醇的结构有关，活性大小顺序与卤代烃脱卤化氢反应相似：叔醇＞仲醇＞伯醇。例如：

$$CH_3CH_2CH_2CH_2OH \xrightarrow[140℃]{75\% H_2SO_4} CH_3CH_2CH{=}CH_2 + H_2O$$

$$\underset{OH}{CH_3CH_2CHCH_3} \xrightarrow[100℃]{66\% H_2SO_4} CH_3CH{=}CHCH_3 + H_2O$$

$$\underset{OH}{\overset{CH_3}{CH_3-C-CH_2CH_3}} \xrightarrow[87℃]{46\% H_2SO_4} \overset{CH_3}{CH_3C{=}CHCH_3} + H_2O$$

此外，仲醇、叔醇发生分子内脱水反应在可以形成两种烯烃产物时，主要产物为双键中含取代基较多的烯烃，符合札依采夫规则。

（2）分子间脱水　在较低温度下，醇分子间脱水生成醚。例如：

$$CH_3CH_2\boxed{OH + H}OCH_2CH_3 \xrightarrow[140℃]{\text{浓 } H_2SO_4} CH_3CH_2OCH_2CH_3 + H_2O$$

乙醚

4. 氧化反应

（1）加氧　醇分子中由于羟基（吸电子基）的影响，α-H 比较活泼易被氧化。含有 α-H 的伯醇、仲醇易被氧化，而没有 α-H 的叔醇难以被氧化。常用的氧化剂有高锰酸钾溶液、重铬酸钾的硫酸溶液，反应前后溶液的颜色有明显的变化，因此可用此法将伯、仲、叔 3 种醇区别开来。

伯醇首先被氧化生成醛，醛比醇更易被氧化，醛再被氧化生成羧酸。

$$R-CH_2OH \xrightarrow[H_2SO_4]{K_2Cr_2O_7} R-\overset{\overset{\displaystyle O}{\|}}{C}-H \xrightarrow[H_2SO_4]{K_2Cr_2O_7} R-\overset{\overset{\displaystyle O}{\|}}{C}-OH$$

醛　　　　　　羧酸

由于醛比醇更容易被氧化，因此从伯醇制备醛时应及时将生成的醛蒸馏出来，以脱离氧化环境。例如 1-丁醇用此法氧化可生成产率为 50％ 的正丁醛。

$$CH_3CH_2CH_2CH_2OH \xrightarrow[H_2SO_4]{K_2Cr_2O_7} CH_3CH_2CH_2\overset{O}{\overset{\|}{C}}-H$$

正丁醛

仲醇被氧化生成相同碳原子数的酮，酮比较稳定不容易继续被氧化，因此可用该方法来制备酮。

$$\begin{matrix} R \\ | \\ CH-OH \\ | \\ R' \end{matrix} \xrightarrow[H_2SO_4]{K_2Cr_2O_7} R-\overset{O}{\overset{\|}{C}}-R'$$

酮

例如：

$$CH_3CH_2CH_2\underset{\underset{OH}{|}}{CH}CH_3 \xrightarrow[H_2SO_4]{K_2Cr_2O_7} CH_3CH_2CH_2\overset{O}{\overset{\|}{C}}CH_3$$

2-戊酮

此外，伯醇、仲醇还可被一些选择性氧化剂所氧化。当用选择性氧化剂氧化时，伯醇的氧化产物停留在醛阶段，仲醇被氧化生成酮，而醇分子中的碳碳双键不被氧化。常用的选择性氧化剂有：沙瑞特试剂（Sarret reagent）（$CrO_3 \cdot 2C_5H_5N$）、活性二氧化锰（MnO_2）。例如：

$$(CH_3CH_2)_2\underset{\underset{CH_3}{|}}{CH}-CH_2OH \xrightarrow[CH_2Cl_2,25℃]{CrO_3 \cdot 2C_5H_5N} (CH_3CH_2)_2\underset{\underset{CH_3}{|}}{CH}-CHO$$

$$CH_2=CH-CH_2OH \xrightarrow[25℃]{活性 MnO_2} CH_2=CH-CHO$$

（2）脱氢　伯醇或仲醇的蒸气在高温下通过活性铜或银、镍等催化剂则发生脱氢反应，分别生成醛或酮；而叔醇分子中没有 α-H，因此也不能发生脱氢反应。例如：

$$CH_3CH_2OH \xrightarrow{Cu}{250\sim350℃} CH_3CHO+H_2$$

$$CH_3\underset{\underset{OH}{|}}{CH}CH_3 \xrightarrow{Cu}{500℃,0.3MPa} CH_3\underset{\underset{O}{\|}}{C}CH_3 +H_2$$

三、邻二醇的特性

两个羟基连在相邻 2 个碳原子上的二元醇叫做邻二醇。邻二醇除了能够发生一元醇的反应外，还具有一些特殊的性质。

邻二醇可以被高碘酸氧化，氧化时碳碳键断裂，生成醛或酮。例如：

$$CH_3-\underset{\underset{OH}{|}}{\overset{\overset{CH_3}{|}}{C}}\underset{\underset{OH}{|}}{CH}CH_3 \xrightarrow{HIO_4} CH_3-\underset{\underset{O}{\|}}{C}-CH_3 + CH_3-\underset{\underset{O}{\|}}{C}-H +HIO_3$$

丙酮　　　乙醛

如果在反应混合物中加入 $AgNO_3$ 溶液，则有 $AgIO_3$ 白色沉淀生成，此反应可用来鉴别邻二醇。该反应是定量进行的，每断裂一组邻二醇结构就要消耗一分子高碘酸，根据高碘酸的消耗量可推测分子中有几组邻二醇结构，同时还可根据生成的氧化产物推测反应物的结构。

邻二醇还可以与新鲜的氢氧化铜反应生成蓝色的甘油铜配合物，此反应可用来鉴别含有邻二羟基结构的多元醇。例如：

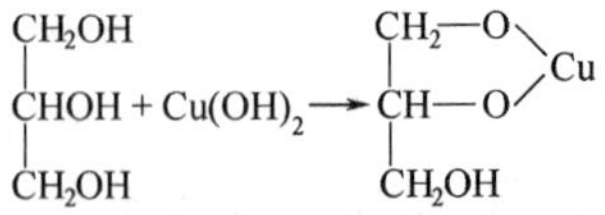

$$CH_2OH \quad\quad\quad CH_2-O$$
$$CHOH + Cu(OH)_2 \longrightarrow CH-O \diagdown Cu$$
$$CH_2OH \quad\quad\quad CH_2OH$$

甘油铜(蓝色)

四、重要的醇和硫醇

（一）甲醇

甲醇（CH_3OH）最初是从木材干馏得到的，因此俗称木醇或木精。甲醇是无色易挥发的液体，沸点 64.5℃，能与水及许多有机溶剂混溶。甲醇有毒，饮用少量（10ml）可致人失明，多则致人死亡。甲醇在工业上主要用于合成甲醛及其他有机物，也可用作溶剂、甲基化试剂等。

（二）乙醇

乙醇（CH_3CH_2OH）俗称酒精，是无色透明液体，沸点 78.4℃，能与水及多数有机溶剂混溶。95.6%的乙醇与4.4%的水形成恒沸混合物（沸点 78.2℃），即为普通酒精。要除去酒精中的水，实验室通常采用加入生石灰回流的方法，使水分与石灰结合再蒸馏，可获得含量为 99.5%的无水乙醇。

乙醇是一种重要的有机溶剂，也是重要的有机合成原料。在医药上可作外用消毒剂，含量为 70%～75%的酒精可用于皮肤和器械的消毒。工业用乙醇添加了少量甲醇变性，这种酒精不可饮用。

（三）丙三醇

丙三醇［$HOCH_2CH(OH)CH_2OH$］俗称甘油，是无色、有甜味的黏稠液体，沸点 290℃，可从油脂制肥皂的余液中提取。甘油能以任意比与水混溶，并具有很强的吸湿性，当水的含量达到 20%以上时就不再吸水。甘油在轻工业和化妆品中可用作吸湿剂或保湿剂，在制剂工业中用作湿润剂、矫味剂和助悬剂，50%的甘油在医药上可用作轻泻剂。

（四）苯甲醇

苯甲醇（$C_6H_5CH_2OH$）又称苄醇，是无色、有芳香气味的液体。苯甲醇难溶于水，能与乙醇、乙醚等有机溶剂混溶。苯甲醇有微弱的麻醉和防腐作用，在医药上制备某些针剂时加入少量的苯甲醇作为附加剂可减轻疼痛。苯甲醇还在糖浆剂中用作防腐剂，膏药、洗剂中用作止痒剂。

（五）硫醇

醇分子中羟基上的氧原子被硫原子取代的化合物称为硫醇。结构式是 R—SH，官能团为巯基（—SH）。硫醇的命名与醇类似，只要在"醇"字前加上"硫"字即可。

$$CH_3SH \quad\quad\quad CH_3CH_2SH \quad\quad\quad CH_3CH_2SHCH_3$$
甲硫醇 　　　　　　　乙硫醇　　　　　　　　甲乙硫醇

由于硫原子的电负性比氧原子小，硫醇分子间以及硫醇分子与水分子间形成氢键的能力小，所以硫醇的沸点、水溶性比相应的醇低。硫醇的化学性质与醇类似。

1. 弱酸性

硫醇的酸性比相应的醇强但比碳酸弱，能和氢氧化钠反应生成硫醇盐。例如：

$$RSH + NaOH \longrightarrow RSNa + H_2O$$

硫醇还可以和重金属反应生成硫醇盐沉淀。例如：

$$2R—SH+(CH_3COO)_2Hg \longrightarrow (RS)_2Hg\downarrow +2CH_3COOH$$

临床上应用硫醇如二巯基丙醇、二巯基丁二酸钠等作为重金属盐中毒的解毒剂，就是由于硫醇可与体内的重金属离子生成不溶于水的硫醇盐沉淀而排出体外。

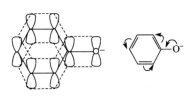

二巯基丙醇

2. 氧化反应

硫醇容易被氧化，生成二硫化合物。该反应常出现在氨基酸、蛋白质的代谢过程中。

$$2R—SH \overset{[O]}{\underset{[H]}{=\!\!=}} R—S—S—R$$

第二节　酚

一、酚的分类、命名和结构

（一）酚的分类和命名

根据酚羟基的数目可以将酚分为一元酚和多元酚。酚的命名一般是在芳环的名称后面加上酚字。当芳环上连有取代基时，以酚作为母体，将取代基的位置、数目、名称标在酚前面。有时对结构复杂的酚也可以芳香烃作为母体来命名。

一元酚：

苯酚　　　　　　　　　邻甲苯酚或2-甲基苯酚　　　　　　α-萘酚或1-萘酚

多元酚：

间苯二酚　　　　　　　4-甲基-1,3-苯二酚　　　　　连苯三酚或1,2,3-苯三酚

（二）酚的结构

虽然酚和醇都含有羟基官能团，但在酚分子中羟基直接与芳环相连，氧原子上的一对未共用电子所在的 p 轨道与芳环的大 π 键轨道重叠，形成了 p-π 共轭体系（图 5-1），因而增强了 C—O 键的稳定性而不易断裂，不易发生羟基的取代和消除反应。同时，p-π 共轭体系的形成和芳环吸电子的诱导效应降低了 O—H 键间的电子云密度，O—H 键的极性增强，导致了 O—H 键上的氢原子容易解离成质子离去，形成的苯基氧负离子由于共轭效应作用使电荷分散苯环更加稳定，故表现出酸性，同时也增加了芳环上的电子云密度（见图 5-1），有利于芳环上的亲电取代反应。

图 5-1　苯基氧负离子的 p-π 共轭

73

二、酚的性质

（一）物理性质

大多数酚为无色结晶固体，由于酚极易在空气中被氧化往往呈现出一定程度的黄色或红色。酚分子间由于氢键的形成，酚的熔点、沸点比分子量相近的芳香烃要高。酚分子与水分子间也能形成氢键，因此酚在水中有一定的溶解度，羟基越多，该酚在水中的溶解度也越大。

（二）化学性质

酚分子在结构上包括酚羟基和芳环两部分，酚的化学性质应具有羟基和芳环的化学性质。但由于在酚分子中羟基和芳环直接相连，二者相互影响，酚的化学性质比起醇或芳香烃具有一定的特殊性。

1. 酚羟基的反应

（1）弱酸性　酚具有弱酸性，酚羟基上的氢可以被碱金属取代，酚还能溶于氢氧化钠水溶液，生成可溶于水的酚钠。

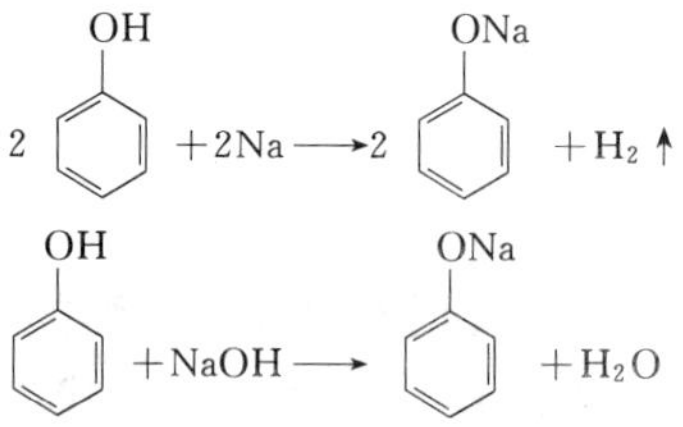

苯酚钠

通常苯酚（$pK_a=10.0$）的酸性比水（$pK_a=15.7$）、醇（$pK_a=16\sim19$）强，但比碳酸（$pK_a=6.35$）要弱，因此苯酚不能溶于碳酸氢钠溶液。一些取代酚的 pK_a 值见表 5-1。相反，若在酚钠的水溶液中通入二氧化碳，酚就能游离出来。

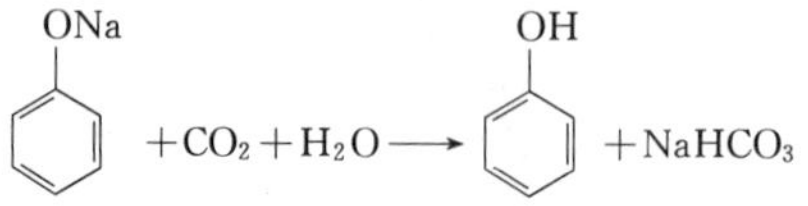

酚的酸性可用于分离和提纯酚类化合物。不溶或微溶于水的酚类化合物，能溶于碱的水溶液，又能被酸从碱溶液中析出来。例如：

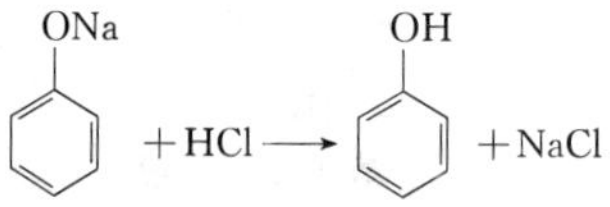

对于取代酚，其酸性与环上取代基的位置、性质有关。一般来说，吸电子基（如硝基）使酸性增加，尤其是在邻、对位，而供电子基（如甲基）使酸性降低。这是因为邻、对位上的吸电子基可使苯基氧负离子上的负电荷得到分散，稳定性增加，酸性增强；反之，苯基氧负离子的稳定性减弱，酸性降低。

表 5-1　一些取代酚的 pK_a 值

化　合　物	pK_a	化　合　物	pK_a
苯酚	10.00	2,4,6-三硝基苯酚	0.25
邻硝基苯酚	7.21	邻氯苯酚	9.71
间硝基苯酚	8.39	间氯苯酚	9.02
对硝基苯酚	7.15	对氯苯酚	9.31
2,4-二硝基苯酚	4.00	邻甲苯酚	10.29

（2）与三氯化铁的反应　多数含有酚羟基的化合物都能和三氯化铁发生显色反应。例如苯酚、间苯二酚、1,3,5-苯三酚呈紫色；对苯二酚、邻苯二酚呈绿色；1,2,3-苯三酚呈红色。酚与三氯化铁的显色反应的作用机制尚不十分清楚，一般认为是生成了有颜色的配合物。

其他含有烯醇式结构的化合物都可以和三氯化铁发生同样的显色反应，因此在《中国药典》中，常利用这一显色反应来鉴别含酚羟基或烯醇式结构的化合物。

（3）酚醚的生成　因为酚羟基的碳氧键很牢固，一般不能通过酚分子间脱水生成醚。通常采用酚钠与卤代烃或硫酸酯等烷基化试剂作用得到混合醚。例如：

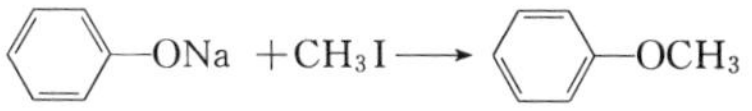

苯甲醚

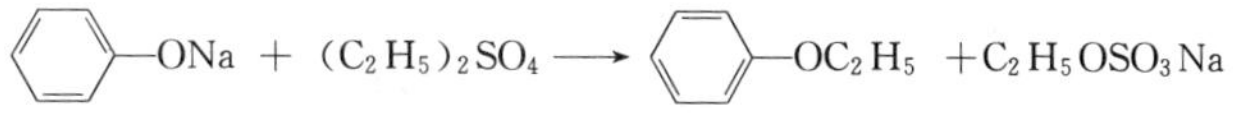

苯乙醚

（4）酚酯的生成　酚与醇不同，不能直接与羧酸酯化生成酯，但是可以用酰卤、酸酐等酰基化试剂与酚作用得到酚酯。例如：

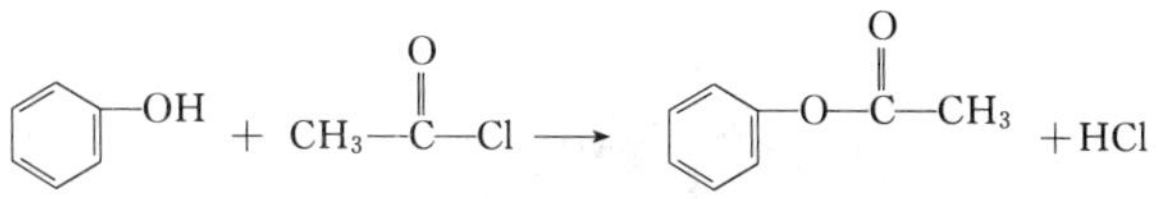

乙酸苯酯

若有无水 $AlCl_3$ 催化剂存在下加热，酚酯可进一步发生傅瑞斯重排（Fries rearragement），酰基可重排到邻位或对位。

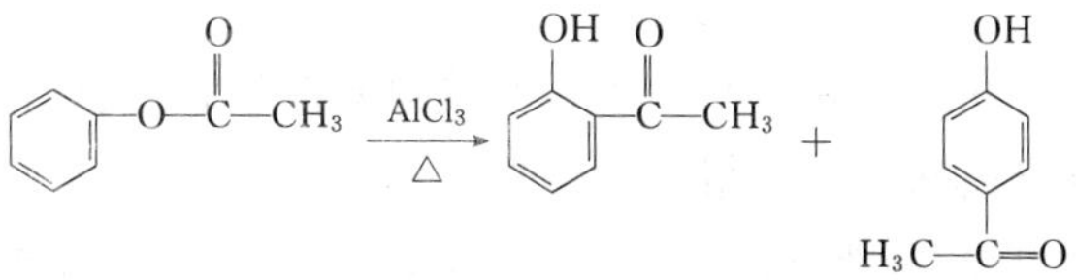

2. 苯环上的亲电取代反应

由于酚羟基上氧原子的未共用电子对与苯环的 π 电子形成 p-π 共轭体系，苯环上碳原子的电子云密度增加，尤其是在酚羟基的邻、对位，因此很容易发生苯环上的亲电取代反应。

（1）卤代反应　苯酚与溴水在常温下反应立即产生三溴苯酚的白色沉淀。

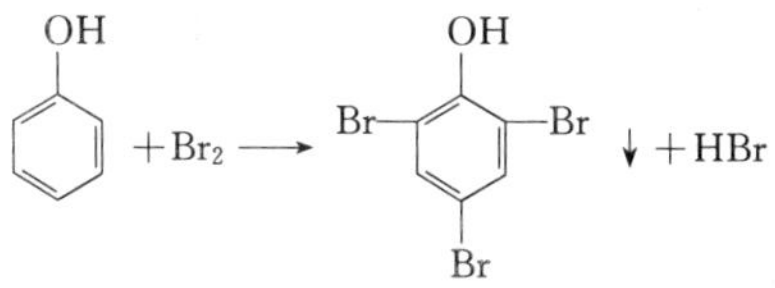

2,4,6-三溴苯酚（白色）

这类反应很灵敏，现象明显且定量进行，可用于酚类化合物的定性鉴别和定量测定。

低温下，苯酚与适量的溴在非极性溶剂（如二硫化碳、四氯化碳）中反应可以得到主要产物对位一溴代物。

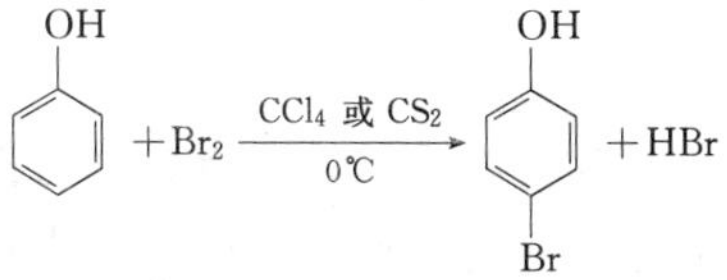

（2）硝化反应　苯酚与稀硝酸在常温下反应生成邻硝基苯酚和对硝基苯酚的混合物。

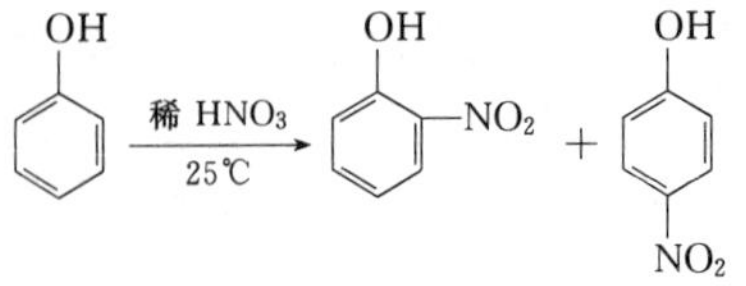

邻硝基苯酚　　　对硝基苯酚

邻硝基苯酚（沸点214℃）和对硝基苯酚（沸点279℃）的沸点不同，可通过水蒸气蒸馏法分离。对硝基苯酚通过分子间氢键形成缔合体，不易挥发而留下；邻硝基苯酚通过分子内氢键形成六元螯合环，较易挥发，随水蒸气蒸馏出来。

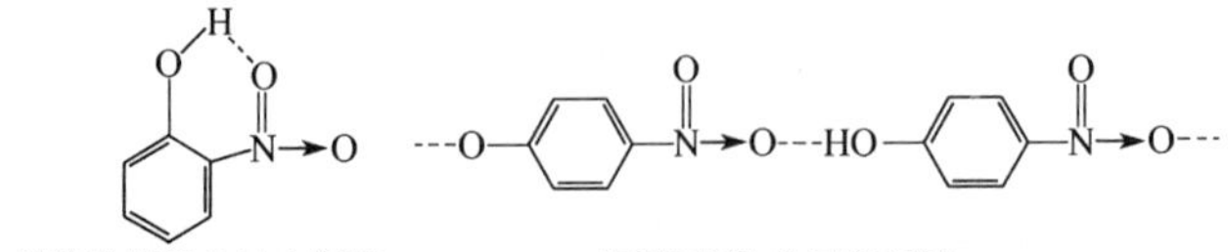

邻硝基苯酚分子内氢键　　　　　对硝基苯酚分子间氢键

（3）磺化反应　苯酚与浓硫酸在低温（15～25℃）下很容易进行磺化反应，主要生成邻硝基苯磺酸；在高温（100℃）时则主要生成对硝基苯磺酸。2种产物继续反应均生成二磺化产物——4-羟基-1,3-苯二磺酸。

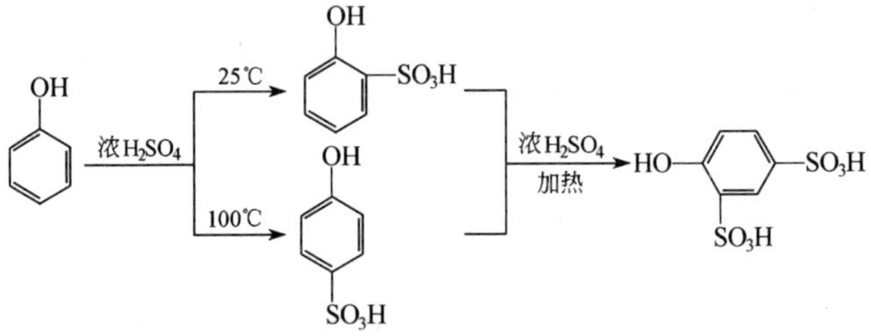

由于磺化反应是可逆反应，磺酸基在受热时又可被除去，因此在有机合成上磺酸基可作苯环的位置保护基，将取代基引入到指定的位置。

（4）傅-克反应　酚很容易进行傅-克反应，只是酚的傅-克反应不能用 $AlCl_3$ 作催化剂，因为 $AlCl_3$ 容易与酸生成配合物而使催化剂失活。常用 BF_3 和 H_3PO_4 等作为催化剂，主要生成对位取代产物。

傅-克烷基化反应：

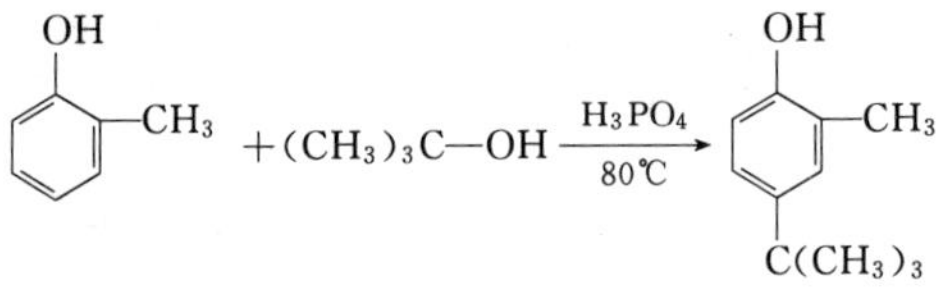

傅-克酰基化反应：

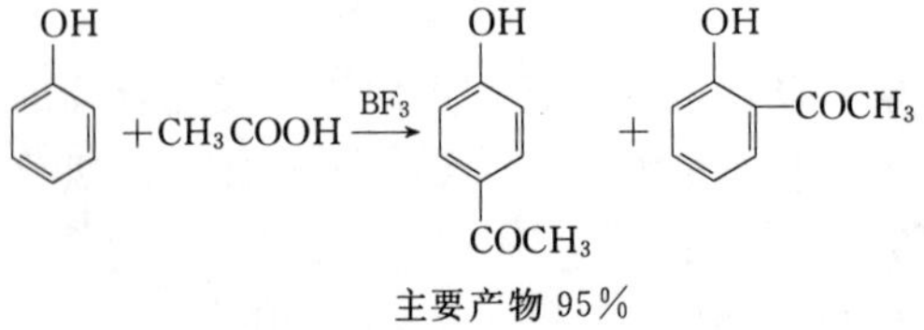

主要产物95%

3. 氧化反应

酚类化合物很容易被氧化，不但重铬酸钾等强氧化剂可以氧化酚，而且长时间与空气接触，也可以被空气中的氧所氧化而颜色逐渐加深。因为酚类化合物容易被氧化，所以可将其作为抗氧剂，空气中的氧首先氧化酚，即可防止被保护的物质被氧化。多元酚更容易被氧化，可以被氧化银、溴化银等弱氧化剂氧化。例如：

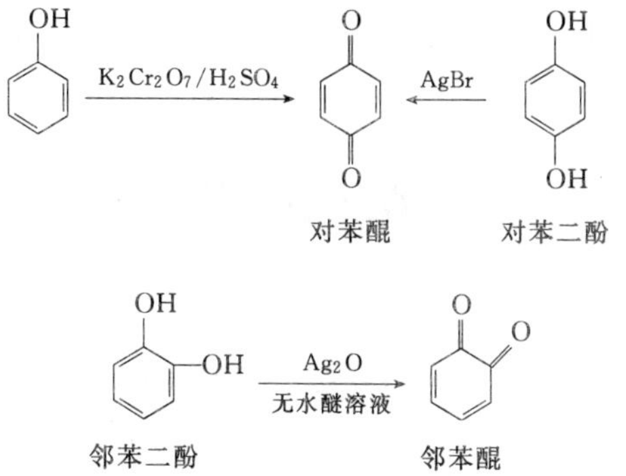

对苯醌　　　　对苯二酚

邻苯二酚　　　　　邻苯醌

对苯二酚能将曝光活化了的溴化银还原成金属银，因此常用作冲洗照相底片的显影剂。

三、重要的酚

1. 苯酚

苯酚（C_6H_5OH）俗称石炭酸，纯净的苯酚为无色针状结晶，熔点 40.8℃，沸点 181.8℃，微溶于水，易溶于乙醚、乙醇、苯等有机溶剂。

苯酚能凝固蛋白质，有杀菌作用，但对皮肤有腐蚀性。在医药上用作消毒剂和防腐剂，在固体苯酚中加入 10％的水即是临床所用的液体苯酚，3％～5％的苯酚水溶液可用于手术器械消毒。此外，苯酚还是化工和制药工业的重要原料。苯酚易氧化，应装于棕色瓶中密闭保存。

2. 甲苯酚

甲苯酚［$C_6H_4(CH_3)(OH)$］简称甲酚，来源于煤焦油，又俗称煤酚。甲酚有邻、间、对三种同分异构体，三者的沸点很接近不易分离，因此从煤焦油中提炼出的甲酚是三者的混合物。甲酚难溶于水，易溶于肥皂溶液，将甲酚配成 47％～53％的肥皂溶液，称为煤酚皂溶液，商品名来苏尔（Lysol）。临用时加水稀释可用于皮肤和器械消毒。

3. 苯二酚

苯二酚有邻、间、对三种同分异构体。邻苯二酚又名儿茶酚，其重要衍生物肾上腺素有收缩血管、扩张支气管和兴奋心肌作用，常用作升压药、平喘药和心肌兴奋药。此外，人体代谢中间体 3,4-二羟基苯丙氨酸又称多巴（DOPA）中也含有儿茶酚结构。

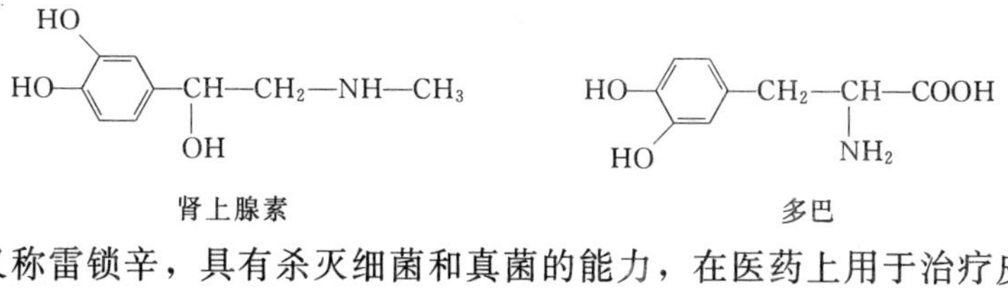

肾上腺素　　　　　　　　多巴

间苯二酚又称雷锁辛，具有杀灭细菌和真菌的能力，在医药上用于治疗皮肤病。对苯二酚又名氢醌，很容易被氧化，故常用作抗氧化剂和照相上的显影剂。

4. 维生素 E

维生素 E 又叫生育酚，小麦胚芽油、豆类、蔬菜中含量丰富。其结构式如下：

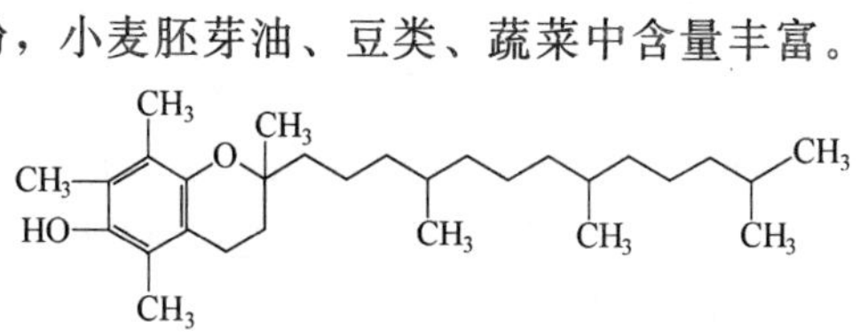

维生素 E 有抗不孕及促进肌肉正常发育的作用，临床上用于治疗先兆性流产和习惯性流产，胃、十二指肠溃疡及肌肉萎缩等。维生素 E 是脂质过氧化作用的阻断剂，具有延缓衰老的作用。

第三节　醚

一、醚的分类和命名

醚分子中根据氧原子所连烃基的不同分为简单醚和混合醚。两个烃基相同的为简单醚；两个烃基不同的为混合醚。醚还可分为脂肪醚和芳香醚。两个烃基都是脂肪烃基的为脂肪醚；1 个或 2 个烃基是芳香烃基的为芳香醚。此外，具有环状结构的醚成为环醚。

简单醚命名时，在醚前加上烃基的名称，可省略"基"和"二"字。脂肪混合醚命名时，把较小的烃基名称放在前面；芳香混合醚命名时，则将芳香基名称放在脂肪烃基前面。环醚的命名通常称为环氧某烷

简单醚：

$$CH_3CH_2OCH_2CH_3 \qquad\qquad CH_2\!=\!CHOCH\!=\!CH_2$$

乙醚 　　　　　　　　　　　　乙烯醚

混合醚：

$$CH_3OCH_2CH_3$$

甲乙醚 　　　　　　　　　　　　苯甲醚

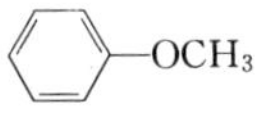

环醚：

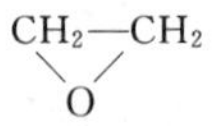

$$\begin{array}{c} CH_2\!-\!CH_2 \\ \diagdown\!\!O\!\!\diagup \end{array}$$

环氧乙烷

复杂结构的醚采用系统命名法命名，以烷氧基（RO—）看作取代基来命名。例如：

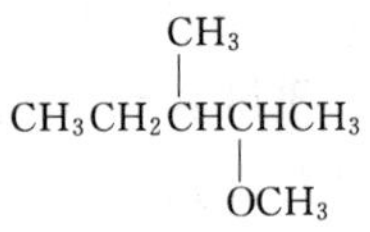

$$\underset{\underset{OCH_3}{|}}{CH_3CH_2CHCHCH_3}$$
$$\overset{CH_3}{}$$

3-甲基-2-甲氧基戊烷 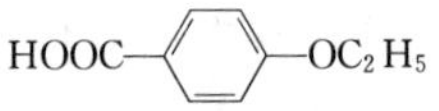 　　　　　　　　　　　　对乙氧基苯甲酸

$$HOOC\!-\!\!\bigcirc\!\!-OC_2H_5$$

二、醚的性质

（一）物理性质

大多数醚在常温下是液体，有特殊气味。由于醚分子间不能形成氢键，无缔合现象，其沸点比相同碳原子数的醇低得多。例如，乙醇的沸点为 78.4℃，而甲醚的沸点为 -24.5℃。但醚分子中的氧原子仍能与水分子中的氢原子形成氢键，故醚在水中溶解性与相应的醇相似。醚易溶于有机溶剂，又能溶解许多其他有机物，因此醚通常又用作有机溶剂。

（二）化学性质

由于在醚分子中氧原子与两个烃基相连，因此醚分子极性很小，醚键十分稳定不易断裂。醚的化学性质不活泼，通常情况下不与氧化剂、还原剂及碱作用。但在一定条件下，醚还是可以发生一些特有的反应。

1. 锌盐的生成

醚的氧原子上有未共用电子对，能接受强酸（浓盐酸或浓硫酸）中的氢质子以配位键结合生成锌盐。例如：

$$CH_3CH_2\overset{..}{\underset{..}{O}}CH_2CH_3 + HCl \longrightarrow \left[CH_3CH_2\overset{H}{O}CH_2CH_3\right]^+ Cl^-$$

由于氧原子的电负性大，结合氢离子的能力弱，形成的配位键不稳定，所以锌盐只存在于低温和浓酸中，加水稀释则会游离出原来的醚。利用醚形成盐后溶于浓酸这一特性，可以将醚和烷烃或卤代烃的混合物区别开来。

2. 醚键的断裂

高温下氢卤酸（氢溴酸或氢碘酸）能使醚键断裂，生成卤代烃和醇（或酚）。

$$CH_3CH_2OCH_2CH_3 + HBr \overset{\triangle}{\longrightarrow} CH_3CH_2Br + CH_3CH_2OH$$

混合醚与氢卤酸共热时，一般是较小的烃基生成卤代烃，若氢卤酸过量则生成的醇进一步转变成另一分子的卤代烃；烷基芳香醚断裂时，生成卤代烃和酚。

$$CH_3CH_2OCH_3 + HI \overset{\triangle}{\longrightarrow} CH_3CH_2OH + CH_3I$$
$$\overset{HI}{\underset{}{\longrightarrow}} CH_3CH_2I + H_2O$$

$$\bigcirc\!\!-O\!-CH_3 + HI \overset{\triangle}{\longrightarrow} CH_3I + \bigcirc\!\!-OH$$

3. 过氧化物的生成

醚与空气长期接触，逐渐发生氧化反应，生成醚的过氧化物。氧化反应发生在 α-碳上。例如：

$$CH_3CH_2-O-CH_2CH_3 \overset{O_2}{\longrightarrow} CH_3CH_2-O-\overset{O-OH}{\underset{}{CHCH_3}}$$

醚的过氧化物沸点比醚高，不稳定，受热易分解，发生爆炸，故蒸馏乙醚时不能蒸干，以免发生危险。醚类化合物应保存在密闭的棕色瓶中，并加入一些抗氧化剂。对久置的醚在使用前应用淀粉-碘化钾试纸或 $FeSO_4$、$KCNS$ 混合液检查醚中是否含有过氧化物杂质。若加入适量还原剂（如 $FeSO_4$ 或 Na_2SO_3 溶液）并振摇可除去醚中的过氧化物。

三、重要的醚

（一）乙醚

乙醚（$CH_3CH_2OCH_2CH_3$）是最常见的一种醚，是无色易挥发液体，沸点 34.5℃。乙醚易燃易爆，制备和使用时应注意远离火源。乙醚微溶于水，能溶解多种有机物，其性质稳定，无水乙醚是药物合成常用的有机溶剂。普通乙醚中常混有少量乙醇和水，用固体氯化钙和金属钠处理后可得到无水乙醚。

（二）环氧乙烷

环氧乙烷是最简单的环醚，是无色有毒的气体，沸点 10.7℃，易液化。环氧乙烷能与水混溶，也溶于乙醇、乙醚等有机溶剂中。

环氧乙烷的三元环结构不稳定，容易开环，其性质非常活泼。在酸或碱的催化作用下，可与许多含有活泼氢的物质或亲核试剂发生开环加成反应，试剂中的负离子或带有部分负电荷的原子或原子团与碳相连，其他部分则与氧结合。例如：

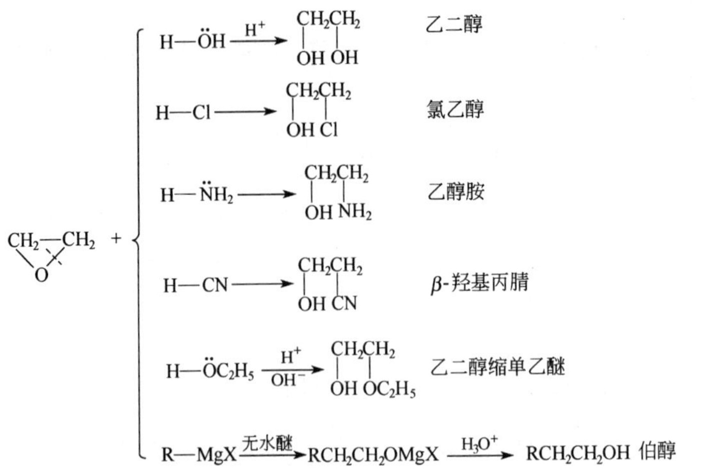

其中环氧乙烷与格氏试剂作用生成伯醇的反应是有机合成中常用的制备伯醇和增长碳链的方法。

不对称环氧化合物发生开环反应时，开环方向与反应条件有关，一般规律是：在酸催化条件下，反应主要发生在含取代基较多的碳氧键间；在碱催化条件下，反应主要发生在含取代基较少的碳氧键间。例如：

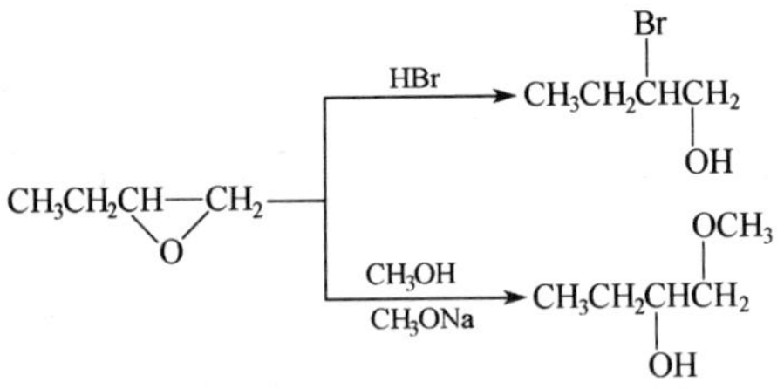

（三）硫醚

醚分子中的氧原子被硫原子代替形成的化合物称为硫醚，通式为 R—S—R。硫醚的分类、命名与醚相似，只是在醚字前加“硫”字即可。例如：

$CH_3CH_2-S-CH_2CH_3$ 乙硫醚

$CH_3-S-CH(CH_3)_2$ 甲异丙硫醚

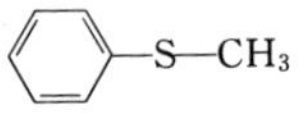

苯甲硫醚

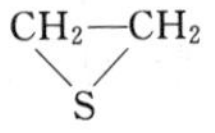

环硫乙烷

硫醚是有刺激性气味的无色液体，不溶于水，可溶于醇和醚中。

硫醚容易被氧化，首先被氧化成亚砜，亚砜进一步被氧化成砜。

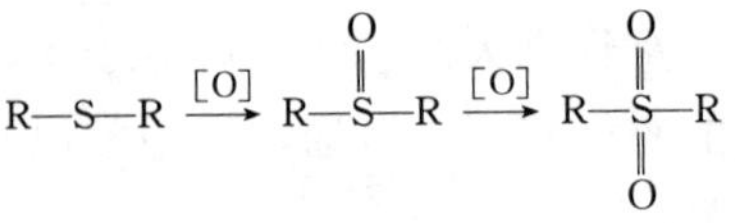

亚砜　　砜

例如：

$$CH_3-S-CH_3 + H_2O_2 \longrightarrow CH_3\overset{\overset{O}{\|}}{S}CH_3$$

二甲亚砜

二甲亚砜（DMSO）具有消炎镇痛作用，且透皮能力强，可作为药物载体，通过皮肤透入组织促进吸收。此外，它还可用作有机合成中的溶剂和试剂。

习　题

1. 写出下列化合物的名称或结构式。

(1) $HC\equiv C-CH_2-CH=CHCH_2OH$

(2) $CH_2=CHO(CH_2)_3CH_3$

(3) $ClCH_2CH_2\underset{\underset{CH_3}{|}}{C}HCH_2\underset{\underset{C_2H_5}{|}}{C}HCH_2OH$

(4) $CH_3CH_2\underset{\underset{CH_3}{|}}{C}HCH_2\underset{\underset{OH}{|}}{C}H\underset{\underset{OH}{|}}{C}HCH_3$

(5) 〔苯环〕$-\underset{\underset{OH}{|}}{C}HCH_2CH_3$

(6) 〔苯环〕$-OCH(CH_3)_2$

(7) $CH_3\underset{\underset{〔苯环〕}{|}}{C}HOCH_3$ ，上方 CH_3

(8) 〔苯环，顶部 OH，底部取代 O_2N 和 Br〕

(9) 甲异丁醚

(10) 4-甲基-2-戊醇

(11) 丙硫醇

(12) 对硝基苯酚钠

2. 将下列化合物按指定性质从大到小排列成序。

(1) 沸点：①乙醚；②丙三醇；③苯酚

(2) 酸性：①乙醇；②碳酸；③水；④苯酚；⑤对硝基苯酚；⑥对甲基苯酚

3. 完成下列反应式。

(1) $CH_3CH_2\underset{\underset{O}{\diagdown\diagup}}{CH-CH_2}+HCl\longrightarrow$

(2) 〔环己基〕$-\underset{\underset{OH}{|}}{C}HCH_2CH_3 \xrightarrow{HBr} \xrightarrow[CH_3CH_2OH]{NaOH}$

(3) $CH_3\underset{\underset{OH}{|}}{\overset{\overset{CH_3}{|}}{C}}-CH_2OH+HIO_4\longrightarrow$

(4) $HO-$〔苯环〕$-CH_3 \xrightarrow{Br_2/H_2O}$

(5) CH_3-〔苯环〕$-OCH_3 \xrightarrow{HI}$

(6) $(CH_3)_2\underset{\underset{O}{\diagdown\diagup}}{C-CH_2} \xrightarrow[H_3O^+]{C_2H_5MgBr}$

(7) 〔环己烯〕$-OH \xrightarrow[\triangle]{H_2SO_4}$

(8) 〔苯环，取代 CH_3 和 OH〕$+(CH_3CO)_2O \xrightarrow[\triangle]{无水\ AlCl_3}$

4. 用简单的化学方法区分下列化合物。

(1) 1-戊醇、2-戊醇和 2-甲基-2-丁醇

(2) 苯甲醇和对甲苯酚

(3) 1,3-丁二醇和 2,3-丁二醇

(4) 甲苯和苯甲醚

5. 推测结构

(1) 某化合物 A 分子式为 $C_9H_{12}O$，室温下不与氢氧化钠、高锰酸钾反应，遇 HI 作用生成 B 和 C。B 与溴水反应生成白色沉淀；C 与氢氧化钠水解反应生成 D，D 与卢卡斯试剂在室温下作用放置一段时间有

81

浑浊现象。试写出 A、B、C、D 的结构简式和相关的反应式。

(2) A 化合物分子式为 $C_4H_{10}O$，A 与 $K_2Cr_2O_7/H_2SO_4$ 反应生成产物 B，A 脱水只得一种烯烃 C，C 与稀冷 $KMnO_4$ 反应生成 D，D 与 HIO_4 反应得到一种醛 E 和一种酮 F。试写出 A、B、C、D、E、F 的结构式。

（石 晓）

第六章　醛　　酮

醛、酮是一类十分重要的化合物，它们有的是药物，有的是合成药物的原料或中间体，有的是重要溶剂。醛、酮分子中都含有相同的官能团 $\diagdown \!\!\!\!\! C\!\!=\!\!O$（羰基）。因而统称为羰基化合物。

羰基与 1 个氢原子和 1 个烃基相连的化合物叫做醛（aldehyde）（甲醛例外，它的羰基与 2 个氢原子相连），可用通式 $R\!-\!\overset{O}{\overset{\|}{C}}\!-\!H$ 或 $Ar\!-\!\overset{O}{\overset{\|}{C}}\!-\!H$ 表示。醛的官能团 $-\!\overset{O}{\overset{\|}{C}}\!-\!H$，可简写为 $-CHO$（醛基），它位于碳链的一端。

羰基与两个烃基相连的化合物叫做酮（ketone），可用通式 $R\!-\!\overset{O}{\overset{\|}{C}}\!-\!R'$ 或 $Ar\!-\!\overset{O}{\overset{\|}{C}}\!-\!Ar'$ 表示。酮的官能团 $-\!\overset{O}{\overset{\|}{C}}\!-$，可简写为 $-CO-$（酮基），它位于碳链的中间。

一、醛、酮的分类和命名

醛、酮可根据羰基所连烃基的不同，分为脂肪族醛（酮）、脂环醛（酮）和芳香族醛（酮）；也可根据烃基的饱和与不饱和情况分为饱和醛（酮）和不饱和醛（酮）；还可根据分子中所含羰基的数目分为一元、二元醛（酮）。

此外，一元酮还可根据分子中羰基所连的两个烃基是否相同分为简单酮（两个烃基相同）和混合酮（两个烃基不同）。

醛、酮与醇的命名相似，称为某醛（酮）。例如：

$$CH_3CHO \qquad\qquad CH_3CH_2CHO \qquad\qquad \text{〇}-CH_2CHO$$

$$\text{乙醛} \qquad\qquad\quad \text{丙醛} \qquad\qquad\quad\quad \text{苯乙醛}$$

$$CH_3\!-\!\overset{O}{\overset{\|}{C}}\!-\!CH_3 \qquad\qquad \text{环己酮}=O \qquad\qquad \text{〇}-\overset{O}{\overset{\|}{C}}\!-\!CH_3$$

$$\text{丙酮} \qquad\qquad\qquad \text{环己酮} \qquad\qquad\qquad \text{苯乙酮}$$

酮也与醚的命名相似，可根据羰基所连的两个烃基来命名。例如：

$$CH_3\!-\!\overset{O}{\overset{\|}{C}}\!-\!CH_2CH_3 \qquad\qquad\qquad \text{〇}-\overset{O}{\overset{\|}{C}}\!-\text{〇}$$

$$\text{甲基乙基酮} \qquad\qquad\qquad\qquad \text{二苯基酮}$$

复杂结构的醛、酮则采用系统命名法，选择含有羰基的最长碳链为主链，称为某醛（酮），从靠近羰基的一端开始编号，醛基总是在碳链的一端，不用标明它的位次；酮基则必须注明位次。例如：

$$CH_3CH_2\underset{\underset{\displaystyle CH_3}{|}}{CH}CHO \qquad\quad \underset{\underset{\displaystyle CH_3}{|}}{CH_2}\!=\!C\!-\!CH_2\overset{O}{\overset{\|}{C}}CH_3 \qquad\quad \text{〇}-\underset{\underset{\displaystyle CH_3}{|}}{CH}CHO$$

$$\text{2-甲基丁醛} \qquad\qquad \text{4-甲基-4-戊烯-2-酮} \qquad\qquad \text{2-苯基丙醛}$$

（结构图，对硝基苯乙酮和3,4,5-三甲氧基苯甲醛的结构式）

对硝基苯乙酮　　　　　3,4,5-三甲氧基苯甲醛

脂环酮称为环某酮；脂环醛则将环作为取代基，醛为母体命名。例如：

（结构图：环戊酮和2-甲基环己甲醛的结构式）

环戊酮　　　　　2-甲基环己甲醛

碳链中碳原子的位次也可以用希腊字母 α、β、γ、δ 等标明，和羰基相连的第一碳原子为 α-位，依次类推。例如：

$$\overset{\gamma}{C}H_3\overset{\beta}{C}H\overset{\alpha}{C}H_2CHO$$
$$\underset{Cl}{|}$$

β- 氯丁醛

二、醛、酮的结构

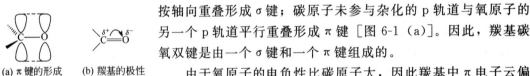

醛、酮分子中羰基的碳原子为 sp^2 杂化，其中一个 sp^2 杂化轨道与氧原子的一个 p 轨道按轴向重叠形成 σ 键；碳原子未参与杂化的 p 轨道与氧原子的另一个 p 轨道平行重叠形成 π 键［图 6-1（a）］。因此，羰基碳氧双键是由一个 σ 键和一个 π 键组成的。

(a) π 键的形成　(b) 羰基的极性

图 6-1　羰基的结构

由于氧原子的电负性比碳原子大，因此羰基中 π 电子云偏向于氧原子一边，使羰基产生极性，碳原子带有部分正电荷，而氧原子则带有部分负电荷［图 6-1（b）］。

三、醛、酮的性质

（一）物理性质

在常温下，除甲醛是气体外，12 个碳原子以下的脂肪醛、酮都是液体，高级脂肪醛、酮和芳香酮多为固体。

由于醛或酮分子之间不能形成氢键，没有缔合现象，故它们的沸点比相对分子质量相近的醇低。但由于羰基的极性，增加了分子间的引力，因此沸点较相应的烷烃高（见表 6-1）。

表 6-1　一些烷烃、醇、醛、酮沸点的比较

名　称	正戊烷	正丁醇	正丁醛	丁酮
相对分子质量	72	74	72	72
沸点/℃	36.1	117.7	74.7	79.6

醛、酮羰基上的氧可以与水分子中的氢形成氢键，因而低级醛、酮（如甲醛、乙醛、丙酮等）易溶于水，但随着分子中碳原子数目的增加，它们的溶解度则迅速减小。醛和酮易溶于有机溶剂。

（二）化学性质

醛、酮的化学性质主要由羰基决定，由于结构上的共同特点，使这两类化合物具有许多相似的化学性质，但是醛与酮的结构并不完全相同，使它们在反应性能上也表现出一些差异。一般说来，醛比酮活泼，有些反应醛可以发生，而酮则不能。

1. 羰基的亲核加成反应

与碳碳双键一样，羰基中的碳氧双键也是一个不饱和键，所以醛、酮都易发生加成反应。但与烯烃的亲电加成不同，羰基的加成反应属于亲核加成。当羰基化合物发生加成反应时，首先是亲核试剂中带负电荷的部分加到羰基带正电荷的碳，形成氧负离子的中间体，然后试剂中带正荷部分加到羰基带负电荷的氧，这种由亲核试剂进攻而引起的加成反应叫做亲核加成反应（nucleophilic addition reaction）。

$$\diagdown C^{+} = O^{-} + A^{+} - Nu^{-} \longrightarrow \left[\diagdown C - O^{-} \atop Nu \right] A^{+} \longrightarrow \diagdown C - OA \atop Nu$$

对于同一种亲核试剂，亲核加成的难易取决于羰基上碳原子的正电性的高低及位阻效应的大小。羰基上碳原子的正电性越低或位阻效应越大，亲核试剂就越不容易靠近，反应就越难进行。由于烷基供电子的诱导效应，降低了羰基上碳原子的正电性。所谓位阻效应是指分子中相邻的原子或原子团，在空间所占的体积和位置而产生的影响，酮基与两个烃基相连，增大其位阻效应，所以在许多亲核加成反应中，酮一般不如醛活泼。脂肪族醛、酮亲核加成反应活性顺序如下：

$$\underset{\text{H}}{\overset{\text{O}}{\text{H—C—H}}} > \underset{\text{R}}{\overset{\text{O}}{\text{R—C—H}}} > \underset{\text{R}}{\overset{\text{O}}{\text{R—C—CH}_3}} > \underset{\text{R}}{\overset{\text{O}}{\text{R—C—R}'}}$$

芳香醛、酮系列，主要考虑芳环上取代基的电性效应。芳环上的吸电子基使羰基碳原子的正电性增加，活性增强；供电子基使羰基碳原子的正电性降低，活性也就降低。例如：

$$O_2N\text{—}\underset{}{\overset{\text{O}}{\text{C—H}}} > \underset{}{\overset{\text{O}}{\text{C—H}}} > CH_3\text{—}\underset{}{\overset{\text{O}}{\text{C—H}}}$$

醛和酮可以与氢氰酸、亚硫酸氢钠、醇和氨的衍生物（如羟胺、苯肼等）等试剂发生亲核加成反应。加成产物都是亲核试剂中的氢与羰基上的氧相结合，其余部分则连接到羰基的碳上。

$$\diagdown C = O + \begin{cases} \text{H}\text{—CN} & \text{氢氰酸} \\ \text{H}\text{—SO}_3\text{Na} & \text{亚硫酸氢钠} \\ \text{H}\text{—OR} & \text{醇} \\ \text{H}\text{—NHOH} & \text{羟胺} \\ \text{H}\text{—NHNH}_2 & \text{肼} \\ \text{H}\text{—NHNH—}\bigcirc & \text{苯肼} \end{cases} \longrightarrow \text{加成产物}$$

（1）加氢氰酸 醛、脂肪族甲基酮和 8 个碳原子以下的环酮与氢氰酸发生加成反应，生成 α-羟基腈。羟基腈在酸性溶液中水解，即可得到羟基酸。

$$\underset{\text{CH}_3(\text{H})}{\overset{\text{R}}{\text{C}}} \overset{\delta^+}{=} \overset{\delta^-}{\text{O}} + \text{H}^+\text{—CN}^- \rightleftharpoons \underset{\text{CN}}{\overset{\text{R}}{\text{CH}_3(\text{H})\text{C—OH}}}$$

α-羟基腈

例如：

$$\underset{}{\overset{\text{O}}{\text{CH}_3\text{—C—H}}} + \text{HCN} \longrightarrow \underset{\text{OH}}{\overset{\text{H}}{\text{CH}_3\text{—C—CN}}} \xrightarrow{\text{H}^+,\ \text{H}_2\text{O}} \underset{\text{OH}}{\overset{\text{H}}{\text{CH}_3\text{—C—COOH}}}$$

α-羟基丙酸（乳酸）

从上面的例子可以看出，生成物比反应物增加了一个碳原子，因此这个反应可用来增长化合物的碳链。

氢氰酸是一个弱酸，其解离过程为：

$$HCN \underset{H^+}{\overset{OH^-}{\rightleftharpoons}} CN^- + H^+$$

如果在醛、酮与氢氰酸反应中加入少量碱时，促使 HCN 的解离，使 CN^- 浓度增大，则反应速率明显加快。但如果加入少量酸时，抑制 HCN 的解离，则反应速率减慢。碱性能加速羰基与氢氰酸的加成反应，表明氢氰酸不是以分子，而是以 CN^- 及 H^+ 参加反应的。一般认为，碱催化下氢氰酸与羰基加成反应的机理如下：

$$\underset{}{\overset{\delta^+}{C}} \overset{\delta^-}{=} O + CN^- \underset{}{\overset{慢}{\rightleftharpoons}} \underset{CN}{\overset{}{C}} - O^- \overset{H^+}{\underset{快}{\rightleftharpoons}} \underset{CN}{\overset{}{C}} - OH$$

又因碱的加入，能增加 CN^- 的浓度，CN^- 首先与羰基带部分正电荷的碳结合，也就是说，CN^- 具有亲核性，是亲核试剂，反应是由亲核试剂的进攻而引起的。

（2）加亚硫酸氢钠　醛、脂肪族甲基酮和 8 个碳原子以下的环酮都能与过量的饱和亚硫酸氢钠溶液（40%）发生加成反应，生成 α-羟基磺酸钠。α-羟基磺酸钠溶于水，但不溶于饱和亚硫酸氢钠溶液而析出白色结晶。

$$\underset{CH_3(H)}{\overset{R}{C}} \overset{\delta^+}{=} \overset{\delta^-}{O} + Na^+ \bar{S}O_3H \rightleftharpoons \underset{CH_3(H)}{\overset{R}{\underset{SO_3H}{C}}} - ONa \rightleftharpoons \underset{CH_3(H)}{\overset{R}{\underset{SO_3Na}{C}}} - OH \downarrow$$

$$\text{α- 羟基磺酸钠}$$

例如：

$$CH_3 - \overset{O}{\overset{\|}{C}} - CH_3 + NaHSO_3 \rightleftharpoons \underset{CH_3}{\overset{CH_3}{\underset{SO_3Na}{C}}} - OH \downarrow$$

上述反应也是可逆反应，常加入过量的饱和亚硫酸氢钠溶液，促使反应向右移动。同时由于 α-羟基磺酸钠遇酸或碱，可恢复成原来的醛或酮，所以可利用这一性质来分离和提纯醛、酮。

此外，药物分子中含有磺酸基后，能增加药物分子水溶性。例如合成鱼腥草素的分子中就含有磺酸基，可制成注射剂使用，有抗菌消炎作用。

$$CH_3(CH_2)_8\overset{O}{\overset{\|}{C}} - CH_2\underset{OH}{\overset{}{C}}HSO_3Na$$

（3）加醇　醛与醇在干燥氯化氢的催化下，发生加成反应，生成半缩醛。

$$R - \overset{O}{\overset{\|}{C}} - H + H - OR' \overset{干燥\ HCl}{\rightleftharpoons} R - \underset{H}{\overset{OH}{C}} - OR'$$

$$\text{半缩醛}$$

开链的半缩醛是一类不稳定的化合物，能继续与另一分子醇作用，失去一分子水生成缩醛。

$$\underset{\underset{H}{|}}{\overset{\overset{OH}{|}}{R-C-OR'}} + H-OR' \underset{}{\overset{干燥\ HCl}{\rightleftharpoons}} \underset{\underset{H}{|}}{\overset{\overset{OR'}{|}}{R-C-OR'}}$$
缩醛

　　缩醛是具有水果香味的液体，性质与醚相近。缩醛对氧化剂和还原剂都很稳定，在碱性溶液中也相当稳定，但在酸性溶液中则可以水解生成原来的醛和醇。在有机合成中，常先将含有醛基的化合物转变成缩醛，然后再进行其他化学反应，最后使缩醛转变为原来的醛，这样可以保护醛基不被破坏。例如：

$$CH_3CH=CHCHO \xrightarrow{C_2H_5OH/干燥\ HCl} CH_3CH=CHCH\overset{\overset{OC_2H_5}{|}}{-}OC_2H_5$$

$$\xrightarrow[H_2O]{稀冷\ KMnO_4} CH_3\underset{\underset{OH}{|}}{\overset{\overset{OH}{|}}{CH}}\overset{\overset{OC_2H_5}{|}}{CH}CH-OC_2H_5 \xrightarrow[H_2O]{H^+} CH_3\underset{\underset{OH}{|}}{\overset{\overset{OH}{|}}{CH}}CHCHO$$

　　酮在同样情况下不易生成缩酮，但与乙二醇作用能形成环状的缩酮。

$$\underset{R'}{\overset{R}{>}}C=O + \begin{matrix}HOCH_2\\HOCH_2\end{matrix} \overset{干燥\ HCl}{\rightleftharpoons} \underset{R'}{\overset{R}{>}}C\underset{\underset{O-CH_2}{}}{\overset{\overset{O-CH_2}{}}{<}}$$

　　若在同一分子中既含有羰基又含有羟基，则有可能在分子内生成环状半缩醛（酮）。半缩醛（酮）、缩醛（酮）比较重要，它是学习糖类化合物的基础，将在以后讨论。

　　（4）加格氏试剂　格氏试剂中的 $\overset{\overset{.\delta^-}{}}{C}-\overset{\overset{\delta^+}{}}{Mg}$ （碳镁键）是极性键，碳带部分负电荷，镁带部分正电荷，因此与镁相连的烷基（R—）极易与羰基化合物发生亲核加成反应。

$$\overset{\delta^+}{>}\overset{\delta^-}{C}=\overset{\delta^-}{O} + \overset{\delta^+}{R}-MgX \xrightarrow{无水乙醚} \underset{R}{\overset{\overset{|}{}}{>}}C-OMgX \xrightarrow{H_3O^+} \underset{}{>}C-OH + Mg(OH)X$$

　　格氏试剂与甲醛反应得到比格氏试剂中的烃基多一个碳原子的伯醇；与其他的醛反应得到仲醇；与酮反应得到叔醇。

$$\overset{\delta^-}{R}-\overset{\delta^+}{MgX} \begin{cases} \overset{①\ HCHO}{\underset{②\ H_3O^+}{\longrightarrow}} RCH_2OH \quad 伯醇 \\ \overset{①\ R'CHO}{\underset{②\ H_3O^+}{\longrightarrow}} RCHR' \overset{\overset{OH}{|}}{} \quad 仲醇 \\ \overset{①\ R'COR''}{\underset{②\ H_3O^+}{\longrightarrow}} R-\underset{\underset{R''}{|}}{\overset{\overset{OH}{|}}{C}}-R' \quad 叔醇 \end{cases}$$

　　（5）加氨的衍生物　许多氨的衍生物如羟胺、肼、苯肼、2,4-二硝基苯肼和氨基脲等，用通式 H_2N-Y 表示，可以与醛、酮的羰基发生亲核加成反应，然后加成物脱水，形成含有 $\overset{}{>}C=N-Y$ 结构的化合物。其反应过程可表示如下。

$$\underset{R'(H)}{\overset{R}{>}}\overset{\delta^+}{C}=\overset{\delta^-}{O} + H_2\ddot{N}-Y \longrightarrow \underset{R'(H)}{\overset{R}{>}}\underset{\underset{OH}{|}}{\overset{\overset{|}{}}{C}}-N-Y \xrightarrow{-H_2O} \underset{R'(H)}{\overset{R}{>}}C=N-Y$$
氨的衍生物　　　　　加成物

其中—Y：—OH，—NH$_2$，—NH—$\langle$苯环$\rangle$，—NH—$\langle$苯环带O$_2$N和NO$_2$$\rangle$，—NH—$\overset{O}{\overset{\|}{C}}$—NH$_2$ 相应的产物分别为肟、腙、苯腙、2,4-二硝基苯腙和缩氨脲。上述反应也可简单表示如下。

$$\underset{R'(H)}{\overset{R}{C}}{=}O + H_2N{-}Y \longrightarrow \underset{R'(H)}{\overset{R}{C}}{=}N{-}Y + H_2O$$

例如：

$$CH_3CHO + H_2N{-}OH \longrightarrow CH_3CH{=}N{-}OH + H_2O$$

$$\underset{\text{羟胺}}{} \qquad \underset{\text{乙醛肟}}{}$$

$$\langle 苯环\rangle{-}CHO + H_2N{-}NH_2 \longrightarrow \langle 苯环\rangle{-}CH{=}N{-}NH_2 + H_2O$$

$$\underset{\text{肼}}{} \qquad \underset{\text{苯甲醛腙}}{}$$

$$\underset{CH_3}{\overset{CH_3}{C}}{=}O + H_2N{-}NH{-}\langle 苯环\rangle \longrightarrow \underset{CH_3}{\overset{CH_3}{C}}{=}N{-}NH{-}\langle 苯环\rangle + H_2O$$

$$\underset{\text{2,4-二硝基苯肼}}{} \qquad \underset{\text{丙酮2,4-二硝基苯腙}}{}$$

羟胺、肼、2,4-二硝基苯肼等氨的衍生物称作羰基试剂。这些试剂与醛、酮的加成产物都是很好的结晶，特别是2,4-二硝基苯肼几乎能与所有的醛、酮发生反应，生成橙黄色或橙红色2,4-二硝基苯腙固体沉淀，且有固定的熔点，因而常用来鉴别醛、酮。此外，肟、腙等在稀酸作用下能够水解为原来的醛和酮，也可利用这一性质来分离和提纯醛、酮。

（6）与魏悌锡试剂反应　魏悌锡试剂（Wittig reagent）是由具有亲核性的三苯基膦（C$_6$H$_5$)$_3$P 与卤代烷进行亲核取代反应制得的季鏻盐，再用强碱例如苯基锂（C$_6$H$_5$Li）处理除去 α-氢而制得。

$$(C_6H_5)_3P + RCH_2X \xrightarrow{C_6H_6} (C_6H_5)_3P^+RCH_2X^- \xrightarrow[C_6H_5Li]{-HX} (C_6H_5)_3P{=}CHR$$

$$\underset{\text{季鏻盐}}{} \qquad \underset{\text{魏悌锡试剂}}{\phantom{(C_6H_5)_3P{=}CHR}}$$

醛、酮与魏悌锡试剂作用脱去1分子氧化三苯基膦生成烯烃，称为魏悌锡反应，反应通式为：

$$\underset{(R')H}{\overset{R}{C}}{=}O + (C_6H_5)_3P{=}\underset{R'''}{\overset{R''}{C}} \longrightarrow \underset{(R')H}{\overset{R}{C}}{=}\underset{R'''}{\overset{R''}{C}} + (C_6H_5)_3P{=}O$$

例如：

$$\langle 苯环\rangle{-}CHO + (C_6H_5)_3P{=}\underset{CH_3}{\overset{CH_3}{C}} \longrightarrow \langle 苯环\rangle{-}CH{=}\underset{CH_3}{\overset{CH_3}{C}} + (C_6H_5)_3P{=}O$$

2. α-活泼氢的反应

醛、酮分子中 α-碳上的氢受羰基的影响变得活泼。这是由于羰基的吸电子性使碳氢键的极性增强，氢原子有质子化的倾向，故 α-碳上的氢比较活泼，容易发生反应，故称为 α-活泼氢反应。

（1）羟醛缩合反应　在稀碱的作用下，一分子醛的 α-氢加到另一分子醛羰基的氧上，其余部分加到羰基的碳上，生成既含有羟基又含有醛基的 β-羟基醛（醇醛）。例如：

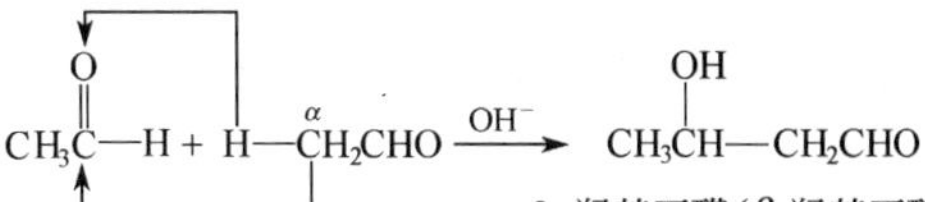

$$CH_3\overset{\cdots}{C}-H + H-CH_2CHO \xrightarrow{OH^-} CH_3\overset{OH}{\underset{}{CH}}-CH_2CHO$$

3-羟基丁醛（β-羟基丁醛）

若生成的 β-羟基醛仍有 α-H 时，则在碱或酸性溶液中加热作用下发生脱水反应，生成 α,β-不饱和醛，这类反应称为羟醛缩合或醇醛缩合反应。

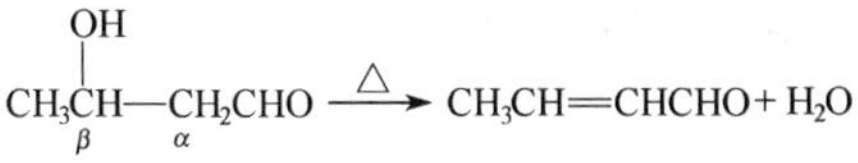

$$CH_3\underset{\beta}{\overset{OH}{CH}}-\underset{\alpha}{CH_2}CHO \xrightarrow{\triangle} CH_3CH=CHCHO + H_2O$$

羟醛缩合反应机理如下：首先，催化剂碱夺取醛（或酮）分子中的 α-氢，生成碳负离子。

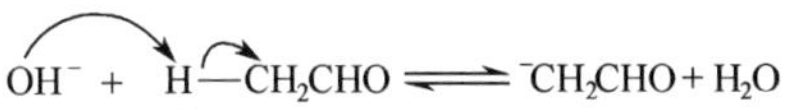

$$OH^- + H-CH_2CHO \rightleftharpoons {}^-CH_2CHO + H_2O$$

碳负离子

碳负离子作为亲核试剂进攻另一醛分子中羰基的碳原子，生成氧负离子。氧负离子从水中夺取质子生成羟基醛或醇醛。

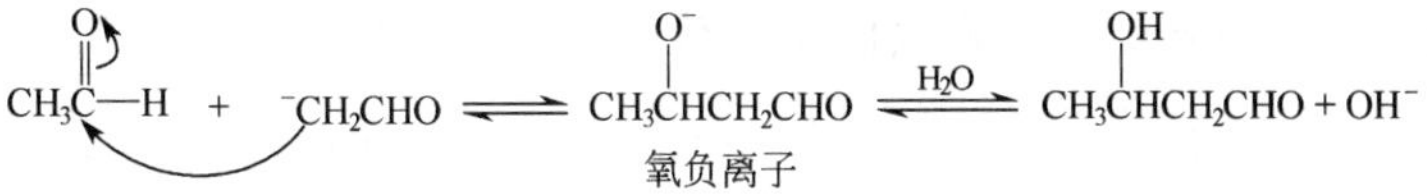

$$CH_3\overset{O}{\overset{\|}{C}}-H + {}^-CH_2CHO \rightleftharpoons CH_3\overset{O^-}{\underset{}{CH}}CH_2CHO \xrightarrow{H_2O} CH_3\overset{OH}{\underset{}{CH}}CH_2CHO + OH^-$$

氧负离子

含有 α-氢的酮也可以发生类似的反应，生成 β-羟基酮，脱水后生成 α,β-不饱和酮，但反应较难进行。例如：

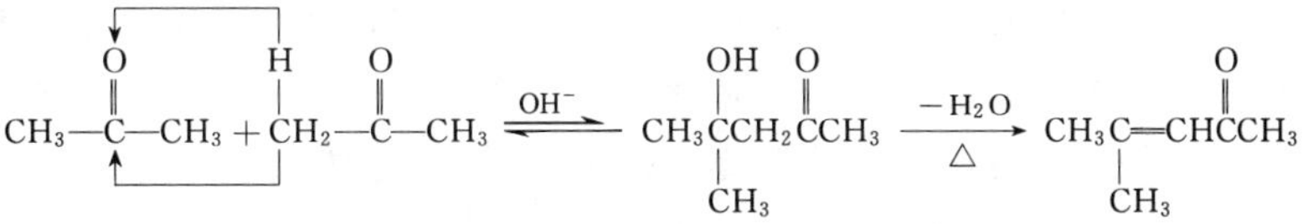

$$CH_3\overset{O}{\overset{\|}{C}}-CH_3 + CH_2-\overset{O}{\overset{\|}{C}}-CH_3 \rightleftharpoons CH_3\overset{OH}{\underset{}{C}}CH_2\overset{O}{\overset{\|}{C}}CH_3 \xrightarrow[\triangle]{-H_2O} CH_3\overset{}{C}=CHCCH_3$$

当 2 种不同的含 α-H 的醛（或酮）在稀碱作用下发生羟醛（或酮）缩合反应时，由于交叉羟醛缩合的结果会得到 4 种不同的产物，分离困难，意义不大。若选用一种不含 α-H 的醛和另一种含 α-H 的醛进行缩合，控制反应条件可得到单一产物。例如：

$$HCHO + (CH_3)_2CHCHO \xrightarrow[40℃]{稀\ Na_2CO_3} HOCH_2C(CH_3)_2CHO$$

由芳香醛和脂肪醛酮通过交叉羟醛缩合制得生成 α,β-不饱和醛（或酮），称为克莱森-许密特反应（Claisen Schmidt reaction）。例如：

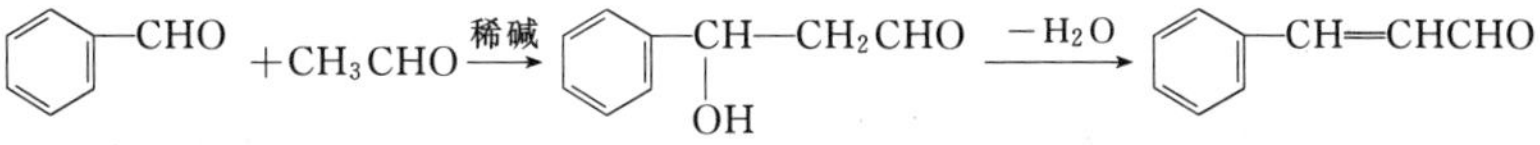

羟醛缩合反应图示

（2）卤代和卤仿反应　醛、酮的 α-氢易被卤素取代，生成 α-卤代醛（酮），若在酸的存在下，卤代反应可控制得到一卤代产物。例如：

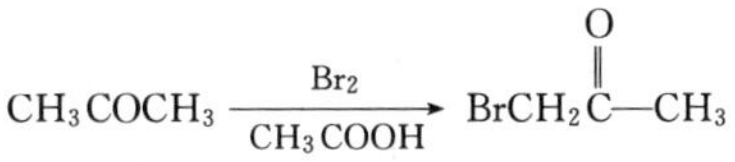

$$CH_3COCH_3 \xrightarrow[CH_3COOH]{Br_2} BrCH_2\overset{O}{\overset{\|}{C}}-CH_3$$

在碱的催化下，卤代反应不能控制生成一卤代产物，而是生成多卤代物。3 个 α-氢的醛（酮），例如乙醛和甲基酮，能与卤素的碱性溶液作用，生成三卤代物。三卤代物在碱性溶液中不稳定，立刻分解成三卤甲烷（卤仿）和羧酸盐，称为卤仿反应。其反应过程如下：

$$X_2 + 2NaOH \longrightarrow NaOX + NaX + H_2O$$

$$CH_3-\overset{O}{\underset{}{C}}-H(R) + 3NaOX \longrightarrow CX_3-\overset{O}{\underset{}{C}}-H(R) + 3NaOH$$

$$CX_3-\overset{O}{\underset{}{C}}-H(R) + NaOH \longrightarrow CHX_3\downarrow + (R)HCOONa$$

如果上述反应中卤素是碘，则反应产物是碘仿，这就是碘仿反应。碘仿是淡黄色结晶，有特殊气味，容易识别，故碘仿反应常用来鉴别乙醛和甲基酮。因次碘酸钠具有氧化性，可把乙醇和结构为 $CH_3CHR(Ar)$ 的醇分别氧化成相应的乙醛或甲基酮，故它们也可发生碘仿反应。例如：
$$\underset{OH}{}$$

$$CH_3CH_2OH \xrightarrow{NaOI} CH_3CHO \xrightarrow{NaOI} CHI_3\downarrow + HCOONa$$
$$\text{碘仿}$$

$$CH_3\underset{OH}{CH}CH_3 \xrightarrow{NaOI} CH_3\underset{O}{C}CH_3 \xrightarrow{NaOI} CHI_3\downarrow + CH_3COONa$$
$$\text{碘仿}$$

因此碘仿反应可作为乙醇、甲基醇、乙醛和甲基酮等化合物的鉴别反应。

碘仿反应所得到的羧酸比相应的醇或酮少一个碳原子，是缩短碳链的一种方法。碘仿反应也可以用来制备一些用其他方法难以制备的羧酸。例如：

$$(CH_3)_3C\underset{O}{C}CH_3 \xrightarrow{I_2, NaOH} (CH_3)_3CCOONa + CHI_3\downarrow$$
$$\xrightarrow{H^+} (CH_3)_3CCOOH$$

3. 还原反应

用不同的还原剂，可将醛酮分子中的羰基还原成醇羟基，也可以还原成亚甲基。

（1）羰基还原成醇羟基　醛酮羰基在催化剂 Pt、Ni、Pd 等存在下，可催化加氢，将羰基还原成醇羟基。若分子结构中有碳碳双键也同时被还原。例如：

$$CH_3CH=CHCHO \xrightarrow[Ni]{N_2} CH_3CH_2CH_2CH_2OH$$

用金属氢化物如氢化锂铝、硼氢化钠等则只选择性地把羰基还原成醇羟基，而分子中碳碳双键不被还原。例如：

$$CH_3CH=CHCHO \xrightarrow[\text{或 } NaBH_4]{LiAlH_4} CH_3CH=CHCH_2OH$$

另一选择性还原剂就是异丙醇铝，只把羰基还原成醇羟基，而其他不饱和基团不受影响。例如：

$$\text{（环己烯）-CHO} + CH_3\underset{OH}{CH}CH_3 \xrightarrow{Al[OCH(CH_3)_2]_3} \text{（环己烯）-CH_2OH} + CH_3\underset{O}{C}CH_3$$

该反应称为麦尔外因-彭杜尔夫（Meerwein-Ponndorf）还原反应，它的逆反应是欧芬脑尔（Oppenauer）氧化反应。

（2）羰基还原成亚甲基　醛、酮与锌汞齐及浓盐酸回流反应，羰基被还原成亚甲基，这一反应称为克莱门森还原法（Clemmensen reduction）。例如：

$$\text{（环己酮）} \xrightarrow[\triangle]{Zn-Hg, HCl} \text{（环己烷）}$$

此法还原芳香酮的产率较高，是合成带侧链芳烃的一种方法。但此法只适用于对酸稳定的化合物。

对酸不稳定而对碱稳定的醛、酮，可用乌尔夫-凯惜纳尔还原法。该法是将醛或酮与无水肼作用生成腙，然后将腙、醇钠和无水乙醇在封闭管或高压釜中加热反应，反应温度高，操作不方便。

$$\underset{R'(H)}{\overset{R}{C}}{=}O \xrightarrow{NH_2NH_2} \underset{R'(H)}{\overset{R}{C}}{=}NNH_2 \xrightarrow[\triangle]{NaOC_2H_5} \underset{R'(H)}{\overset{R}{C}}H_2 + N_2\uparrow$$

我国化学家黄鸣龙对反应作了改进，用氢氧化钠（或氢氧化钾），85%水合肼代替醇钠和无水肼，在高沸点溶剂如聚乙二醇中，常压下即可进行反应，改良后的方法称为乌尔夫-凯惜纳尔-黄鸣龙反应还原法（Wolff Kishner Huang Ming Long reduction）。例如：

$$\bigcirc\overset{O}{\overset{\|}{C}}-CH_3 \xrightarrow[(HOCH_2CH_2)_2O,\triangle]{NH_2NH_2,NaOH} \bigcirc-CH_2-CH_3$$

4. 氧化反应

由于醛的羰基上连接氢原子，很容易被氧化，故醛有还原性。它不但可被强的氧化剂如高锰酸钾氧化，也可被弱的氧化剂如托伦试剂（Tollens reagent）和斐林试剂（Fehling reagent）所氧化，而酮却不能。

托伦试剂是由硝酸银和过量氨水配制而成的无色溶液。醛与托伦试剂共热，醛被氧化，而托伦试剂被还原成金属银析出，在反应容器内壁形成明亮的银镜，故称银镜反应。

$$RCHO + 2Ag(NH_3)_2OH \xrightarrow{\triangle} RCOONH_4 + 2Ag\downarrow + 3NH_3 + H_2O$$
银镜

斐林试剂是由硫酸铜和酒石酸钾钠的氢氧化钠溶液配制而成的深蓝色溶液，醛与斐林试剂共热，生成砖红色的氧化亚铜沉淀。甲醛比其他醛的还原能力强，与斐林试剂作用析出铜镜，又称铜镜反应。

$$RCHO + 2Cu^{2+}(配离子) + 4OH^- \xrightarrow{\triangle} RCOONa + Cu_2O\downarrow + 2H_2O$$
氧化亚铜（砖红色）

$$HCHO + Cu^{2+}(配离子) + 2OH^- \xrightarrow{\triangle} HCOONa + Cu\downarrow + 2H_2O$$
铜镜

利用上述两反应可把醛与酮区别开来，但芳香醛不与斐林试剂作用，据此可把脂肪醛和芳香醛区别开来。

酮不被上述两种弱氧化剂所氧化，但可被强氧化剂氧化，发生碳碳键断裂，生成多种羧酸的混合物，无实际应用价值，环酮可氧化成二元羧酸。例如：

$$\bigcirc{=}O \xrightarrow{浓\ HNO_3} \underset{CH_2CH_2COOH}{\overset{CH_2CH_2COOH}{|}}$$

5. 康尼查罗反应

两分子不含 α-氢的醛在浓碱作用下发生醛分子之间的氧化还原反应，即一分子醛被还原成醇，另一分子醛被氧化成羧酸，这一反应称为康尼查罗反应（Cannizzaro reduction reaction）。

$$2HCHO \xrightarrow{浓\ NaOH} CH_3OH + HCOONa$$
甲酸钠

$$2 \underset{}{\bigcirc}\text{—CHO} \xrightarrow{\text{浓 NaOH}} \bigcirc\text{—CH}_2\text{OH} + \bigcirc\text{—COONa}$$

苯甲酸钠

如果是两种不含 α-氢的醛在浓碱条件下作用，则发生交叉康尼查罗反应，得到的产物是混合物。若两种醛其中一种是甲醛，由于甲醛的还原性最强，所以甲醛总是被氧化成酸而另一醛被还原成醇。例如：

$$\bigcirc\text{—CHO} + \text{HCHO} \xrightarrow{\text{浓 NaOH}} \bigcirc\text{—CH}_2\text{OH} + \text{HCOONa}$$

季戊四醇合成中的最后一步就采用此反应。

$$\text{HOCH}_2\text{—C}\text{—CHO} + \text{HCHO} \xrightarrow{\text{浓 NaOH}} \text{HOCH}_2\text{—C}\text{—CH}_2\text{OH} + \text{HCOONa}$$

（两个碳上下各连 CH_2OH）

季戊四醇

季戊四醇是重要的化工原料，也可用于合成血管扩张药季戊四醇四硝酸酯，工程塑料聚氯醚和油漆用醇酸树脂等。

6. 显色反应

把二氧化硫通入品红（一种红色染料）的水溶液中，至红色刚好消失，所得的无色溶液称为席夫试剂（Schiff reagent），醛与席夫试剂作用显紫红色。甲醛显色后加硫酸不褪色，其他醛所显的颜色则褪去，常用此显色反应鉴别醛类化合物。

四、重要的醛和酮

1. 甲醛

甲醛（HCHO）又称蚁醛，常温下为气体，沸点 $-21\,^{\circ}\text{C}$，易溶于水。甲醛有凝固蛋白质的作用，因而具杀菌能力。福尔马林是 40% 甲醛水溶液，用作消毒剂和防腐剂。

甲醛分子中羰基与 2 个氢原子相连，因此化学性质比其他醛活泼，容易被氧化，又极易聚合。甲醛聚合成多聚甲醛，多聚甲醛在加热（$160\sim200\,^{\circ}\text{C}$）时，解聚而产生甲醛。多聚甲醛是气态甲醛的方便来源，由于这种性质多聚甲醛可以用作仓库的熏蒸剂，用来进行消毒杀菌。甲醛在水溶液中的聚合可用下式表示：

$$\text{HCHO} + \text{H}_2\text{O} \longrightarrow \text{HO—CH}_2\text{—OH} \xrightarrow{n\text{HCHO}} \text{HO—CH}_2\text{（O—CH}_2\text{）}_n\text{OH}$$

甲醛溶液与氨共同蒸发，生成环六亚甲基四胺 $[(\text{CH}_2)_6\text{N}_4]$，药名称乌洛托品（urptropine）。乌洛托品为粉末，熔点 $263\,^{\circ}\text{C}$，易溶于水，在医药上用作利尿剂及尿道消毒剂。

$$4\text{NH}_3 + 6\text{HCHO} \longrightarrow (\text{CH}_2)_6\text{N}_4 + 6\text{H}_2\text{O}$$

乌洛托品

2. 乙醛

乙醛（CH_3CHO）是无色易挥发的液体，有刺激性臭味，沸点 $21\,^{\circ}\text{C}$，可溶于水、乙醇、乙醚中。乙醛具有醛的典型性质，也易聚合。工业用乙醛可由乙炔水合或加热加压下由乙烯氧化制得。

$$\text{CH}_2\text{=CH}_2 + \frac{1}{2}\text{O}_2 \xrightarrow[\text{CuCl}_2]{\text{PdCl}_2} \text{CH}_3\text{CHO}$$

乙醛是重要的工业原料，可用于制备乙酸，乙醇和季戊四醇。

三氯乙醛是乙醛的重要衍生物，它一般不从乙醛氯代直接制得，而是由乙醇与氯气作用而得。其反应为：

$$C_2H_5OH \xrightarrow[FeCl_3]{Cl_2} Cl_3C-\overset{\overset{OH}{|}}{\underset{\underset{OC_2H_5}{|}}{C}}-H \xrightarrow{\triangle} Cl_3CCHO$$

三氯乙醛由于 3 个氯原子的吸电子效应，羰基活性大为提高，可与水形成稳定的水合物，称为水合三氯乙醛，简称水合氯醛。

$$Cl_3CCHO+H_2O \longrightarrow Cl_3C-\overset{\overset{OH}{|}}{\underset{\underset{OH}{|}}{C}}-H$$

水合氯醛是无色透明棱柱形晶体，熔点 57℃，有特臭，味微苦、易溶于水、乙醇及乙醚。其 10% 水溶液在临床上作为长时间作用的催眠药，用于失眠、烦躁不安及惊厥，长期服用不易引起累积性中毒，但对胃有刺激性。

3. 苯甲醛

苯甲醛（C_6H_5CHO）是最简单的芳香醛，为无色液体，沸点 179℃，有强烈苦杏仁味，微溶于水，易溶于乙醇和乙醚中。苯甲醛易被空气氧化成白色的苯甲酸固体。

$$\text{〇—CHO} \xrightarrow{O_2} \text{〇—COOH}$$

苯甲醛在工业上用来制造染料、香精，也是合成芳香族化合物的原料。

4. 丙酮

丙酮（CH_3COCH_3）是最简单的酮，为无色易挥发易燃的液体，沸点 56℃，具有特殊的气味，与极性及非极性液体均能混溶，与水能以任意比例混溶。丙酮可用作醋酸纤维、树脂、油脂假漆及乙炔的溶剂。丙酮为制造有机玻璃的原料，在医药工业上，可用来制备氯仿及碘仿，也是用热裂法制备乙烯酮的原料。

5. 香荚兰醛

香荚兰醛又称香草醛，为白色结晶，熔点 80～81℃，其结构为：

$$\text{CH}_3\text{O—〇—CHO，HO—}$$

从结构上看，它应具有苯酚、芳香醚和芳香醛的化学性质，有特殊的香味，可用作饲料，仪器的香料或药剂中的矫味剂。

6. 苯乙酮

苯乙酮为淡黄色液体，不溶于水，是合成苯乙烯的中间体。苯乙酮是芳香酮的代表，可由傅-克反应制得，工业上由氧化乙苯制备。

$$\text{〇—CH}_2\text{CH}_3 +O_2 \xrightarrow[130℃]{(CH_3COO)_2Mn} \text{〇—}\overset{\overset{O}{\|}}{C}\text{CH}_3 +H_2O$$
苯乙酮

7. 视黄醛

视黄醛是构成细胞内感光物质的化合物。视黄醛有多种异构体，其中最重要的是 9-或 11-顺视黄醛，这是因为这两种视黄醛与视蛋白结合生成感光物质视紫红质。如果 11-顺视黄醛数量不足将使视紫红质减少导致夜盲症。11-顺视黄醛在体内可由维生素 A 转变而来，故补充维生素 A 有助于防治夜盲症。

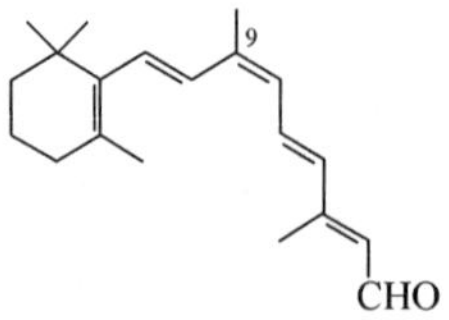

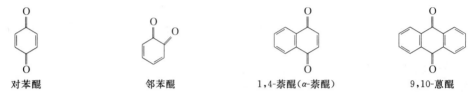

9-顺视黄醛 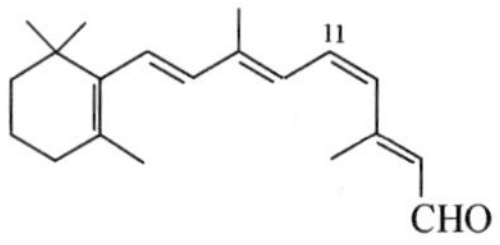   11-顺视黄醛

五、醌

醌是一类具有共轭结构的 α,β-不饱和环二酮类化合物。醌类化合物是以相应芳烃的衍生物来命名，由苯衍生而来的称苯醌，也有相应的萘醌和蒽醌等。例如：

对苯醌　　　　　　邻苯醌　　　　　1,4-萘醌（α-萘醌）　　　　9,10-蒽醌

醌都是固体，通常都有颜色，对位醌大多为黄色，邻位醌大多为红色或橘色。

醌从结构来看是不饱和的环二酮，分子中含有碳碳双键和羰基，因此应具有烯烃和羰基化合物的性质。例如，能与卤素、卤化氢、羟胺和氢氰酸等发生亲核加成反应；醌又具有 α,β-不饱和酮的性质，以 1,4-加成为主。

对苯醌是最简单的醌，为黄色固体，微溶于水，有特殊的刺激气味。对苯醌很容易与蛋白质结合，能使皮肤着色，可用于制革工业。

α-萘醌为黄色固体。在动植物体内许多具生理活性的化合物都含有 α-萘醌的结构。例如具有促进凝血功能的维生素 K_1、K_2，它们广泛存在于自然界中，是 2-甲基-1,4-萘醌的衍生物。维生素 K_3 同样具有凝血能力，它是由人工合成方法制得，是黄色固体，熔点 105～107℃，难溶于水，溶于植物油或其他有机溶剂，医药上维生素 K_3 是它的亚硫酸氢钠加成物。维生素 K_1、K_3 的结构式如下：

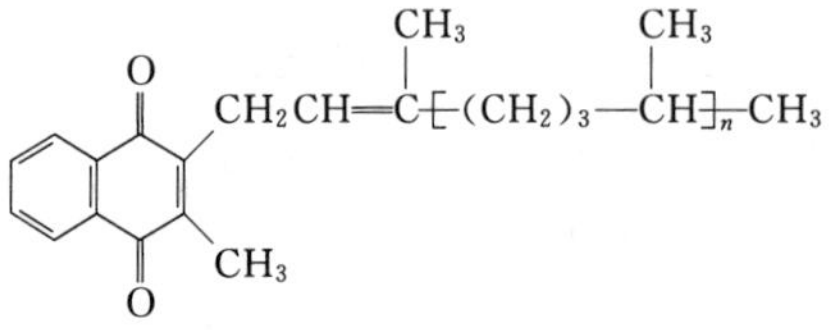

维生素 K_1 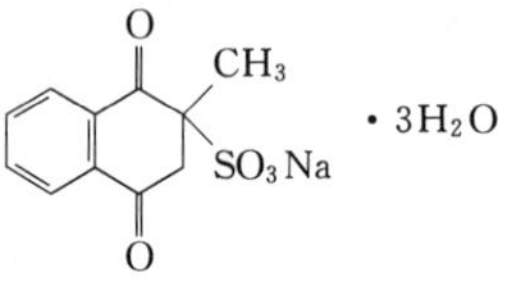　　　　　　　　　　　　　维生素 K_3

习　题

1. 命名下列化合物。

(1) $(CH_3)_3CCH_2-\overset{\displaystyle O}{\overset{\|}{C}}-H$

(2) $CH_3CH_2\overset{\displaystyle O}{\overset{\|}{C}}C=CHCH_3$

(3)

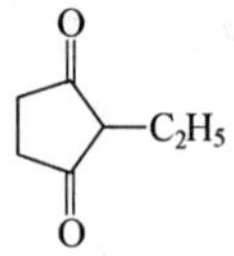

(4)

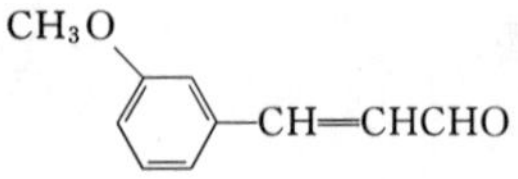

(5)

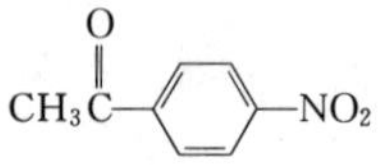

(6)

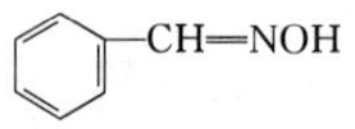

(7)

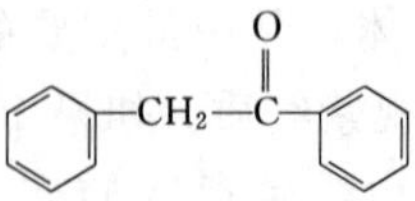

(8) 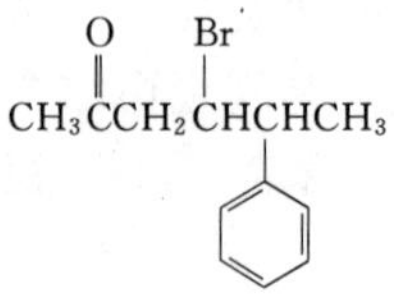 $CH_3\overset{\displaystyle O}{\overset{\|}{C}}CH_2-\overset{Br}{\overset{|}{C}}HCHCH_3$

(9)

94

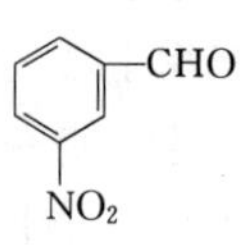

2. 试写出苯甲醛与下列试剂反应（如果有反应）的主要产物。

(1) Tollens 试剂　　　(2) Fehling 试剂　　　(3) H_2/Ni　　　　(4) $LiAlH_4$

(5) HCN　　　　　　(6) $HOC_2H_4OH/干\ HCl$　(7) NH_2OH　　　(8) $C_6H_5NHNH_2$

(9) $H_2NHNCONH_2$　(10) $K_2Cr_2O_7/H^+$　　　　(11) $C_6H_5CH(OH)CH_3$　(12) $C_6H_5CH_2COCH_3$

3. 完成下列反应式。

(1) $+CH_3CHO \xrightarrow[\triangle]{OH^-}$

(2) $CH_3CH_2CHO \xrightarrow{CH_3MgBr} \xrightarrow{H_3O^+}$

(3) $(CH_3)_3CCHO + HCHO \xrightarrow{浓\ NaOH}$

(4) $CH_3COCH_3 \xrightarrow{HCN}$

(5)

(6) $CH_3CH_2CH=CHCH_2CHO \xrightarrow[H^+]{KMnO_4}$

(7) $\xrightarrow{Zn-Hg/HCl}$

(8) $CH_3CH=CHCHO \xrightarrow[干燥\ HCl]{\underset{|}{CH_2OH}\ \underset{|}{CH_2OH}} \xrightarrow[H_2O]{冷稀\ KMnO_4} \xrightarrow{H^+}$

(9) $\xrightarrow{NaBH_4}$

(10) —$COCH_3 \xrightarrow{I_2+NaOH}$

(11) $CH_3CH_2CHO \xrightarrow[\triangle]{OH^-}$

4. 将下列化合物按羰基的亲核加成反应活性排列。

(1) $(CH_3)_3CCOC(CH_3)_3$　　　CH_3COCHO　　　$CH_3COCH_2CH_3$　　　CH_3CHO

(2) 甲醛　　苯甲醛　　　对甲基苯甲醛　　　对硝基苯甲醛

5. 指出下列化合物中，哪些能发生碘仿反应。

(1) CH_3CHO　　　　(2) CH_3CH_2CHO　　　(3) $C_6H_5COCH_3$　　　(4) CH_3CH_2OH

(5) $CH_3CH_2CH_2OH$　(6) $CH_3CH_2\underset{\underset{OH}{|}}{CH}CH_3$

6. 指出下列化合物中，哪些可与托伦试剂反应？哪些可与斐林试剂反应？

(1) $CH_3CH_2COCH_3$　　　(2) $C_6H_5COCH_3$　　　(3) CH_3CH_2CHO　　　(4) C_6H_5CHO

(5) 　　　　　(6) —CHO

7. 推测结构。

(1) 化合物 A 分子式为 $C_{11}H_{14}O_2$，不与碱作用，但与酸性水溶液作用可生成 B（$C_9H_{10}O$）及乙二醇，B 与羟胺作用生成肟，而与托伦试剂作用生成 C，B 与重铬酸钾硫酸液作用生成对苯二甲酸，试推测 A、B、C 可能的结构式。

(2) A 分子式为 $C_{10}H_{10}O$，与苯肼反应有黄色固体产生；A 不与托伦试剂反应；A 用 $I_2/NaOH$ 处理有黄色沉淀 B 生成，同时得到 C；C 用 $KMnO_4/H^+$ 处理生成邻苯二甲酸。推测 A、B、C 可能的结构式。

8. 合成题（无机试剂任选）。

（1）由甲苯和两个碳的有机物合成 $C_6H_5CH_2CH_2OH$

（2）由乙醇合成 2-丁烯-1-醇

（侯伟雄）

第七章 羧酸取代羧酸

羧酸（carboxylic acid）是分子中含有羧基（—COOH）的一类具有酸性的有机化合物。取代羧酸（substituted carboxylic acid）分子中既含有羧基，又含有其他官能团，如—X、—OH、$-\overset{\overset{\displaystyle O}{\|}}{C}-$、—NH$_2$ 等。

羧酸和取代羧酸都广泛存在于自然界中，无论在有机合成或生物代谢中，都是十分重要的物质。

第一节 羧 酸

一、羧酸的分类和命名

羧酸的官能团是羧基（$-\overset{\overset{\displaystyle O}{\|}}{C}-OH$），除甲酸外，羧酸可以看作是烃分子中的氢原子被羧基取代后所生成的化合物。

羧酸可以根据分子中所含的羧基数目分为一元酸、二元酸、多元酸。根据羧基所连烃基的种类分为脂肪酸、脂环酸、芳香酸。而脂肪酸又有饱和酸及不饱和酸两类，见表7-1。

表 7-1 羧酸的分类

羟酸	饱和酸	不饱和酸	脂环酸	芳香酸
一元酸	CH$_3$COOH 乙酸（醋酸）	CH$_3$CH=CHCOOH 2-丁烯酸（巴豆酸）	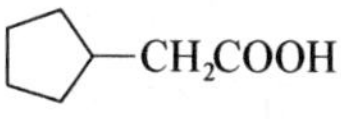 环戊（基）乙酸	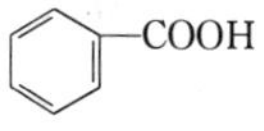 苯甲酸（安息香酸）
二元酸	COOH | COOH 乙二酸（草酸）	CH—COOH ‖ CH—COOH 丁烯二酸	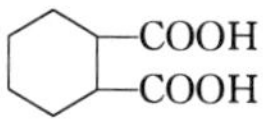 1,2-环己二甲酸	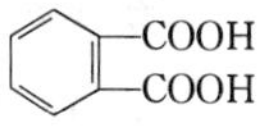 邻苯二甲酸

羧酸的命名有系统命名及俗名（括号中的名称），俗名是根据羧酸的来源命名的。

脂肪羧酸与醛的系统命名基本相同，选择含有羧基的最长碳链为主链，由羧基碳原子开始用阿拉伯数字给主链编号，对于一些简单的羧酸也可用希腊字母 α、β、γ、δ 等从羧基相邻的碳原子开始编号，如 3-甲基丁酸也称 β-甲基丁酸。对于不饱和脂肪酸的命名，应选择含有羧基和不饱和键都在内的最长的碳链为主链，称为"某烯酸"，从羧基开始编号，并把双键的位置注明。例如：

$$\underset{\gamma}{\overset{4}{C}H_3}\underset{\beta}{\overset{3}{C}H}\underset{}{\overset{CH_3}{|}}\underset{}{\overset{2}{C}H_2}\underset{\alpha}{\overset{1}{C}OOH}$$

3-甲基丁酸或 β-甲基丁酸

CH$_3$C=CHCOOH
|
CH$_3$

3-甲基-2-丁烯酸

CH$_3$CH$_2$—C—COOH
‖
CH$_2$

2-乙基丙烯酸

97

命名脂肪二元酸时，应选择含有两个羧基在内最长的碳链为主链，称为某（烯）二酸。

$$HOOCCHCH_2COOH$$
$$\underset{CH_3}{|}$$
2-甲基丁二酸或 α-甲基丁二酸

$$HOOCC=CHCOOH$$
$$\underset{CH_2CH_3}{|}$$
2-乙基丁烯二酸或 α-乙基丁烯二酸

脂环酸和芳香酸的命名，以脂肪酸为母体，把脂环和芳香环看作取代基。

环己基甲酸

α-萘乙酸

3-苯基丙烯酸或 β-苯基丙烯酸(肉桂酸)

二、羧酸的结构

从形式上看，羧基是由羰基和羟基组成的。与醛、酮一样，羰基是由一个 σ 键和一个 π 键组成的，羟基中氧原子的未共用电子对与羰基的 π 键能形成 p-π 共轭体系，从而使羟基氧原子电子密度降低，O—H 键可以断裂而显酸性。实验证明，在羧酸根负离子中两个 C—O 键的键长完全相等，羧基碳与两个氧原子的电子云密度完全平均化，负电荷高度离域，羧酸根负离子比较稳定。任何使羧酸根趋于稳定的因素都可使羧酸酸性增强；反之，则使酸性减弱。

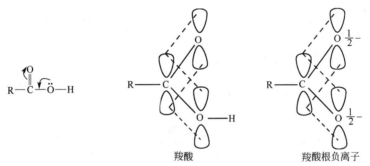

羧酸　　　　　　羧酸根负离子

p-π 共轭也使羰基碳原子电子密度升高，羧酸分子中羰基对亲核试剂的反应活性降低，很难与 HCN、H_2N—OH 等发生亲核加成反应。因此，不能把羧酸的性质简单看作是羰基化合物与醇的性质的加合，而必须把它作为一类新的有机化合物来讨论。

三、羧酸的性质

（一）物理性质

在常温下，低级脂肪酸如甲酸、乙酸、丙酸等是有较强的刺激性气味的液体，它们的水溶液有酸味。丁酸至壬酸是有难闻的酸臭味，癸酸以上的羧酸是固体，气味很弱。脂肪二元酸和芳香酸是结晶形固体。

羧酸是极性化合物，能与水形成氢键，故低级脂肪酸易溶于水。但随着羧酸的分子量的增加，在水中的溶解度降低，癸酸以上的羧酸就不能溶于水了。

羧酸分子之间可以形成比醇更强的氢键，故饱和一元羧酸的沸点比分子量相近的醇要高。如甲酸的沸点 100.7℃，乙醇的沸点只有 78.4℃，乙酸的沸点是 117.9℃，而丙醇的沸点为 97.4℃。

饱和一元羧酸和二元羧酸的熔点的变化规律是随羧酸碳原子数目的增加，呈锯齿形上升，即含偶数碳原子的羧酸的熔点比和它相邻的两个含奇数碳原子的羧酸的熔点高，一些羧酸的物理常数见表7-2。

表 7-2 一些羧酸的物理常数

名　称	结　构　式	熔点/℃	沸点/℃	溶解度/(g/100gH_2O)	电离常数(25℃)	
					pK_{a1}	pK_{a2}
甲酸(蚁酸)	$HCOOH$	8.4	100.7	∞	3.77	
乙酸(醋酸)	CH_3COOH	16.6	117.9	∞	4.76	
丙酸	CH_3CH_2COOH	−22	141	∞	4.87	
丁酸	$CH_3(CH_2)_2COOH$	−4.7	162.5	∞	4.81	
戊酸	$CH_3(CH_2)_3COOH$	−34.5	187	3.7	4.82	
己酸	$CH_3(CH_2)_4COOH$	−2	205	1.08	4.84	
庚酸	$CH_3(CH_2)_5COOH$	−7.5	223	0.24	4.89	
辛酸	$CH_3(CH_2)_6COOH$	16.5	239.3	0.068	4.89	
苯甲酸(安息香酸)	C_6H_5COOH	122.1	249	2.9	4.19	
乙二酸(草酸)	$HOOCCOOH$	189	—	10	1.23	4.19
丙二酸(缩苹果酸)	$HOOCCH_2COOH$	135	235	140	2.83	5.69
丁二酸(琥珀酸)	$HOOC(CH_2)_2COOH$	188	—	6.8	4.19	5.45
戊二酸	$HOOC(CH_2)_3COOH$	97.5	—	—	4.34	5.42
己二酸	$HOOC(CH_2)_4COOH$	151	—	2	4.43	5.41
邻苯二甲酸	⬡—COOH / —COOH	231	—	—	2.89	5.51

（二）化学性质

1. 酸性

羧酸属于弱酸，在水中可解离出质子而显酸性。

$$RCOOH \rightleftharpoons RCOO^- + H^+ \qquad K_a$$

羧酸　　羧酸根负离子

K_a 越大，pK_a 越小，酸性就越强。羧酸的 pK_a 大多在 $3.5\sim5$ 之间，羧酸的酸性比醇、酚及碳酸要强，能与金属氧化物、氢氧化物、碳酸盐（或碳酸氢盐）作用，利用这些性质可以鉴别、分离羧酸和酚。

$$2RCOOH + MgO \longrightarrow (RCOO)_2Mg + H_2O$$

$$RCOOH + NaOH \longrightarrow RCOONa + H_2O$$

$$RCOOH + NaHCO_3 \longrightarrow RCOONa + CO_2\uparrow + H_2O$$

羧酸的钠盐和钾盐易溶于水，在制药工业中常利用这一性质将含有羧基的药物转变成钠盐或钾盐，如青霉素钾或青霉素钠，使药物水溶性增大。

羧酸分子中烃基上因引入不同的取代基，酸性强弱也不同，凡是使羧基电子云密度降低的基团（吸电子基）可增强羧酸的酸性，而且吸电子基的电负性越大、数目越多、离羧基越近，羧酸的酸性越强；使羧基电子云密度升高的基团（供电子基）则使羧酸的酸性减弱。例如：

$$FCH_2COOH > ClCH_2COOH > BrCH_2COOH > ICH_2COOH$$

pK_a　2.59　　　2.86　　　2.90　　　3.16

$$Cl_3CCOOH > Cl_2CHCOOH > ClCH_2COOH > CH_3COOH$$

pK_a　0.63　　　1.29　　　2.86　　　4.76

$$CH_3CH_2\underset{\underset{Cl}{|}}{C}HCOOH > CH_3\underset{\underset{Cl}{|}}{C}HCH_2COOH > \underset{\underset{Cl}{|}}{C}H_2CH_2CH_2COOH$$

pK_a　2.80　　　　　4.06　　　　　4.52

99

二元羧酸的酸性和无机二元酸相似，能分步解离，第二步解离比第一步难。二元羧酸的酸性与两个羧基的相对距离有关，随二元羧酸两个羧基之间碳原子数的增加，酸性逐渐减弱。二元羧酸的酸性一般比相应碳原子数的一元羧酸的酸性强。

2. 羧基中羟基的取代反应

羧酸分子中羧基上的羟基可以被卤原子（—X）、酰氧基（ $-O-\overset{O}{\overset{\|}{C}}-R$ ）、烷氧基（—OR′）、氨基（—NH$_2$）等取代，分别生成酰卤、酸酐、酯或酰胺等羧酸衍生物。

（1）酰卤的生成　酰卤在有机合成中是非常重要的酰基化试剂，其中最常用的酰卤是酰氯，它可以用羧酸与三氯化磷、五氯化磷或亚硫酰氯（SOCl$_2$）等反应来制取。

$$3R-\overset{O}{\overset{\|}{C}}-OH + PCl_3 \xrightarrow{\triangle} 3R-\overset{O}{\overset{\|}{C}}-Cl + H_3PO_3$$

酰氯　　亚磷酸（200℃分解）

$$R-\overset{O}{\overset{\|}{C}}-OH + PCl_5 \xrightarrow{\triangle} R-\overset{O}{\overset{\|}{C}}-Cl + POCl_3 + HCl\uparrow$$

三氯氧磷（沸点107℃）

$$R-\overset{O}{\overset{\|}{C}}-OH + SOCl_2 \longrightarrow R-\overset{O}{\overset{\|}{C}}-Cl + SO_2\uparrow + HCl\uparrow$$

酰氯很活泼，易水解，常用蒸馏法分离。若产物酰氯沸点低，可用三氯化磷制备；酰氯沸点高，可用五氯化磷制备；用亚硫酰氯制备酰氯，副产物均为气体，是最容易提纯，最方便的方法。

（2）酸酐的生成　除甲酸外，其他一元羧酸在脱水剂如五氧化二磷或醋酸酐的存在下加热，两分子羧酸能脱去一分子水而生成酸酐。

$$\begin{array}{c} R-\overset{O}{\overset{\|}{C}}-O{-}H \\ R-\overset{O}{\overset{\|}{C}}-O{-}H \end{array} \xrightarrow[\triangle]{P_2O_5} \begin{array}{c} R-\overset{O}{\overset{\diagup}{C}} \\ O \\ R-\underset{O}{\overset{\diagdown}{C}} \end{array} + H_2O$$

酸酐

（3）酯的生成　羧酸与醇在强酸如硫酸等催化和加热下，脱水生成酯，此反应称为酯化反应。

$$R-\overset{O}{\overset{\|}{C}}-OH + H-O-R' \underset{\triangle}{\overset{浓H_2SO_4}{\rightleftharpoons}} R-\overset{O}{\overset{\|}{C}}-O-R' + H_2O$$

酯

酯化反应和酯的水解反应互为可逆反应，为了提高酯的产率，可以增加反应物的浓度，或蒸出生成的酯或水，使平衡向右移动。

经实验证明，酯化反应是羧酸的羟基与醇的氢脱水的。酸催化的酯化反应是通过如下机理进行的，酸的催化作用是增加羧基碳原子的亲核性。

$$R-\overset{O}{\overset{\|}{C}}-OH \overset{H^+}{\rightleftharpoons} R-\overset{OH}{\overset{|}{C^+}}-OH \overset{H-\overset{18}{\underset{\cdot\cdot}{O}}-R'}{\rightleftharpoons} R-\overset{OH}{\underset{\overset{|}{\underset{H}{\overset{18}{O}{}^+-R'}}}{\overset{|}{C}}}-OH \rightleftharpoons$$

$$R-\overset{\overset{\displaystyle OH}{|}}{\underset{\underset{18}{|}}{C}}-\overset{+}{O}H_2 \underset{\longleftarrow}{\overset{-H_2O}{\longrightarrow}} R-\overset{\overset{\displaystyle OH}{|}}{C}-\overset{+}{O}R' \underset{\longleftarrow}{\overset{-H^+}{\longrightarrow}} R-\overset{\overset{\displaystyle O}{\|}}{C}-\overset{18}{O}R'$$

空间位阻影响酯化反应的进行，无论是羧酸还是醇，α 碳原子上取代基越多、越大，酯化反应速率越慢。

（4）酰胺的生成　羧酸与氨作用生成羧酸的铵盐，将羧酸的铵盐加热，首先失去一分子水，生成酰胺。如果继续加热，则可进一步失水生成腈。

$$R-\overset{\overset{\displaystyle O}{\|}}{C}-OH \xrightarrow{NH_3} R-\overset{\overset{\displaystyle O}{\|}}{C}-ONH_4 \xrightarrow[\triangle]{-H_2O} R-\overset{\overset{\displaystyle O}{\|}}{C}-NH_2 \xrightarrow[P_2O_5/\triangle]{-H_2O} R-C\equiv N$$

羧酸铵盐　　　　　　　酰胺　　　　　　腈

3. 脱羧反应

羧酸分子中脱去羧基放出二氧化碳的反应称为脱羧反应，低级羧酸盐及芳香族羧酸盐在碱石灰（NaOH+CaO）存在下加热，可脱羧生成烃。例如：

$$CH_3-\overset{\overset{\displaystyle O}{\|}}{C}-ONa + NaOH \xrightarrow[热熔]{CaO} Na_2CO_3 + CH_4\uparrow$$

这是实验室制取甲烷的方法。

一元羧酸一般情况下不易直接脱羧反应，当一元羧酸 α-碳上连有吸电子基时，由于吸电子基的诱导效应，脱羧较容易进行。

$$CCl_3COOH \xrightarrow{\triangle} CHCl_3 + CO_2\uparrow$$

二元羧酸受热时，两个羧基相对位置不同，产物也不同，有的发生脱羧，有的发生脱水，有的既脱羧又脱水。例如，乙二酸和丙二酸受热发生脱羧反应。

$$\overset{\displaystyle COOH}{\underset{\displaystyle COOH}{|}} \xrightarrow{\triangle} HCOOH + CO_2\uparrow$$

$$H_2C\overset{\displaystyle COOH}{\underset{\displaystyle COOH}{<}} \xrightarrow[(熔点以上)]{\triangle} CH_3COOH + CO_2$$

丁二酸和戊二酸与脱水剂（如乙酐）共热时脱水生成环状酸酐。

$$\overset{\displaystyle CH_2-COOH}{\underset{\displaystyle CH_2-COOH}{|}} \xrightarrow[\triangle]{乙酐} \overset{\displaystyle CH_2-\overset{\overset{O}{\|}}{C}}{\underset{\displaystyle CH_2-\underset{\underset{O}{\|}}{C}}{|}}\!\!\!\!> O + H_2O$$

丁二酸酐（琥珀酸酐）

$$H_2C\overset{\displaystyle CH_2-COOH}{\underset{\displaystyle CH_2-COOH}{<}} \xrightarrow[\triangle]{乙酐} H_2C\overset{\displaystyle CH_2-\overset{\overset{O}{\|}}{C}}{\underset{\displaystyle CH_2-\underset{\underset{O}{\|}}{C}}{<}}\!\!\!\!> O + H_2O$$

戊二酸酐

己二酸和庚二酸受热既脱羧又脱水，生成较稳定的环戊酮和环己酮。

$$\begin{array}{c} CH_2-CH_2-COOH \\ | \\ CH_2-CH_2-COOH \end{array} \xrightarrow[\triangle]{Ba(OH)_2} \begin{array}{c} CH_2-CH_2 \\ | \hspace{1.2cm} \diagdown \\ CH_2-CH_2 \end{array}\!\!C\!=\!\!O \ + \ CO_2\uparrow \ + \ H_2O$$

$$\begin{array}{c} CH_2-CH_2-COOH \\ | \\ H_2C \\ | \\ CH_2-CH_2-COOH \end{array} \xrightarrow[\triangle]{Ba(OH)_2} \begin{array}{c} CH_2-CH_2 \\ | \hspace{1.2cm} \diagdown \\ H_2C \hspace{1.2cm} C\!=\!\!O \\ | \hspace{1.0cm} \diagup \\ CH_2-CH_2 \end{array} + \ CO_2\uparrow \ + \ H_2O$$

两个羧基间隔开 5 个以上碳原子的脂肪二元酸在加热情况下，得不到分子内失水或同时失水脱羧成环状的产物，得到的只是分子间失水形成酸酐。以上事实说明，在有可能形成环状化合物的条件下，总是比较容易形成五元环或六元环。

4. 还原反应

用催化加氢或金属加酸的方法，一般不能将羧基还原。但用氢化铝锂（$LiAlH_4$）可将羧酸还原成醇，用氢化铝锂还原羧酸时，不但产率高，而且分子中的碳碳不饱和键不受影响。例如：

$$RCH_2CH\!=\!CHCOOH \xrightarrow{LiAlH_4} RCH_2CH\!=\!CHCH_2OH$$

5. α-H 的卤代反应

与醛、酮中的 α-H 相似，羧酸分子中的 α-H 受羧基吸电子作用的影响，变得比较活泼，在日光或少量红磷的催化作用下，可被卤素原子（一般为氯或溴）取代，生成 α-卤代酸。若控制反应条件和卤素的用量，可以逐步发生卤代反应得到一卤代酸、二卤代酸或三卤代酸。例如：

$$CH_3COOH \xrightarrow[P]{Cl_2} ClCH_2COOH \xrightarrow[P]{Cl_2} Cl_2CHCOOH \xrightarrow[P]{Cl_2} Cl_3CCOOH$$
$$\hspace{3cm}一氯乙酸 \hspace{2cm} 二氯乙酸 \hspace{2cm} 三氯乙酸$$

四、重要的羧酸

1. 甲酸

甲酸（$HCOOH$）俗名蚁酸，是无色有刺激性气味的液体，易溶于水，有很强的腐蚀性，能刺激皮肤起泡，最初是从蚂蚁和荨麻中获得。当皮肤受蚁蛰或荨麻刺伤时，会感觉肿痛，这是由于甲酸强烈的刺激性所引起的。

甲酸的结构比较特殊，羧基直接与氢原子相连，所以它的酸性比其他饱和一元酸强。同时甲酸又含有醛基，所以它具有还原性，能发生银镜反应，能与斐林试剂反应，能使高锰酸钾酸性溶液褪色，这些性质可用于甲酸的定性鉴别。

$$H-\!\!\overset{\overset{\textstyle O}{\|}}{C}\!\!-OH \xrightarrow{Ag(NH_3)_2^+} Ag\downarrow + \ CO_2 \ + \ H_2O$$

$$H-\!\!\overset{\overset{\textstyle O}{\|}}{C}\!\!-OH \xrightarrow{KMnO_4} CO_2\uparrow \ + \ H_2O$$

甲酸可以看作是羟基甲醛，它实际上也能发生一些类似醛基的缩合反应，因此在有机合成中是很有用的物质。在纺织工业中用作酸性还原剂。甲酸有杀菌能力，可作消毒或防腐剂，还可用作橡胶的凝聚剂。

2. 乙酸

乙酸（CH_3COOH）俗名醋酸，是食醋的主要成分，是最早被人类发现从自然界得到的有机物之一。纯乙酸是无色有刺激性气味的液体，沸点 117.9℃，熔点 16.6℃。由于纯乙酸在 16℃ 以下能结成类似冰状的固体，所以常把无水乙酸称为冰醋酸。乙酸易溶于水及其他许多有机物，是常用的有机溶剂，也是有机合成的重要原料，广泛用于生产乙酐、乙酸乙烯酯，也用于染料、香料、调味剂等。

木材干馏或谷物发酵都能得到乙酸。乙炔经水合为乙醛后，再经氧化即得乙酸。

3. 苯甲酸

苯甲酸（C_6H_5COOH）存在于安息香树胶中，俗称安息香酸，它是最简单的芳香酸。苯甲酸是白色结晶，熔点 122.1℃，微溶于水，能升华，是有机合成的原料，它的盐苯甲酸钠可作药品和食品的防腐剂。

苯甲酸的工业制法是甲苯氧化法。

$$\text{⟨⟩—CH}_3 \xrightarrow[140\sim160℃,0.8MPa]{\text{空气,醋酸钴或醋酸锰}} \text{⟨⟩—COOH} + H_2O$$

4. 乙二酸

乙二酸（HOOC—COOH）俗名草酸，是最简单的二元羧酸，常存在于草本植物中。草酸是无色结晶，通常含有两个分子结晶水，溶于水和乙醇。加热到 100℃，失去结晶水得到无水草酸。无水草酸熔点 189℃，温度超过熔点则发生脱羧反应。

草酸是饱和二元羧酸中酸性最强的，它除了具有一般羧酸的性质外，还有还原性。它能定量还原高锰酸钾，所以在分析化学中常用草酸钠为基准物在强酸条件下来标定高锰酸钾溶液的浓度。

$$2MnO_4^- + 5C_2O_4^{2-} + 8H^+ === 2Mn^{2+} + 10CO_2\uparrow + 4H_2O$$

它能还原高价铁盐为可溶于水的低价铁盐，所以可用草酸溶液去除铁锈或蓝墨水的污渍。由于草酸的钙盐溶解度很小，所以可用草酸根与钙离子形成沉淀来测定钙的含量。

第二节 取代羧酸

羧酸分子中烃基上的氢原子被其他原子或原子团取代后所形成的化合物称为取代羧酸。常见的取代酸有卤代酸、羟基酸、羰基酸和氨基酸，这些物质在有机合成或生物代谢中，都是十分重要的有机物。氨基酸将在第十二章单独介绍。

取代羧酸都具有两种或两种以上的官能团，由于这些官能团的相互影响，它们不仅表现出各自官能团的典型性质，而且也表现出一些特殊性质。

一、卤代酸

羧酸分子中烃基上的氢原子被卤素原子（—X）取代后生成的化合物称为卤代酸。

（一）卤代酸的分类和命名

根据卤原子的不同，卤代酸可分为氟代酸、氯代酸、溴代酸和碘代酸；根据卤原子取代的位置不同，卤代酸可分为 α-卤代酸、β-卤代酸……根据卤原子的数目不同，卤代酸可分为一卤代酸、二卤代酸和多卤代酸。

卤代酸的命名是以羧酸为母体，把卤素原子看作取代基。选择含羧基和卤原子相连接的碳原子在内的最长碳链为主链，编号从羧基碳原子开始用阿拉伯数字或希腊字母依次编号，称为"某酸"，把卤素原子的位次、数目和名称写在"某酸"之前。例如：

$$\begin{array}{cc}
CH_3CH_2CHCOOH & CH_3CHCH_2COOH \\
\quad\quad | & \quad | \\
\quad\quad Cl & \quad Br \\
\end{array}$$

2-氯丁酸（α-氯丁酸）　　　　　　　3-溴丁酸（β-溴丁酸）

CH₂—CHCl—COOH
CH₂—CHBr—COOH

$$\begin{array}{l}CH_2-CHCl-COOH\\CH_2-CHBr-COOH\end{array}$$

2-氯-5-溴己二酸（α-氯-δ-溴己二酸）

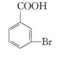

3-溴苯甲酸（间溴苯甲酸）

（二）卤代酸的化学性质

卤代酸具有羧酸的典型性质，由于卤原子的吸电子诱导效应，使卤代酸的酸性增强。由于羧基的影响，卤代酸加热易发生水解反应。例如，α-卤代酸与水共热或与稀碱溶液作用，可水解生成相应的羟基酸。

$$R-\underset{\underset{X}{|}}{C}H-COOH + H_2O \xrightarrow[\triangle]{OH^-} R-\underset{\underset{OH}{|}}{C}H-COOH + HX$$

α-卤代酸   α-羟基酸

（三）重要的卤代酸

1. 氯乙酸

氯乙酸（ClCH₂COOH）又称一氯乙酸（MCA），是无色晶体，有刺激性气味，可溶于水、乙醇、乙醚和氯仿等。氯乙酸易潮解，应存放在阴暗干燥处。氯乙酸有毒，并有强烈的刺激性和腐蚀性。

氯乙酸在医药上用于合成咖啡因、巴比妥、肾上腺素、维生素 B₆ 等，同时也是合成农药、染料和羟甲基纤维素的原料。

2. 三氯乙酸

三氯乙酸（Cl₃CCOOH）（TCA）是无色晶体，有特殊气味，可溶于水、乙醇、乙醚，水溶液酸性较强。三氯乙酸有毒，易潮解，需密闭储存，勿接触皮肤。

三氯乙酸用作测定氟化物、胆色素的试剂，也是蛋白质的沉淀剂。

二、羟基酸

羧酸分子中烃基上的氢原子被羟基（—OH）取代后生成的化合物称为羟基酸。

（一）羟基酸的分类和命名

羟基酸包括醇酸和酚酸两类，前者是指脂肪羧酸烃基上的氢原子被羟基取代后生成的化合物，后者是指芳香酸芳香环上的氢原子被羟基取代后生成的化合物。一般习惯将醇酸称做羟基酸。根据羟基酸分子中羟基和羧基的相对位置，羟基酸也分为 α、β、γ 等羟基酸。

羟基酸除根据其自然界的来源用俗名外，可按系统命名法，以羧酸为母体，把羟基看作取代基来命名。选择含有羧基和羟基的最长的碳链为主链，编号从距离羟基最近的羧基开始，用阿拉伯数字依次编号，或从与羧基相邻的碳原子开始用希腊字母依次编号，碳链末端的碳原子常用希腊字母 ω 表示。

醇酸：

$$CH_3\underset{\underset{OH}{|}}{C}HCOOH$$

2-羟基丙酸或 α-羟基丙酸
（俗名：乳酸）

$$CH_2(CH_2)_4\underset{\underset{CH_3}{|}}{\underset{\underset{OH}{|}}{C}}HCOOH$$

2-甲基-7-羟基庚酸或 α-甲基-ω-羟基庚酸

$$HO-\underset{\underset{CH_2-COOH}{|}}{C}H-COOH$$

2-羟基丁二酸或 α-羟基丁二酸
（俗名：苹果酸）

$$\begin{array}{l}HO-CH-COOH\\HO-CH-COOH\end{array}$$

2,3-二羟基丁二酸或 α,α′-二羟基丁二酸
（俗名：酒石酸）

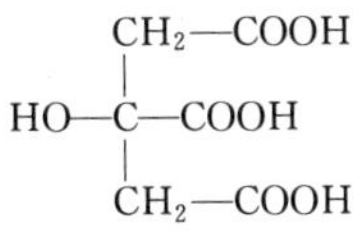

$$CH_2-COOH$$
$$HO-C-COOH$$
$$CH_2-COOH$$

3-羟基-3-羧基戊二酸或 β-羟基-β-羧基戊二酸

（俗名：枸橼酸）

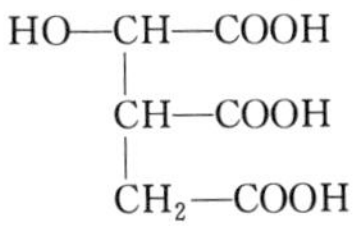

$$HO-CH-COOH$$
$$CH-COOH$$
$$CH_2-COOH$$

2-羟基-3-羧基戊二酸或 α-羟基-β-羧基戊二酸

（俗名：异柠檬酸）

酚酸：

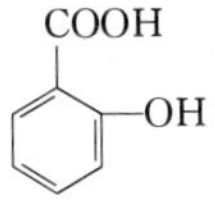

2-羟基苯甲酸或邻羟基苯甲酸

（俗名：水杨酸）

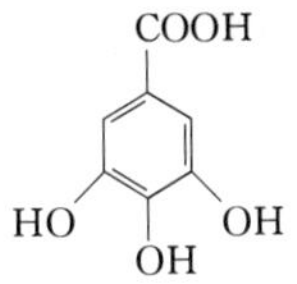

3,4,5-三羟基苯甲酸

（俗名：没食子酸）

（二）羟基酸的化学性质

1. 醇酸

醇酸除了具有醇和羧酸典型的化学性质之外，由于羧基和羟基的相互影响，还表现出一些特性。这些特性随羧基和羟基的相对位置不同而有所不同。

（1）酸性　与卤代酸类似，羟基酸中由于羟基的吸电子诱导效应，使羟基酸的酸性比相应的羧酸强，因诱导效应随传递距离的增长而减弱，所以酸性顺序如下。

$$\alpha\text{-羟基酸} > \beta\text{-羟基酸} > \gamma\text{-羟基酸}$$

例如：

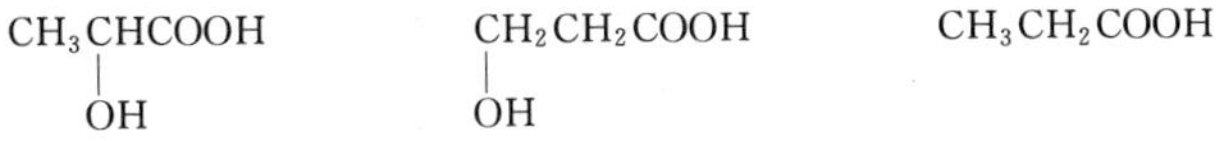

$$\underset{\overset{|}{OH}}{CH_3CHCOOH} \qquad \underset{\overset{|}{OH}}{CH_2CH_2COOH} \qquad CH_3CH_2COOH$$

pK_a 　　　3.87　　　　　　　　4.87　　　　　　　　　4.51

γ-位以后的羟基与相应的羧酸的酸性基本相同。

（2）α-羟基酸的氧化　α-羟基酸中羟基比醇羟基易被氧化，这是由于羧基和羟基相互影响的结果。例如，托伦试剂能将乳酸氧化为丙酮酸。

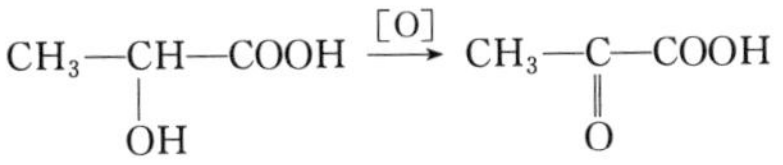

$$\underset{\overset{|}{OH}}{CH_3-CH-COOH} \xrightarrow{[O]} \underset{\overset{\|}{O}}{CH_3-C-COOH}$$

丙酮酸

（3）α-羟基酸的分解反应　由于羟基和羧基都是吸电子基，使羧基与 α-碳原子之间的电子云密度降低，故羧基与 α-碳原子之间的键容易断裂。当 α-羟基酸与稀硫酸共热时，羧基与 α-碳原子之间的键断裂，生成一分子的醛或酮和一分子甲酸。

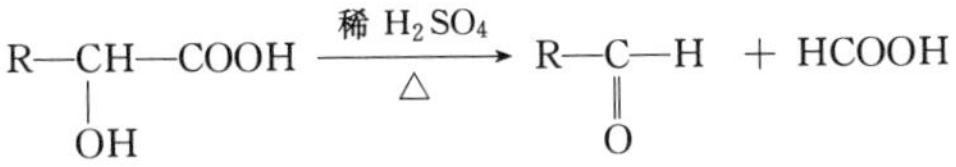

$$\underset{\overset{|}{OH}}{R-CH-COOH} \xrightarrow[\triangle]{稀\ H_2SO_4} \underset{\overset{\|}{O}}{R-C-H} + HCOOH$$

（4）脱水反应　醇酸受热或与脱水剂共热时，容易发生脱水反应，但脱水方式随羟基的位置而异。

α-羟基酸发生分子间脱水形成六元环的交酯。

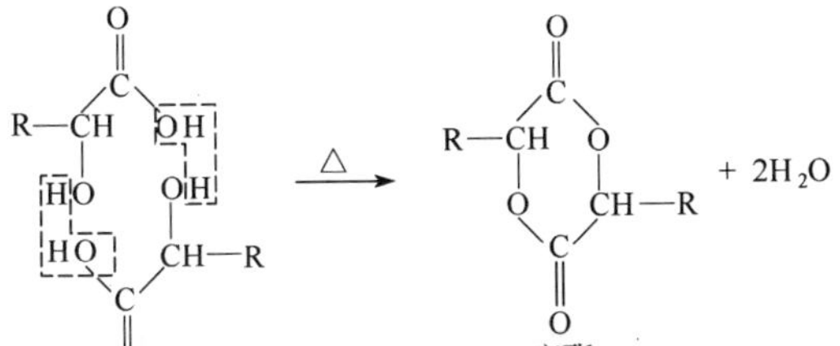

交酯

β-羟基酸中的 α-氢原子同时受到羟基和羧基的影响，比较活泼，受热时容易与 β-碳原子上的羟基发生分子内脱水生成 α,β-不饱和羧酸。

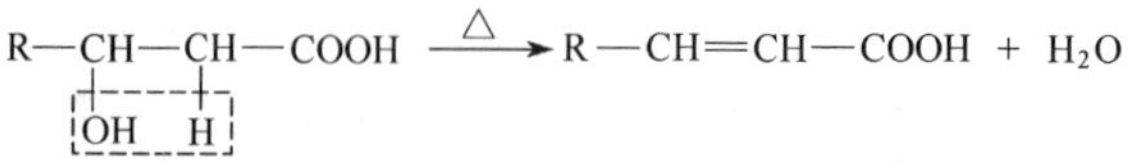

$$R-CH-CH_2-COOH \xrightarrow{\triangle} R-CH=CH-COOH + H_2O$$

γ-和 δ-羟基酸分子内酯化，生成 γ-和 δ-内酯。

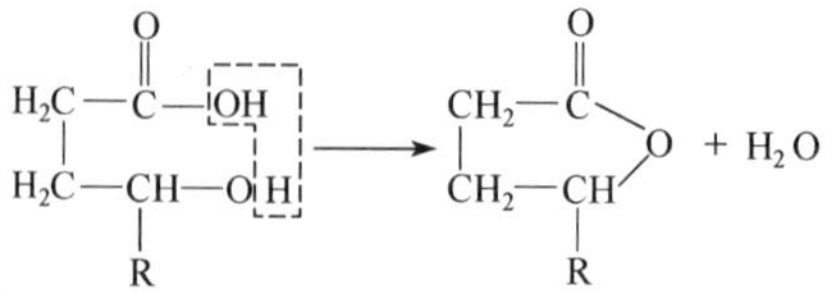

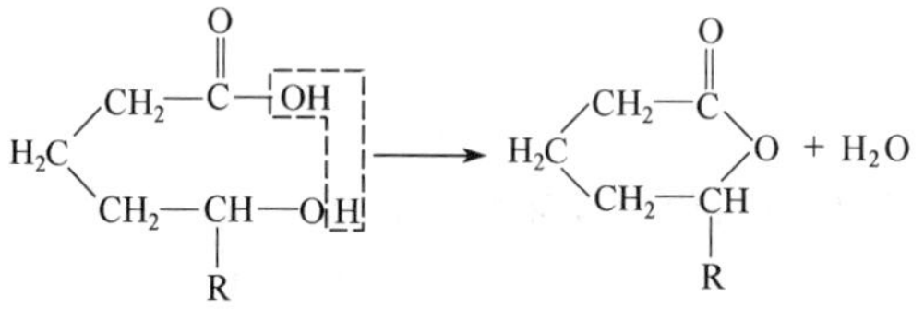

以上脱水反应成交酯或内酯主要是五元环和六元环。交酯或内酯也同样可以水解。

2. 酚酸

酚酸大多数为晶体，多以盐、酯或糖苷的形式存在于植物中，熔点比相应的芳香酸高，有的微溶于水（如水杨酸），有的易溶于水（如没食子酸）。酚酸具有芳香酸和酚的典型反应性能，如与三氯化铁溶液发生颜色反应，酚羟基和羧基能成盐、成酯等。

（1）酸性 由于酚羟基与芳环之间既有吸电子诱导效应又有供电子共轭效应，吸电子诱导效应使酸性增强，供电子共轭效应使酸性减弱，所以酚酸的酸性是酚羟基的电子效应综合影响的结果，因酚羟基在芳环上的位置不同而不同。

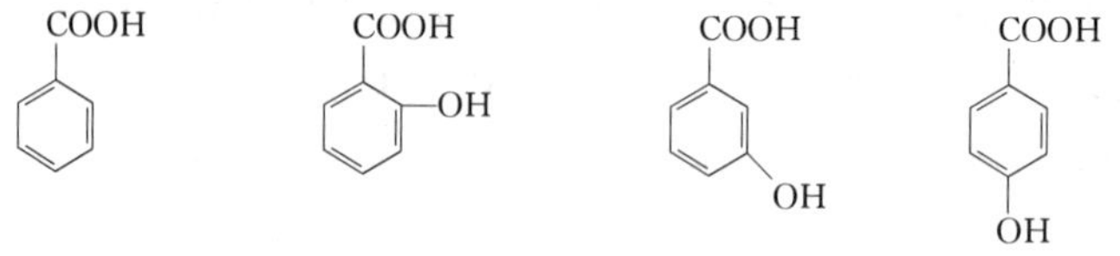

pK_a	4.17	3.00	4.12	4.54

当酚羟基处于羧基的邻位时，酚羟基的吸电子诱导效应大，且它的氢原子能与羧基氧原子形成分子内氢键，使羧基上氢原子更易解离，酸性增强。当酚羟基处于羧基的对位时，酚羟基的吸电子诱导效应小，而供电子共轭效应大，不利于羧基上氢原子的离解，酸性减弱了。

（2）脱羧反应 酚羟基处于邻位或对位的酚酸，在加热条件下，易脱羧生成相应的酚。

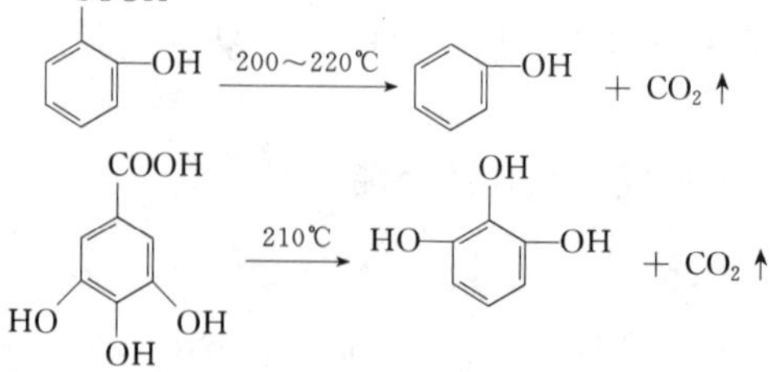

（三）重要的羟基酸及其衍生物

1. 乳酸

乳酸 $[CH_3CH(OH)COOH]$ 最初从牛奶中发现，因而得名，是无色黏稠状的液体，有强烈的吸湿性和酸味。易溶于水、乙醇和乙醚。在医药上可作为消毒剂和外用防腐剂。在临床上乳酸钙用作治疗佝偻病等一般缺钙症；乳酸钠用作中毒的解毒剂。此外，化工、食品及饮料等大量使用乳酸。

乳酸是肌肉中糖原代谢的中间产物。在激烈运动时，糖原分解产生乳酸，同时放出热量。当肌肉中乳酸含量增多，肌肉感觉酸胀，经休息后，一部分乳酸转化为糖原，另一部分转化为丙酮酸，酸胀感消失。

2. 酒石酸

酒石酸（2,3-二羟基丁二酸）（
HO—CH—COOH
HO—CH—COOH
）是无色半透明的结晶或结晶性粉末，无臭有强烈的酸味，熔点 170℃，易溶于水，不溶于有机溶剂。常以游离或盐的形式存在于植物和果实之中，尤其是葡萄中含量最多。在葡萄汁发酵制酒时，析出酒石酸氢钾固体，称为“酒石”，酒石酸因此而得名。

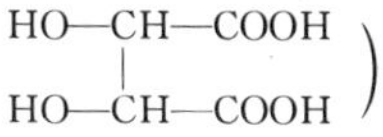

酒石酸盐用途广泛，酒石酸氢钾是配制发酵粉的原料；酒石酸钠钾用作泻药，在实验室用来配制斐林试剂。

3. 枸橼酸

枸橼酸（柠檬酸，3-羟基-3-羧基戊二酸）（
CH2—COOH
HO—C—COOH
CH2—COOH
）无色结晶或结晶性粉末，无水柠檬酸的熔点 153℃，含一个结晶水的柠檬酸熔点 100℃，易溶于水和醇，有酸味，存在于柑橘等水果汁之中，其中以柠檬中含量最多。有清凉解渴作用，常用于配制饮料。柠檬酸钠有防止血液凝固和利尿作用。柠檬酸铁铵常用作补血药。

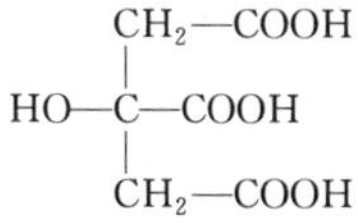

4. 水杨酸

水杨酸（柳酸，邻羟基苯甲酸）（
COOH
OH
）白色针状的晶体，熔点 159℃，微溶于水，能溶于乙醇和乙醚，存在于柳树或水杨树皮中。水杨酸分子中含有酚羟基和羧基，因此具有酚和羧酸的性质，如具有酸性；易被氧化；与溴水作用，不仅发生取代反应，同时脱羧，生成 2,4,6-三溴苯酚白色沉淀；遇三氯化铁溶液显紫红色等。

COOH
OH
+ 3Br2
OH
Br
Br
Br
+ CO2
+ 3HBr

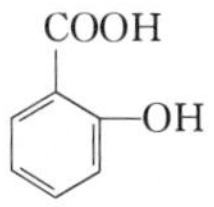

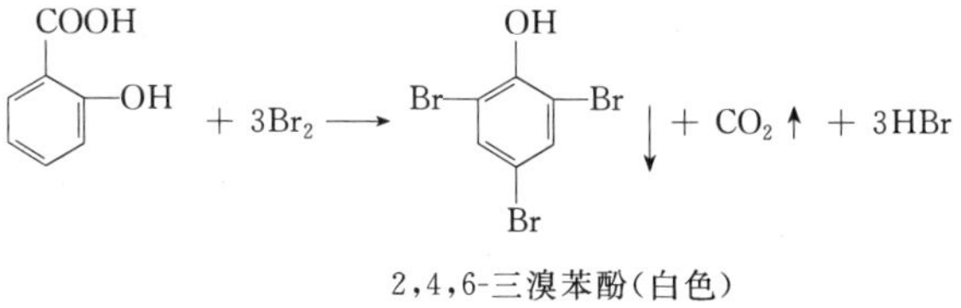

2,4,6-三溴苯酚(白色)

水杨酸具有杀菌防腐，解热镇痛和抗风湿作用，但对胃肠刺激大，只能外用。

5. 乙酰水杨酸

乙酰水杨酸（阿司匹林，Aspirin）（
COOH
OCOCH3
），是水杨酸的衍生物。阿司匹林为白色结晶，熔点 135℃，无臭略带酸味，难溶于水，易溶于有机溶剂，在潮湿空气中易水解为水杨酸和醋酸，因此应密封存放在干燥处。阿司匹林水解后产物遇三氯化铁溶液显紫红色，常用来检验阿司匹林是否变质。

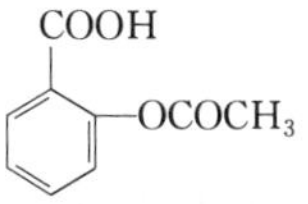

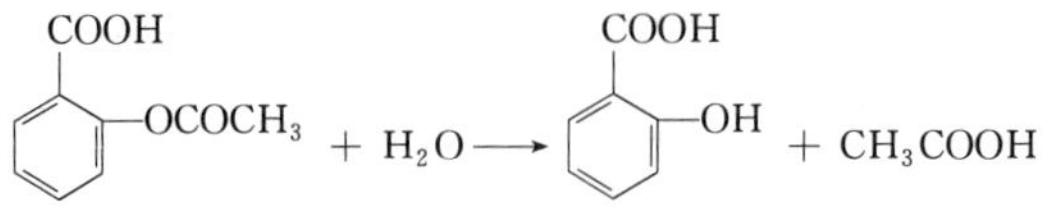

阿司匹林具有解热镇痛和抗风湿作用，用作内服药。近年来又发现它具有治疗和预防心脑血管疾病，这是老药新用的典型例子。

6. 对羟基苯甲酸和尼泊金

对羟基苯甲酸（ HO—⬡—COOH ）是水杨酸的同分异构体。对羟基苯甲酸酯（ HO—⬡—COOR，R＝CH_3，C_2H_5，C_3H_7 ），商品名称为尼泊金（Nipagin），用作食品和药品的防腐剂。

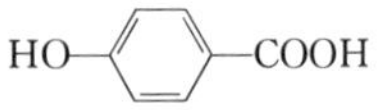

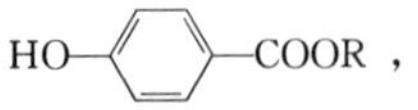

尼泊金类防腐剂在酸性溶液中比在碱性溶液中效果好。对羟基苯甲酸甲酯、乙酯和丙酯合并使用，可因协同作用而增加效果。

三、羰基酸

分子中既含有羧基又含有羰基的化合物称为羰基酸。

（一）羰基酸的分类和命名

根据羰基的位置不同，羰基酸可分为醛酸和酮酸。羰基在碳链末端的是醛酸，在碳链中间是酮酸。

羰基酸的命名与其他取代酸类似，以羧酸为母体，把羰基看作取代基来命名。选择含羧基和羰基的最长的碳链为主链，编号从羧基碳原子开始，用阿拉伯数字或希腊字母依次编号，称为"某醛酸"或"某酮酸"。命名酮酸时，应把酮基的位置写在"某酮酸"之前，酮基有时可用"羰基"或"氧化"注明，醛基有时可用"甲酰基"表示。例如：

丙醛酸（3-氧代丙酸或甲酰乙酸）　　丙酮酸　　3-丁酮酸（β-丁酮酸或3-氧代丁酸或乙酰乙酸）

酮酸常根据酮基距羧基的相对位置不同分为 α-酮酸（如丙酮酸），β-酮酸（如乙酰乙酸），γ-酮酸等。

（二）羰基酸的化学特性

羰基酸中既有羰基又有羧基，因此它具有羧酸的性质（如酸性、酯化、脱羧等），也有醛酮的性质（如还原加氢、与羟胺生成肟等）。此外，由于羰基和羧基的相互影响，还表现出某些特殊的性质。

1. 酸性

由于羰基的吸电子诱导效应，羰基酸的酸性比相应的羧酸强，其酸性顺序为：

α-羰基酸＞β-羰基酸 ＞γ-羰基酸 ＞ 羧酸

2. 脱羧反应

α-酮酸和β-酮酸比相应的羧酸易发生脱羧反应，特别是β-酮酸，稍微加热，温度高于室温就会脱羧。α-酮酸在一定的条件下，也可以脱去一氧化碳（脱羰基）生成羧酸。

$$R-\overset{\displaystyle O}{\overset{\|}{C}}-COOH \xrightarrow[\triangle]{\text{浓 } H_2SO_4} R-COOH+CO$$

3. 氧化反应

α-酮酸很容易被氧化，托伦试剂就能将它氧化为羧酸和二氧化碳。

$$R-\overset{\displaystyle O}{\overset{\|}{C}}-COOH \xrightarrow[\triangle]{Ag(NH_3)_2OH} R-COONH_4+Ag\downarrow$$

（三）重要的羰基酸和酮体的概念

1. 乙醛酸

乙醛酸（OHC—COOH）是最简单的醛酸，存在于未成熟的水果和动植物组织中，无水乙醛酸为晶体，熔点98℃，在空气中极易吸水而呈糖浆状。由于羧基的吸电子效应，乙醛酸具有醛和羧酸的典型性质，并能进行康尼查罗反应。

$$2\ {\overset{\displaystyle CHO}{\underset{\displaystyle COOH}{|}}} \xrightarrow{\text{浓 } NaOH} {\overset{\displaystyle CH_2OH}{\underset{\displaystyle COONa}{|}}} + {\overset{\displaystyle COONa}{\underset{\displaystyle COONa}{|}}}$$

2. 丙酮酸

丙酮酸是最简单的酮酸，是有机体内糖代谢过程的中间产物，是无色有刺激性的液体，沸点165℃，能与水混溶。酸性比丙酸强，乳酸氧化可得丙酮酸。

$$CH_3-{\overset{\displaystyle OH}{\underset{}{\overset{|}{C}H}}}-COOH \xrightarrow{[O]} CH_3-\overset{\displaystyle O}{\overset{\|}{C}}-COOH$$

3. β-丁酮酸及其酯

β-丁酮酸也称为乙酰乙酸，是酮酸的典型代表物，它是机体内脂肪代谢的中间产物。β-丁酮酸为无色黏稠状的液体，受热或在脱羧酶作用下易发生脱羧反应生成丙酮，β-丁酮酸加氢可还原生成β-羟基丁酸，β-羟基丁酸氧化则生成β-丁酮酸。β-丁酮酸的酯是稳定的化合物，在有机合成中是十分重要的有机物。一般常用的是乙酰乙酸乙酯。

$$CH_3-\overset{\displaystyle O}{\overset{\|}{C}}-CH_2-COOCH_2CH_3$$
乙酰乙酸乙酯

4. 酮体的概念

临床上将β-丁酮酸、丙酮和β-羟基丁酸统称为酮体。酮体是脂肪酸在人体内不能完全被氧化为二氧化碳和水时的中间产物，因此在糖尿病患者的血液和尿液中存在酮体，而在正常人的血液中酮体的含量是很低的。糖尿病患者，除了检查尿糖外，还要检查酮体。血液中酮体的增加，会使血液酸性增强，会发生酸中毒。

习 题

1. 命名下列化合物。

(1) $CH_3CHCHCOOH$ （带 CH_3 支链，带 Cl 支链）

(2) （苯环，带 COOH，带 OH）

(3) （苯环，$CH=C-COOH$，带 CH_3）

(4) $HOOCC=CHCOOH$ （带 CH_2CH_3 支链）

(5) （环己基）$-CH_2COOH$

(6) $CH_3-\overset{\displaystyle O}{\overset{\|}{C}}-CH-COOH$ （带 CH_3 支链）

(7)
$$
\begin{array}{l}
\text{HO—CH—COOH} \\
\quad\quad | \\
\text{CH}_2\text{—COOH} \\
\quad\quad | \\
\text{CH}_2\text{—COOH}
\end{array}
$$
(8) 萘—CH$_2$COOH
(9)
$$
\begin{array}{l}
\quad\quad\;\;\text{CH}_3 \\
\quad\quad\;\; | \\
\text{CH}_3\text{CH}_2\text{CCOOH} \\
\quad\quad\;\; | \\
\quad\quad\;\;\text{OH}
\end{array}
$$

2. 写出下列化合物的结构式。

(1) 乳酸　　　　　　(2) 草酸　　　　　　(3) 枸橼酸

(4) 乙酰乙酸　　　　(5) 酒石酸　　　　　(6) 乙酰水杨酸

3. 完成下列反应式。

(1) HO—〈苯环〉—COOH ＋ NaHCO$_3$ ——→

(2) C$_6$H$_5$CH$_2$—C(=O)—OH ＋ SOCl$_2$ ——→

(3) 〈苯环 CH$_2$CH$_3$ / CH$_3$〉 ——(　)——→ 〈苯环 COOH / COOH〉 ——(　)——→ 〈邻苯二甲酸酐〉

(4) 〈苯环〉—COOH ＋ HOCH$_2$CH$_2$OH $\xrightarrow[\triangle]{\text{H}^+}$

(5) 〈双环〉—COOH $\xrightarrow{\text{LiAlH}_4}$

(6) 〈环己酮 COOH〉 HOOC— $\xrightarrow{\triangle}$

(7)
$$
\begin{array}{l}
\text{CH}_3\text{—CH—COOH} \;＋\;\text{H}_2\text{O} \xrightarrow{\triangle} \xrightarrow{[\text{O}]} \\
\quad\quad\;\; | \\
\quad\quad\;\;\text{Cl}
\end{array}
$$

(8) 〈苯环〉—CH$_2$COOH $\xrightarrow[\text{P}]{\text{Cl}_2}$

(9) 〈苯环 CH$_2$COOH / CH$_2$COOH〉 $\xrightarrow[\triangle]{\text{Ba(OH)}_2}$

4. 用简单化学方法鉴别下列各组化合物。

(1) 乳酸、水杨酸、苄醇

(2) 苯甲酸、草酸、苯酚

(3) 甲酸、乙酸、丙醛、丙酮

5. 完成下列转化。

(1) 〈环己烷〉=CH$_2$ ——→ 〈环己烷〉—CH$_2$—C(=O)—Cl

(2) CH$_3$COOH ——→ H$_5$C$_2$OOCCH$_2$COOC$_2$H$_5$

6. 推测结构。

(1) 某芳香族化合物分子式为 C$_9$H$_8$O$_3$，能使溴的四氯化碳溶液退色，能与三氯化铁呈红色，用高锰酸钾反应生成对羟基苯甲酸，试写出其结构式。

（2）有两个化合物 A（$C_4H_8O_3$）和 B（$C_8H_{12}O_4$）。A 显酸性，并且可发生碘仿反应。A 在浓硫酸存在下加热脱水得到 C，C 比 A 更容易被高锰酸钾氧化。B 显中性，B 在稀硫酸催化下水解生成 D，D 与 A 是同分异构体，也显酸性。D 在稀硫酸存在下加热生成的产物能发生银镜反应。试推测 A、B、C、D 的结构式。

（蔡自由）

第八章　羧酸衍生物

羧酸分子中羧基上的羟基被其他原子或基团取代后生成的化合物，称为羧酸衍生物。酰卤、酸酐、酯、酰胺等都是羧酸衍生物，可用如下通式表示。

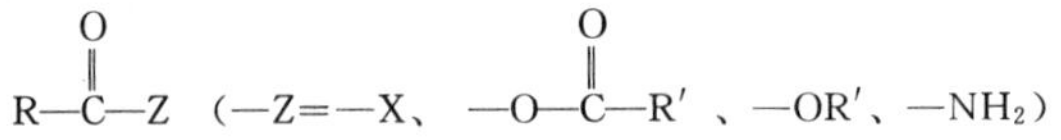

$$R—C(=O)—Z \quad (—Z=—X、 —O—C(=O)—R'、 —OR'、 —NH_2)$$

R—C(=O)—X	R—C(=O)—O—C(=O)—R'	R—C(=O)—O—R'	R—C(=O)—NH_2
酰卤	酸酐	酯	酰胺

从结构上看，羧酸衍生物都含有酰基（ R—C(=O)— 或 RCO—），故可称为酰基化合物。酰基的命名是把相应的羧酸名称中的"酸"字去掉，加上"酰基"两字。例如：

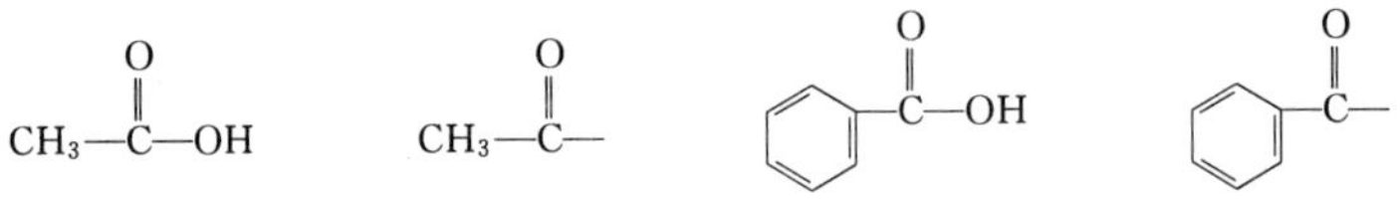

CH_3—C(=O)—OH	CH_3—C(=O)—	C_6H_5—C(=O)—OH	C_6H_5—C(=O)—
乙酸	乙酰基	苯甲酸	苯甲酰基

一、羧酸衍生物的命名

酰卤和酰胺命名相同，都是以酰基的名称来命名。酰胺分子中氮原子上的氢原子被烃基取代生成的取代酰胺命名时，在酰胺前加 N-烃基。含有（ —C(=O)—NH— ）的环状酰胺称为内酰胺。例如：

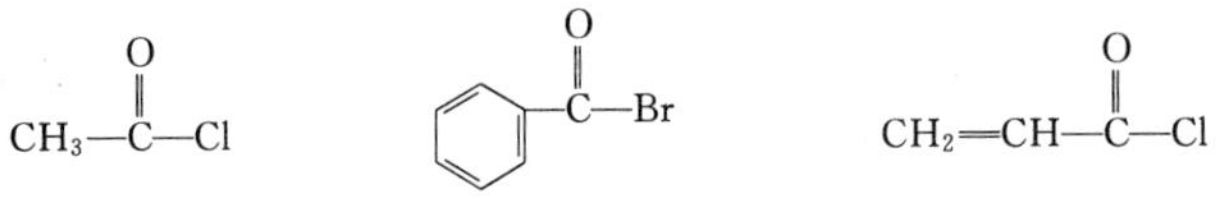

CH_3—C(=O)—Cl	C_6H_5—C(=O)—Br	CH_2=CH—C(=O)—Cl
乙酰氯	苯甲酰溴	丙烯酰氯

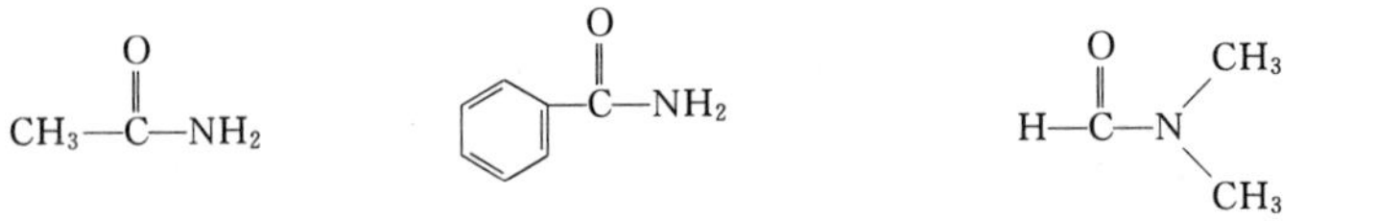

CH_3—C(=O)—NH_2	C_6H_5—C(=O)—NH_2	H—C(=O)—N(CH_3)_2
乙酰胺	苯甲酰胺	N,N-二甲基甲酰胺（DMF）

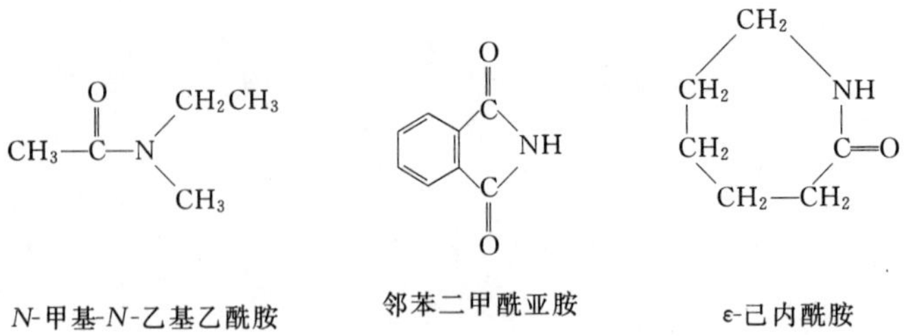

CH_3—C(=O)—N(CH_3)(CH_2CH_3)	邻苯二甲酰亚胺	ε-己内酰胺
N-甲基-N-乙基乙酰胺	邻苯二甲酰亚胺	ε-己内酰胺

通常，酸酐是羧酸脱水的产物，由同一种羧酸脱水而成的酸酐称为简单酸酐，它的命名是在相应的羧酸名称后加"酐"字即可。由不同的羧酸脱水而成的酸酐称为混合酸酐，它的命名是根据羧酸的大小，小的羧酸在前，大的羧酸在后，同时都把"酸"字去掉，在最后加上一个"酐"字。例如：

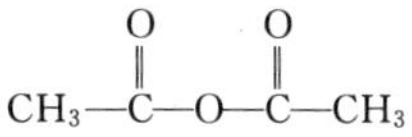

乙(酸)酐[醋(酸)酐] 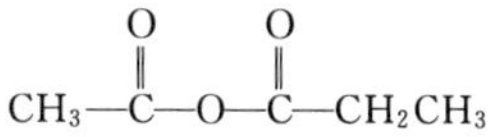　　　　　　　乙丙酸酐 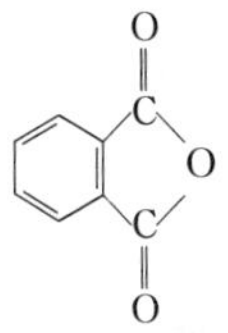　　　　　　　　邻苯二甲(酸)酐

酯是羧酸和醇作用脱水的产物，所以酯是根据羧酸和醇的名称来命名的，称为"某酸某酯"。多元醇的酯也可把酸放在醇的后面。含有（ $-\overset{O}{\underset{}{C}}-O-$ ）的环状酯称为内酯。

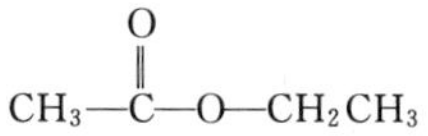

乙酸乙酯 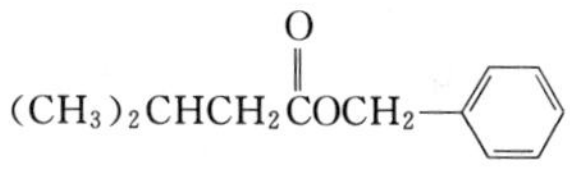　　　　　　　　异戊酸苄酯 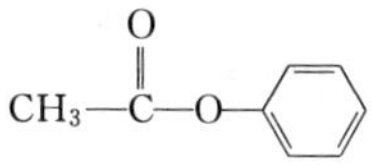　　　　　　　　乙酸苯酯

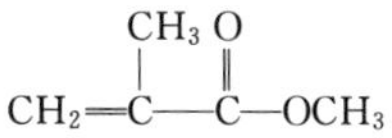

α-甲基丙烯酸甲酯 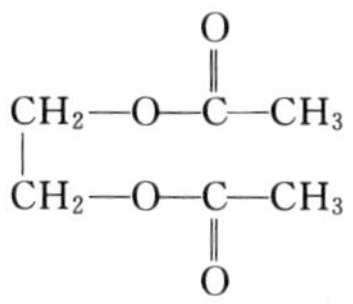　　　二乙酸乙二酯（乙二醇二乙酸酯） 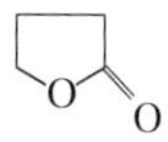　　　γ-丁内酯

二、羧酸衍生物的性质

（一）物理性质

酰卤中以酰氯最重要，常温下，低级酰氯一般是具有强烈刺激性气味的无色液体；高级酰氯是固体。低级酰氯遇水激烈水解，生成羧酸和氯化氢气体（冒烟）。酰氯分子间不能形成氢键，故酰氯的沸点比相应的羧酸低。

常温下低级酸酐具有刺激性气味的无色液体，高级酸酐是无味的固体。酸酐遇水则分解为羧酸。酸酐由于没有酸性氢原子，因而分子间没有缔合作用，所以它们的沸点比分子量相近的羧酸要低得多。

低级酯具有愉快芳香气味的无色液体，许多水果的香味就是由于酯引起的，所以酯常作香精，用于调配食品或化妆品。酯在水中的溶解度很小，但易溶于有机溶剂。酯分子间不存在氢键，其沸点低于相应的酸和醇。

酰胺除甲酰胺是液体外，其他大多数在常温下均为固体。低级酰胺易溶于水，但随着分子量的增大，其溶解度降低。酰胺由于分子间形成氢键，缔合作用比羧酸还强，故其沸点比相应的羧酸还要高。

（二）化学性质

1. 水解

4 种羧酸衍生物在化学性质上有一个共同点，就是它们都能水解生成相应的羧酸。

113

$$\begin{array}{l} R-\overset{\overset{\displaystyle O}{\parallel}}{C}-X \\ R-\overset{\overset{\displaystyle O}{\parallel}}{C}-O-\overset{\overset{\displaystyle O}{\parallel}}{C}-R' \\ R-\overset{\overset{\displaystyle O}{\parallel}}{C}-O-R' \\ R-\overset{\overset{\displaystyle O}{\parallel}}{C}-NH_2 \end{array} + H-OH \longrightarrow R-\overset{\overset{\displaystyle O}{\parallel}}{C}-OH + \begin{array}{l} HX \\ HO-\overset{\overset{\displaystyle O}{\parallel}}{C}-R' \\ H-O-R' \\ NH_3 \end{array}$$

水解反应进行的难易顺序：酰卤＞酸酐＞酯＞酰胺

酰卤、酸酐容易水解，酯、酰胺水解则需要酸或碱催化。酯的酸催化水解是酯化反应的逆反应，所以水解不完全。在碱催化下水解，水解则完全。

$$R-\overset{\overset{\displaystyle O}{\parallel}}{C}-O-R' + H_2O \xrightarrow{NaOH} R-\overset{\overset{\displaystyle O}{\parallel}}{C}-ONa + H-O-R'$$

肥皂就是油脂在碱存在下水解产生的高级脂肪酸盐。

酰胺在酸性条件下水解得到羧酸和铵盐，在碱性条件下水解则得到羧酸盐并放出氨气。

$$R-\overset{\overset{\displaystyle O}{\parallel}}{C}-NH_2 + H_2O \begin{array}{l} \xrightarrow{HCl} R-\overset{\overset{\displaystyle O}{\parallel}}{C}-OH + NH_4Cl \\ \xrightarrow{NaOH} R-\overset{\overset{\displaystyle O}{\parallel}}{C}-ONa + NH_3 \uparrow \end{array}$$

2. 醇解

酰卤、酸酐和酯都能进行醇解，主要产物是酯。

$$\begin{array}{l} R-\overset{\overset{\displaystyle O}{\parallel}}{C}-X \\ R-\overset{\overset{\displaystyle O}{\parallel}}{C}-O-\overset{\overset{\displaystyle O}{\parallel}}{C}-R' \\ R-\overset{\overset{\displaystyle O}{\parallel}}{C}-O-R' \end{array} + H-O-R'' \longrightarrow R-\overset{\overset{\displaystyle O}{\parallel}}{C}-O-R'' + \begin{array}{l} HX \\ HO-\overset{\overset{\displaystyle O}{\parallel}}{C}-R' \\ H-O-R' \end{array}$$

酰卤与酸酐能直接醇解生成酯，常用于合成用酯化反应难以合成的酯。例如：

$$(CH_3CO)_2O + (CH_3)_3COH \xrightarrow{ZnCl_2} CH_3COOC(CH_3)_3 + CH_3COOH$$

乙酰氯或乙酸酐与水杨酸能发生类似醇解反应，得到药物阿司匹林。

乙酰水杨酸（阿司匹林）

酯的醇解生成新的酯和醇，故称为酯交换反应。利用酯交换反应，可以用廉价易得的低级醇制取另一种酯或高级醇。例如：

114

酯交换反应常用于药物及其中间体的合成。当合成的酯结构复杂，直接酯化有困难时，可先制成简单易得的甲酯或乙酯，然后通过酯交换即可。例如，局部麻醉药普鲁卡因的合成。

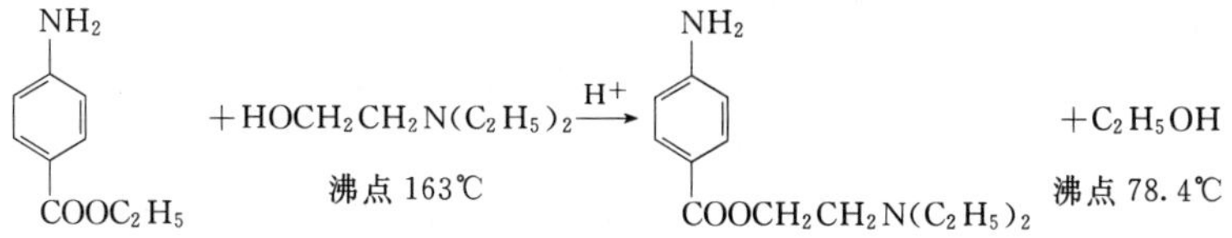

$+ \text{HOCH}_2\text{CH}_2\text{N}(\text{C}_2\text{H}_5)_2 \xrightarrow{\text{H}^+}$ 沸点 163℃

$+ \text{C}_2\text{H}_5\text{OH}$ 沸点 78.4℃

乙醇沸点低，不断从反应体系中蒸发出去，可提高产率。

3. 氨解

酰卤、酸酐和酯都能进行氨解，主要产物是酰胺。

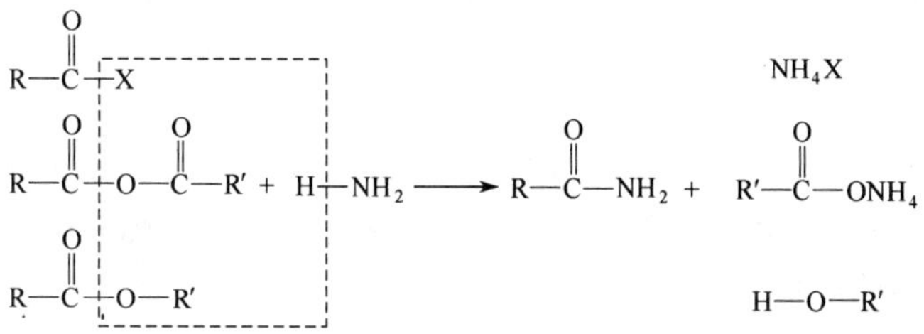

酰卤和酸酐的醇解和氨解，可看成在醇和氨分子中引入酰基的反应。像这种在化合物分子中引入酰基的反应称为酰基化反应。像酰卤和酸酐能提供酰基的化合物常称为酰基化试剂。酰基化反应在药物合成中应用广泛。通过酰基化反应可保护氨基，防止其硝化或氧化等反应过程受破坏；可用于合成药物中间体；有时可在药物分子中引入酰基可增加药物的稳定性和脂溶性，以改善体内吸收，延长疗效，降低毒性。例如，解热镇痛药对乙酰氨基酚就是一个例子。

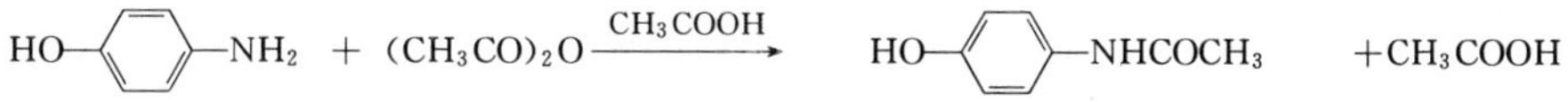

对氨基苯酚（毒性大）　　　　　　　对乙酰氨基酚（毒性小，稳定性好）

羧酸衍生物的水解、醇解和氨解以及羧酸中羟基的取代反应历程都是相似的，它们都是属于亲核取代反应，是按加成、消除机理进行的，反应历程可用以下通式表示：

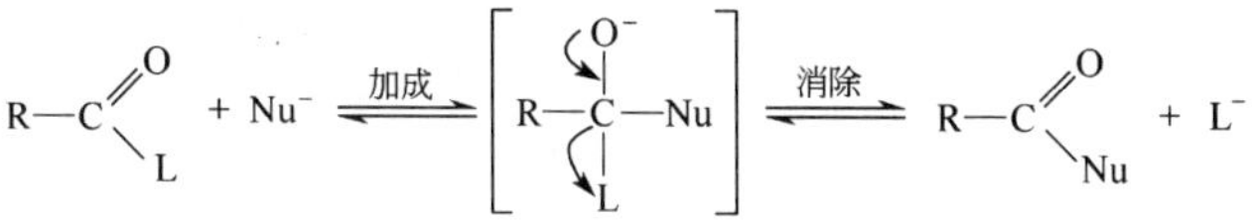

氧负离子中间体

L＝OH，X，RCOO，OR′，NH$_2$；Nu＝X，OH，OR，RCOO，NH$_3$

一般认为，羧酸衍生物的亲核取代反应是按双分子历程，是分步进行的。首先，亲核试剂 Nu$^-$ 进攻酰基碳原子，生成一个氧负离子中间体，酰基碳原子由 sp^2 杂化变成 sp^3 杂化；第二步是氧负离子中间体消除离去基团 L$^-$，碳原子又恢复为 sp^2 杂化的酰基碳原子。

按加成、消除机理进行的亲核取代反应活性，主要取决于第一步酰基碳原子与亲核试剂的反应能力和第二步离去基团的稳定性。酰基碳原子的正电性越大，立体障碍越小，越有利于加成；离去基团碱性越弱，离去能力越强，越有利于消除。

羧酸衍生物的亲核取代反应的相对活性为：酰卤＞酸酐＞酯＞酰胺。

4. 酯缩合反应

酯中的 α-氢受酯基的影响比较活泼，在醇钠的作用下，能与另一分子酯烃氧基脱去一分子醇，生成 β-酮酸酯，这个反应称为酯缩合反应，也称为克莱森（Claisen）酯缩合。

$$CH_3-\overset{\overset{O}{\|}}{C}-OC_2H_5 \xrightarrow{NaOC_2H_5} {}^-CH_2-\overset{\overset{O}{\|}}{C}-OC_2H_5 \xrightarrow{CH_3-\overset{\overset{O}{\|}}{C}-OC_2H_5}$$

（Ⅰ）

$$\left[CH_3-\overset{\overset{O^-}{|}}{\underset{\underset{OC_2H_5}{|}}{C}}-CH_2-\overset{\overset{O}{\|}}{C}-OC_2H_5 \right] \longrightarrow CH_3-\overset{\overset{O}{\|}}{C}-CH_2-\overset{\overset{O}{\|}}{C}-OC_2H_5 + {}^-OC_2H_5$$

（Ⅱ） β-丁酮酸乙酯

反应前两步类似与羟醛缩合，即强碱夺取 α-氢使酯形成碳负离子（Ⅰ），碳负离子（Ⅰ）作为亲核试剂进攻另一个酯分子的羰基碳进行亲核加成生成氧负离子中间体（Ⅱ），最后消去烷氧基负离子，即得 β-酮酸酯。

若两个不同的都含有 α-氢的酯可以发生混合缩合，理论上可得到 4 种产物，在有机合成上意义不大。实际上常使用相同的酯（如两个乙酸乙酯）或两个酯中只有一个有 α-氢，缩合后就能得到一种单纯的产物。例如：

$$\text{⟨苯基⟩}-CH_2-\overset{\overset{O}{\|}}{C}-OC_2H_5 + H-\overset{\overset{O}{\|}}{C}-OC_2H_5 \xrightarrow{NaOC_2H_5} \text{⟨苯基⟩}-\underset{\underset{CHO}{|}}{CH}-\overset{\overset{O}{\|}}{C}-OC_2H_5$$

酯缩合也可以在分子内进行，这种环化酯缩合又称为迪克曼（Dieckmann）反应。

$$\begin{array}{l} CH_2-CH_2-\overset{\overset{O}{\|}}{C}-OC_2H_5 \\ | \\ CH_2-CH_2-\overset{\underset{O}{\|}}{C}-OC_2H_5 \end{array} \xrightarrow{NaOC_2H_5} \begin{array}{l} CH_2-CH-\overset{\overset{O}{\|}}{C}-OC_2H_5 \\ | \qquad\qquad | \\ CH_2 \qquad\qquad | \\ | \qquad\qquad | \\ CH_2-\underset{\underset{O}{\|}}{C} \end{array}$$

5. 与格氏试剂反应

羧酸衍生物分子中的羰基能与格氏试剂进行加成反应，再水解分别得到不同的产物，应用最多的是酯与格氏试剂反应制备叔醇或仲醇。例如：

$$CH_3-\overset{\overset{O}{\|}}{C}-OC_2H_5 + 2C_6H_5MgBr \xrightarrow[\text{②}H_3O^+]{\text{①干醚}} C_6H_5-\underset{\underset{CH_3}{|}}{\overset{\overset{OH}{|}}{C}}-C_6H_5$$

$$H-\overset{\overset{O}{\|}}{C}-OC_2H_5 + 2CH_3CH_2MgBr \xrightarrow[\text{②}H_3O^+]{\text{①干醚}} CH_3CH_2-\overset{\overset{OH}{|}}{\underset{}{CH}}-CH_2CH_3$$

6. 还原反应

羧酸衍生物中的羰基比羧酸中的羰基活泼，因此它们的还原反应比羧酸容易进行。

酰卤在不同的还原剂的作用下，可以还原成醛或伯醇。例如：

$$R-\overset{\overset{O}{\|}}{C}-Cl + H_2 \xrightarrow[\triangle]{Pd-BaSO_4} R-\overset{\overset{O}{\|}}{C}-H + HCl$$

$$R-\overset{\overset{O}{\|}}{C}-Cl \xrightarrow{LiAlH_4} RCH_2OH$$

酸酐还原生成两分子伯醇。

$$R-\overset{\overset{\displaystyle O}{\|}}{C}-O-\overset{\overset{\displaystyle O}{\|}}{C}-R' \xrightarrow{\text{LiAlH}_4} RCH_2OH + R'CH_2OH$$

酯的还原常用铜铬氧化物、金属钠和醇、氢化铝锂等为还原剂，这些还原剂均不影响分子中的碳碳双键。例如：

$$\text{(苯)}-\overset{\overset{\displaystyle O}{\|}}{C}-OC_2H_5 + H_2 \xrightarrow[200\sim250℃,\ 14\sim28\text{MPa}]{\text{Cu}_2\text{O}+\text{Cr}_2\text{O}_3} \text{(苯)}-CH_2OH + C_2H_5OH$$

$$CH_2=CH-\overset{\overset{\displaystyle O}{\|}}{C}-OC_2H_5 \xrightarrow{\text{Na}+C_2H_5\text{OH}} CH_2=CHCH_2OH + C_2H_5OH$$

$$\text{(结构式)}COOCH_3 \xrightarrow{\text{LiAlH}_4} \text{(结构式)}CH_2OH + CH_3OH$$

酰胺还原生成伯胺，若是 *N*-取代酰胺还原生成仲胺或叔胺。例如：

$$CH_3-\overset{\overset{\displaystyle O}{\|}}{C}-NHCH_3 \xrightarrow{\text{LiAlH}_4} CH_3CH_2NHCH_3$$

7. 酰胺的特性

（1）酸碱性　氨是碱性的，但氨分子中的氢原子被酰基取代后，生成的酰胺则碱性消失，酰胺一般是中性物质。这是由于氮原子上未共用电子对与羰基碳氧双键共轭而使氮原子上电子云密度降低所致。

$$R-\overset{\overset{\displaystyle O}{\|}}{C}-\ddot{N}H_2$$

如果氨分子中的两个氢原子都被酰基取代，生成的酰亚胺甚至显弱酸性，可以与强碱反应生成盐。例如：

$$\text{(邻苯二甲酰亚胺)}NH + KOH \longrightarrow \text{(邻苯二甲酰亚胺)}N^-K^+ + H_2O$$

（2）脱水反应　酰胺与强的脱水剂（如 P_2O_5、$SOCl_2$ 等）或强热作用下，发生分子内脱水生成腈。

$$(CH_3)_2CH-\overset{\overset{\displaystyle O}{\|}}{C}-NH_2 \xrightarrow[200℃]{P_2O_5} (CH_3)_2CH-CN + H_2O$$

羧酸与酰胺、腈等有如下关系：

$$RCOOH \underset{H^+}{\overset{NH_3}{\rightleftharpoons}} RCOONH_4 \underset{+H_2O}{\overset{-H_2O}{\rightleftharpoons}} RCONH_2 \underset{+H_2O}{\overset{-H_2O}{\rightleftharpoons}} RCN$$

（3）霍夫曼降解反应　酰胺与次溴酸钠的碱性溶液作用脱去羰基生成伯胺，此反应因碳链减少了一个碳原子，故称为霍夫曼（Hofmann）降解反应。利用这个反应，可以由羧酸制备少一个碳原子的伯胺。

$$R-\overset{\overset{\displaystyle O}{\|}}{C}-NH_2 + NaOX + 2NaOH \longrightarrow RNH_2 + Na_2CO_3 + NaX + H_2O$$

三、重要的羧酸衍生物

1. 酰卤

（1）乙酰氯　乙酰氯（$CH_3-\overset{\overset{\displaystyle O}{\|}}{C}-Cl$）为无色有刺激性气味的液体，沸点 52℃，遇水剧烈水解，放出大量的热。在空气中乙酰氯因吸收水分而产生氯化氢白烟，因此应防水密封保存。乙酰氯能与苯、氯仿、乙醚等有机溶剂混溶，乙酰氯有毒，对人皮肤眼睛有强烈的刺激作用。乙酰氯是常用的乙酰基化试剂。

（2）苯甲酰氯　苯甲酰氯（结构式）是无色刺激性液体，具有强烈的渗透性。遇水逐渐分解成苯甲酸，放出氯化氢。苯甲酰氯能与苯、乙醚等有机溶剂混溶。苯甲酰氯有毒，有强烈催泪性，操作时须戴好防护用具。苯甲酰氯主要用作苯甲酰化试剂，也是染料和医药工业的原料。

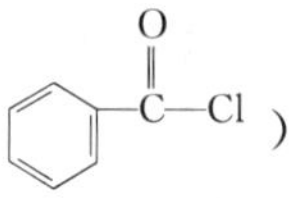

2. 酸酐

（1）乙酸酐　乙酸酐〔$(CH_3CO)_2O$〕简称为乙酐，也称为醋酸酐或醋酐，是具有刺激性酸味的无色液体，沸点 139.6℃，微溶于水，易溶于有机溶剂。乙酸酐本身也是一种重要的有机溶剂，同时也是常用的乙酰化试剂。乙酸酐在工业上主要用于制造醋酸纤维素、香料、药物和染料等。

（2）邻苯二甲酸酐　邻苯二甲酸酐（结构式）白色固体，熔点 132℃，不溶于水，易升华。广泛应用于合成树脂、化学纤维及药物等。一分子的邻苯二甲酸酐与两分子的苯酚缩合生成酚酞。

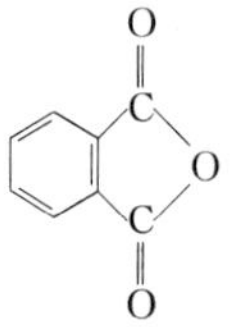

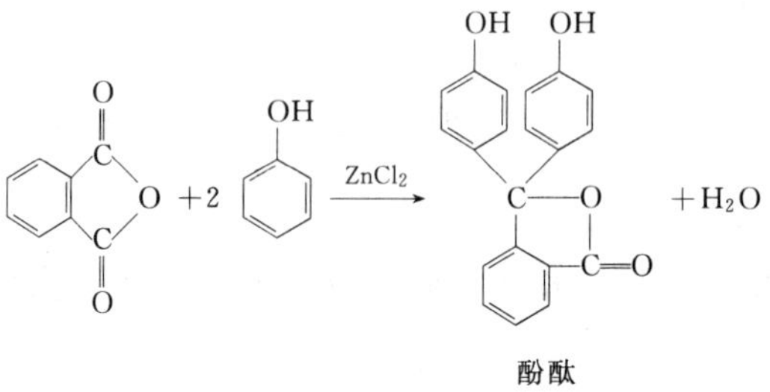

酚酞

酚酞是无色粉末，熔点 261℃，难溶于水，易溶于乙醇，是常用的酸碱指示剂。酚酞也称果导，在医药上用作轻泻药。

3. 酯

乙酸乙酯（$CH_3COOCH_2CH_3$）是无色可燃性的液体，有水果香味，熔点 −83.6℃，沸点 71℃，微溶于水，易溶于有机溶剂。乙酸乙酯易发生水解反应，其蒸气形成爆炸性混合物，爆炸极限为 2.2％～11.2％（体积）。乙酸乙酯用作制造染料、药物、香料等，同时也可作为有机溶剂。

4. 油脂

油脂是油和脂肪的总称。习惯上把常温下呈液体的称为油，如花生油、豆油等，通常来源于植物；常温下呈固态的或半固态的称为脂肪，简称脂，如羊脂、牛脂等，通常来源于动物。油脂是动植物体的重要成分，也是人体的主要营养物质之一。

油脂是甘油（丙三醇）和高级脂肪酸生成的甘油酯，其结构通式如下：

$$
\begin{array}{l}
CH_2-O-\overset{\overset{\displaystyle O}{\parallel}}{C}-R_1 \\[4pt]
CH-O-\overset{\overset{\displaystyle O}{\parallel}}{C}-R_2 \\[4pt]
CH_2-O-\overset{\overset{\displaystyle O}{\parallel}}{C}-R_3
\end{array}
$$

源于甘油　源于脂肪酸

R_1、R_2、R_3 代表高级脂肪烃基，可以相同，也可以不同；可以是饱和脂肪烃基，也可以是不饱和脂肪烃基。一般脂肪中含饱和酸的甘油酯较多，油中含不饱和酸的甘油酯较多。天然油脂含有各种不同的高级脂肪酸（主要是含偶数碳原子的直链羧酸）的混合甘油酯的混合物。

常见的饱和高级脂肪酸有十六碳酸（$C_{15}H_{31}COOH$ 软脂酸）、十八碳酸（$C_{17}H_{35}COOH$ 硬脂酸）。

常见的不饱和高级脂肪酸有 9-十八碳烯酸 [$CH_3(CH_2)_7CH=CH(CH_2)_7COOH$]（油酸）、9,12-十八碳二烯酸（亚油酸）、9,12,15-十八碳三烯酸（亚麻酸）、5,8,11,14-二十碳四烯酸（花生四烯酸）。

油脂属于酯类，它具有酯的一般性质，含有不饱和键的油脂也具有不饱和烃的典型性质。

5. 类脂

类脂是存在于生物体内的性质类似于油脂的一类化合物，主要包括磷脂、糖脂、蜡以及甾体化合物等，甾体化合物在第十三章讨论，这里简单讨论磷脂和蜡。

（1）磷脂　磷脂是一类含磷的脂类化合物，广泛分布于动植物体内的组织中，在动物的脑、神经组织、骨髓、心、肝、肾等器官以及蛋黄中，植物的种子、大豆和微生物中含有丰富的磷脂。磷脂是构成细胞原生质的固定组成成分，其水解后可以得到醇、脂肪酸、磷酸和含氮有机碱四种不同种类的物质。重要的磷脂有卵磷脂（又称为磷脂酰胆碱或胆碱磷酸甘油酯）和脑磷脂（又称磷脂酰胆胺）。

① 磷脂酰胆碱的结构式为：

$$
\begin{array}{l}
\ CH_2-O-\overset{\overset{\displaystyle O}{\parallel}}{C}-R_1 \\[4pt]
R_2-\overset{\overset{\displaystyle O}{\parallel}}{C}-O-CH \\[4pt]
CH_2-O-\overset{\overset{\displaystyle O}{\underset{\underset{\displaystyle O^-}{\parallel}}{\parallel}}}{P}-O-CH_2-CH_2-N^+(CH_3)_3
\end{array}
$$

源于甘油酯　　源于磷酸　　源于胆碱

R_1COOH、R_2COOH 常见有软脂酸、硬脂酸、油酸、亚油酸、亚麻酸和花生四烯酸等。

纯净的卵磷脂是白色蜡状物，极易吸水，不易溶于丙酮，易溶于乙醚、乙醇和氯仿。胆碱部分在人体内与脂肪代谢有关，它可促使油脂迅速生成磷脂，可以防止脂肪在体内大量存积，因此卵磷脂常作为抗脂肪肝的药物。

② 磷脂酰胆胺的结构式为：

$$\begin{array}{c} \text{O} \\ \parallel \\ R_2-C-O-CH \end{array} \quad \begin{array}{c} \text{O} \\ \parallel \\ CH_2-O-C-R_1 \\ \\ CH_2 \!+\! O \!-\! \overset{\text{O}}{\underset{\text{O}^-}{\overset{\displaystyle\uparrow}{P}}} \!-\! O \!+\! CH_2-CH_2-N^+H_3 \end{array}$$

源于甘油酯　　源于磷酸　　源于胆胺

R_1COOH、R_2COOH 常见有软脂酸、硬脂酸、油酸和花生四烯酸等。

脑磷脂很不稳定，易溶于水，在空气中易氧化成棕黑色，能溶于乙醚，难溶于丙酮和冷乙醇，因此常利用在冷乙醇中的溶解度不同区别脑磷脂和卵磷脂。脑磷脂具有凝血作用，血小板内能促使血液凝固的凝血激酶就是脑磷脂和蛋白质组成的。

（2）蜡　蜡是存在于自然界动植物体内的蜡状物质。它的主要成分是十六碳原子以上的偶数碳原子的高级脂肪酸和高级饱和一元醇所形成的酯，最常见的脂肪酸是软脂酸和二十六酸，最常见的醇则是十六醇、二十六醇以及三十醇。蜡中往往还存在一些分子量较高的游离的羧酸、醇以及高级的碳氢化合物和酮。根据来源蜡可分为动物蜡和植物蜡，后者熔点高一些。表 8-1 列出了几种重要的蜡。

表 8-1　几种重要的蜡

名　称	熔点/℃	主 要 组 成	来　源
虫蜡	81.3～84	$C_{23}H_{51}COOC_{26}H_{53}$	我国四川女贞树上的白蜡虫的分泌物
蜂蜡	62～65	$C_{15}H_{31}COOC_{30}H_{61}$	蜜蜂腹部
鲸蜡	42～45	$C_{15}H_{31}COOC_{16}H_{33}$	鲸鱼头部
巴西棕榈蜡	83～86	$C_{25}H_{51}COOC_{30}H_{61}$	巴西棕榈叶子

蜡的物理性质与石蜡相似，但化学组成完全不同。蜡比油脂硬而脆，化学性质比油脂稳定，在空气中不变质。蜡用于制造蜡纸、防水剂、上光剂和药膏的基质。此外，羊毛脂也属于蜡的范围之内，它是附着于羊毛上的油状分泌物。羊毛脂的主要组分是羊毛甾醇、二十六醇等高级醇及其酯，并含有一些游离酸及烃。由于羊毛脂容易吸收水，并有乳化作用，因此常用作化妆品的基质。

6. 酰胺

（1）N,N-二甲基甲酰胺　N,N-二甲基甲酰胺（$H-\overset{\text{O}}{\overset{\parallel}{C}}-N\overset{CH_3}{\underset{CH_3}{<}}$）（DMF）是具有氨味的

无色液体，沸点 153℃，能溶于水和大多数的有机溶剂。N,N-二甲基甲酰胺的蒸气有毒，对皮肤、眼睛和黏膜有刺激作用。N,N-二甲基甲酰胺是一种优良的高沸点非质子性的极性溶剂。它可以用作有机合成的溶剂、甲酰化试剂、萃取剂、气相色谱的固定液和聚丙烯腈的抽丝溶剂等。

（2）对乙酰氨基酚　对乙酰氨基酚（$HO-\!\!\langle\bigcirc\rangle\!\!-NHCOCH_3$）（扑热息痛）是一种优良的解热镇痛药。它是白色结晶或结晶性粉末，在空气中较为稳定，微溶于水，易溶于热水，毒性和副作用小。

（3）磺胺类药物　磺胺类药物的基本结构是对氨基苯磺酰胺（$H_2N-\!\!\langle\bigcirc\rangle\!\!-SO_2NH_2$），简称磺胺。对氨基苯磺酰胺本身有抑菌作用，是磺胺类药物中最简单的一种，其副作用大，现仅供外用。当氨基上的氢原子被某些基团取代时，能增强其抑菌作用，有较好的疗效和较低

的毒副作用。

7. 脲

脲可以看作碳酸分子中的两个羟基，分别被氨基（—NH_2）取代后生成的化合物，通常称为尿素。其结构式如下：

$$H_2N-\overset{\overset{\displaystyle O}{\|}}{C}-NH_2$$

脲是白色无臭味威结晶，熔点133℃，易溶于水和乙醇。强热分解为氨和二氧化碳。脲是人类及哺乳动物体内蛋白质代谢的最终产物，存在于尿中。脲在农业上是重要的氮肥，在工业上是合成一些塑料和药物的重要原料，在医药上，可用于治疗急性青光眼和脑外伤引起的脑水肿等症。

脲的化学性质如下。

（1）易水解　脲在化学性质上与酰胺相似，在酸或碱或尿素酶的作用，水解生成氨和二氧化碳。

$$H_2N-\overset{\overset{\displaystyle O}{\|}}{C}-NH_2 + H_2O \longrightarrow 2NH_3 + CO_2$$

（2）弱碱性　脲虽属于酰胺类物质，但由于存在两个氨基，因此显弱碱性，能与强酸生成盐，例如脲与硝酸、草酸生成不溶性盐 $CO(NH_2)_2 \cdot HNO_3$ 或 $CO(NH_2)_2 \cdot (COOH)_2$，利用此性质可从尿液中分离出脲。

（3）与亚硝酸反应

$$H_2N-\overset{\overset{\displaystyle O}{\|}}{C}-NH_2 + 2HNO_2 \longrightarrow [HO-\overset{\overset{\displaystyle O}{\|}}{C}-OH] + 2N_2\uparrow + 2H_2O$$
$$CO_2\uparrow + H_2O$$

这个反应是定量完成的，测定放出氮气的量，可以测定尿素的含量。

（4）缩二脲反应　将尿素慢慢加热到熔点以上（约150～160℃，温度过高会分解），则尿素分子间失去一分子氨，生成缩二脲。

$$H_2N-\overset{\overset{\displaystyle O}{\|}}{C}+NH_2 + H+NH-\overset{\overset{\displaystyle O}{\|}}{C}-NH_2 \xrightarrow{150\sim160℃} H_2N-\overset{\overset{\displaystyle O}{\|}}{C}-\overset{\overset{\displaystyle H}{|}}{N}-\overset{\overset{\displaystyle O}{\|}}{C}-NH_2 + NH_3\uparrow$$

缩二脲在碱性溶液中与极稀的硫酸铜溶液作用显紫红色，此颜色反应称为缩二脲反应。

除缩二脲外，凡是分子中含有两个或两个以上酰胺键或肽键（ $-\overset{\overset{\displaystyle O}{\|}}{C}-NH-$ ）的化合物，例如多肽、蛋白质等，都有此颜色反应。

8. 硫脲和胍

（1）硫脲　硫脲可以看成脲分子中羰基上氧原子被硫原子取代后生成的化合物。其结构式如下：

$$H_2N-\overset{\overset{\displaystyle S}{\|}}{C}-NH_2$$

硫脲是白色易溶于水的菱形结晶，熔点180℃。化学性质与脲类似，具有弱碱性、易水解等。但硫脲水解的产物除了氨和二氧化碳外还有硫化氢。

$$H_2N-\overset{\overset{\displaystyle S}{\|}}{C}-NH_2 + 2H_2O \xrightarrow[\triangle]{H^+ 或 OH^-} 2NH_3 + CO_2 + H_2S$$

硫脲与脲的不同之处是能发生互变异构。

$$\underset{\text{硫脲（酮式）}}{H_2N-\overset{\overset{\displaystyle S}{\|}}{C}-NH_2} \rightleftharpoons \underset{\text{异硫脲（烯醇式）}}{H_2N-\overset{\overset{\displaystyle SH}{|}}{C}=NH}$$

异硫脲烯醇式非常活泼，易发生如下化学反应。

① 与卤代烃反应生成 S-烷基衍生物

$$H_2N-\overset{\overset{\displaystyle SH}{|}}{C}=NH +CH_3I \longrightarrow H_2N-\overset{\overset{\displaystyle S-CH_3}{|}}{C}=NH \cdot HI$$

② 氧化形成二硫键

$$2H_2N-\overset{\overset{\displaystyle SH}{|}}{C}=NH \xrightarrow{[O]} H_2N-\overset{\overset{\displaystyle NH}{\|}}{C}-S-S-\overset{\overset{\displaystyle NH}{\|}}{C}-NH_2 +H_2O$$

硫脲是重要化工原料，在医药上用来合成许多含硫药物。

（2）胍

脲分子中氧原子被亚氨基（=N—H）取代后生成的化合物称为胍，其结构式如下：

$$H_2N-\overset{\overset{\displaystyle NH}{\|}}{C}-NH_2$$

胍分子去掉氨基上一个氢原子后剩下的基团称为胍基，去掉一个氨基后剩下的基团称为脒基。

$$\underset{\text{胍基}}{H_2N-\overset{\overset{\displaystyle NH}{\|}}{C}-NH-} \qquad\qquad \underset{\text{脒基}}{H_2N-\overset{\overset{\displaystyle NH}{\|}}{C}-}$$

胍是无色结晶，熔点 $50℃$，吸湿性极强，易溶于水。胍是极强的碱，其碱性与苛性碱相似，能吸收空气中的二氧化碳和水分生成碳酸盐。

$$2H_2N-\overset{\overset{\displaystyle NH}{\|}}{C}-NH_2 +H_2O+CO_2 \longrightarrow (H_2N-\overset{\overset{\displaystyle NH}{\|}}{C}-NH_2)_2 \cdot H_2CO_3$$

胍容易水解生成脲和氨。

$$H_2N-\overset{\overset{\displaystyle NH}{\|}}{C}-NH_2 + H_2O \longrightarrow H_2N-\overset{\overset{\displaystyle O}{\|}}{C}-NH_2 + NH_3$$

在医药上含有胍的药物很多，通常制成各种盐类。例如：

硫酸胍氯酚（降血压药）

$$\left(\underset{\underset{Cl}{|}}{\overset{\overset{Cl}{|}}{\bigcirc}}-O-CH_2-CH_2-HN-\overset{\overset{\displaystyle NH}{\|}}{C}-NH_2 \right)_2 \cdot H_2SO_4$$

盐酸苯乙双胍（降糖灵）

$$\bigcirc-CH_2-CH_2-HN-\overset{\overset{\displaystyle NH}{\|}}{C}-NH-\overset{\overset{\displaystyle NH}{\|}}{C}-NH_2 \cdot HCl$$

四、乙酰乙酸乙酯和丙二酸二乙酯以及在有机合成上的应用

乙酰乙酸乙酯（$CH_3-\overset{\overset{\displaystyle O}{\|}}{C}-CH_2-COOCH_2CH_3$）是无色有愉快香味的液体，在水中有一定的溶解度，易溶于乙醇、乙醚等有机溶剂。乙酰乙酸乙酯又称为 β-丁酮酸乙酯，是由乙酸乙酯在醇钠作用下经克莱森酯缩合制得。

（一）互变异构现象

乙酰乙酸乙酯除具有羰基化合物的典型反应之外，还能与金属钠作用放出氢气；使溴的四氯化碳溶液退色；与三氯化铁水溶液发生颜色反应。这些现象可以证明它具有烯醇的结构。经过许多物理和化学方法的研究，最后确定，乙酰乙酸乙酯实际上不是一个单一的物质，而是由乙酰乙酸乙酯的酮式和由 α-H 转移到 β-羰基的氧原子上形成的烯醇式异构体组成的一个互变平衡体系。

$$CH_3-\overset{O-H}{\underset{}{C}}-\overset{}{\underset{}{C}}H-\overset{O}{\underset{}{C}}-OCH_2CH_3 \rightleftharpoons CH_3-\overset{OH}{\underset{}{C}}=CH-\overset{O}{\underset{}{C}}-OCH_2CH_3$$

酮式 92.5%　　　　　　　烯醇式 7.5%

像这样两种异构体以一定比例平衡存在，并能相互转化的现象叫做互变异构现象。从理论上说凡是具有（ $-\overset{H}{\underset{}{C}}-\overset{O}{\underset{}{C}}-$ 或 $-\overset{}{\underset{}{C}}=\overset{OH}{\underset{}{C}}-$ ）结构单元的化合物，都应有酮式和烯醇式互变异构现象。但酮式和烯醇式互变异构体的相对含量与整个分子的结构有关，一般来说，烯醇式的比例随着 α-H 的活性增强、分子内氢键的形成和 π-π 共轭体系的延伸而增加。不同物质的互变异构平衡体系中，互变异构体的相对含量不同（表8-2）。

表 8-2　几种酮式、烯醇式互变体系中烯醇式的含量

化合物名称	酮式、烯醇式互变异构	烯醇式含量/%
丙酮	$CH_3-\overset{O}{\underset{}{C}}-CH_3 \rightleftharpoons CH_2=\overset{OH}{\underset{}{C}}-CH_3$	0.00015
丙二酸二乙酯	$H_5C_2O-\overset{O}{\underset{}{C}}-CH_2-\overset{O}{\underset{}{C}}-OC_2H_5 \rightleftharpoons H_5C_2O-\overset{OH}{\underset{}{C}}=CH-\overset{O}{\underset{}{C}}-OC_2H_5$	0.1
乙酰乙酸乙酯	$CH_3-\overset{O}{\underset{}{C}}-CH_2-CO-OCH_2CH_3 \rightleftharpoons CH_3-\overset{OH}{\underset{}{C}}=CH-CO-OCH_2CH_3$	7.5
乙酰丙酮	$CH_3-\overset{O}{\underset{}{C}}-CH_2-\overset{O}{\underset{}{C}}-CH_3 \rightleftharpoons CH_3-\overset{O}{\underset{}{C}}-CH=\overset{OH}{\underset{}{C}}-CH_3$	80
苯乙酰丙酮	$C_6H_5-\overset{O}{\underset{}{C}}-CH_2-\overset{O}{\underset{}{C}}-CH_3 \rightleftharpoons C_6H_5-\overset{O}{\underset{}{C}}-CH=\overset{OH}{\underset{}{C}}-CH_3$	90

（二）乙酰乙酸乙酯的分解反应

乙酰乙酸乙酯分子中羰基与酯基中间的亚甲基碳原子上电子云密度较低，因此亚甲基碳原子与相邻的两个碳原子之间的键容易断裂，在不同反应条件下，能发生两种不同类型的分解反应。

1. 酮式分解

乙酰乙酸乙酯在稀酸或稀碱（先用 5%NaOH 处理，再酸化）的作用下，酯基可以发生水解反应，生成 β-丁酮酸（盐），酸化后加热脱羧生成丙酮，称为酮式分解。

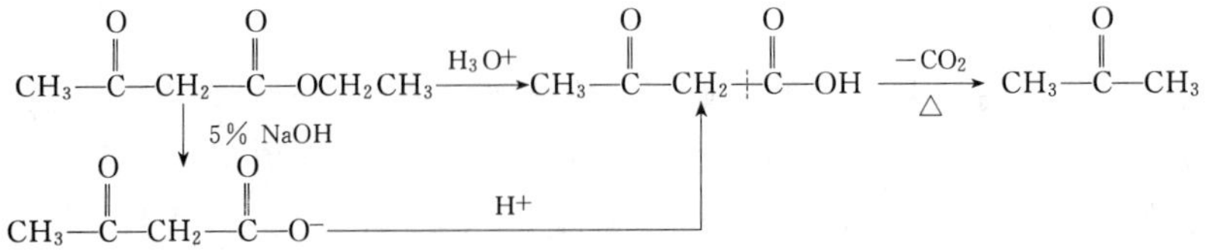

$$CH_3-\overset{O}{\underset{}{C}}-CH_2-\overset{O}{\underset{}{C}}-OCH_2CH_3 \xrightarrow{H_3O^+} CH_3-\overset{O}{\underset{}{C}}-CH_2+\overset{O}{\underset{}{C}}-OH \xrightarrow[\triangle]{-CO_2} CH_3-\overset{O}{\underset{}{C}}-CH_3$$

$$\downarrow 5\% NaOH$$

$$CH_3-\overset{O}{\underset{}{C}}-CH_2-\overset{O}{\underset{}{C}}-O^- \xrightarrow{H^+}$$

2. 酸式分解

在浓碱（40% NaOH）作用下，乙酰乙酸乙酯在 α 与 β-碳原子间发生键的断裂，经酸化得到两分子乙酸，所以称为酸式分解。

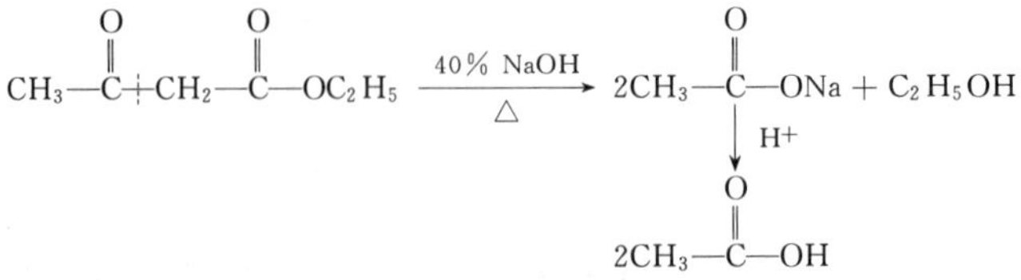

$$CH_3-\overset{O}{\underset{}{C}}+CH_2-\overset{O}{\underset{}{C}}-OC_2H_5 \xrightarrow[\triangle]{40\% NaOH} 2CH_3-\overset{O}{\underset{}{C}}-ONa + C_2H_5OH$$

$$\downarrow H^+$$

$$2CH_3-\overset{O}{\underset{}{C}}-OH$$

（三）乙酰乙酸乙酯和丙二酸二乙酯在有机合成上的应用

乙酰乙酸乙酯分子中亚甲基上的氢原子很活泼，在强碱如醇钠的作用下，亚甲基上的氢原子被强碱夺取，生成碳负离子，通常称为乙酰乙酸乙酯的钠盐。此碳负离子作为亲核试剂，与卤代烃发生亲核取代反应，在 α-碳原子上引入烷基。α-取代的乙酰乙酸乙酯通过酮式分解或酸式分解，可以分别得到增长碳链的甲基酮或羧酸。

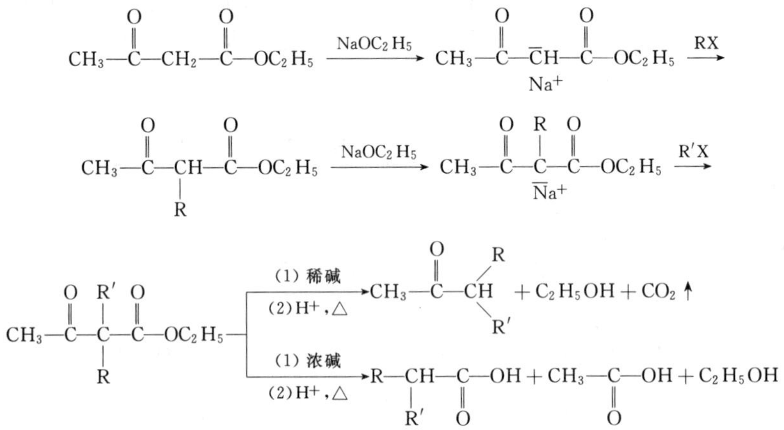

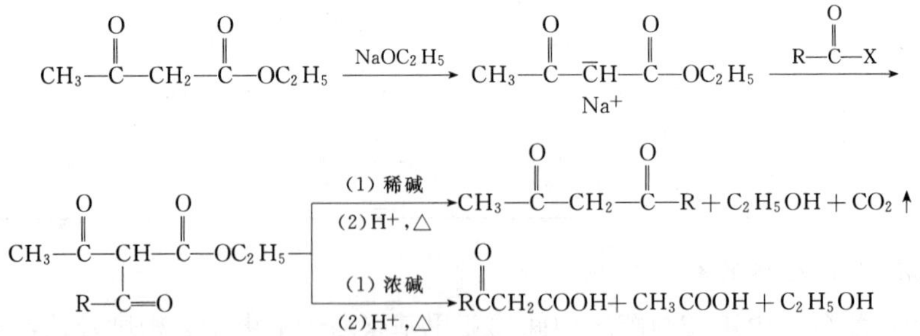

丙二酸二乙酯是无色有香味的液体，熔点 $-50℃$，沸点 $199℃$，微溶于水，易溶于乙醇、乙醚等有机溶剂。丙二酸二乙酯的反应与乙酰乙酸乙酯很相似，它的亚甲基由于与两个吸电子基相连，亚甲基上的氢原子很活泼，同样在强碱如醇钠的作用下，亚甲基上的氢原子被强碱夺取，生成碳负离子，然后与上述的各种卤代物作用，引入不同的基团，再经过水解脱羧，可以制备各种羧酸。

124

$$C_2H_5O-\overset{\displaystyle O}{\overset{\|}{C}}-CH_2-\overset{\displaystyle O}{\overset{\|}{C}}-OC_2H_5 \xrightarrow{NaOC_2H_5} C_2H_5O-\overset{\displaystyle O}{\overset{\|}{C}}-\overset{\displaystyle}{\underset{\displaystyle Na^+}{\overset{\displaystyle}{\bar{C}H}}}-\overset{\displaystyle O}{\overset{\|}{C}}-OC_2H_5$$

$$\xrightarrow{RX} C_2H_5O-\overset{\displaystyle O}{\overset{\|}{C}}-\underset{\displaystyle R}{CH}-\overset{\displaystyle O}{\overset{\|}{C}}-OC_2H_5 \xrightarrow{NaOC_2H_5} C_2H_5O-\overset{\displaystyle O}{\overset{\|}{C}}-\underset{\displaystyle R}{\overset{\displaystyle}{\underset{\displaystyle \bar{N}a^+}{C}}}-\overset{\displaystyle O}{\overset{\|}{C}}-OC_2H_5$$

$$\xrightarrow{R'X} C_2H_5O-\overset{\displaystyle O}{\overset{\|}{C}}-\underset{\displaystyle R}{\overset{\displaystyle R'}{C}}-\overset{\displaystyle O}{\overset{\|}{C}}-OC_2H_5 \xrightarrow[(2)\ H^+]{(1)\ OH^-} \xrightarrow[\triangle]{-CO_2} R-\underset{\displaystyle R'}{CH}-\overset{\displaystyle O}{\overset{\|}{C}}-OH$$

习　题

1. 命名下列化合物。

(1) $CH_3CH_2CH_2-\overset{\displaystyle O}{\overset{\|}{C}}-Cl$

(2) $CH_3CH_2-\overset{\displaystyle O}{\overset{\|}{C}}-O-\overset{\displaystyle O}{\overset{\|}{C}}-CH_3$

(3) $\underset{\displaystyle COOCH_2CH_3}{\overset{\displaystyle COOCH_2CH_3}{|}}$

(4) 苯-$\overset{\displaystyle O}{\overset{\|}{C}}$-NHCH_3

(5) $CH_3CH_2CH_2OCOCH_3$

(6) 哌啶-2-酮

(7) $HO-$苯$-NHCOCH_3$

(8) 苯-$\overset{\displaystyle O}{\overset{\|}{C}}$-O-$\overset{\displaystyle O}{\overset{\|}{C}}$-苯

2. 写出下列化合物或基团的结构式。

(1) 邻羟基苯甲酸苄酯　　　(2) 2-环丁基丙酰溴　　　(3) 苯甲酰基

(4) 丁二酸酐　　　　　　　(5) 甲酸异丙酯　　　　　(6) DMF

(7) N-甲基-N-乙基苯甲酰胺　(8) 尿素　　　　　　　　(9) 胍基

3. 完成下列反应式。

(1) $H_3COOCCH_2COCl \xrightarrow{H_2O} \xrightarrow[\triangle]{H^+}$

(2) H_2NOC-苯-$\overset{\displaystyle O}{\overset{\|}{C}}$-O-$\overset{\displaystyle O}{\overset{\|}{C}}$ $\xrightarrow[\triangle]{H_2O} \xrightarrow{OH^-}$

(3) 苯$\underset{\displaystyle OH}{\overset{\displaystyle COOH}{}}$ $+ (CH_3CO)_2O \xrightarrow[\triangle]{冰醋酸}$

(4) 丁二酸酐 $+ CH_3CH_2NH_2 \longrightarrow$

(5) 环己烷稠环$-COOCH_2CH_3 \xrightarrow{LiAlH_4}$

(6) $CH_3CH_2CH_2-\overset{\displaystyle O}{\overset{\|}{C}}-NH_2 + NaOBr \xrightarrow{OH^-}$

(7) $H_5C_2O-\overset{\displaystyle O}{\overset{\|}{C}}-CH_2CH_2CH_2-\overset{\displaystyle O}{\overset{\|}{C}}-OC_2H_5 \xrightarrow{NaOC_2H_5}$

125

(8)
$$H_2N-\overset{\overset{\displaystyle NH}{\|}}{C}-NH_2 + HCl \longrightarrow$$

(9)
$$2H_2N-\overset{\overset{\displaystyle O}{\|}}{C}-NH_2 \xrightarrow{155℃}$$

(10) 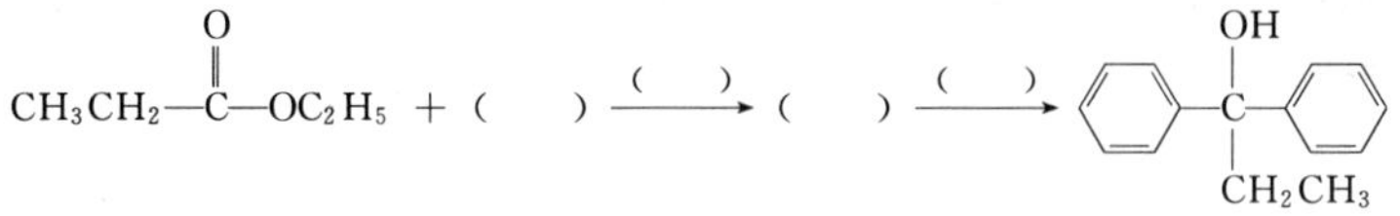
$$CH_3CH_2-\overset{\overset{\displaystyle O}{\|}}{C}-OC_2H_5 + (\quad) \xrightarrow{(\quad)} (\quad) \xrightarrow{(\quad)} \underset{\underset{\displaystyle CH_2CH_3}{|}}{C}(C_6H_5)_2-OH$$

(11) 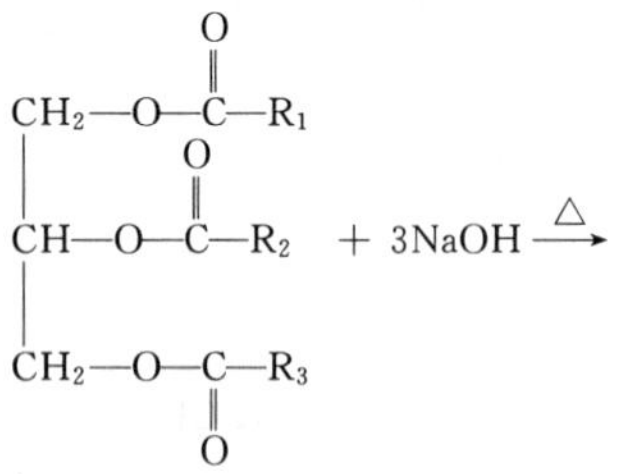
$$\begin{array}{l} CH_2-O-\overset{\overset{\displaystyle O}{\|}}{C}-R_1 \\ | \\ CH-O-\overset{\overset{\displaystyle O}{\|}}{C}-R_2 \quad + 3NaOH \xrightarrow{\triangle} \\ | \\ CH_2-O-\overset{\underset{\displaystyle O}{\|}}{C}-R_3 \end{array}$$

4. 用简单的化学方法鉴别下列化合物。

(1) 丁酮、β-丁酮酸甲酯、乙酸乙酯、丁酰胺

(2) 乙酐、乙酰胺、甲酸甲酯、乙酰溴

5. 合成题（无机试剂任选）。

(1) 以乙酸和乙醇为原料，合成乙酰乙酸乙酯。

(2) 以乙酰乙酸乙酯和乙醇为原料，合成 2-戊酮。

(3) 以丙二酸二乙酯和溴乙烷为原料，合成 α-乙基丁酸。

6. 推测结构。

(1) 有三种化合物分子式均为 $C_3H_6O_2$，其中 A 能与 Na_2CO_3 反应放出 CO_2，B 与 C 则不能。B 与 C 在碱性溶液中加热均可发生水解，B 水解的产物能与托伦试剂发生银镜反应，而 C 水解的产物则不能。试推测 A、B、C 的结构式。

(2) 化合物 A 在酸性水溶液中加热，生成化合物 B，B 的分子式为 $C_5H_{10}O_3$，B 能与 $NaHCO_3$ 反应放出 CO_2，B 被重铬酸钾的硫酸溶液氧化为 C，B、C 均能发生碘仿反应。B 分子内脱水又生成 A。试写出 A、B、C 的结构式。

（蔡自由）

第九章 对映异构

在前面我们遇到了有机化合物存在各种各样的同分异构现象，一类是由于分子中碳的骨架或官能团的种类、位置等不同所产生的异构称为构造异构；另一类是由于分子中原子在空间的排列不同而产生的异构称为立体异构。立体异构包括构象异构和构型异构，构型异构是指空间结构的不同，又分为顺反异构和对映异构两种。某些药物的药理作用与对映异构的手性有关，本章重点讨论对映异构及相关知识。

一、偏振光和旋光性物质

1. 偏振光

光是一种电磁波，它是振动前进的，光波的振动方向与其前进方向相垂直，通常我们看到的普通光或单色光可以在空间各个不同的平面上振动（图 9-1）。如果使普通光通过一个特制的尼可尔（Nicol）棱镜的石英晶体时，只有与棱镜的晶轴平行的平面上振动的光才可以通过棱镜，通过棱镜后的光线只在一个平面上振动，这种光称为平面偏振光，简称偏振光。

2. 旋光性物质

将偏振光照射在另一尼可尔棱镜上，使两个棱镜的晶轴相互平行，则通过第一个棱镜的偏振光，仍能通过第二个棱镜。如果在它们中间放置一盛液管，当管内放的物质是蒸馏水或丙酸溶液时，在第二个棱镜后面可以观察到偏振光通过（见图 9-2），像水、丙酸，不能使偏振光的振动平面发生旋转，这些物质称为无旋光性物质。

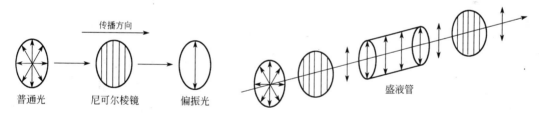

图 9-1 普通光和偏振光   图 9-2 偏振光通过无旋光性物质

当管内放的物质是葡萄糖或乳酸溶液时，偏振光无法通过第二个棱镜，需要将其顺时针或逆时针旋转一定角度以后才能观察到偏振光通过（见图 9-3）。像葡萄糖或乳酸，能使偏振光的振动平面旋转的性质称为旋光性，具有旋光性的物质称为旋光性物质或光学活性物质。凡是能使偏振光的振动平面向顺时针旋转的物质为右旋体，用 d 或（＋）表示；能使偏振光的振动平面向逆时针旋转的物质为左旋体，用 l 或（－）表示。例如从肌肉运动产生的乳酸为右旋乳酸，表示为（＋）-乳酸，而从乳糖发酵得到的乳酸为左旋乳酸，

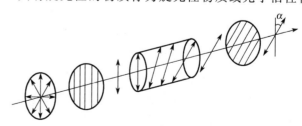

图 9-3 偏振光通过旋光性物质

表示为（－)-乳酸。偏振光的振动平面旋转的角度称为旋光度，用 α 表示。

3. 比旋光度

测定旋光度的仪器称为旋光仪，旋光仪的构造如图 9-4 所示，测定原理是单色光源射出的光线通过第一个固定的棱镜（也叫起偏镜）产生偏振光，再经过盛液管，盛液管中的旋光性物质使偏振光的振动平面向左或向右旋转了一定角度，然后通过第二个可以转动的棱镜（也叫检偏镜）时，只有旋转至相应的角度，偏振光才到达我们的眼睛。因此，检偏镜能用来测定旋光度的大小与方向，从旋光仪刻度盘上读出检偏镜旋转的角度，即为旋光度 α 的数值。

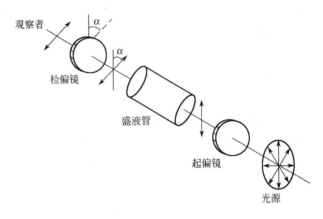

图 9-4　旋光仪构造示意图

旋光度 α 的大小除与物质的结构有关外，还受测定时溶液的浓度、盛液管的长度、光源的波长、测定时的温度和所用溶剂等条件的影响而改变。在一定条件下，某旋光性物质的旋光度是一常数，通常用比旋光度 $[\alpha]_\lambda^t$ 表示，从有关手册查得。比旋光度与旋光度之间的关系计算公式如下：

$$[\alpha]_\lambda^t = \frac{\alpha}{c \times l}$$

式中，α 为旋光度；c 为溶液浓度，单位为 g/ml；l 为盛液管长度，单位为 dm；$[\alpha]_\lambda^t$ 为比旋光度，它的定义是指被测物质浓度以 1ml 中含有 1g 溶质的溶液，放在 1dm 长的盛液管中所测得的旋光度。例如，葡萄糖：$[\alpha]_D^{20} = +52.5°$（水），D 表示波长是 589nm，即光源为钠光灯，测定温度为 20℃，$c = 1$g/ml，$l = 1$dm，所测得葡萄糖溶液的旋光度为右旋 52.5°。比旋光度是旋光性物质的一个特性，不同的物质常数也不同。例如，肌乳酸：$[\alpha]_D^{20} = +3.8°$（水）；氯霉素：$[\alpha]_D^{25} = -25.5°$（乙酸乙酯）。

通过旋光度的测定，也可以计算被测物质溶液的浓度，常用于含量测定。例如，测得某葡萄糖溶液的旋光度为 +10.5°，盛液管长度为 200mm，则该葡萄糖溶液浓度为：

$$c = \frac{\alpha}{[\alpha]_D^{20} \times l} = \frac{(+10.5°)}{(+52.5°) \times 2} = 0.10 \text{ (g/ml)}$$

二、手性分子和对映异构

1. 手性、手性分子

我们试图将自己的左手放在平面镜子前，镜子里看到的是右手，人的两只手，彼此互成这种镜子里外的实物与镜像关系，就称之为手征性（chirality）或手性。乳酸分子中的 α-碳原子连有 4 个不同的原子或原子团（—OH、—COOH、—CH₃、—H），这种与 4 个不相同的原子或原子团相连的碳原子叫做手性碳原子（chiral carbon）或不对称碳原子，可用"＊"标出，例如：

$$CH_3\overset{*}{C}HCOOH \qquad CH_3CH_2\overset{*}{C}HCH_3$$
$$\quad\quad | \qquad\qqu\qquad\quad\quad |$$
$$\quad OH \qquad\qquad\qquad Br$$

假如乳酸中—COOH的位置固定，则其余的—OH、—CH₃、—H可以按两种不同的方式排列，也就是说，乳酸分子有两种立体结构，用球棒模型表示（图9-5）。以其中一个为实物，则另一个为镜像，两者不能完全重叠，它们相互之间的关系犹如人的两只手，具有"手性"特点，这种分子称为手性分子（chiral molecular）。一般地，凡具有手性的分子就有旋光性。

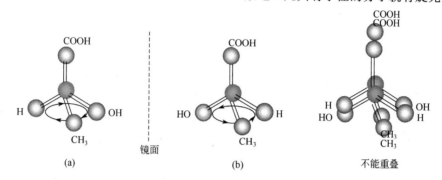

图 9-5　乳酸分子的立体结构模型

2. 对映异构

在乳酸分子结构中（见图9-5），（a）和（b）分别代表两种不同的手性分子，它们的分子组成和结构式相同，但构型不同，呈实物与镜像关系，这样的异构体称为对映异构体简称对映体，或称光学异构体（optical isomer）。

3. 分子的对称性

手性碳原子是分子具有手性的普遍因素，但分子是否有手性，主要看分子结构是否有对称因素，如果一个分子有对称面或对称中心其中的一种对称因素，那么这种分子就有对称性，有上述对称性因素的分子就没有手性，也没有旋光性。例如，我们可以假想丙酸分子中有一个面通过 C_1、C_2、C_3 的中心，这样把丙酸分子切割成左右相同的两部分（两边—H对称），这个面就是对称面；同样地，酒石酸分子 C_2、C_3 中间有一对称面，把酒石酸分子切割成上下相同的两部分（—OH、—COOH、—H分别对称），即丙酸和酒石酸都有对称性面，分子的实物与镜像可以重叠，因此，它们的分子没有手性，也没有旋光性（图9-6），而乳酸分子没有对称性因素，分子有手性，有旋光性（图9-5）。

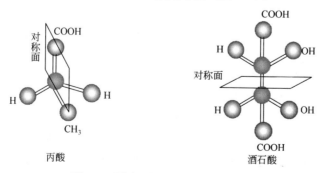

图 9-6　丙酸和酒石酸分子的对称性

三、含 1 个手性碳原子化合物的对映异构

$$\overset{*}{HOCH_2\overset{|}{C}HCHO} \qquad \overset{*}{CH_3\overset{|}{C}HCOOH}$$
$$\quad\ \ OH \qquad\qquad\qquad NH_2$$

甘油醛   丙氨酸

(一) 对映异构体的表示法——费歇尔投影式

乳酸和以上例子都是含 1 个手性碳原子的化合物，它们各有 2 个对映异构体。表示对映异构体的方法很多，如果采用立体结构模型，则在描述多原子分子时很不方便，通常用费歇尔投影式（Fischer projection）来表示对映异构体，费歇尔对投影式作了如下规定：以"＋"字交叉点代表手性碳原子，主链直立，编号最小的基团放在上端；竖向（垂直方向）连接伸向纸平面后方的 2 个原子或基团，横向（水平方向）连接处于纸平面前方的 2 个原子或基团。根据这个规定由乳酸的两种立体结构模型（a）和（b）分别投影到平面上得到（1）和（2）的投影式，则为乳酸的 2 个对映异构体（见图 9-7），换句话说，乳酸有一对对映体，其中一个是（－）-乳酸，另一个必然是（＋）-乳酸。如果（＋）-乳酸和（－）-乳酸等量混合，则旋光性相互抵消，得到外消旋体（racemic mixture），用（±）-乳酸或 *dl*-乳酸表示。

应该指出，费歇尔投影式是用平面形象表示立体结构，投影式不能离开纸面任意翻转。此外，还可以用楔线式和我们学过的透视式、纽曼式等表示对映异构体，楔线式是用楔形表示基团伸向纸前，虚线表示伸向纸后，实线表示在纸平面上，例如：

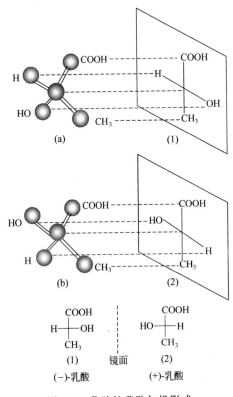

图 9-7　乳酸的费歇尔投影式

(二) 对映异构体的构型标记法

命名对映异构体时，应标出手性碳原子的构型，通常有下列两种标记法。

1. D、L 标记法

D、L 构型是一种相对构型标记法，费歇尔曾以甘油醛为标准，人为规定羟基在手性碳原子右边的右旋甘油醛为 D 型，在左边的左旋甘油醛为 L 型。甘油醛的一对对映体构型标记如下：

130

$$
\begin{array}{ccc}
\text{CHO} & & \text{CHO} \\
\text{H}\!-\!\!\!\!-\!\text{OH} & & \text{HO}\!-\!\!\!\!-\!\text{H} \\
\text{CH}_2\text{OH} & & \text{CH}_2\text{OH} \\
\text{D-(+)-甘油醛} & & \text{(L)-(-)-甘油醛}
\end{array}
$$

通过不断裂与手性碳原子相连共价键的化学方法可以将甘油醛中—CHO 氧化为—COOH，—CH$_2$OH 还原为—CH$_3$，甘油醛转化为乳酸后，构型并没有改变，—OH 在 C* 右边为 D-乳酸，—OH 在 C* 左边为 L-乳酸，两者构成一对对映体，经测定 D-乳酸是左旋体，L-乳酸是右旋体。

$$
\begin{array}{ccc}
\text{COOH} & & \text{COOH} \\
\text{H}\!-\!\!\!\!-\!\text{OH} & & \text{HO}\!-\!\!\!\!-\!\text{H} \\
\text{CH}_3 & & \text{CH}_3 \\
\text{D-(-)-乳酸} & & \text{(L)-(+)-乳酸}
\end{array}
$$

对映体

可见 D 型化合物可以是右旋的，也可以是左旋的，两者之间没有必然的关系。其他化合物可以与甘油醛相比较确定其构型，但 D、L 标记法有它的局限性，只有氨基酸和糖类仍使用这种标记法。

2. R、S 标记法

R、S 是一种绝对构型标记法，它是通过与手性碳原子相连的 4 个原子或原子团的空间排列顺序，来标记对映异构体的构型，其方法为：（1）根据次序原则（见第二章链烃）确定 4 个基团的优先顺序为：a＞b＞c＞d（用＞表示优于）；（2）把排列最后的原子或原子团 d 放在离眼睛最远的位置，其余的在同一个平面上来观察，a→b→c 呈顺时针排列为 R 型（R 为拉丁文 Rectus 的词头，意为向右），逆时针排列则为 S 型（S 为拉丁文 Sinister，意为向左），如图 9-8 所示。

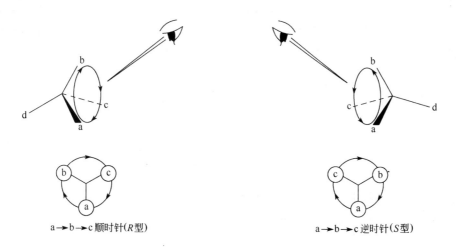

图 9-8　R、S 构型的标记

用 R、S 标记乳酸的一对对映体，按次序原则先排列与手性碳原子相连的 4 个原子或原子团优先顺序为—OH—COOH＞—CH$_3$＞—H，再借助立体模型或利用楔线式，观察者眼睛离—H 位置最远，—OH＞—COOH＞—CH$_3$ 顺时针排列为 R 型，相反为 S 型。

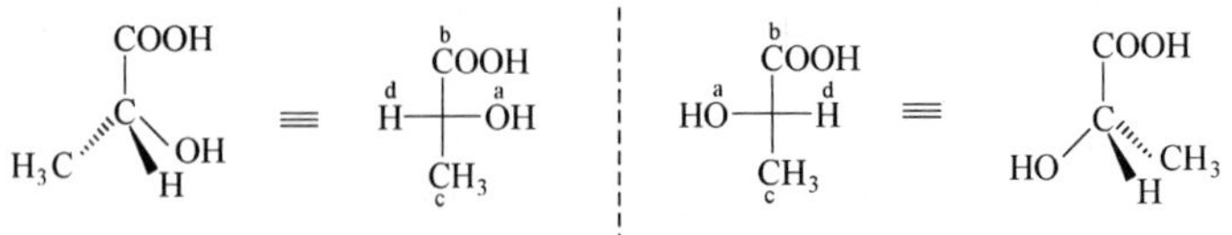

R-乳酸   S-乳酸

同样方法可以标记其他化合物的构型，如果直接在费歇尔投影式进行标记，必须注意投影式中 4 个原子或原子团的空间位置，竖向的 2 个原子或原子团伸向纸后方，横向的 2 个原子或原子团伸向纸前方，例如：

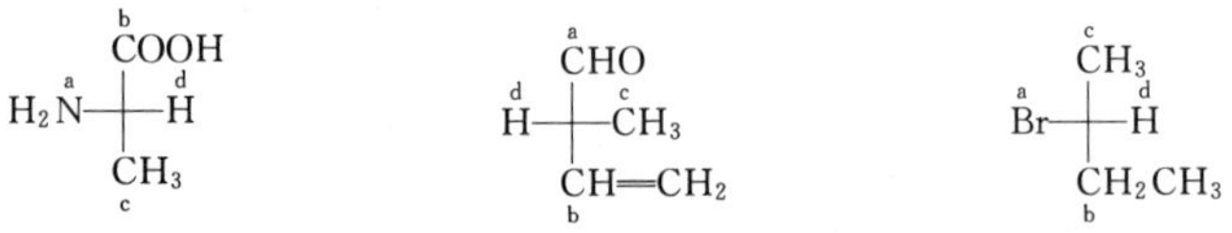

S-丙氨酸   R-2-甲基-3-丁烯醛   R-2-溴丁烷

（三）对映异构体的性质

一对对映体的物理性质，除旋光方向相反外，其他如比旋光度大小、熔点、沸点、溶解度和折射率等物理常数都完全相同，如乳酸的一对对映体，右旋乳酸的比旋光度为＋3.8°，而左旋乳酸的比旋光度为－3.8°，熔点均为 53℃（表 9-1）。因为它们的官能团相同，化学性质也几乎相同如有酸性，能生成酯，可发生脱水反应。

表 9-1 乳酸的主要物理性质

类　型	$[\alpha]_D^{20}$（水）	熔点/℃	pK_a（25℃）
（＋）-乳酸	＋3.8°	53	3.79
（－）-乳酸	－3.8°	53	3.79
（±）-乳酸	0	18	3.79

对映体的手性不同，生理活性或药理作用差别很大。例如，L-（－）-丙氨酸是组成人体蛋白质的一部分，抗菌药物左氧氟沙星对肠道和尿道有抗感染作用。

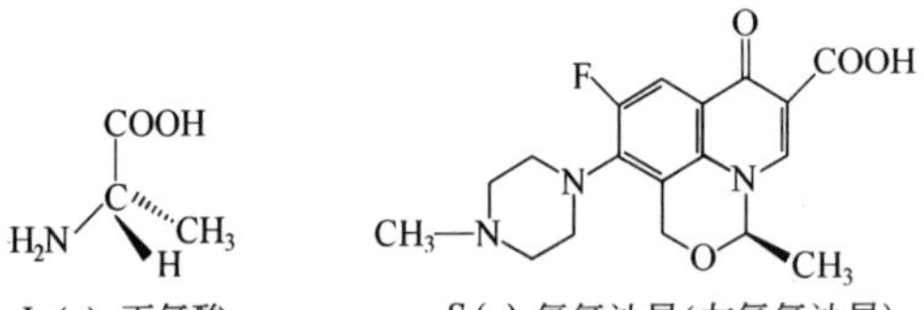

L-(-)-丙氨酸   S-(-)-氧氟沙星(左氧氟沙星)

四、含 2 个手性碳原子化合物的对映异构

1. 含 2 个不同手性碳原子化合物

2,3,4-三羟基丁醛   2,3-二溴丁酸

例如，2,3,4-三羟基丁醛的 4 个旋光异构体。

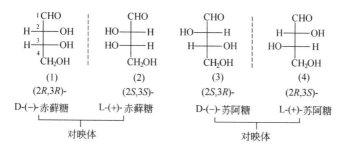

$$
\begin{array}{cccc}
\text{(1)} & \text{(2)} & \text{(3)} & \text{(4)} \\
(2R,3R)\text{-} & (2S,3S)\text{-} & (2S,3R)\text{-} & (2R,3S)\text{-} \\
\text{D-(-)-赤藓糖} & \text{L-(+)-赤藓糖} & \text{D-(-)-苏阿糖} & \text{L-(+)-苏阿糖}
\end{array}
$$

在 2,3,4-三羟基丁醛的 4 个旋光异构体中，（1）与（2），（3）与（4）分别呈实物与镜像的关系，构成 2 对对映体；（1）与（3）或（4），（2）与（3）或（4）有部分的原子或原子团重叠，均不是实物与镜像的关系，称为非对映体。第 2、3 碳原子为不同的手性碳原子，按照次序原则，与第 2 个碳原子相连的 4 个原子或原子团的优先顺序为：—OH＞—CHO＞CHOH＞—H，与第 3 个碳原子相连的 4 个原子或原子团的优先顺序为：—OH＞CHOH＞—CH$_2$OH＞—H，进一步可以确定各种异构体的构型，并根据相同的原子或原子团在 2 个相邻不同手性碳原子的同侧称为赤型，相反为苏型。因此，（1）为（2R,3R)-（−)-赤藓糖，它的对映异构体是（2）为（2S,3S)-(＋)-赤藓糖；（3）为（2S,3R)-(−)-苏阿糖，它的对映异构体是（4）为（2R,3S)-(＋)-苏阿糖，这 2 对对映体各等量混合得到 2 个外消旋体。

由以上乳酸和 2,3,4-三羟基丁醛的例子可知，分子中含 n 个不同手性碳原子的化合物，有 2^n 个旋光异构体，2^{n-1} 对对映体，2^{n-1} 个外消旋体。例如，从药用植物中提取得到的天然药物——麻黄碱和伪麻黄碱，也是含 2 个不同手性碳原子化合物，有 4 个旋光异构体。

$$
\begin{array}{cccc}
(1S,2R)\text{-} & (1R,2S)\text{-} & (1R,2R)\text{-} & (1S,2S)\text{-} \\
(＋)\text{-麻黄碱} & (−)\text{-麻黄碱} & (−)\text{-伪麻黄碱} & (＋)\text{-伪麻黄碱}
\end{array}
$$

麻黄碱和伪麻黄碱为非对映体，它们的化学性质几乎完全相同，但是物理性质差别很大，（−)-麻黄碱盐酸盐和（−)-伪麻黄碱 $[\alpha]_D^{20}$ 分别为 −34.9° 和 −52.5°，熔点分别为 218℃ 和 118℃。它们的药理活性也有很大的差别，其中只有（1R,2S)-（−)-麻黄碱有显著的药理活性，用于治疗感冒，还有兴奋心脏、中枢神经作用。

2. 含 2 个相同手性碳原子化合物

$$
\underset{\text{OHOH}}{\text{HOOCCHCHCOOH}} \qquad \underset{\text{Br Br}}{\text{HOOCCHCHCOOH}}
$$

酒石酸分子中第 2、3 碳原子为相同的手性碳原子，根据次序原则，与第 2、3 碳原子相连的 4 个原子或原子团的优先顺序均为：—OH＞—COOH＞—CH$_2$OH＞—H，（1）为（2S,3S)-(−)-酒石酸，（2）为（2R,3R)-(＋)-酒石酸，构成 1 对对映体，两者等量混合得到 1 个外消旋体，用（±)-酒石酸表示；（3）表面看似乎与（4）是 1 对对映体，如前面图 9-6 所示，两个羟基在手性碳原子的同侧，酒石酸在 C-2、C-3 中间有对称性因素（对称面），它们都没有旋光性，即（3）和（4）实际是同一化合物。（3）为（2R,3S)-酒石酸，第 2、3

133

碳原子构型相反，旋光性从酒石酸内部抵消，称为内消旋体（meso compound），用"*meso*"表示。因此，酒石酸只有下面3个旋光异构体。

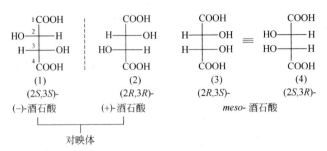

（＋）-酒石酸和（－）-酒石酸的物理性质除了旋光方向相反外，其他都完全相同，而它们与 *meso*-酒石酸的物理性质有很大的差别（见表 9-2）。

表 9-2　酒石酸的主要物理性质

类　型	$[\alpha]_D^{25}$（水）	熔点/℃	溶解度/(g/100g H_2O)
（＋）-酒石酸	+12°	170	139
（－）-酒石酸	−12°	170	139
（±）-酒石酸	0	206	20.6
meso-酒石酸	0	140	125

3. 含 2 个手性碳原子的脂环化合物

含脂环结构的化合物存在顺反异构，同时可能存在对映异构体，例如 1-甲基-2-溴环丙烷相当于含 2 个不同手性碳原子的链状化合物，有 4 个旋光异构体。

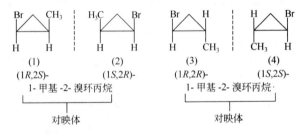

（1）与（3）为顺反异构，4 个旋光异构体都没有对称因素，都是手性分子，具有旋光性，（1）与（2）、（3）与（4）各构成 1 对对映体，（1）与（2）或（3），（2）与（3）或（4）为非对映体。

又例如，1,2-环丙烷二甲酸相当于含 2 个相同手性碳原子的链状化合物，只有 3 个旋光异构体。

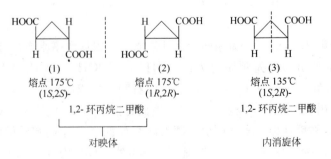

（1）与（3）为顺反异构，（1）与（2）没有对称因素，是手性分子，有旋光性，（1）与（2）构成1对对映体；（1）或（2）与（3）为非对映体，（3）有对称因素（对称面），不是手性分子，无旋光性，是内消旋体。

五、不含手性碳原子化合物的对映异构

多数手性分子都是含有手性碳原子的化合物。某些联苯类化合物，不含有手性碳原子，但其分子可以有手性，当两个苯环相邻各连有体积相当大的基团时，由于空间障碍使两个苯环不能处于同一平面内，苯环围绕 σ 键的旋转受阻，整个分子因没有对称因素而具有手性。例如：

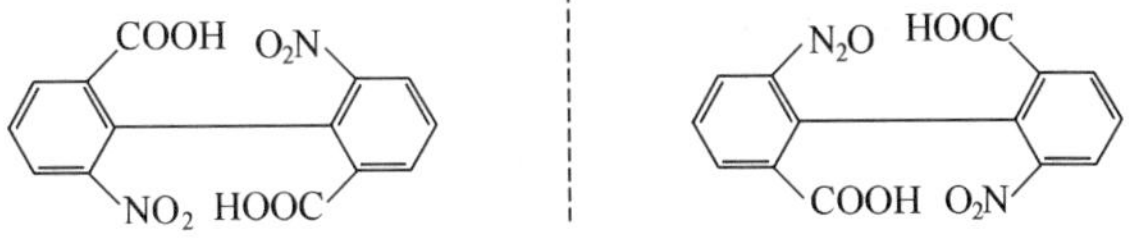

联苯类化合物

六、外消旋体的拆分

自然界或者通过人工合成得到的含手性碳原子化合物，多数是以外消旋体存在，例如，以丙酸为原料，经过 α-H 的卤代反应，然后水解生成的乳酸是外消旋乳酸。外消旋体是一种混合物，由等量的左旋体和右旋体组成，根据各自的理化性质不同，可以将外消旋体拆分成左旋体和右旋体，常用的拆分方法如下。

1. 诱导结晶拆分法

这是一种物理方法的拆分，例如合成抗菌作用的（1R, 2R）-（－）-氯霉素的中间体就是利用此法拆分得到的。该法的原理是在外消旋体的过饱和溶液中加入一定的左旋体或右旋体的晶种，则与晶种相同的异构体便优先析出来。

2. 选择性吸附法

利用某种旋光性的高分子物质作为吸附剂，根据它与对映体的吸附速率不同，有选择地吸附外消旋体中的某一对映异构体，而达到拆分的目的，此法拆分效率高，操作方便。

3. 化学拆分法

利用化学性质如酸与碱反应原理，如果某一外消旋体为酸性，可选择有碱性的（＋）-胺将其溶解，再根据其溶解度不同，进行分步沉淀分离可得到（＋）-酸的胺盐和（－）-酸的胺盐，最后酸化分别得到左旋体和右旋体，其分离过程如下。

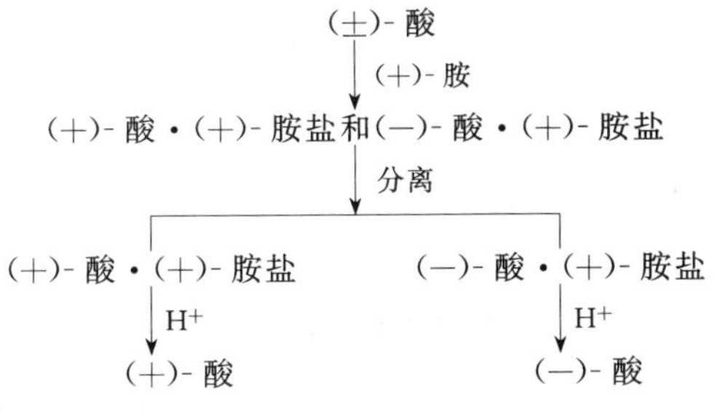

4. 生物拆分法

利用生物活性物质酶的专一性，选择适当的酶作为外消旋体的拆分试剂，例如对（±）-苯丙氨酸的拆分，可以先乙酰化，然后用乙酰水解酶作为它的拆分试剂，由于乙酰水解酶只能使（＋）-N-乙酰苯丙氨酸水解，分离水解产物可得到（＋）-苯丙氨酸。或利用某些微生物

在生长过程总是只利用其中一种对映异构体作为它的营养物质，最后得到的是另一种对映异构体。

习　题

1. 用结构式举例说明下列名词术语。

(1) 旋光性物质　　　(2) 比旋光度　　　(3) 手性碳原子　　　(4) 手征分子

(5) 左旋体　　　(6) 对映体　　　(7) 内消旋体　　　(8) 外消旋体

(9) D、L 构型　　　(10) R、S 构型

2. 已知 100ml 葡萄糖水溶液中含葡萄糖 5.002g，20℃时，以钠光灯为光源，在 100mm 盛液管中，测得葡萄糖溶液的旋光度为＋2.6°，计算该葡萄糖溶液的比旋光度。

3. 下列化合物有手性碳原子吗？如有，用 * 标出手性碳原子。

(1) $CH_3CH_2CHBrCH_3$ 　　　　　　(2) $HOCH_2CH(OH)CH_2OH$

(3) $CH_3CH_2CH_2CHDCH(CH_3)_2$ 　　　(4)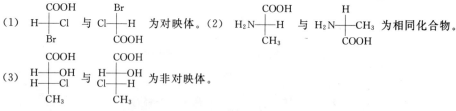

4. 用 R、S 标示下列化合物的构型。

(1)
$$\begin{array}{c} COOH \\ H-\!\!\!\!\!\!\!\!-OH \\ H-\!\!\!\!\!\!\!\!-Br \\ CH_3 \end{array}$$

(2)
$$\begin{array}{c} CHO \\ HO-\!\!\!\!\!\!\!\!-CH_3 \\ H \end{array}$$

(3)
$$\begin{array}{c} CH_3 \\ Br-\!\!\!\!\!\!\!\!-H \\ CH_2CH_3 \end{array}$$

(4)
$$\begin{array}{c} C_6H_5 \\ H_3C-\!\!\!\!\!\!\!\!-H \\ CH=CH_2 \end{array}$$

(5)
$$\begin{array}{c} H \\ H_3C-\!\!\!\!\!\!\!\!-CH_2CH_3 \\ CH(CH_3)_2 \end{array}$$

(6)
$$\begin{array}{c} Cl \\ \\ CH_3 \end{array}$$

(7)
$$\begin{array}{c} COOH \\ Br-\!\!\!\!\!\!\!\!-CH_3 H \end{array}$$

5. 写出下列化合物的费歇尔投影式。

(1) R-2-丁醇　　　(2) S-2-氨基-3-羟基丙酸

(3) 内消旋酒石酸　　　(4) L-α-氨基丙酸

6. 下列化合物中，哪些有旋光异构体？若有，写出可能有的旋光异构体的投影式。指出外消旋体、内消旋体、对映体和非对映体，并用 R、S 标明手性碳原子的构型。

(1) 2-甲基-2-丁醇　　　(2) 2-氯-1-丁醇

(3) 2,3-二溴丁酸　　　(4) 2,3-二溴丁二酸

7. 判断下列各题说法是否正确？

(1)
$$\begin{array}{c} COOH \\ H-\!\!\!\!\!\!\!\!-Cl \\ Br \end{array} 与 \begin{array}{c} Br \\ Cl-\!\!\!\!\!\!\!\!-H \\ COOH \end{array}$$ 为对映体。

(2)
$$\begin{array}{c} COOH \\ H_2N-\!\!\!\!\!\!\!\!-H \\ CH_3 \end{array} 与 \begin{array}{c} H \\ H_2N-\!\!\!\!\!\!\!\!-CH_3 \\ COOH \end{array}$$ 为相同化合物。

(3)
$$\begin{array}{c} COOH \\ H-\!\!\!\!\!\!\!\!-OH \\ H-\!\!\!\!\!\!\!\!-Cl \\ CH_3 \end{array} 与 \begin{array}{c} COOH \\ H-\!\!\!\!\!\!\!\!-OH \\ Cl-\!\!\!\!\!\!\!\!-H \\ CH_3 \end{array}$$ 为非对映体。

(4) $H_3C-\!\!\!\!\!\!\!\!-CH_3$ 与 $H_3C-\!\!\!\!\!\!\!\!-CH_3$ 为相同化合物。

8. 某旋光性化合物的分子式为 C_6H_{12} （A），能被氧化，催化氢化得到化合物 C_6H_{14} （B），B 无旋光性，试推测 A、B 的结构式。

（陈任宏）

第十章　含氮有机化合物

含氮化合物是指分子中含有氮元素的化合物。前面有关章节已经介绍了酰胺、腈等含氮有机化合物，本章主要讨论硝基化合物、胺类、重氮和偶氮化合物等。尚有一些有机化合物，如杂环化合物和生物碱等，也都含有氮元素，将在以后章节中介绍。

第一节　硝基化合物

一、硝基化合物的分类、命名和结构

（一）分类和命名

根据硝基所连的烃基不同，硝基化合物可分为脂肪族和芳香族硝基化合物。命名与卤代烃相似，以烃作为母体，硝基作为取代基，称硝基某烃。例如：

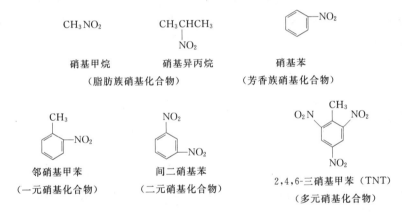

CH_3NO_2　　　　CH_3CHCH_3

　　　　　　　　　　　　NO_2

硝基甲烷　　　　硝基异丙烷　　　　　　硝基苯

（脂肪族硝基化合物）　　　　　　（芳香族硝基化合物）

邻硝基甲苯　　　　间二硝基苯　　　　2,4,6-三硝基甲苯（TNT）

（一元硝基化合物）　（二元硝基化合物）　　（多元硝基化合物）

必须注意，硝基化合物与亚硝酸酯互为同分异构体，硝基化合物中的氮原子直接与烃基相连，而亚硝酸酯中的氮原子与烃氧基相连，不可混淆。例如：

$$CH_3CH_2ONO \quad 亚硝酸乙酯 \qquad CH_3CH_2NO_2 \quad 硝基乙烷$$

（二）结构

烃分子中氢原子被硝基（—NO_2）取代后的化合物，称为硝基化合物。用通式 RNO_2 或 $ArNO_2$ 表示。

根据氮原子价电子构型的特点，通常硝基表示为 —N（=O, —O），但它并不能真实反映硝基的结构。按通常的硝基表示式，两个氮氧键的键长应不相等，但是通过物理方法测定是相等的。这是因为从价键理论看，硝基中氮原子以 sp^2 杂化，3 个 sp^2 杂化轨道分别与两个氧原子和一个碳原子形成 3 个共平面的 σ 键，氮原子上未参与杂化的 p 轨道，与两个氧原子的 p 轨道相互重叠形成共轭体系，氮氧键的键长发生了平均化，π 电子是离域的，负电荷平均分布在两个氧原子上，硝基化合物的结构可用图 10-1 表示。

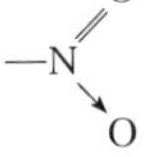

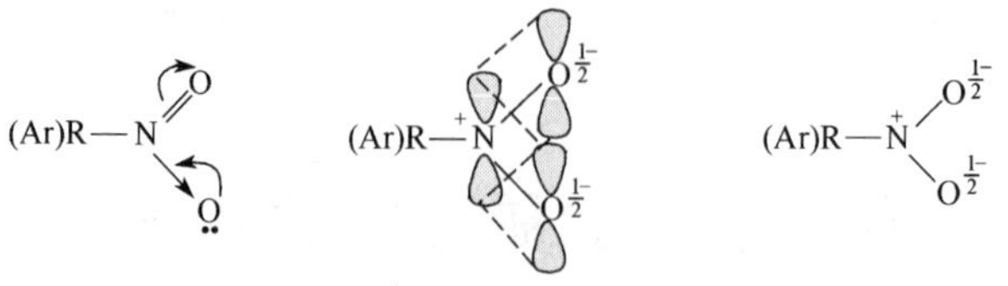

(a)硝基的共轭体系　(b)硝基中原子轨道重叠　(c)硝基的结构

图 10-1　硝基化合物的结构

二、硝基化合物的性质

（一）物理性质

由于硝基是一个强极性的基团，所以硝基化合物一般都是极性分子，偶极距较大，具有较高的沸点和密度。芳香族一元硝基化合物是淡黄色液体，相对密度大于 1，不溶于水，易溶于有机溶剂。除一元硝基化合物是高沸点液体外，多元硝基化合物多数为黄色固体，爆炸性极强。有的可用作香料，有的用作药物合成的原料或中间体。

（二）化学性质

硝基是一个不饱和基团，与羰基相似具有还原性。与硝基相连的 α-碳原子上连有氢原子时，因受硝基强吸电子性的影响，α-氢表现出弱酸性；芳香族硝基化合物，由于硝基是间位定位基，使苯环的亲电取代反应活性减弱，而亲核取代反应活性增强。

1. 还原反应

硝基苯容易发生还原反应，在不同的条件下还原，可得到不同的产物。若在酸性条件下还原，以金属 Fe 或 $SnCl_2$ 和盐酸为还原剂，则还原后生成苯胺。

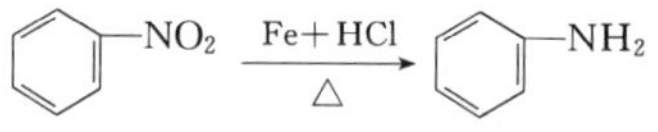

苯胺

在碱性条件下还原，以 Zn 和 NaOH 溶液为还原剂，还原生成偶氮苯或氢化偶氮苯。

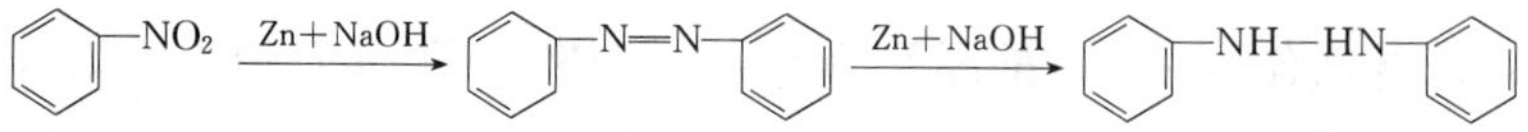

偶氮苯　　　　　　　　　氢化偶氮苯

制药工业生产或有机合成常用硫化铵为还原剂，使多硝基化合物部分还原。例如：

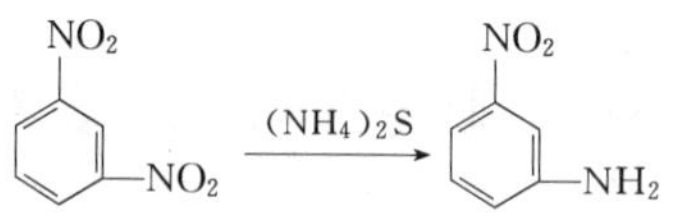

2. 互变异构

硝基化合物中，α-氢受硝基的影响，较为活泼，可发生类似酮式-烯醇式互变异构。

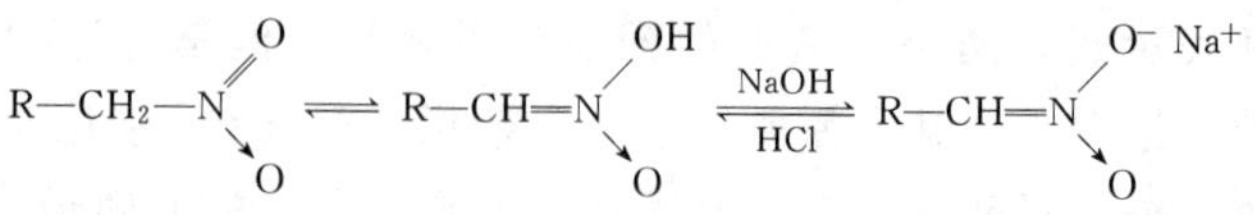

硝基式　　　　　假酸式

假酸式（相当于烯醇式）中羟基上的氢相当活泼，表现出弱酸性，能与强碱作用生成

138

盐，所以含有 α-氢的硝基化合物可溶于氢氧化钠溶液中，利用这个性质，用于鉴别或分离、提纯。

3. 硝基对苯环的影响

硝基是钝化苯环的间位定位基，使苯环电子云密度降低，特别是硝基的邻、对位电子云密度降低尤为明显，而间位的电子云密度相对较高，所以苯环的亲电取代反应活性减弱，使邻、对位的亲核取代反应活性增强。

（1）硝基对苯环亲电取代反应的影响　硝基是强吸电子基团，亲电取代反应比苯难，主要发生在苯环上电子云密度较高的间位。例如：

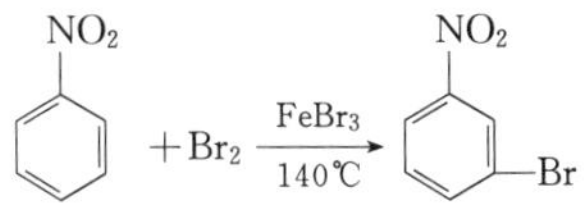

（2）硝基对苯环亲核取代反应的影响　卤代苯例如氯苯，比较稳定，一般情况下难以水解。硝基使苯环邻、对位上的电子云密度降低，有利于亲核取代反应，当氯原子处于硝基的邻、对位时，水解就比较容易进行，而且苯环上的硝基越多，水解反应就越容易。

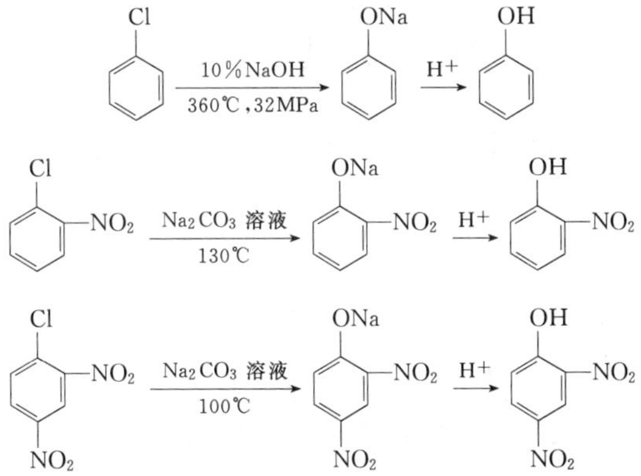

（3）使酚羟基酸性增强　苯酚的酸性比碳酸弱，当苯环上连有硝基时，由于硝基的作用，降低了邻、对位酚羟基氧原子的电子云密度，质子解离的能力增强，从而使酚羟基的酸性明显增强。

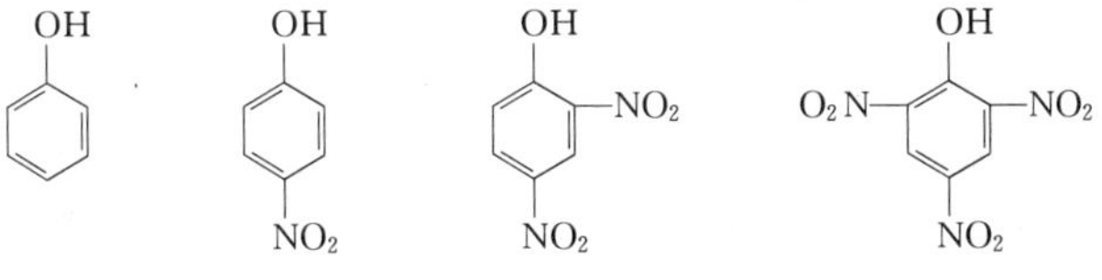

pK_a　　10.00　　　　7.21　　　　4.00　　　　　　0.25

三、重要的硝基化合物

1. 硝基甲烷

硝基甲烷（CH_3NO_2）为无色液体，有毒，熔点 $-29℃$，沸点 $101℃$，可溶于水和有机溶剂。可用作火箭燃料和硝酸纤维素、醋酸纤维素的溶剂。可由甲烷气相硝化而制得。

2. 硝基苯

硝基苯（$C_6H_5NO_2$）为浅黄色油状液体，熔点 $5.7℃$，沸点 $210.9℃$，具有苦杏仁气味，不溶于水，可随水蒸气挥发，其蒸气有毒。硝基苯是重要的工业原料，用于合成苯胺类染料和药物等。硝基苯也用作高沸点溶剂和缓和的氧化剂。

3. 2,4,6-三硝基甲苯

2,4,6 三硝基甲苯（O_2N—苯环（CH_3）—NO_2，NO_2）（TNT）为黄色结晶，熔点 80.6℃，不溶于水，味苦，有毒。它是一种炸药，它经起爆剂（如雷汞）的引发则发生猛烈爆炸。

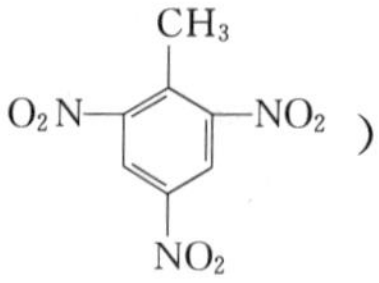

4. 2,4,6-三硝基苯酚

2,4,6-三硝基苯酚（O_2N—苯环（OH）—NO_2，NO_2）为黄色的晶体，熔点 122℃，可溶于乙醇，乙醚和热水。其水溶液呈强酸性，有苦味，故俗称苦味酸。苦味酸及其盐类易爆炸，可作烈性炸药。可作生物碱、蛋白质的沉淀试剂。苦味酸还有杀菌止痛功能，医药上可作治疗灼伤的药物。

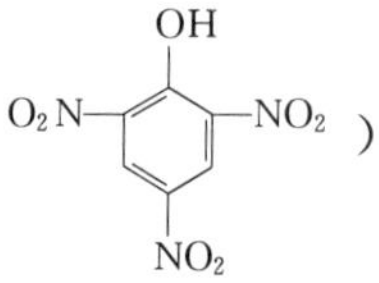

第二节 胺 类

氨分子中的氢原子被烃基取代后的产物，称为胺。用通式 RNH_2 或 $ArNH_2$ 表示。

一、胺的分类、命名和结构

（一）分类

根据胺分子所连烃基的不同，可分为脂肪胺、芳香胺和芳脂胺。

（1）脂肪胺　脂肪胺的氨基与脂肪烃基相连。例如　CH_3NH_2。

（2）芳香胺　芳香胺的氨基与芳烃基相连。例如　苯环—NH_2。

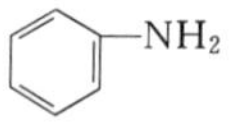

（3）芳脂胺　氨基连在芳烃侧链上的称为芳脂胺。例如　苯环—CH_2NH_2。

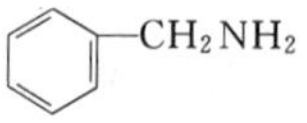

根据胺分子中氮原子上连接的烃基的数目，分为伯胺（或称 1°胺）、仲胺（或称 2°胺）和叔胺（或称 3°胺）。

$$(Ar)RNH_2 \qquad (Ar)R_2NH \qquad (Ar)R_3N$$

　　伯胺　　　　　　仲胺　　　　　　叔胺

应当注意，伯、仲、叔胺与伯、仲、叔醇的意义不同。伯、仲、叔胺是指氮原子上连接的烃基的数目；而伯、仲、叔醇是指与烃基直接相连的碳原子的种类。例如：

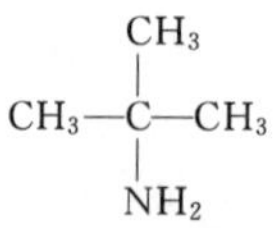

$$CH_3-\overset{\displaystyle CH_3}{\underset{\displaystyle NH_2}{C}}-CH_3 \qquad CH_3-\overset{\displaystyle CH_3}{\underset{\displaystyle OH}{C}}-CH_3$$

　　叔丁胺（伯胺） 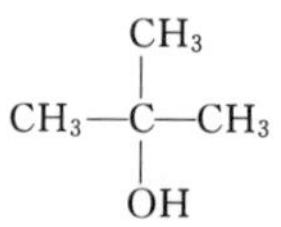　　　　　　叔丁醇（叔醇）

当氮原子上连接 4 个烃基，氮带正电荷，形成的化合物与无机铵盐有相似结构时，分别称为季铵盐和季铵碱。例如：

$$R_4N^+X^- \qquad R_4N^+OH^-$$

　　季铵盐　　　　　　季铵碱

根据胺分子中氨基的数目，可分为一元胺、二元胺和多元胺。例如：

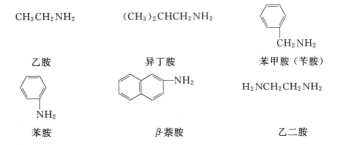

如果氮原子上的烃基相同时，用二、三等数字表示其数目；烃基不同时，简单烃基的名称在前，复杂烃基的名称在后。例如：

$$CH_3NHCH_3 \qquad CH_3NHCH_2CH_3 \qquad (CH_3CH_2)_3N$$
二甲胺 　　　　　甲乙胺 　　　　　三乙胺

N-取代芳脂胺的命名，以芳香胺作为母体，用 N-烃基表示取代基。例如：

N-甲基苯胺 　　　　　　　　N-甲基-N-乙基苯胺

对于复杂的胺命名，则用系统命名法，选择包含氨基连接的碳原子在内的最长碳链作为主链，以烃作为母体，氨基为取代基来命名。例如：

2-甲基-4-氨基戊烷 　　　　　1,4-丁二胺

季铵盐、季铵碱与卤化铵、氢氧化铵的命名相似，胺盐命名"苯胺某酸盐"或"某酸某铵"。例如：

$$[(CH_3)_2CH-\overset{+}{N}-CH_2CH_3]Br^- \qquad (CH_3)_4N^+OH^-$$

溴化二甲乙异丙铵 　　　　　氢氧化四甲铵 　　　　　苯胺盐酸盐

"氨、胺和铵"用法的区别：①命名—NH_2、—NH—等，用"氨"字，称为氨基和亚氨基；②命名季铵类化合物如季铵盐、季铵碱时，则用"铵"字；③命名氨的烃基衍生物时，则用"胺"字，如伯胺 R—NH_2 例如：

$$—NH_2 \qquad CH_3NH— \qquad H_2NCH_2—$$
氨基 　　　　　甲胺基 　　　　　氨甲基

（三）结构

实验证明，胺的结构与氨相似，呈三角锥形，分子中氮原子为 sp^3 杂化，4 个杂化轨道中，有 1 个为一对未共用电子所占据，其他 3 个则与氢或碳原子生成 σ 键。

二、胺的性质

（一）物理性质

低级脂肪胺如甲胺、二甲胺、三甲胺和乙胺，常温下为气体，丙胺以上的为液体，十二胺以上的是固体。低级脂肪胺具有氨味，三甲胺有鱼腥味，二元胺如丁二胺和戊二胺等有动物尸体腐败后的气味。同分异构体的伯、仲、叔胺，其沸点依次降低，例如丙胺、甲乙胺和三甲胺的沸点分别为 48.7℃、36.5℃ 和 2.9℃，这是因为伯、仲胺分子间可形成氢键。低级脂肪伯、仲、叔胺都有较好的水溶性，因为它们都能与水形成氢键，随着分子量的增加，其水溶性迅速下降。

芳香胺是无色高沸点的液体或低熔点的固体，有难闻的气味，并有毒性。如苯胺的蒸气可透过皮肤被人体吸收而导致中毒，β-萘胺、联苯胺是致癌物。

（二）化学性质

胺的化学性质主要取决于氮原子上的未共用电子对，当它提供未共用电子对给质子或路易斯酸时，胺显碱性；它作为亲核试剂时，能与卤代烃发生烃基化反应，能与酰卤、酸酐等酰基化试剂发生酰化反应，还能和亚硝酸反应；此外芳香胺的氨基，增强了芳环的亲电取代反应活性等。

1. 碱性

和氨一样，胺中氮原子有未共用电子对，可接受质子，其水溶液呈碱性。

$$R\overset{..}{N}H_2 + H_2O \rightleftharpoons RN^+H_3 + OH^- \qquad\qquad K_b$$

可用其解离常数 K_b 或 pK_b 表示胺的碱性强弱，K_b 值越大，pK_b 值越小，则碱性越强。

胺的碱性强弱，主要决定于氮原子接受质子的能力。而这种能力，其一与电子效应有关，如果氮原子上连的是供电子基（如烷基），烷基的诱导效应则使氮原子上的电子云密度增高，有利于接受质子，碱性比氨有所增强；如果氮原子上连的是苯基，p-π 共轭效应则氮原子上的电子云密度降低，碱性比氨有所减弱。其二是与铵正离子的溶剂化效应有关。如果氮上的氢愈多，则与水形成氢键的机会愈多，溶剂化程度也就愈大，那么铵正离子就比较稳定，胺的碱性也就愈强。

此外，空间效应也有影响，如果氨基上的烃基愈多，占据空间位置愈大，使质子愈难接近氨基而碱性降低。胺的碱性强弱是溶剂化效应、电子效应及空间效应等几种效应影响的综合结果。一般地，各类胺的碱性由强到弱顺序为：

脂肪胺＞氨＞芳香胺

例如：

$(CH_3)_2NH > CH_3NH_2 > (CH_3)_3N > NH_3 >$

pK_b			
3.27	3.38	4.21	4.76

| | pK_b | 9.40 | 13.8 | 接近中性 |

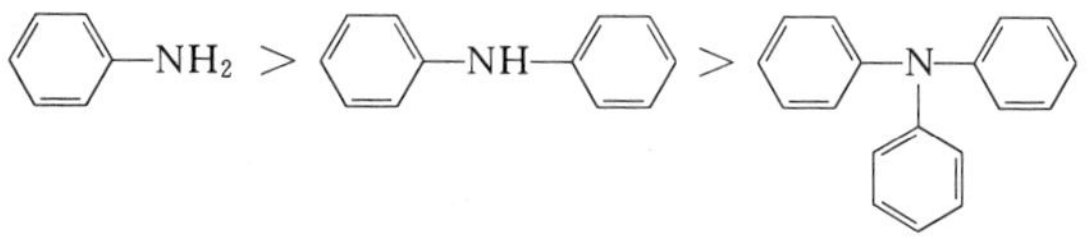

当苯环上连有硝基、卤素等吸电子基时，则使芳胺的碱性减弱。

季铵碱因在水中完全电离，因此是强碱，其碱性与氢氧化钾相当。

胺有碱性，能与酸如盐酸作用生成胺的盐酸盐，当胺盐与氢氧化钠作用时，可重新游离出原来的胺。

$$RNH_2 + HCl \longrightarrow RNH_2 \cdot HCl \text{ 或 } RN^+H_3Cl^-$$

$$RN^+H_3Cl + NaOH \longrightarrow RNH_2 + NaCl + H_2O$$

常利用胺盐不稳定，易分解成原来的酸和胺，分离、提纯胺。例如：

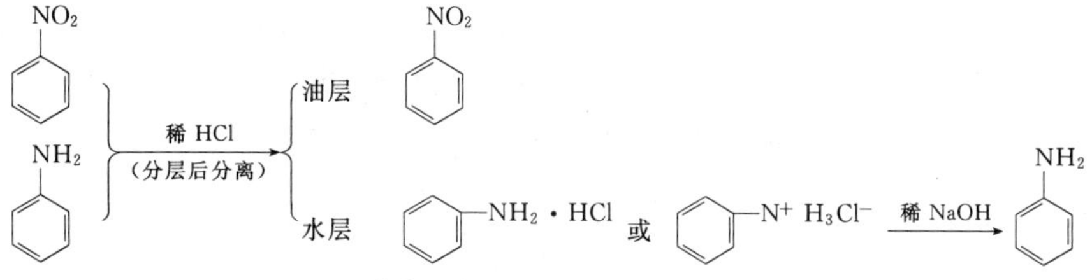

胺盐在制药工业中有实际应用价值，因为有些药物制成盐后，性质较稳定，而且易溶于水，可制成注射剂，易被人体吸收。例如，局部麻醉药普鲁卡因，在水中溶解度小，且不稳定，通常将它制成盐酸盐。

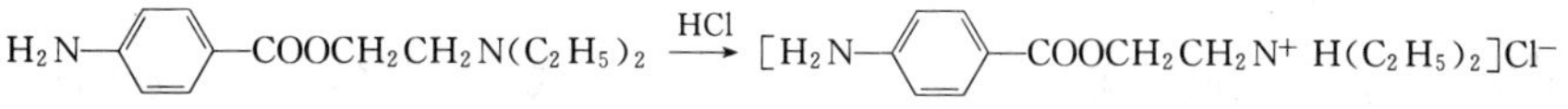

普鲁卡因（难溶于水）　　　　　　　　　盐酸普鲁卡因（易溶于水）

2. 酰基化反应

伯胺、仲胺氮原子上的氢可以被酰氯、酸酐等酰基化试剂作用发生酰基化反应生成 N-取代酰胺或 N,N-二取代酰胺，而叔胺不能反应。例如：

$$(Ar)RNH_2 + R'COCl \longrightarrow (Ar)RNHCOR' + HCl$$

$$(Ar)R_2NH + (R'CO)_2O \longrightarrow (Ar)R_2NCOR' + HCl$$

苯胺与乙酰氯（或乙酐）作用生成乙酰苯胺，乙酰苯胺是一种无色有闪光的晶体，能溶于热水和乙醇，有退热作用，称"退热冰"。

酰胺在酸或碱作用下，水解生成原来的胺，所以在有机合成中，由于芳胺易氧化，常用酰基化反应来保护氨基。例如：

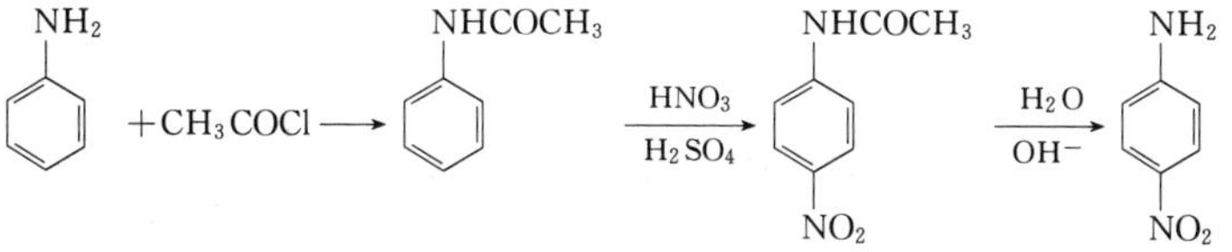

3. 磺酰化反应

胺与磺酰化试剂反应生成磺酰胺的反应，称为磺酰化反应，常用的磺酰化试剂是苯磺酰

143

氯和对甲基苯磺酰氯。

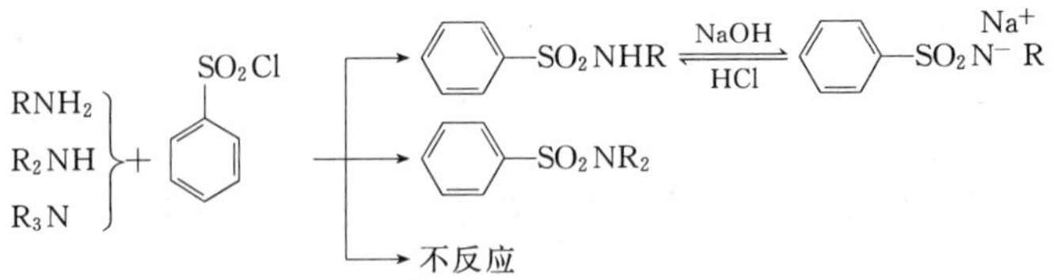

伯胺磺酰化得到苯磺酰伯胺固体，分子中氮原子上还有一个氢原子，受磺酰基的吸电子诱导的影响而呈酸性，可与碱反应成盐；仲胺形成的苯磺酰仲胺氮上无氢，不与碱成盐；叔胺不被磺酰化。如果将 3 种胺磺酰化的混合物蒸馏，叔胺可被蒸出；过滤，滤渣为苯磺酰仲胺，用稀酸或碱水解得到仲胺；滤液酸化、过滤得到苯磺酰伯胺，再用稀酸水解得伯胺。这个反应称为兴斯堡（hinsberg）反应，利用这个反应可以鉴别或纯化 3 种胺。

4. 氧化反应

芳香族胺易被氧化，在空气中长期存放，芳胺则被空气氧化，生成黄色、棕红色，甚至黑色。氧化过程极为复杂，其中包括氧化、聚合、水解等过程，产物中含有醌类、偶氮化合物等。因此在有机合成中，常常要保护芳氨基，否则氨基易被氧化。

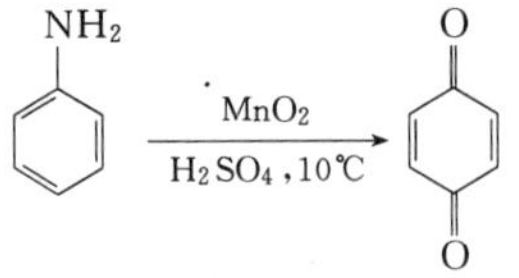

5. 与亚硝酸的反应

亚硝酸不稳定，一般在反应过程中由亚硝酸钠和盐酸或硫酸作用制得，不同的胺反应情况不同。

（1）伯胺　脂肪族伯胺与亚硝酸反应生成醇、烯烃或卤代烃等各种产物的混合物，并定量放出氮气，利用此反应可定量测定分子中的氨基。

$$RNH_2 + NaNO_2 + HCl \longrightarrow 醇、烯、卤代烃等混合物 + N_2 \uparrow$$

芳香族伯胺在过量的强酸中与亚硝酸低温反应得到重氮盐，重氮盐不稳定，受热则易分解放出氮气，并生成酚。

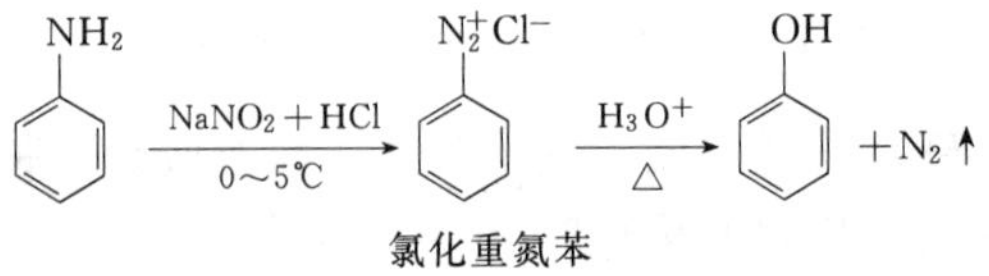

（2）仲胺　脂肪族仲胺和芳香族仲胺与亚硝酸作用生成 N-亚硝基胺，且此类物质是可以引起癌变的物质。N-亚硝基胺通常为黄色，可用于鉴别仲胺。

$$R_2NH + HNO_2 \longrightarrow R_2N—NO$$

$$Ar_2NH + HNO_2 \longrightarrow Ar_2N—NO$$

（3）叔胺　脂肪族叔胺与亚硝酸生成不稳定的盐，此盐用碱处理又重新得到游离的叔胺，芳香族叔胺与亚硝酸反应可在环上引入亚硝基。例如：

$$R_3N + HNO_2 \longrightarrow R_3N^+ HNO_2^-$$

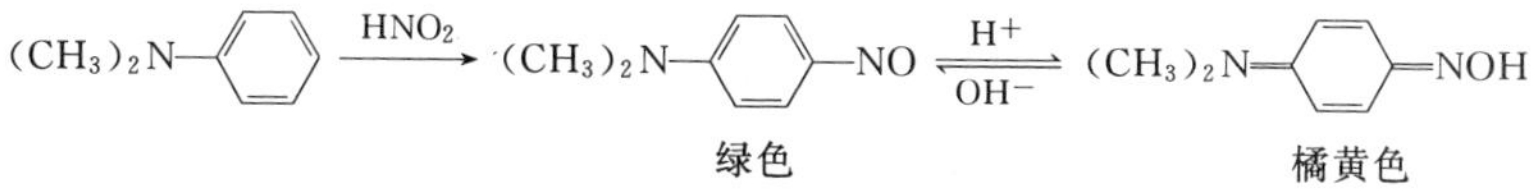

$$(CH_3)_2N\text{—}\bigcirc\text{—} \xrightarrow{HNO_2} (CH_3)_2N\text{—}\bigcirc\text{—}NO \underset{OH^-}{\overset{H^+}{\rightleftharpoons}} (CH_3)_2N\text{=}\bigcirc\text{=}NOH$$

绿色   橘黄色

由于上述不同胺类与亚硝酸反应，出现不同产物和不同现象，因此可用来鉴别脂肪族或芳香族的伯、仲、叔胺。

6. 芳环上的亲电取代反应

氨基是邻、对位定位基，又是苯环的活化基团，所以芳香胺易发生卤代、硝化、磺化等亲电取代反应。

(1) 卤代反应 苯胺与氯或溴反应很迅速，例如苯胺与溴水作用，在室温下立即生成2,4,6-三溴苯胺白色沉淀，此反应能定量完成，因此可用于苯胺的定性或定量分析。

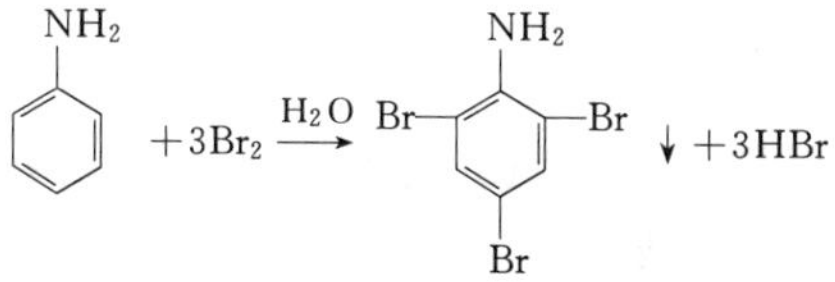

2,4,6-三溴苯胺(白色沉淀)

要想得到一溴苯胺，就必须设法降低氨基的活性。因酰胺基（RCONH—）比氨基的活性差，所以先将氨基酰化成酰胺基，然后溴化，最后水解除去酰基，就可以得到对位的一溴苯胺为主的产物。

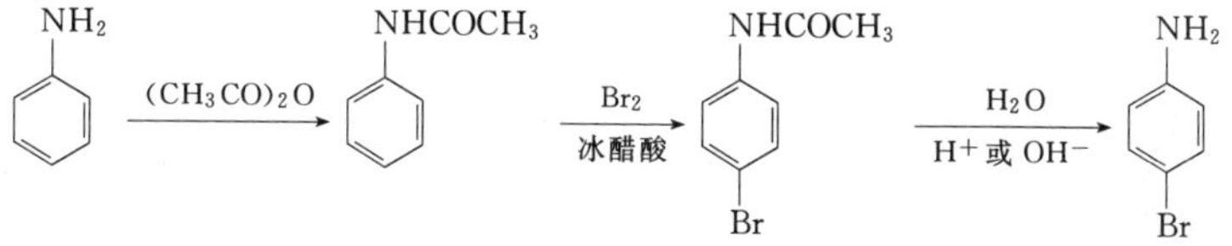

(2) 硝化反应 由于苯胺分子中氨基极易被氧化，所以就不能直接在芳环上进行硝化反应，而应先保护氨基。根据产物的要求，可采用不同的方法保护氨基，如果要求得到间硝基苯胺，可先将苯胺溶于浓硫酸中，使之形成苯胺硫酸盐保护氨基，因铵正离子是间位定位基，进行硝化时，产物必然是间位产物，最后再用碱处理，又把产物间硝基苯胺游离出来。

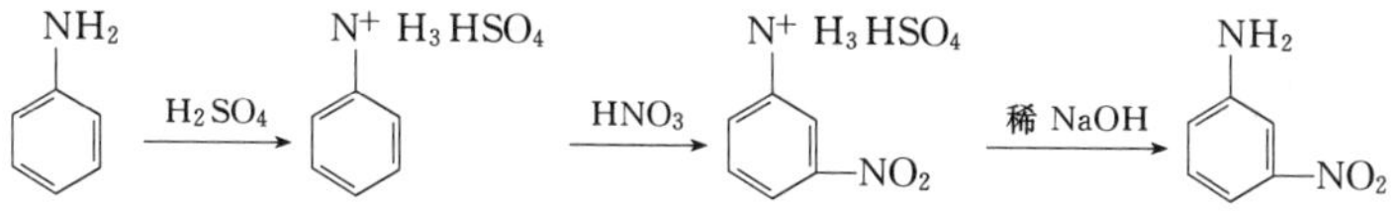

如果要得到对硝基苯胺，则应先将苯胺酰化，然后硝化，再水解除去酰基，最后得到对硝基苯胺。

(3) 磺化反应 芳胺与浓硫酸作用先生成硫酸盐，加热脱去1分子水，再重排生成对氨基苯磺酸。对氨基苯磺酸是白色固体，分子内同时含有碱性氨基和酸性磺酸基，可形成内盐。

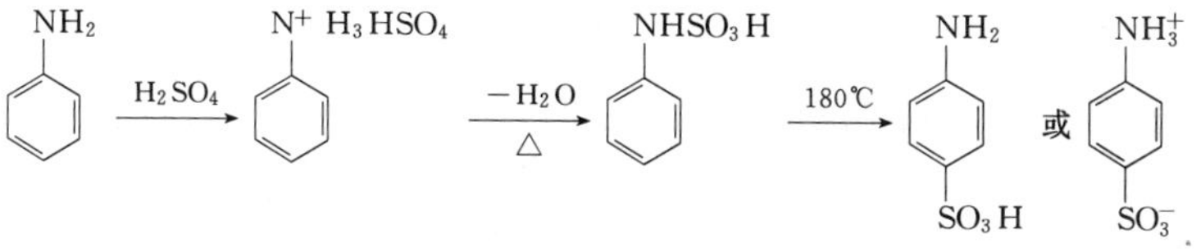

对氨基苯磺酸的酰胺，就是磺胺，它可作外用抗菌药或作其他磺胺类药物的原料，合成

磺胺的反应如下：

$$\underset{\text{NH}_2}{\boxed{}} \xrightarrow{\text{(CH}_3\text{CO)}_2\text{O}} \underset{\text{NHCOCH}_3}{\boxed{}} \xrightarrow{\text{ClSO}_2\text{OH}} \underset{\underset{\text{SO}_2\text{Cl}}{}}{\overset{\text{NHCOCH}_3}{\boxed{}}} \xrightarrow{\text{NH}_3} \underset{\underset{\text{SO}_2\text{NH}_2}{}}{\overset{\text{NHCOCH}_3}{\boxed{}}} \xrightarrow[\text{H}^+, \triangle]{\text{H}_2\text{O}} \underset{\underset{\underset{\text{磺胺}}{\text{SO}_3\text{H}}}{}}{\overset{\text{NH}_2}{\boxed{}}}$$

7. 季铵盐和季铵碱

叔胺和卤代烷作用生成季铵盐。

$$R_3N + R'X \longrightarrow R_3\overset{+}{N}R'X^-$$

季铵盐是白色晶体，有盐的性质，能溶于水，不溶于有机溶剂，它与无机盐卤化铵相似，对热也不稳定，加热后易分解成叔胺和卤代烃。

$$R_4N^+X^- \xrightarrow{\triangle} R_3N + RX$$

季铵盐和氢氧化钠溶液作用，生成稳定的季铵碱，但反应是可逆的。这表明季铵碱的碱性与氢氧化钠相当。一般利用湿的氧化银和季铵盐的醇溶液作用，因生成卤化银沉淀而破坏了可逆平衡，可制得季铵碱。

$$R_4N^+X^- + NaOH \Longrightarrow R_4N^+OH^- + NaX$$

$$2R_4N^+X^- + Ag_2O \longrightarrow 2R_4N^+OH^- + 2AgX\downarrow$$

季铵碱对热也不稳定，当加热到 100℃ 以上时，季铵碱发生分解，生成叔胺。

$$(CH_3)_4N^+OH^- \xrightarrow{\triangle} (CH_3)_3N + CH_3OH$$

如果季铵碱分子中有大于甲基的烷基，并含有 β-H 时，加热分解，并同时发生消除反应，生成烯烃、叔胺和水。例如：

$$[(CH_3)_3\overset{+}{N}-CH_2CH_2CH_3]OH^- \xrightarrow{\triangle} CH_2=CHCH_3 + (CH_3)_3N + H_2O$$

此反应是由碱性试剂 OH⁻ 离子进攻 β-H，按照 E2 历程进行的 β-H 消除反应，称为霍夫曼（Hofmann）消除反应。

当季铵碱具有两种或两种不同烷基的 β-H 时，霍夫曼消除反应的主要是消去含氢较多的 β-碳原子上的氢。例如：

$$\underset{\underset{CH_3}{|}}{[(CH_3)\overset{+}{N}-CHCH_2CH_3]OH^-} \xrightarrow{\triangle} \underset{5\%}{CH_3CH=CHCH_3} + \underset{95\%}{CH_2=CHCH_2CH_3} + (CH_3)_3N$$

霍夫曼消除反应的产物，主要是生成双键碳原子含烃基较少的烯烃，这种消除方式与卤代烃的札依采夫消除规则相反，称为霍夫曼规则。

三、重要的胺

1. 甲胺、二甲胺、三甲胺

甲胺、二甲胺和三甲胺 [CH_3NH_2、$(CH_3)_2NH$、$(CH_3)_3N$] 在常温下都是无色易液化的气体，并有特殊气味，刺激皮肤黏膜，它们极易溶于水，水溶液呈碱性，能与酸成盐。主要用作合成农药、药物、染料和离子交换树脂等的重要原料。

2. 苯胺

苯胺（$C_6H_5NH_2$）是最简单也是最重要的芳伯胺，常温下是无色油状液体，微溶于水，易溶于有机溶剂，可随水蒸气挥发，所以合成苯胺可用水蒸气蒸馏方法进行纯化。苯胺有毒，应避免接触皮肤或吸入蒸气。主要用于合成药物、染料、炸药等。

3. 乙二胺

乙二胺（$H_2NCH_2CH_2NH$）是最简单的二元胺，它是无色液体。乙二胺的衍生物乙二胺四乙酸（EDTA），常用于金属离子的配合滴定，其结构式如下：

$$\begin{array}{c} HOOCCH_2 \\ \diagdown \\ NCH_2CH_2N \\ \diagup \\ HOOCCH_2 \end{array} \begin{array}{c} CH_2COOH \\ \diagdown \\ \\ \diagup \\ CH_2COOH \end{array}$$

EDTA

4. 胆碱

胆碱是季铵碱类化合物，具有碱性，因其最初是在胆汁中发现的，故名胆碱，其结构式为：

$$[HOCH_2CH_2N^+(CH_3)_3]OH^-$$ 　　氢氧化三甲基羟乙基铵（胆碱）

胆碱是易吸湿的白色结晶，易溶于水和醇。通常以结合状态存在于生物体细胞中，如胆碱是 α-卵磷脂的组成部分，与脂肪代谢有关，临床上用胆碱治疗肝炎、肝中毒等疾病。胆碱分子中羟基乙酰化反应生成的酯，称为乙酰胆碱，其结构式为：

$$[CH_3COOCH_2CH_2N^+(CH_3)_3]OH^-$$ 　　乙酰胆碱

乙酰胆碱存在于相邻的神经细胞之间，是通过神经节传导神经刺激的重要物质。

5. 新洁尔灭

新洁尔灭，化学名为溴化二甲基十二烷基苄基铵，属于季铵盐类化合物，其结构式为：

$$\left[\text{苯基} - CH_2 - \overset{CH_3}{\underset{CH_3}{N^+}} - (CH_2)_{11}CH_3 \right] Br^-$$

新洁尔灭常温下为淡黄色胶体，芳香而味苦，易溶于水、醇，水溶液呈碱性。因新洁尔灭是结构中含有长链烷基的季铵盐，是一个重要的阳离子表面活性剂，穿透细胞能力较强，所以具有杀菌和去垢双重能力，而且毒性低。医药上通常用其 0.1% 的溶液作为皮肤或外科手术器械的消毒剂。

6. 季铵盐

N,N-二甲基哌啶氯化铵是近年来推广的一种有效植物生长延缓剂，具有延缓棉花细胞伸长、缩短节间距、紧凑株型、增强光合作用的功能。三乙基苄基氯化铵在有机合成中常作为良好的相转移催化剂。它们的结构式为：

$$\begin{array}{c} \text{哌啶环} \overset{CH_3}{\underset{CH_3}{N^+}} Cl^- \end{array} \qquad \left[\text{苯基} - CH_2 - N^+(CH_2CH_3)_3 \right] Cl^-$$

N,N-二甲基哌啶氯化铵　　　　　　氯化三乙基苄基铵

第三节　重氮化合物和偶氮化合物

重氮化合物和偶氮化合物均含有两个相邻的氮原子，在重氮化合物中，最重要的是重氮

盐，其结构为 $ArN^+\equiv NX^-$ ，其中 $X^-=Cl^-$、Br^- 或 HSO_4^- ，例如：

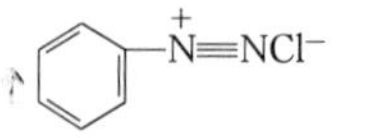

氯化重氮苯 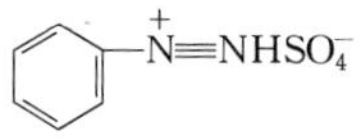　　　　　　　　硫酸重氮苯

重氮盐的官能团为重氮基 $-N^+\equiv N$ ，可简写成 N_2^+ ，其中一个氮原子呈五价。

偶氮化合物的结构为（R）$Ar-N=N-Ar$（R），其官能团为 $-N=N-$ ，氮原子均为三价，称为偶氮基，例如：

偶氮甲烷　　　　　　　　　偶氮苯 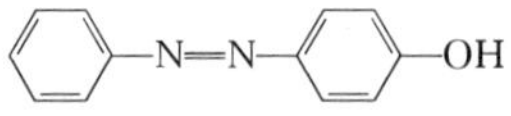　　　　　　　　　对羟基偶氮苯

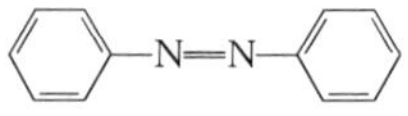

一、重氮化反应

芳香伯胺在低温和强酸（HCl 或 H_2SO_4）水溶液中，与亚硝酸钠作用，生成重氮盐的反应，称为重氮化反应。

$$ArNH_2+NaNO_2+2HX \xrightarrow{0\sim5℃} ArN_2^+X^-+NaX+H_2O$$

例如：

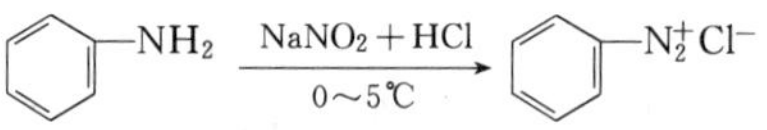

重氮化反应一般有 3 个步骤。

（1）芳香伯胺与无机酸（如盐酸）生成盐而溶解。例如：

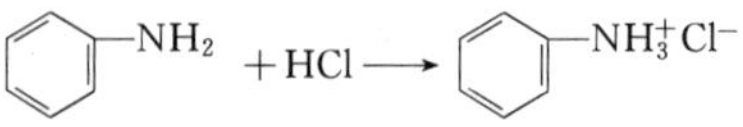

（2）盐酸与亚硝酸钠反应生成亚硝酸。

$$NaNO_2+HCl =\!=\!= HNO_2+NaCl$$

（3）亚硝酸与芳香伯胺盐酸盐在低温下反应生成重氮盐。例如：

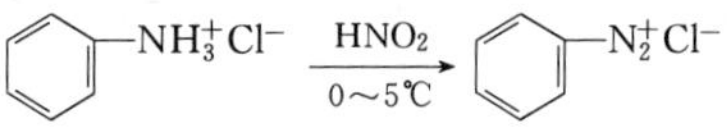

重氮化反应必须在强酸介质中进行，而且酸要过量，这样可防止生成的芳香胺盐水解，从而抑制生成的重氮盐与未反应的芳香胺发生偶联反应。同时反应需要在低温下进行。因为重氮盐在高温下不稳定，易分解生成酚，生成的酚又会与未分解的重氮盐偶合生成对羟基偶氮苯，降低重氮盐的产率。亚硝酸不宜过量，可用淀粉碘化钾试剂来判断反应的终点（无色变蓝色），过量的亚硝酸可用尿素除去。

二、重氮盐的性质及在合成上应用

重氮盐为无色固体，具有铵盐的性质，易溶于水，难溶于有机溶剂。干燥的重氮盐极不稳定，易爆炸。因此，在低温下经重氮化反应得到的重氮盐溶液，不必分离，可直接用于合成。

重氮盐的化学性质非常活泼，可发生许多反应，所以在有机合成上有很重要的地位。重氮盐反应可归纳为两大类：一类是放出氮气的反应——重氮基被取代的反应；另一类是不放

出氮气的反应——偶联反应。

1. 放氮反应

在不同条件下，重氮基可被羟基、卤素、氰基和氢原子等取代，生成各种芳烃衍生物，同时放出氮气。通过重氮盐的取代反应，可以间接将芳环上的氨基转变成上述基团；可以解决芳环直接进行亲电取代反应不能得到的指定位置的芳香族化合物。

（1）重氮基被羟基取代（水解反应）　硫酸重氮盐在硫酸水溶液中加热，重氮基被羟基取代，生成酚类。

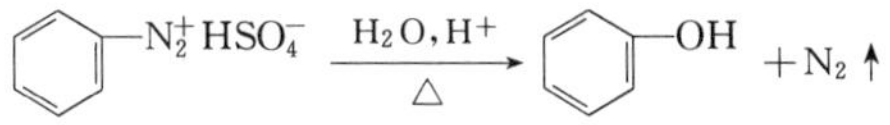

重氮盐水解成酚时只能用硫酸盐，因盐酸盐水解易发生副反应。例如，由对氯苯胺合成对氯苯酚，用硫酸盐水解，否则盐酸盐水解可得到副产物对二氯苯。

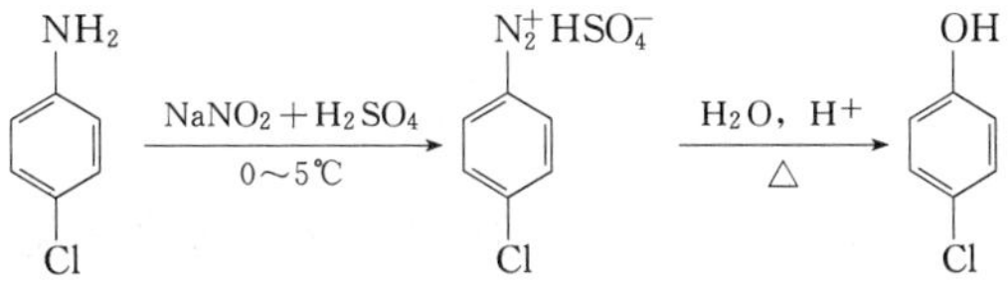

（2）重氮基被卤素或氰基取代　重氮盐在亚铜盐〔如 Cu_2X_2 或 $Cu_2(CN)_2$〕的催化下，重氮基被卤素或氰基取代，生成卤代苯或腈类化合物，此反应称为桑德迈尔反应（Sandmeyer reaction）。例如：

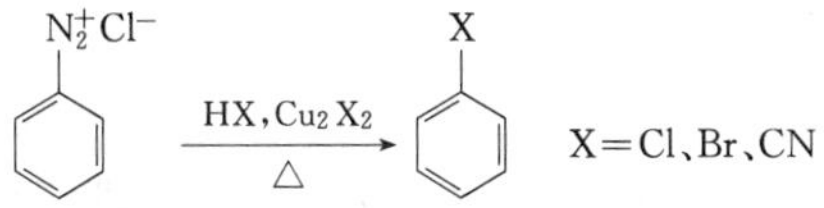

重氮基被氯、溴原子取代，所以重氮盐依次用氯化重氮苯和溴化重氮苯；若引入氰基，则一定要用硫酸重氮苯，生成的芳香腈可进一步水解得到芳香酸。桑德迈尔反应在有机合成很重要。例如，盐酸氯丙嗪的重要中间体邻氯苯甲酸的合成。

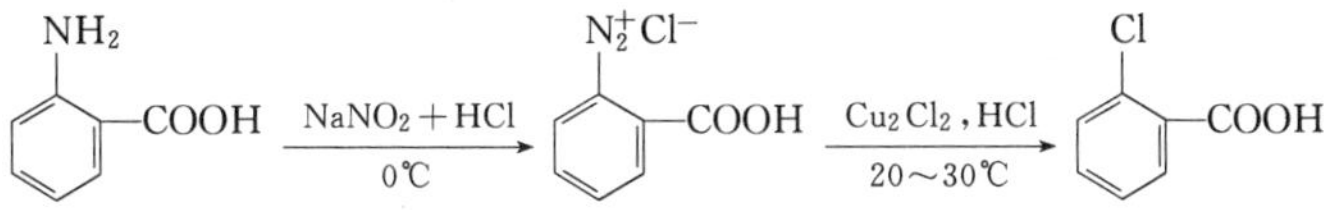

（3）重氮基被碘取代　在硫酸重氮苯溶液中，加入碘化钾，然后加热则生成碘代苯，此反应是将碘原子引入苯环的好办法，产量较高。

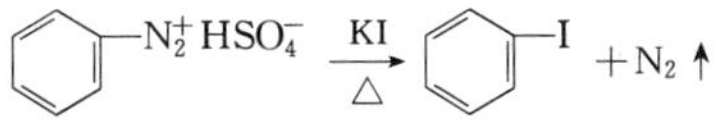

（4）重氮基被氢原子取代　氯化重氮苯与次磷酸（H_3PO_2）作用，重氮基被氢原子取代。例如：

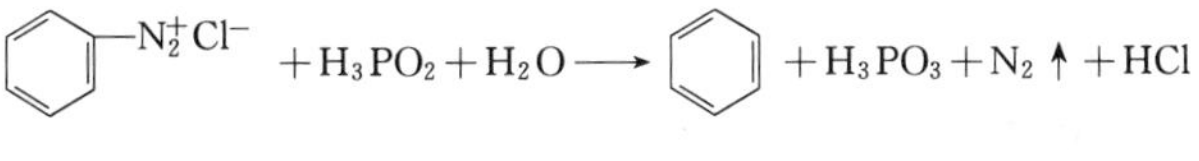

这个反应提供了一个从芳环上除去氨基或硝基的方法，在有机合成上常先利用氨基或硝基的定位作用，引入其他基团后，再将氨基通过重氮盐与次磷酸作用，去掉氨基，这也称为去氨基反应。例如，均三溴苯的合成。

苯 $\xrightarrow[\text{H}_2\text{SO}_4]{\text{HNO}_3}$ 硝基苯 $\xrightarrow[\text{HCl}]{\text{Fe}}$ 苯胺 $\xrightarrow[\text{H}_2\text{O}]{\text{Br}_2}$ 2,4,6-三溴苯胺 $\xrightarrow[0\sim5℃]{\text{NaNO}_2+\text{HCl}}$ 重氮盐 $\xrightarrow{\text{H}_3\text{PO}_2}$ 1,3,5-三溴苯

又如间溴甲苯的合成。

对甲苯胺 $\xrightarrow{(\text{CH}_3\text{CO})_2\text{O}}$ 乙酰对甲苯胺 $\xrightarrow{\text{Br}_2}$ 邻溴乙酰对甲苯胺 $\xrightarrow[\text{H}^+]{\text{H}_2\text{O}}$

2-溴-4-甲基苯胺 $\xrightarrow[0\sim5℃]{\text{NaNO}_2+\text{H}_2\text{SO}_4}$ 重氮盐 $\xrightarrow{\text{H}_3\text{PO}_2}$ 间溴甲苯

2. 偶联反应

重氮盐在适当条件下与酚或苯胺作用，生成偶氮化合物的反应，称偶联反应。

$$\text{C}_6\text{H}_5\text{-N}_2^+\text{Cl}^- + \text{C}_6\text{H}_5\text{-OH} \xrightarrow{\text{OH}^-} \text{C}_6\text{H}_5\text{-N=N-C}_6\text{H}_4\text{-OH} + \text{H}_2\text{O}$$

$$\text{C}_6\text{H}_5\text{-N}_2^+\text{Cl}^- + \text{C}_6\text{H}_5\text{-NH}_2 \xrightarrow{\text{H}^+} \text{C}_6\text{H}_5\text{-N=N-C}_6\text{H}_4\text{-NH}_2 + \text{H}_2\text{O}$$

偶联反应是亲电取代反应，重氮盐是亲电试剂。如果反应物为酚类，在弱碱性溶液中较易偶联，因为酚在弱碱中形成苯氧负离子，有利于环上亲电取代；若碱性太强（pH＞10），重氮盐将生成重氮酸负离子（Ar-N=N-O^-），则不能进行偶联反应。如果反应物为芳香伯、仲、叔胺，在弱酸性（pH＝5～7）溶液中较易偶联；酸性太强芳香胺将形成铵盐，氨基正离子（$-\text{N}^+\text{H}_3$）不利偶联反应进行。偶联反应主要发生在酚羟基或氨基的对位，如果对位已被其他基团占据，则反应发生在邻位，不能发生在间位，下列化合物中箭头表示偶联位置。

可用反应式表示上述化合物的偶联反应。例如：

重氮盐 + 对甲苯酚 $\xrightarrow{\text{NaOH}}$ 偶氮化合物

重氮盐 + 1-萘胺 $\xrightarrow{\text{HCl}}$ 偶氮化合物

三、偶氮化合物

偶氮化合物都有颜色，性质稳定，广泛用作染料或指示剂。偶氮化合物之所以有颜色，是由于分子内存在着偶氮（—N＝N—）的缘故，偶氮基是一类能使有机化合物显色的基团，称为发色基团。有些偶氮化合物的颜色能随着其溶液的 pH 值的改变而改变，性质也不太稳定，实验室中常用作分析化学的指示剂，例如甲基橙、刚果红等。

1. 甲基橙

甲基橙是由对氨基苯磺酸的重氮盐与 N,N-二甲基苯胺偶合而成。

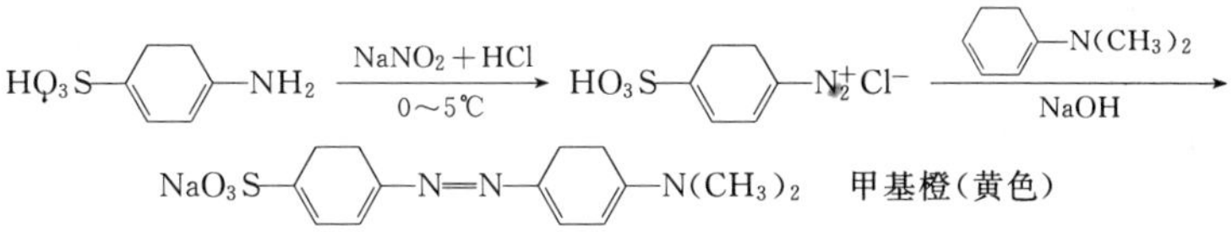

甲基橙在碱性或中性溶液中形成磺酸钠盐呈黄色，遇酸后转变为磺酸，其分子中酸性的磺酸基能和碱性的二甲氨基形成一个对位醌型结构的内盐而变为红色（pH＜3），故可用作酸碱指示剂。

2. 刚果红

刚果红由联苯胺的双重氮盐与对氨基萘磺酸发生偶合反应而生成。

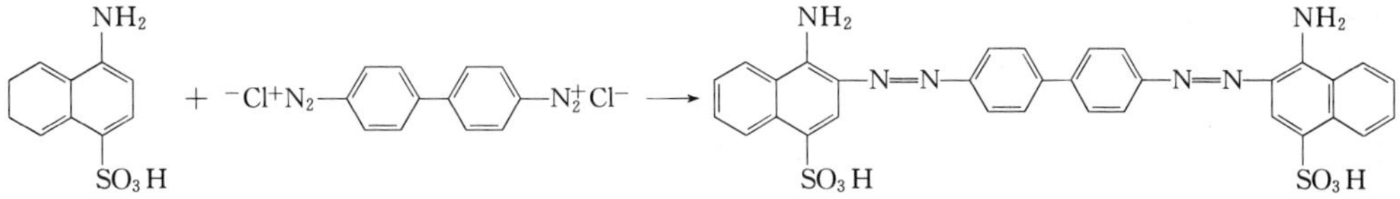

刚果红（红色）

刚果红在中性、碱性溶液中，以磺酸钠形式存在时为红色，若在弱酸性溶液中，形成醌型结构的内盐而呈蓝色。刚果红遇酸形成新的共轭体系。

习　　题

1. 用系统命名法命名下列化合物。

(1) $CH_3CH_2CHCH(CH_3)_2$
　　　　　　　|
　　　　　　NO_2

(2) $CH_3NHCH(CH_3)_2$

(3) $CH_3CH_2CH_2NH_2$

(4) $CH_3CHCH_2CH＝CH_2$
　　　　|
　　$N(CH_3)_2$

(5)

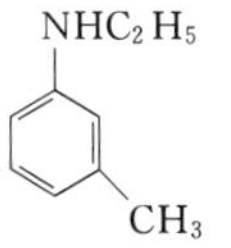

(6)

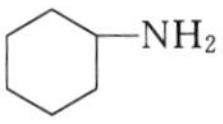

(7)

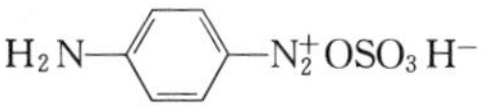

(8) 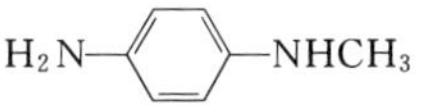 H_2N——$NHCH_3$

(9)

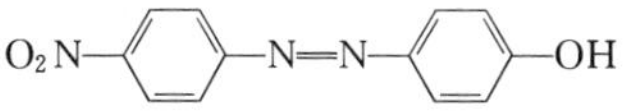

(10) 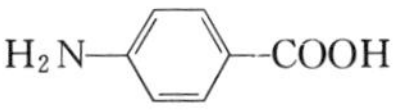 H_2N——$COOH$

2. 写出下列化合物的结构式。

(1) 仲丁胺　　　　　(2) 2,4-二甲基苯胺　　　　(3) 邻苯二胺

(4) 1-苯基乙胺　　　(5) 对,对-二羟基偶氮苯　　(6) 盐酸甲乙铵

(7) 2,7-二硝基萘　　(8) 氯化甲基乙基正丙苯基铵

3. 比较下列各组化合物的碱性强弱顺序。

(1) 苄胺、二甲胺、苯胺、二苯胺　　　　(2) 苯胺、苄胺、环己胺、氨

（3）苯胺、对甲基苯胺、对硝基苯胺、2,4-二硝基苯胺

（4）氢氧化四甲铵、乙酰苯胺、苯胺、N,N-二甲基苯胺

4. 用化学方法鉴别下列各组化合物。

（1）硝基丙烷、丙胺、2-甲基-2-硝基丙烷

（2）对甲苯胺、N-甲基苯胺、N,N-二甲苯胺

（3）对甲苯胺、苄胺、N-甲基苯胺

（4）苯胺、对甲苯酚、甲苯、硝基苯

5. 试用化学方法分离下列化合物。

（1）硝基苯与硝基苄

（2）乙胺与三乙胺

（3）苯酚、苯胺和对氨基苯甲酸

6. 完成下列反应式。

（1）$CH_3CH_2CN \xrightarrow{H_3O^+} (\quad) \xrightarrow{SOCl_2} (\quad) \xrightarrow{(CH_3CH_2)_2NH} (\quad)$

（2）$[CH_3CH_2 \overset{\overset{\displaystyle CH_3}{|}}{\underset{\underset{\displaystyle CH_3}{|}}{N^+}}\!\!-CH_2CH_2CH_2OH]OH^- \xrightarrow{\triangle}$

（3）$H_3C-\!\!\!\left\langle\!\!\!\bigcirc\!\!\!\right\rangle\!\!\!-NO_2 \xrightarrow[\triangle]{Fe,\ HCl}$

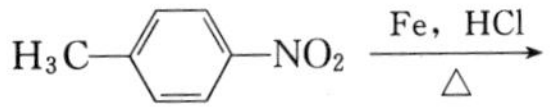

7. 用苯或甲苯和三个碳以下的有机化合物为原料，合成下列化合物。

（1）对氨基苯甲酸（COOH、NH₂）

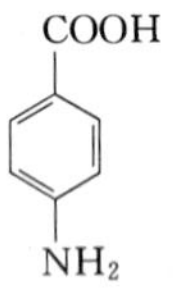

（2）间硝基苯胺（NH₂、NO₂）

（3）邻苯二胺（NH₂、NH₂）

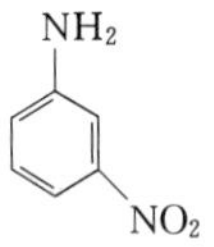

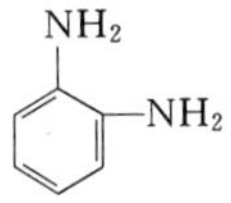

（4）O_2N、NO_2、CH_3、NH_2

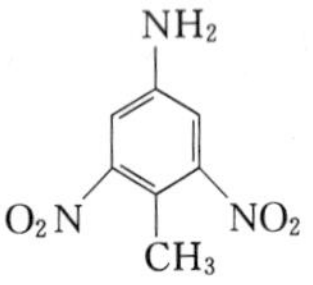

（5）OCH_3、$CH_2CH_2NH_2$

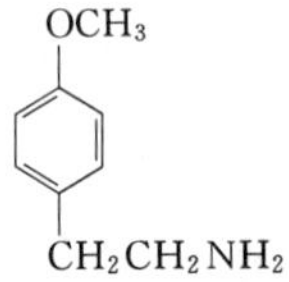

8. 由对氯甲苯合成对氯间氨基苯甲酸有下列 3 种可能的合成路线。

（1）先硝化，再还原，然后氧化；

（2）先硝化，再氧化，然后还原；

（3）先氧化，再硝化，然后还原。其中哪种合成路线最好？为什么？

9. 推测结构。

有一个化合物分子式为 $C_7H_7NO_2$（A）无碱性，还原后变成 C_7H_9N（B）则有碱性，把 B 的盐酸盐与亚硝酸作用，加热后能放出氮气而生成对甲苯酚，问 A 是什么物质？写出结构式，并说明理由。

（张　斌）

152

第十一章　杂环化合物

纯碳环化合物像环戊烷、苯组成环的原子都是碳原子。碳以外的其他原子称为杂原子，最常见的杂原子是 N、O、S，杂环化合物（heterocyclic compound）是指分子中含有碳原子和杂原子形成的环状化合物。例如：

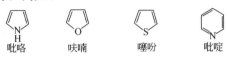

吡咯　　　　呋喃　　　　噻吩　　　　吡啶

环酸酐、交酯、内酯、酰亚胺和内酰胺等化合物，虽然它们组成环的原子与杂环化合物相似，但这些化合物的结构不稳定，性质与相应的链状化合物也相似，故它们不属杂环化合物之列。本章主要讨论环系结构比较稳定，具有一定程度芳香性的杂环化合物。

一、杂环化合物的分类和命名

（一）分类

杂环化合物约占有机化合物的 70% 以上，数量庞大，种类多，有单杂环，也有与苯环或其他杂环并合而成的稠杂环，环中的杂原子可以是一个、两个或以上，根据环中原子数不同，单杂环可分为五元杂环和六元杂环，一些常见的杂环化合物见表 11-1。

表 11-1　常见杂环化合物的分类、结构和名称

类　别		杂环化合物实例
单杂环	五元杂环	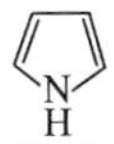 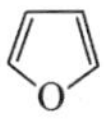 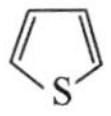 含一个杂原子：吡咯 pyrrole、呋喃 furan、噻吩 thiophene
		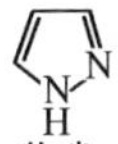 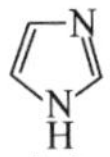 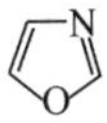 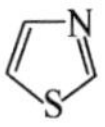 含两个杂原子：吡唑 pyrazole、咪唑 imidazole、噁唑 oxazole、噻唑 thiazole
	六元杂环	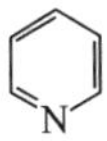 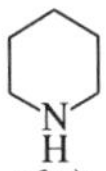 含一个杂原子：吡啶 pyridine、哌啶 piperidine、2H-吡喃 2H pyran、4H-吡喃 4H pyran 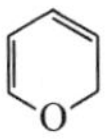 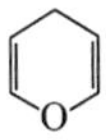
		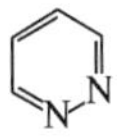 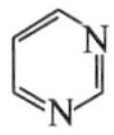 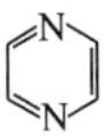 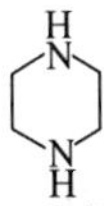 含两个杂原子：哒嗪 pyridazine、嘧啶 pyrimidine、吡嗪 pyrazine、哌嗪 pyperazine
稠杂环	苯稠杂环	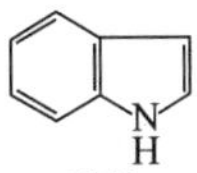 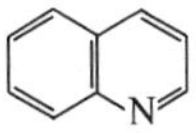 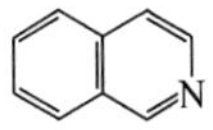 含一个杂原子：吲哚 indole、喹啉 quinoline、异喹啉 isoquinoline

类　别		杂环化合物实例
苯稠杂环	含两个杂原子	苯并咪唑 benzimidazole
稠杂环	含两个杂原子	7H-嘌呤 7H-purine　　9H-嘌呤 9H-purine　　蝶啶 pteridine

（二）命名

1. 基本杂环的命名

我国习惯采用"音译法"命名 IUPAC 原则保留的 45 种有特定名称的基本杂环，即按照英文名称的读音译成同音汉字，并加上"口"字旁作为杂环化合物的名称。此外，可以将环中的杂原子用碳原子代替得到杂环化合物相应的碳环母核，根据碳环母核名称，命名为"某"杂"某"。例如：

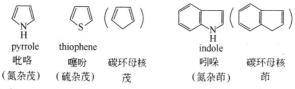

pyrrole 　　　thiophene 　　　　　　　　 indole
吡咯 　　　　　噻吩 　　　碳环母核 　　　 吲哚 　　　碳环母核
（氮杂茂）　（硫杂茂）　　茂　　　　（氮杂茚）　　茚

2. 取代杂环的命名

首先对基本杂环进行编号定位，环中杂原子和取代基所连接的碳原子位次保持最小，杂环的编号原则为：

（1）当杂环中有 1 个杂原子时，从杂原子开始用阿拉伯数字编号，有时也用希腊字母 α、β、γ 从靠近杂原子的碳原子进行编号。例如：

（2）当杂环中有 2 个杂原子时，按 O、S、—NH—、—N＝顺序编号。例如：

（3）特例编号。例如：

命名时，一般以杂环为母体，但环上有—SO_3H、—COOH、—CHO、—$CONH_2$ 等基团时，则以磺酸、羧酸、醛和羧酸衍生物等作为母体。例如：

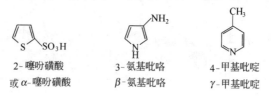

2-噻吩磺酸 　　　　3-氨基吡咯 　　　4-甲基吡啶
或 α-噻吩磺酸 　　β-氨基吡咯 　　γ-甲基吡啶

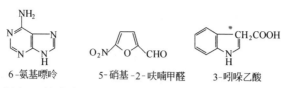

6-氨基嘌呤　　　　5-硝基-2-呋喃甲醛　　　　3-吲哚乙酸

3. 无特定名称的稠杂环的命名

没有特定名称的稠杂环结构比较复杂，通常把它们看作由基本环（母体）并合（稠合）附加环（取代环），基本环用英文字母 a、b、c 等表示各边，附加环用阿拉伯数字 1，2，3 等标注各原子。这类化合物的名称由下列 4 部分组成：

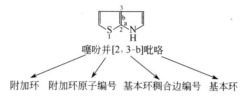

噻吩并[2,3-b]吡咯

附加环　附加环原子编号　基本环稠合边编号　基本环

选择基本环时，按照优先杂环，最大杂环，杂原子种类最多，同时以 N、O、S 顺序为原则确定母体。例如：

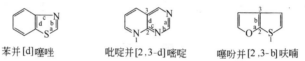

苯并[d]噻唑　　　　吡啶并[2,3-d]嘧啶　　　　噻吩并[2,3-b]呋喃

杂环化合物在自然界中分布很广，如血红素、叶绿素、核酸等天然杂环化合物的结构复杂，存在于动植物体内，有着十分重要的生理作用。许多药物，包括天然药物如吗啡（镇痛药）、小檗碱（抗菌药）、B 族维生素和合成药物如阿莫西林（抗生素药）等都含杂环，杂环化合物在药物中占相当的比重，应用广泛。

二、常见杂环化合物的结构

1. 五元杂环的结构

吡咯、呋喃、噻吩为最常见的五元杂环。环上 5 个原子都是 sp^2 杂化，碳原子之间和碳原子与杂原子间形成的 σ 键都在一个平面上，碳原子和杂原子的 5 个未杂化 p 轨道垂直于这一环平面。碳原子的未杂化 p 轨道相互间从侧面"肩并肩"重叠，形成 π-π 共轭，同时杂原子的未杂化 p 轨道也参与形成 p-π 共轭。因此，吡咯、呋喃、噻吩是类似苯环结构有 6 个 π 电子的闭合共轭体系（图 11-1），符合休克尔规则，具有芳香性。

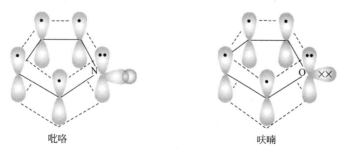

吡咯　　　　　　　　　　　　呋喃

图 11-1　吡咯和呋喃原子轨道的重叠

由于五元杂环中杂原子的孤对电子参与形成环系的共轭，表现出＋C 效应，而且＋C≫－I，因而五元杂环上碳原子电子云密度增高，比苯更容易进行亲电取代反应，所以这类芳杂环又被称为"多π性"芳杂环。另一方面，五元杂环中杂原子的电负性大于碳原子，产生

的—I效应使键长不均等，电子云也不均匀分布，α-位的电子云密度较β位高，取代反应主要发生在α-位。

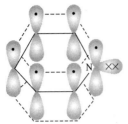

图 11-2　吡啶原子轨道的重叠

2. 六元杂环的结构

吡啶为最常见的六元杂环，环中 6 个原子也是 sp^2 杂化，与苯环的结构相似，吡啶具有芳香性。但与吡咯不同，吡啶环上氮原子的孤对电子不参与环系的 π-π 共轭（见图 11-2），因为氮元素的电负性较碳大，—I、—C 效应使吡啶环上碳原子的电子云密度降低，吡啶进行亲电取代反应比苯难，所以这类芳杂环又被称为"缺 π 性"芳杂环。吡啶的取代反应主要发生在电子云密度较高的 β-位。

三、常见杂环化合物的性质

杂环大小和杂原子不同，环系的芳香性各异，表现在环系的亲电取代反应和加成反应难易程度，以及对氧化剂的稳定性等性质也不同。

1. 取代反应

由于吡咯、呋喃和噻吩是多 π 性的芳杂环，它们在进行亲电取代反应时比苯容易，其反应活性大小顺序为：

吡咯＞呋喃＞噻吩＞苯

α-位电子云密度较高，更容易受到亲电试剂进攻，取代基优先进入 α-位。

3 种五元杂环中以吡咯的反应活性最大，在低温和试剂浓度极稀的条件下，卤代反应得到一卤代物，否则常得到四卤代物。例如：

$$\underset{\text{H}}{\text{吡咯}} \xrightarrow[\text{O}\quad\text{O, 0℃}]{\text{Br}_2} \underset{\text{H}}{\text{Br}}$$

α-溴吡咯

$$\underset{\text{H}}{\text{吡咯}} \xrightarrow[\text{KI}]{\text{I}_2} \underset{\text{H}}{\overset{\text{I}\quad\text{I}}{\text{I}\quad\text{I}}}$$

四碘吡咯

由于五元杂环对酸很敏感，特别是吡咯和呋喃，遇强酸容易发生聚合、开环、氧化等反应。因此，硝化反应常用温和的硝酸乙酰酯（CH_3COONO_2）作为硝化剂，磺化反应则以吡啶三氧化硫为磺化剂，硝化反应在低温下进行。噻吩对强酸较稳定，在室温时就能直接与浓硫酸发生磺化反应。例如：

$$\underset{\text{O}}{\text{呋喃}} \xrightarrow[-5\sim30℃]{\text{CH}_3\text{COONO}_2} \underset{\text{O}}{\text{NO}_2}$$

α-硝基呋喃

$$\underset{\text{H}}{\text{吡咯}} \xrightarrow[100℃]{\text{SO}_3,\text{吡啶}} \underset{\text{H}}{\text{SO}_3\text{H}}$$

α-吡咯磺酸

$$\underset{\text{S}}{\text{噻吩}} \xrightarrow[\text{室温}]{\text{H}_2\text{SO}_4} \underset{\text{S}}{\text{SO}_3\text{H}}$$

α-噻吩磺酸

磺化反应得到 α-噻吩磺酸能溶于浓硫酸中，而苯却不溶解，常利用噻吩比苯容易磺化的特点，除去粗苯中含有少量的噻吩。

吡啶是缺 π 性的芳杂环，其亲电取代反应活性比苯小，在较激烈条件下才能进行反应，取代基优先进入β-位。

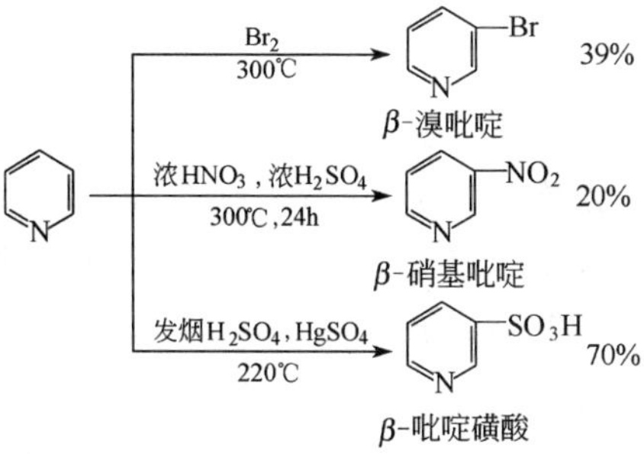

吡啶比较容易进行亲核取代反应，反应主要发生在α-位。如吡啶与氨基钠作用生成α-氨基吡啶的反应，称齐齐巴宾（Chichibabin）反应。

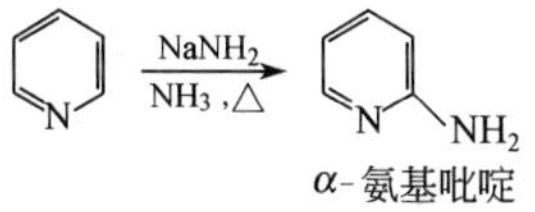

2. 加成反应

吡咯、呋喃、噻吩和吡啶均可催化加氢，得到饱和的脂杂环化合物。

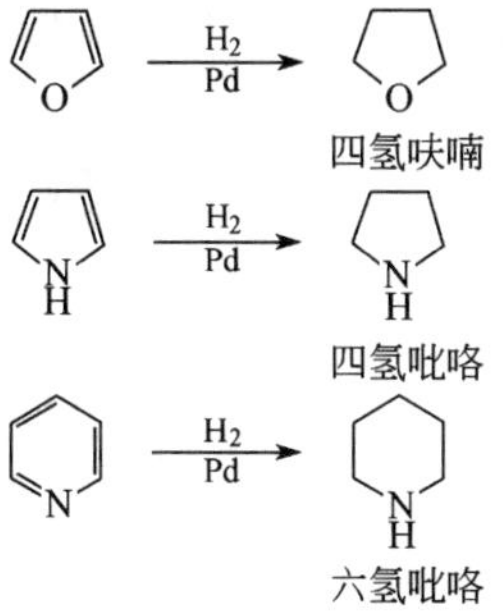

氢化后的产物如四氢呋喃（THF）是一种优良的溶剂。四氢吡咯、六氢吡啶具有仲胺的性质，比原来环系的碱性强，很多生物碱、药物存在哌啶结构。

3. 氧化反应

五元杂环对氧化剂的稳定性不如六元杂环，吡咯、呋喃、噻吩容易被空气氧化，而吡啶对空气中的氧气或$KMnO_4$等氧化剂都很稳定，像苯环一样难被氧化。吡啶比苯稳定，当吡啶环上有烷基或苯基时，被氧化总是侧链。

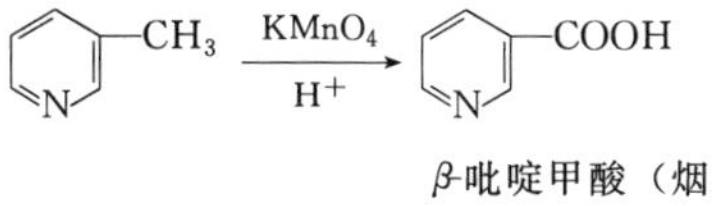

β-吡啶甲酸（烟酸）

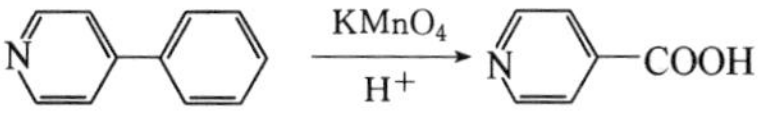

γ-吡啶甲酸（异烟酸）

4. 酸碱性

吡咯和吡啶是含氮杂环，环中氮原子接受质子能力大小决定其碱性的强弱。

（1）吡咯具有弱碱性和弱酸性　吡咯环氮原子的孤对电子参与环系共轭，使其电子云密度降低，结合质子能力减弱，因此，吡咯碱性很弱（$pK_b=13.6$）。同时，由于对氮上的氢原子作用力减弱，可以给出质子，吡咯具有一定的弱酸性（$pK_a=15$），能与金属钾或固体氢氧化钾作用生成钾盐。

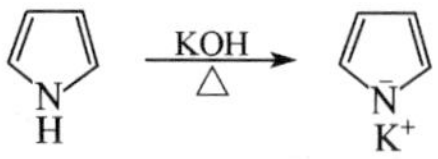

吡咯钾

（2）吡啶具有碱性　吡啶环氮原子的孤对电子不参与环系的共轭，而且氮原子的电负性大于碳原子，使氮原子电子云密度有所升高，结合质子能力增强。因此，吡啶的碱性（$pK_b = 8.8$）比吡咯强，也比苯胺（$pK_b = 9.40$）略强，但比脂肪胺如甲胺（$pK_b = 3.38$）弱得多。吡啶与苯胺性质相似，能与强酸反应生成盐。

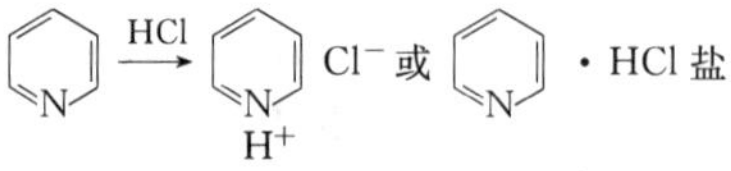

盐酸吡啶

四、重要的杂环化合物及其衍生物

1. 五元杂环化合物

（1）吡咯　吡咯存在于煤焦油和骨焦油中，为无色液体，略带苯胺气味，沸点 130～131℃，难溶于水，易溶于乙醇、乙醚。吡咯暴露在空气中因氧化而迅速变黑，对强酸也不稳定，易聚合成暗红色树脂状物质。

用浓盐酸浸过的松木片，遇吡咯蒸气显红色，称为吡咯的松木片反应，以此鉴别吡咯及其低级同系物。

吡咯的重要衍生物如维生素 B_{12}、血红素和叶绿素，存在于自然界或用人工方法合成，它们有相同的基本骨架卟吩环，卟吩环可看成由 4 个吡咯环的 α-碳原子与 4 个次甲基（—CH═）交替连接而成。

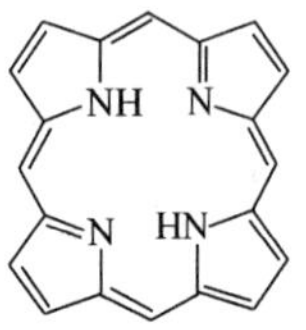

卟吩环

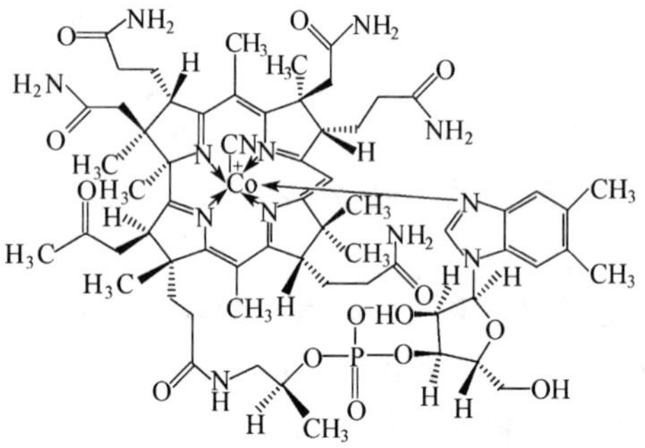

维生素B₁₂

维生素 B_{12} 又称氰钴胺，存在于动物肝脏中，含量很少，纯品为暗红色针状结晶，是治疗恶性贫血、神经系统疾病的药物。

（2）呋喃　呋喃存在于松木焦油中，为带有氯仿气味的无色液体，沸点 32℃，不溶于水，易溶于乙醇、乙醚。呋喃的蒸气遇盐酸浸过的松木片显绿色，称为呋喃的松木片反应，可用于鉴别呋喃。

α-呋喃甲醛俗称糠醛，是呋喃的重要衍生物，用稀盐酸或硫酸处理米糠、玉米心、高粱秆或花生壳等农副产品可得到大量的糠醛。糠醛与苯甲醛的性质相似，能发生康尼查罗反应；在醋酸条件下，与苯胺作用生成深红色的席夫碱。

糠醛是合成酚醛树脂、药物等的重要原料。一些药物如治疗膀胱炎、肾盂肾炎和尿道炎的呋喃坦啶、强效利尿作用的呋塞米等存在呋喃环的结构。

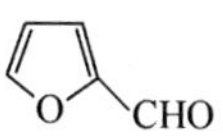

α-呋喃甲醛(糠醛) 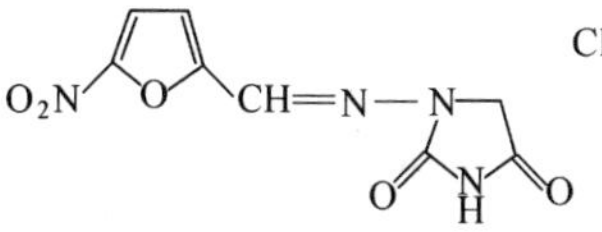　　　呋喃坦啶 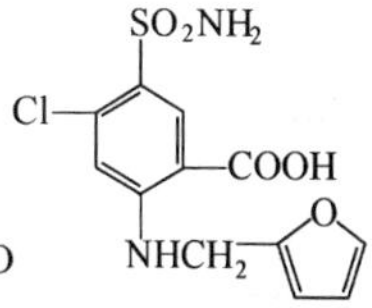　　　呋塞米

（3）吡唑、咪唑和噻唑　含2个或以上杂原子的五元杂环称为唑。最常见的环系有吡唑、咪唑、噻唑等。

吡唑的重要衍生物如3,5-吡唑烷二酮，第1,2,4位上氢原子很活泼，被烷基、苯基等取代可以得到有解热与抗炎作用的3,5-吡唑烷二酮类药物如保泰松。

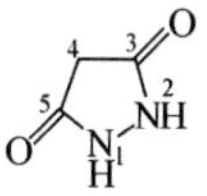

3,5-吡唑烷二酮 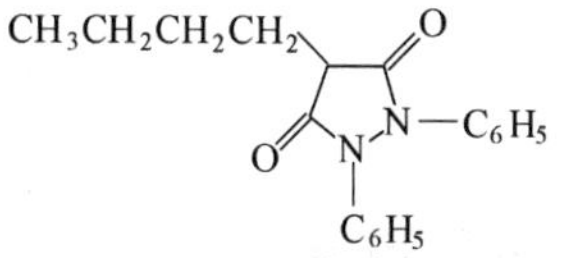　　　保泰松

咪唑的重要衍生物如蛋白质中的组氨酸，在体内酶作用下或加热发生脱羧反应得到组胺。用于治疗十二指肠、反流性食道炎的药物甲氰咪呱也含咪唑环结构。

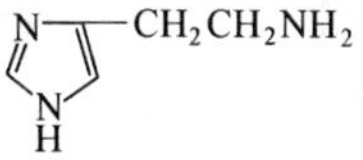

组胺 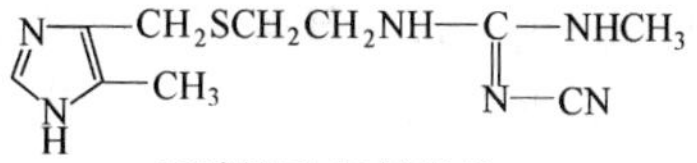　　　西咪替丁(甲氰咪呱)

维生素 B_1（盐酸硫胺）含有噻唑环，存在于米糠、麦麸、瘦肉、豆类和酵母中，可用于防治缺乏维生素 B_1 引起的脚气病，或作为神经炎、消化不良的辅助药物。

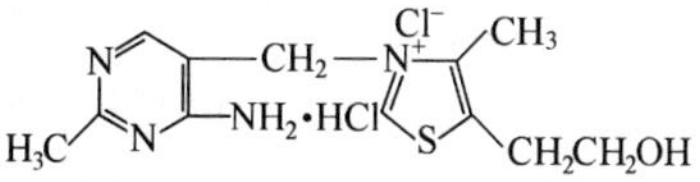

抗生素类药物如天然青霉素及半合成青霉素含有氢化的噻唑环。

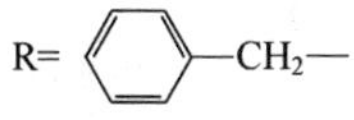

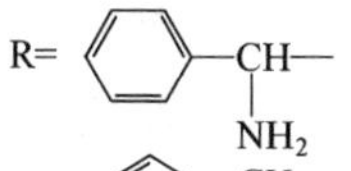

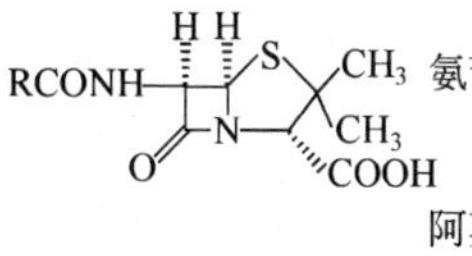

青霉素

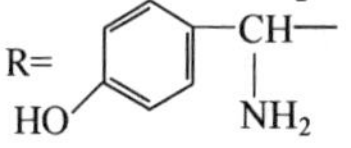

苄青霉素可从青霉菌的培养液分离得到，是第一个用于临床的天然抗生素，在苄青霉素侧链 α-位引入氨基，得到氨苄西林（ampicillin），在苯环上的对位引入羟基，合成了它的衍生物阿莫西林（amoxicillin），为白色或类白色结晶性粉末，味微苦，微溶于水，常制成钠盐、钾盐以增加水溶性，它们对革兰阳性和阴性菌等具有广谱抗菌性。

2. 六元杂环化合物

（1）吡啶、哌啶　吡啶存在于煤焦油和骨焦油中，为无色有特臭的液体，沸点115.5℃，能与水、乙醇、乙醚等混溶，是一种良好的溶剂。

含吡啶环的药物如维生素 PP、硝基地平、异烟肼和维生素 B_6 等，其中维生素 PP 是指 β-吡啶甲酸（烟酸）和 β-吡啶甲酰胺（烟酰胺）两种物质，存在于肝、肾、肉类、米糠和酵母等中，体内缺乏维生素 PP 能引起癞皮病。硝基地平又名心痛定，用于治疗高血压、心肌梗死和心律失常等。异烟肼又称雷米封，对肺结核杆菌有强大抑制和杀灭作用，是治疗肺结核首选药物，常与链霉素等药物联用，增加疗效。

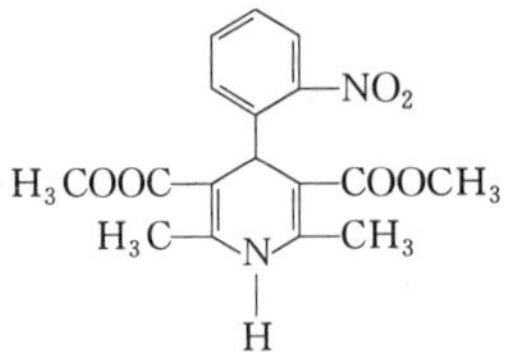

硝基地平(心痛定) 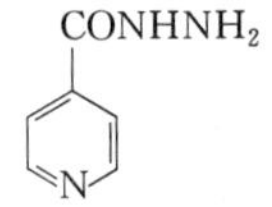　　　　　　　　　异烟肼(雷米封)

哌啶是吡啶的氢化产物，很多药物含有哌啶环系的结构如用于治疗急、慢性精神分裂症药物氟哌啶醇，镇痛药物盐酸哌替啶（度冷丁），适用于过敏性鼻炎、结膜炎、慢性荨麻疹药物阿司咪唑（息斯敏）等。

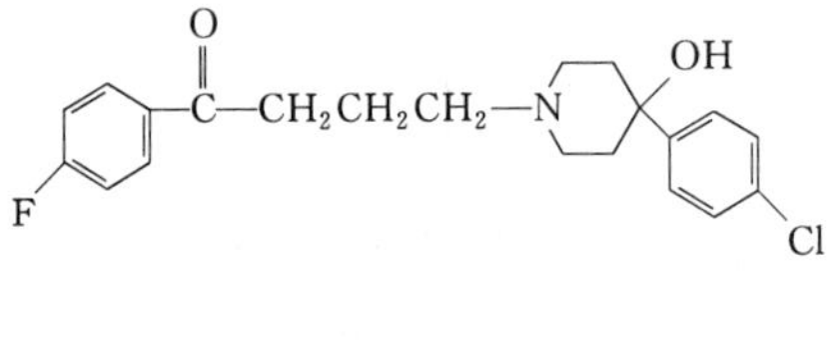

氟哌啶醇 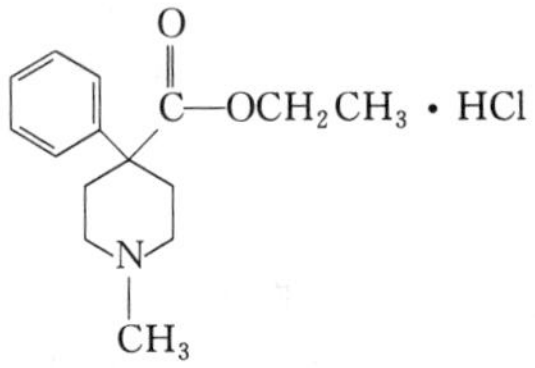　　　　　　　　　盐酸哌替啶(度冷丁)

（2）吡喃　吡喃有 2H-吡喃、4H-吡喃两种异构体。2H-吡喃的重要衍生物如苯并 2-吡喃酮（香豆素）、双香豆素和洛伐他丁等，香豆素是天然药物成分香豆素苷的母核，双香豆素具有抗凝血作用，其结构是由两个 4-羟基香豆素在吡喃环的 C-3 位通过亚甲基相连接。洛伐他汀是一种降胆固醇药物。

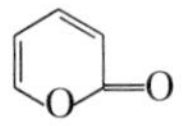

2-吡喃酮 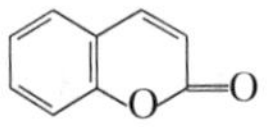　苯并 2-吡喃酮(香豆素) 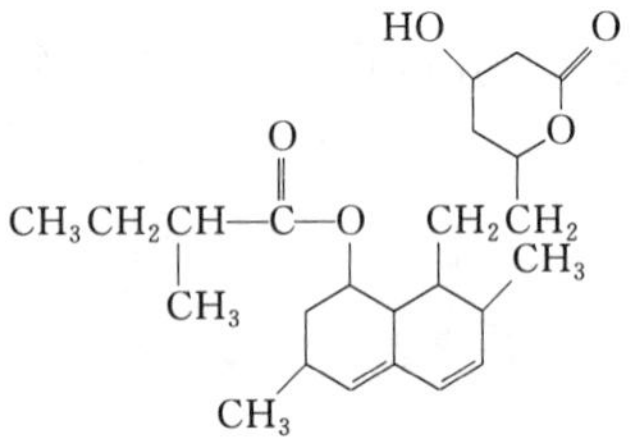　　　　　　洛伐他汀

（3）嘧啶　含 2 个杂原子的六元杂环化合物有哒嗪、嘧啶、吡嗪，其中以嘧啶最为重要。嘧啶的衍生物广泛存在于自然界，如核酸分子中的嘧啶碱基（胞嘧啶、尿嘧啶和胸腺嘧啶）。

有抗菌作用药物磺胺嘧啶，用于治疗绒毛膜上皮癌、胃癌和乳腺癌等恶性肿瘤药物氟尿嘧啶等均含有嘧啶环的结构。

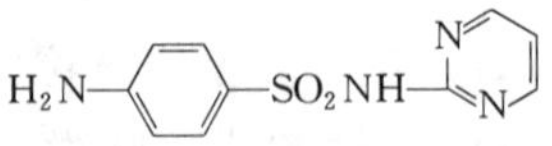

磺胺嘧啶 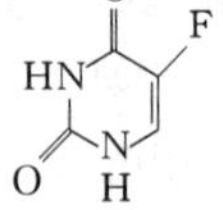　　　　　　　　　氟尿嘧啶

3. 稠杂环化合物

（1）吲哚　吲哚存在于煤焦油中，为无色片状结晶，熔点 25℃，与 β-甲基吲哚（粪臭素）共存于粪便中，有极臭的气味，但纯吲哚的稀溶液很香，可用作香料。

吲哚结构可看成苯并吡咯环，与吡咯的性质相似如吲哚的松木片反应也显红色，具有弱酸性和弱碱性，其碱性比吡咯还要弱。吲哚的亲电取代反应活性比苯高，反应主要发生在

160

β-位。

吲哚的衍生物广泛存在于自然界，许多具有重要的生理和药理活性，如植物生长素 β-吲哚乙酸，人体大脑思维活动物质 5-羟基色胺，消炎镇痛药物吲哚美辛等含有吲哚环结构。

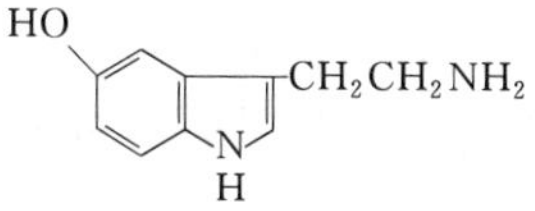

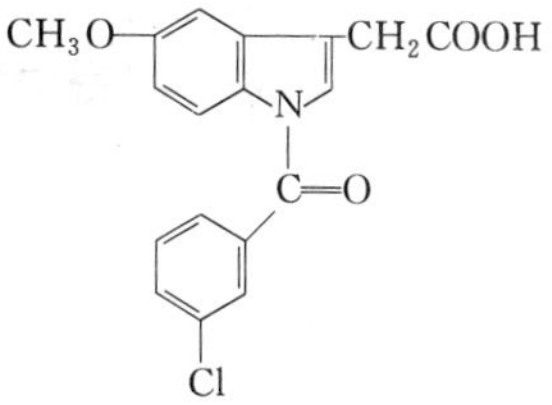

5-羟基色胺   吲哚美辛（消炎痛）

（2）喹啉和异喹啉　喹啉存在于煤焦油中，为油状液体，沸点 238℃，类似于吡啶的臭味。喹啉可以通过斯克劳普（Skraup）合成法得到，该法原理是浓硫酸使甘油脱水生成丙烯醛，丙烯醛与苯胺加成闭环得到 4-羟基-1，2，3，4-四氢喹啉。在酸作用下，脱水产物为 1，2-二氢喹啉，硝基苯则将其脱氢氧化成喹啉。

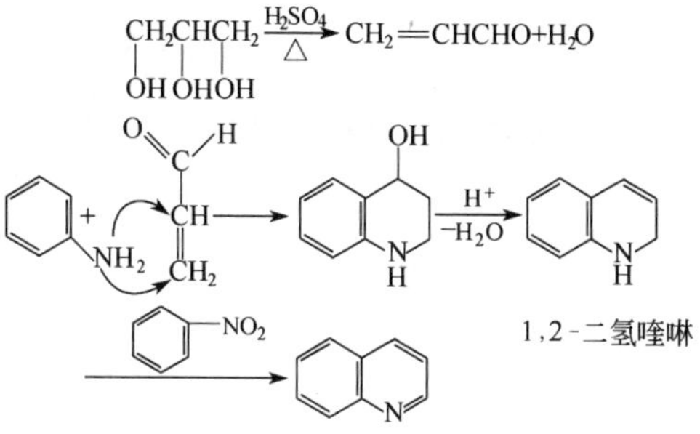

1,2-二氢喹啉

喹啉

喹啉是苯并吡啶环，其碱性（$pK_b = 9.1$）与吡啶接近，亲电取代反应活性比苯小，发生卤代、硝化和磺化反应时，取代基主要进入苯环的 C-5 与 C-8 位。

抗疟天然药物金鸡纳树碱又称奎宁，肠道和尿路感染抗菌药物诺氟沙星（氟哌酸）等含有喹啉环系结构。

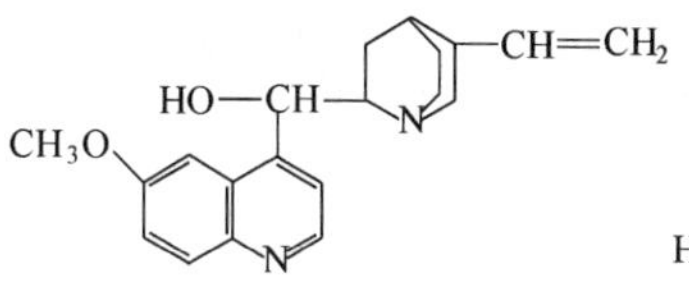

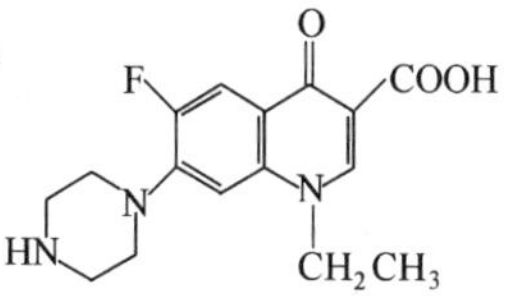

金鸡纳树碱（奎宁）   诺氟沙星（氟哌酸）

异喹啉是喹啉的异构体，异喹啉的衍生物如吗啡、可待因、小檗碱等都是存在于植物体内，有生理作用的生物碱。吗啡、可待因为罂粟科植物阿片中重要的生物碱。吗啡为白色粉末状结晶，有苦味，微溶于水，能溶于盐酸，有镇痛作用，是临床上常用的局部麻醉剂，能成瘾，需严格控制使用。可待因是吗啡的甲基醚，有与吗啡相同的生理作用，成瘾性较低，用于镇咳。

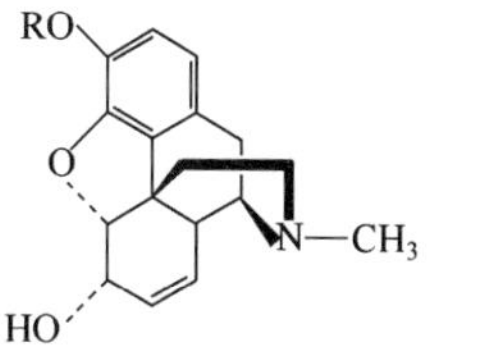

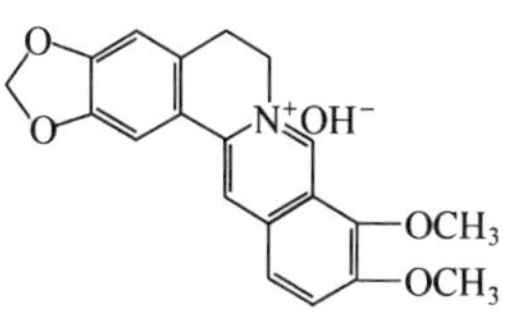

吗啡 R=H   可待因 R=CH₃O   小檗碱

小檗碱为黄柏、黄连中的一种生物碱，黄色结晶，味极苦，是痢疾等的抗菌药物。

（3）嘌呤　嘌呤是无色针状结晶，熔点为 $216\sim217℃$，易溶于水、乙醇，嘌呤是嘧啶并咪唑环，能溶于酸或碱形成盐。

嘌呤的衍生物广泛存在动植物体中，如参与生命现象的核酸中碱基（腺嘌呤、鸟嘌呤），茶叶、咖啡、可可豆中有利尿、兴奋中枢神经作用的茶碱、咖啡碱、可可豆碱。

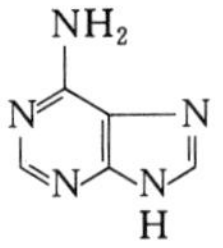

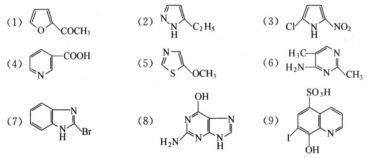

腺嘌呤 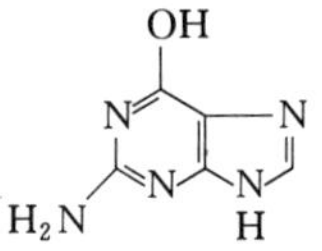　　　　　鸟嘌呤 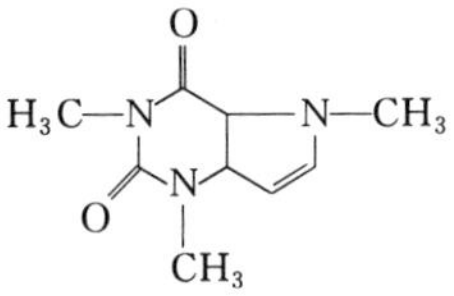　　　　　咖啡碱

尿酸也含有嘌呤环系结构，为无色结晶，是动物体内蛋白质代谢发生障碍时的产物，血液或尿中的尿酸过高，易形成结石（铵盐）沉积在关节处及其他组织内，引起痛风，服用别嘌醇能抑制体内尿酸的合成。一些药物如有抗病毒作用的阿昔洛韦也存在嘌呤环系结构。

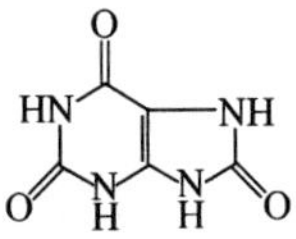

尿酸 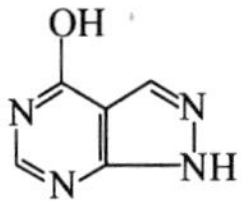　　　　　别嘌醇 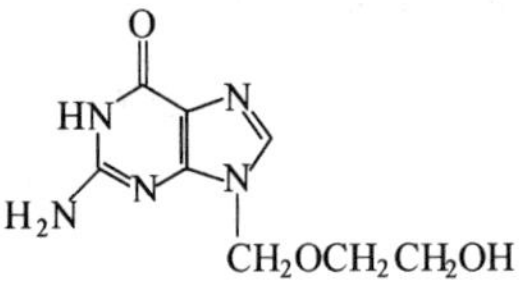　　　　　阿昔洛韦

习　题

1. 命名下列化合物。

（1）　　　　　　（2）　　　　　　（3）

（4）　　　　　　（5）　　　　　　（6）

（7）　　　　　　（8）　　　　　　（9）

2. 写出下列化合物的结构式。

（1）3-甲基吡啶　　　（2）糠醛　　　　（3）β-吲哚乙酸

（4）2,4-二羟基嘧啶　（5）2-吡喃酮　　（6）α-氨基噻吩

3. 完成下列反应式。

（1） 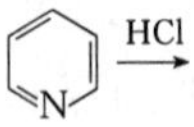　$\xrightarrow{\text{HCl}}$

（2）　$\xrightarrow{\text{CH}_3\text{COONO}_2}$

（3）　$\xrightarrow[-5\sim-30℃]{\text{SO}_3,\text{吡啶}}$

（4）　$\xrightarrow[300℃]{\text{Br}_2}$

（5）　CHO　+　　NH₂　$\longrightarrow$

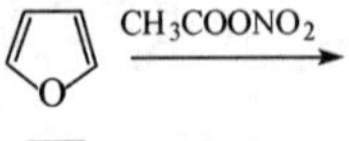

162

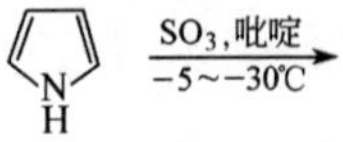

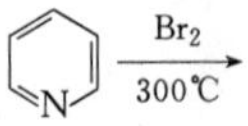

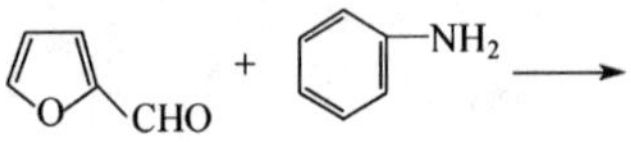

(6)

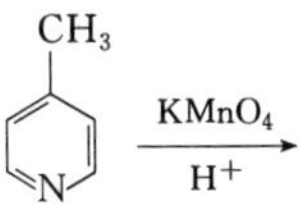

$\overset{\text{CH}_3}{\underset{\text{N}}{\bigcirc}} \quad \xrightarrow[\text{H}^+]{\text{KMnO}_4}$

4. 分离提纯下列化合物。

(1) 除去粗苯中的少量噻吩　　　(2) 除去苯酚中少量的吡啶

5. 区分下列各组化合物。

(1) 呋喃和噻吩　　　(2) 苯和 γ-甲基吡啶　　　(3) 吡咯和吡啶

6. 请排列组胺分子中 3 个氮原子的碱性强弱顺序，并简要说明理由。

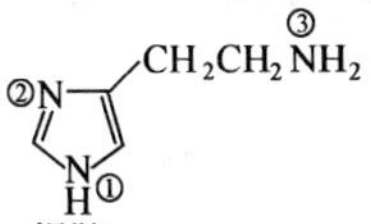

$$\underset{\underset{\text{H}①}{\text{N}}}{②\text{N}} \diagdown \overset{③}{\text{CH}_2\text{CH}_2\text{NH}_2}$$

组胺

7. 以吗啡为例，说明结构与性质的构效关系。

8. 判断下列化合物酸碱性，哪个可溶于酸，哪个可溶于碱，或既溶于酸又溶于碱？

(1) 吗啡　　　(2) 异烟酸　　　(3) 吲哚　　　(4) 小檗碱

(5) 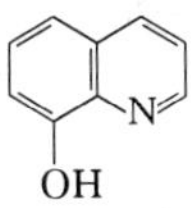 8-羟基喹啉（OH）

(6)

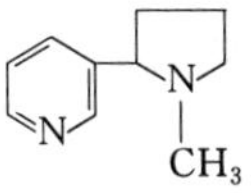

$\overset{\text{N}}{\bigcirc}\text{—}\underset{\underset{\text{CH}_3}{|}}{\text{N}}\text{(吡咯烷)}$

（陈任宏）

163

第十二章　生物有机化合物

组成自然界千千万万生物体的生物大分子主要包括多糖、蛋白质、核酸和脂肪，它们不仅是生物体的结构基础，更是生命现象的功能基础，也是研究生命现象和过程最基本的对象。所有的生物大分子都是特殊的有机化合物。本章主要讨论糖、蛋白质和核酸。

第一节　单　糖

糖是广泛存在于自然界的一大类有机化合物。它分布于所有的生物体中，其中植物含量最多，约占其干重的 80%，如根、茎、果实、种子中都含有糖。动物的肝、肌肉中含有糖原，乳汁中含有乳糖。人体含糖量虽仅占干重的 2%，但具有重要的生理功能。糖是人和动物的主要能源物质；是生物体组织细胞的结构成分且具有重要的生物活性；糖在生物体内还可转变为蛋白质、脂类等其他物质。

从化学元素分析，所有糖分子中都含有 C、H、O 三种元素。最初分析得知 C、H、O 的元素组成中，其氢原子和氧原子比例与水分子中氢、氧原子比例相同，都是 2：1，具有通式 $C_m(H_2O)_n$，因此把糖称为碳水化合物。但后来发现，有些糖类如脱氧核糖 ($C_5H_{10}O_4$)、葡萄糖胺 ($C_6H_{13}O_5N$) 等，其氢原子和氧原子的比例不是 2：1，相反，有的化合物如乳酸 ($C_3H_6O_3$)，虽然分子组成上符合 $C_m(H_2O)_n$ 通式，但其结构和性质与糖完全不同，不属于糖类。因此，用碳水化合物来表示糖并不确切，在有机化学中已不常用。从结构上看，糖类化合物是多羟基醛、多羟基酮及其脱水的缩合产物。分子中含有醛基的糖称为醛糖，如葡萄糖；分子中含有酮基的糖称为酮糖，如果糖。

根据糖类化合物能否水解及水解后生成产物的情况可将其分为三类。

单糖：不能被水解成更小的糖分子，结构上为多羟基醛或多羟基酮。如葡萄糖、果糖。

低聚糖：在酸性条件下能够水解成 2～10 个单糖分子，即低聚糖是由 2～10 个单糖分子脱水缩合而成的物质。根据水解后所得到的单糖的数目，低聚糖又可分为双糖、三糖等，其中又以双糖最重要，如蔗糖、麦芽糖、乳糖等都是双糖。

多糖：在酸性条件下能够水解成多个单糖分子，即多糖是由成千上万个单糖分子脱水缩合而成的物质。如淀粉、纤维素等。

一、单糖的结构

单糖分为醛糖和酮糖，也可根据单糖分子中碳原子的数目分为丙糖、丁糖、戊糖和己糖。自然界发现的单糖主要是戊糖和己糖。其中最重要的戊糖是核糖和脱氧核糖，最重要的己糖是葡萄糖和果糖。

1. 葡萄糖的结构

(1) 葡萄糖 (glucose) 的链状结构　葡萄糖是一个五羟基的己醛，属于己醛糖，分子式为 $C_6H_{12}O_6$，其结构式为：

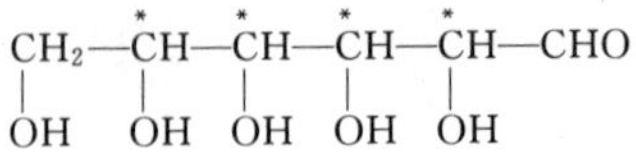

$$CH_2-\overset{*}{C}H-\overset{*}{C}H-\overset{*}{C}H-\overset{*}{C}H-CHO$$
$$\quad OH\quad OH\quad OH\quad OH\quad OH$$

葡萄糖分子中有 4 个手性碳，有 $2^4=16$ 个旋光异构体，其中 8 个为 D 构型，8 个为 L 构型，形成 8 对对映异构体。这 8 对对映体的构型差别是手性碳所连的羟基取向不同，羟基在费歇尔投影式最大编号的手性碳右边的为 D 型，在左边的为 L 型。在上述旋光异构体中，自然界中存在的只有 D-(+)-葡萄糖、D-(+)-半乳糖、D-(+)-甘露糖，其余都是人工合成的。8 种 D-己醛糖的费歇尔投影式如下：

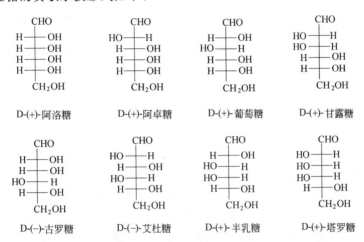

为书写方便，用费歇尔投影式表示糖的链状结构时，可用横线表示羟基，氢可省略。例如：

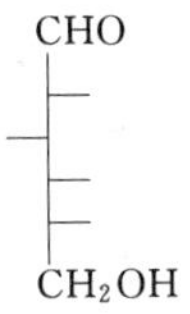

CHO

CH$_2$OH

D-(+)-葡萄糖

（2）葡萄糖的环状结构

葡萄糖的链状结构表明其为多羟基醛，具有醛基和羟基的性质，例如能被氧化，能形成腙、酯等。但葡萄糖还有一些实验事实与链状结构不符，如：①醛在干 HCl 作用下可与两分子甲醇反应生成缩醛，但葡萄糖只与一分子甲醇作用生成稳定化合物；②葡萄糖与某些羰基试剂（如 NaHSO$_3$ 等）不发生反应；③D-(+)-葡萄糖在常温下从乙醇溶液中结晶可得到熔点为 146℃、比旋光度为 +112° 的晶体，而从热的吡啶中可得到熔点为 150℃、比旋光度为 +18.7° 的晶体，上述两种晶体的水溶液随着放置时间的延长，比旋光度都会发生变化，并都在达到 +52.5° 后保持不变。这种比旋光度发生变化的现象称为变旋现象（mutual rotation）。

以上的这些性质和现象用葡萄糖的链状结构是难以解释的，为了解释上述现象，同时从醇与醛能相互作用生成半缩醛中得到启示：同一葡萄糖分子内的醛基与适当位置的羟基也可作用生成环状半缩醛，经 X 射线衍射分析证明，葡萄糖分子中确实存在半缩醛环状结构，一般是 C$_5$ 上的羟基氢加到醛基氧上形成半缩醛羟基（也叫苷羟基）。戊糖和己糖通常以六元环或五元环的形式存在。当其以六元环形式存在时，与六元杂环吡喃相似，故称为吡喃糖；以五元环形式存在时，与五元杂环呋喃相似，故称为呋喃糖。

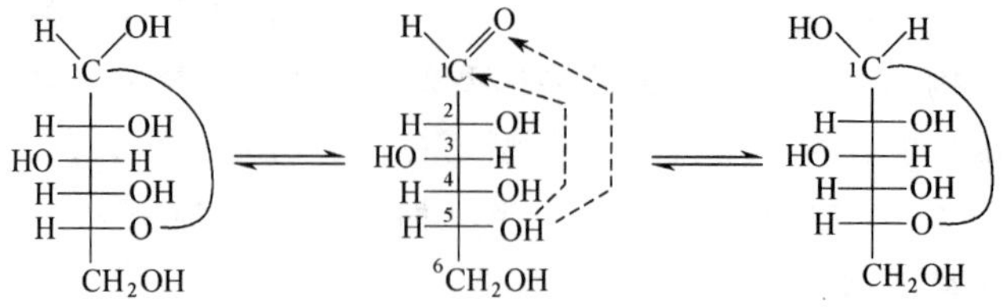

α-D-(+)-吡喃葡萄糖　　　　D-(+)-葡萄糖　　　　β-D-(+)-吡喃葡萄糖

在葡萄糖的环状结构中，原来 sp^2 杂化的无手性醛基碳原子（C_1）变成了 sp^3 杂化，成为了一个手性碳原子。C_1 上的半缩醛羟基在空间有两种取向，产生两种旋光异构体，其中半缩醛羟基与 C_5 上的羟基在同侧的为 α-型，与 C_5 上的羟基在异侧的为 β-型。它们彼此是非对映异构体，像这种含有多个手性碳原子的旋光异构体，只有一个手性碳原子的构型不同，互称为差向异构体。

由于葡萄糖有两种环状结构，在一定条件下可分别获得 α-D-（+）-葡萄糖、β-D-（+）-葡萄糖晶体，它们有各自的熔点。当把这两种异构体分别溶于水，它们可通过开链结构相互转变，糖溶液的比旋光度也随着改变，最终达到平衡。在平衡混合物中，α-型占 36%，β-型占 64%，直链结构只占 0.02% 平衡混合物的比旋光度为 +52.5°，这就是葡萄糖产生变旋现象的原因。同时由于直链结构的含量极低，因此羰基加成的某些反应不易发生，且与甲醇缩合时只与 1 分子的甲醇作用，由半缩醛变为缩醛。

为了真实地反映葡萄糖分子的空间结构，常以哈武斯（Haworth）透视式来表示葡萄糖的环状结构。哈武斯透视式的写法是将成环的原子写在一个平面上，环平面垂直于纸平面，粗线表示在纸面的前方，细线表示在纸面的后方；六元环中的氧原子写在纸平面的后右上方，成环的碳原子可省略不写，环上碳原子按顺时针方向编号，C_2、C_3 处于纸平面的前方；葡萄糖直链结构中碳链左侧的氢原子、羟基写在环平面的上方，**碳链右侧的氢原子、羟基写在环平面的下方**，环上氢原子可以省略，也可写出。在哈武斯式中，C_1 上的半缩醛羟基与 C_5 上的羟甲基处于环的异侧为 α-型，处于环的同侧为 β-型。

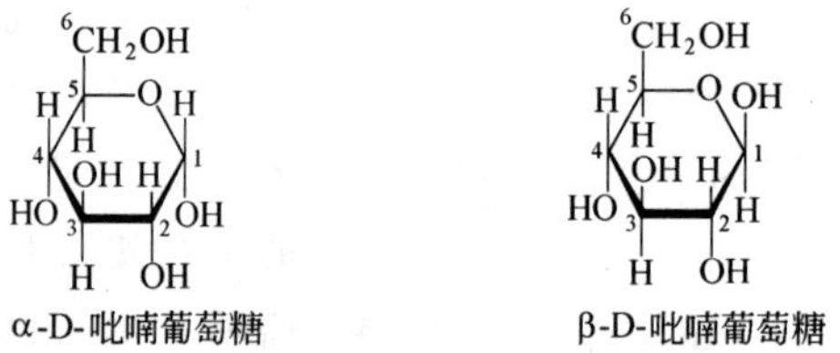

α-D-吡喃葡萄糖　　　　　　β-D-吡喃葡萄糖

在葡萄糖的水溶液中，β-型异构体的含量比 α-型的多，占 64%，这是因为前者的构象比后者的稳定。六元吡喃糖与环己烷相似，椅式构象为优势构象。在 α-型异构体中，半缩醛羟基在 a 键，其他大基团均在 e 键；而在 β-型异构体中，所有的大基团都在 e 键上，因此 β-型异构体比 α-型异构体稳定。

α-D-吡喃葡萄糖　　　　　　　β-D-吡喃葡萄糖

2. 果糖的结构

果糖（fructose）的分子式也是 $C_6H_{12}O_6$，与葡萄糖是同分异构体，属己酮糖。果糖分子 C_2 上有酮基，C_3、C_4、C_5 这三个手性碳原子构形与葡萄糖相同。天然存在的果糖属 D 型左旋糖，其直链结构式如下：

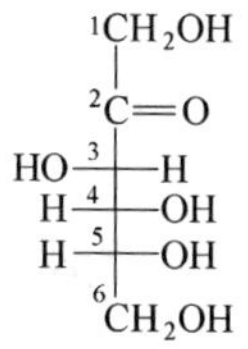

D-(−)-葡萄糖

与葡萄糖相似，果糖分子 C_5 或 C_6 上的羟基可与酮基加成形成五元或六元环状结构。五元环结构的果糖主要以结合态的形式存在于化合物中，称为 D-呋喃果糖；六元环结构的果糖主要以游离形式存在，称为 D-吡喃果糖。无论是吡喃型还是呋喃型，都有 α-型和 β-型两种异构体。

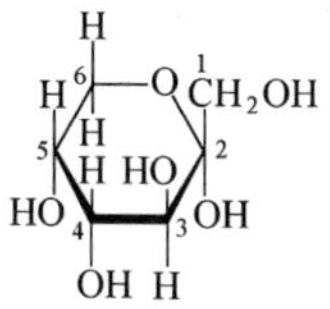

α-D-吡喃果糖 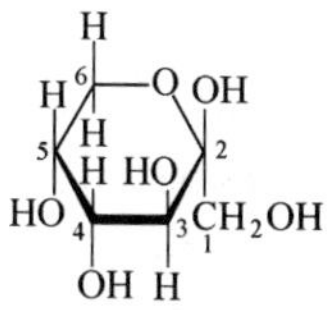   β-D-吡喃果糖

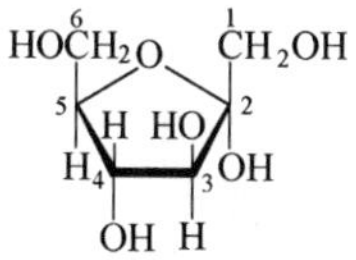

α-D-呋喃果糖 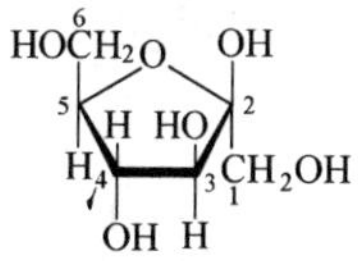   β-D-呋喃果糖

二、单糖的性质

单糖是无色晶体，有甜味，具有吸湿性，易溶于水，难溶于乙醇。单糖有旋光性，溶于水后出现变旋现象。

单糖是多羟基醛或多羟基酮，具有一般醇和醛、酮的性质。并因羟基和羰基处于同一分子内而相互影响，故又显示某些特殊性质。

1. 差向异构化

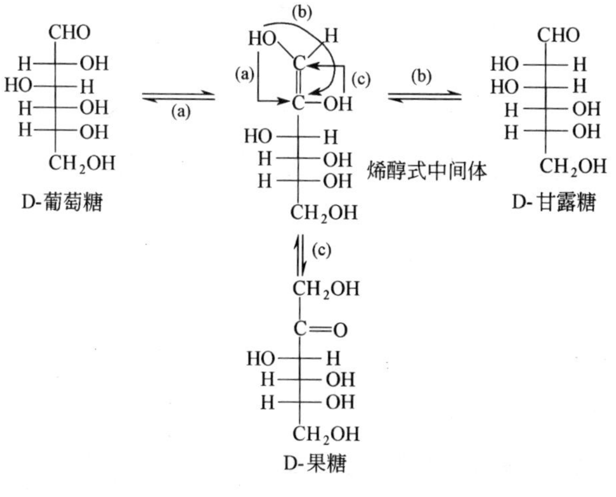

D-葡萄糖   烯醇式中间体   D-甘露糖

D-果糖

用稀碱处理D-葡萄糖，就能得到D-葡萄糖、D-甘露糖和D-果糖3种糖的平衡混合物，这种转化是通过烯醇式中间体完成的。其中D-葡萄糖和D-甘露糖中，只有1个手性碳的构型是不同的，它们互为差向异构体。单糖这种差向异构体之间的转化称为差向异构化。

2. 氧化反应

(1) 与托伦试剂、斐林试剂和班氏试剂 (Benedict reagent) 的反应　单糖虽然具有环状半缩醛（酮）结构，但在水溶液中与直链结构处于动态平衡中。因此醛糖能被托伦试剂、斐林试剂和班氏试剂（由硫酸铜、碳酸钠和柠檬酸钠配制而成的蓝色溶液）等弱氧化剂氧化；酮糖由于在碱性条件下可异构化成醛糖，因此也能发生以上反应。葡萄糖能将斐林试剂和班氏试剂还原成砖红色的氧化亚铜沉淀，临床上常用此法来检验糖尿病患者的血液中是否含有葡萄糖。

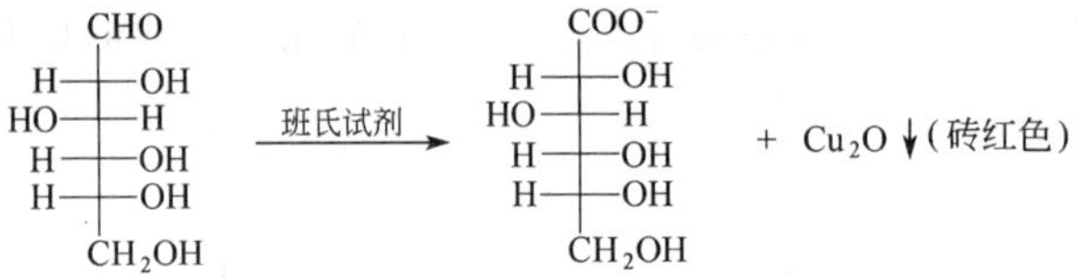

凡是能够发生上述氧化反应的糖都称做还原糖，不发生反应的称做非还原糖。单糖都是还原糖。

(2) 与溴水的反应　溴水能将醛糖中的醛基氧化成羧基，生成相应的醛糖酸。酮糖不发生此反应，因此可用溴水来区分醛糖和酮糖。例如：

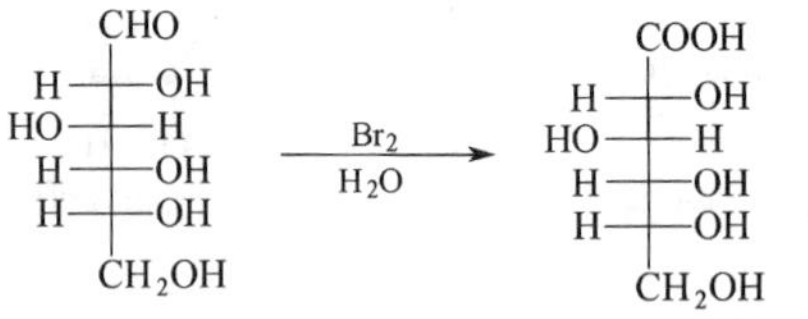

D-葡萄糖　　D-葡萄糖酸

(3) 与稀硝酸的反应　硝酸是强氧化剂，可以将醛糖的端基（醛基和羟甲基）都氧化为羧基，生成糖二酸。例如：

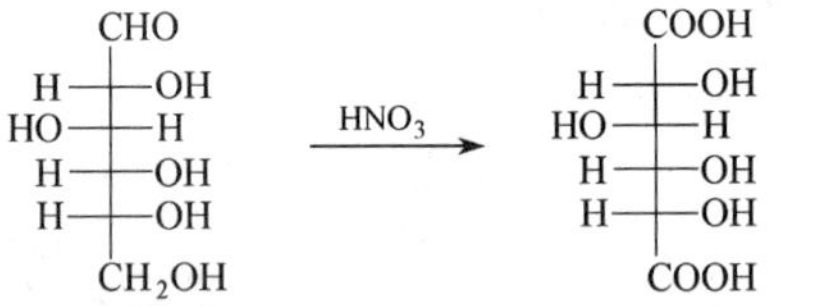

D-葡萄糖　　D-葡萄糖二酸

酮糖也可被稀硝酸氧化，发生碳链断裂，生成小分子的糖二酸。例如；

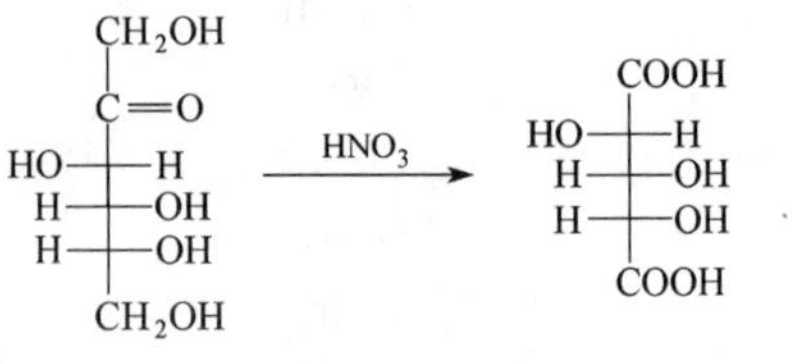

3. 成脎反应

单糖分子中的醛（酮）基与苯肼反应生成苯腙，当苯肼当量时，*α*-羟基被氧化成酮

（醛）基，继续与苯肼作用生成不溶于水的黄色晶体，称为糖脎。

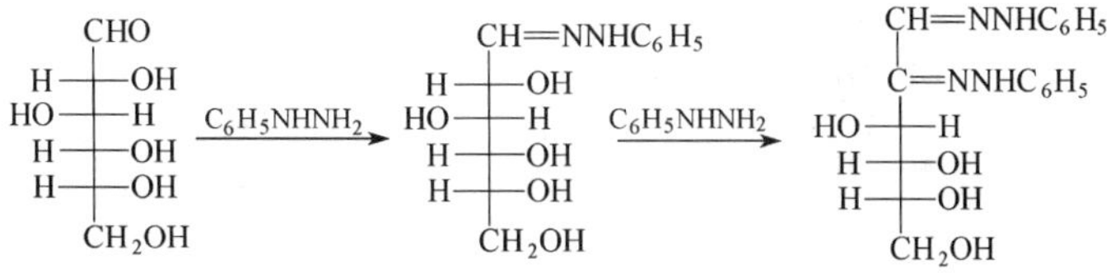

D-葡萄糖脎

不同的糖脎晶体形状、熔点以及成脎时间不同，因此可利用成脎反应作糖的定性鉴别。此外，单糖的成脎反应一般只发生在 C_1、C_2 上，仅是 C_1、C_2 构型不同的糖形成相同的糖脎。例如，D-葡萄糖、D-甘露糖和 D-果糖与苯肼作用形成相同的糖脎。

4. 成苷反应

单糖的半缩醛（酮）羟基比其他羟基活泼，在干燥 HCl 作用下，可与一分子醇或酚反应，脱去一分子水生成缩醛或缩酮化合物，称为糖苷，此反应称为成苷反应。例如，D-葡萄糖在干燥 HCl 条件下与甲醇回流加热，可生成 D-葡萄糖苷。D-葡萄糖有 α- 和 β- 两种构型，因此生成的糖苷也有 α- 和 β- 两种构型，但以 α-型为主。

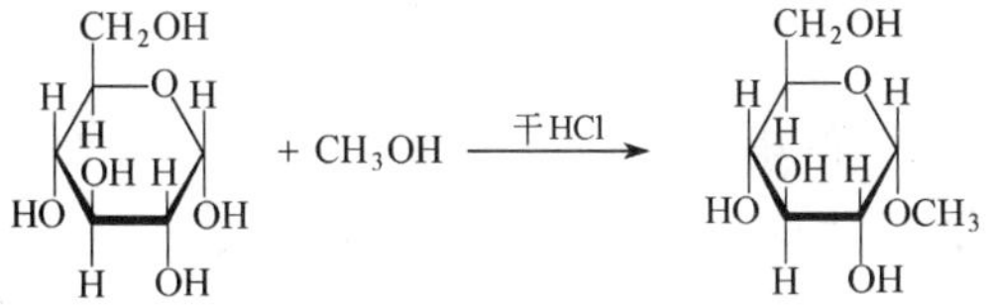

α-D- 吡喃葡萄糖甲苷

糖苷由糖和非糖部分组成，其中糖部分称为糖基，非糖部分称为配糖基或苷元，二者之间连接的键称为糖苷键。如上述 α-D-吡喃葡萄糖甲苷中，葡萄糖是糖基，甲基是配糖基，二者通过氧原子结合，像这种由氧原子把糖基和苷元结合成糖苷的键称为氧苷键。一般所说的苷键就是指这种氧苷键。

糖苷与其他缩醛（酮）一样是比较稳定的化合物，分子中无半缩醛羟基，在水中不能转化为直链结构，α-型和 β-型也不能相互转变，没有变旋现象，无还原性，不发生成脎和成苷反应。但在酸性条件或酶的催化作用下，可水解成原来的糖。

糖苷广泛分布在自然界，多为中草药的有效成分，如有止痛作用的水杨苷，有止咳作用的苦杏仁苷，有降压作用的芦丁等。

5. 成酯反应

单糖分子中的羟基可以与酸作用生成酯。如人体内的葡萄糖在酶的作用下，可以与磷酸反应生成葡萄糖-1-磷酸酯（即 1-磷酸葡萄糖）和葡萄糖-6-磷酸酯（即 6-磷酸葡萄糖），在酶的作用下，二者可相互转变。除了 1-磷酸葡萄糖、6-磷酸葡萄糖外，在酶的存在下，还可生成 1,6-二磷酸葡萄糖。糖的磷酸酯是体内糖代谢的中间产物。

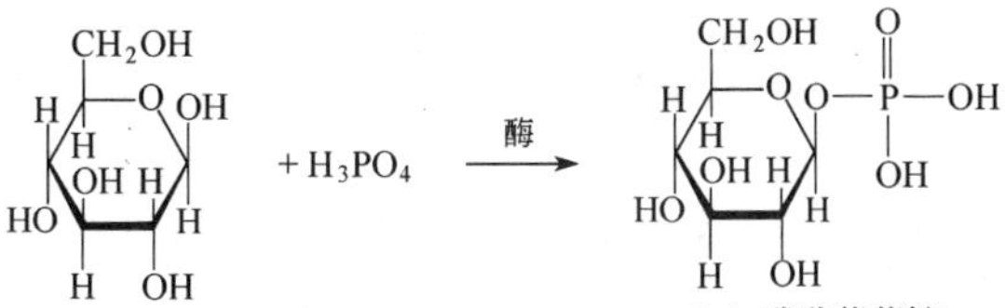

β-1- 磷酸葡萄糖

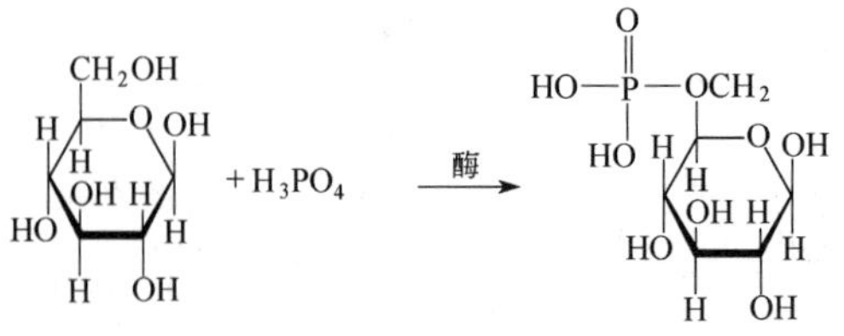

β-6-磷酸葡萄糖

6. 颜色反应

（1）莫立许（Molisch）反应　在糖的水溶液中加入 α-萘酚的酒精溶液，然后沿试管壁缓慢加入浓硫酸，不要振摇试管，则在糖溶液和浓硫酸的交界面出现一个紫色环，这就是莫立许反应。所有的糖，包括单糖、低聚糖和多糖，都能发生此反应，而且此反应很灵敏，常用于糖类物质的鉴定。

（2）塞利凡诺夫（Swliwanoff）试验　塞利凡诺夫试剂是间苯二酚的浓盐酸溶液。在酮糖（包括游离的酮糖或结合态的酮糖，例如果糖或蔗糖）的水溶液中加入塞利凡诺夫试剂，加热有红色产物生成。而醛糖在同样的反应条件下反应速率很慢，显示不出什么变化，常用于醛糖和酮糖的鉴别。

三、重要的单糖

1. 葡萄糖

D-葡萄糖是自然界分布最广的单糖，存在于葡萄等水果、人和动物血液中。葡萄糖是无色或白色结晶性粉末，熔点 146℃，易溶于水，难溶于酒精，甜度比蔗糖低。天然葡萄糖是右旋的，故又称为右旋糖。

人体血液中的葡萄糖称为血糖，正常人在空腹时血糖的含量一般为 $3.6\sim6.1mmol/L$。葡萄糖是人体内新陈代谢不可缺少的重要营养物质，为人和动物的生命活动提供能量。葡萄糖在医药上用作营养剂，并有强心、利尿、解毒等作用。此外，葡萄糖还是制备葡萄糖酸钙和维生素 C 的原料。

2. 果糖

D-果糖是白色晶体或粉末，熔点 102℃，易溶于水。D-构型的果糖是左旋糖。果糖是最甜的一种糖，存在于水果和蜂蜜中。

人体内果糖也能与磷酸作用生成磷酸酯，如 6-磷酸果糖和 1,6-二磷酸果糖。它们都是体内糖代谢的中间产物。

3. 核糖与 D-2-脱氧核糖

D-核糖与 D-2-脱氧核糖是最重要的戊醛糖，D-核糖的 C_2 上羟基去掉氧后称为 D-2-脱氧核糖。它们与磷酸以及某些含氮杂环有机物结合而存在于核蛋白中，是核糖核酸（RNA）和脱氧核糖核酸（DNA）的组分之一。RNA 和 DNA 是生物体中重要的遗传物质。

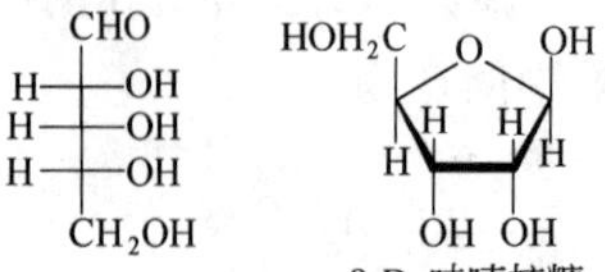

β-D-呋喃核糖 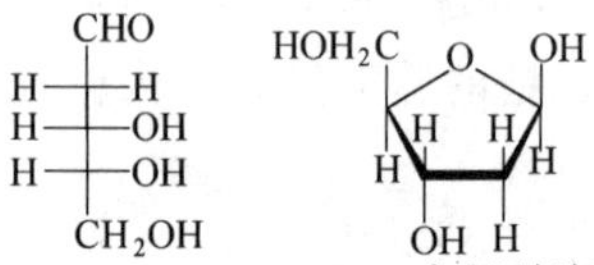　　　　　　　β-D-呋喃脱氧核糖

4. D-半乳糖

D-半乳糖是无色晶体，能溶于水和乙醇。游离半乳糖存在与乳汁中，结合态半乳糖存在于乳糖、棉籽糖等低聚糖中。半乳糖是琼脂、树胶等的组成成分。

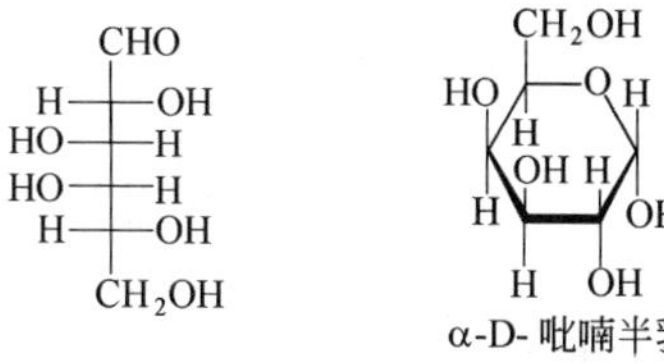

α-D- 吡喃半乳糖

第二节 双　　糖

双糖是最重要的低聚糖，双糖广泛存在于自然界，物理性质类似于单糖，易溶于水，有甜味，能形成结晶，有些具有旋光性等。双糖是由两分子单糖通过脱水以糖苷键连接而成的化合物，两分子单糖可以相同，也可不同。如果双糖是由一分子单糖的半缩醛羟基与另一分子单糖的醇羟基脱水缩合而成的，在双糖分子中仍保留有半缩醛羟基，该双糖具有一般单糖的性质（有变旋现象，可发生氧化、成脎和成苷等反应），这类双糖称为还原性双糖（例如麦芽糖、乳糖）；如果双糖分子是两个单糖分子的半缩醛羟基之间脱水缩合而成的，则双糖分子中不再有半缩醛羟基，失去了还原性，没有变旋现象，不发生氧化、成脎和成苷等反应，这类双糖称为非还原性双糖（例如蔗糖）。

一、还原性双糖

1. 麦芽糖

麦芽糖是淀粉经淀粉酶水解后的产物，麦芽中含有淀粉酶，因此麦芽糖在大麦芽中含量很高。

麦芽糖是一分子 α-D-吡喃葡萄糖 C_1 上的半缩醛羟基与另一分子 α-D-吡喃葡萄糖 C_4 上的醇羟基脱水，通过 α-1,4-糖苷键连接而成。其结构式如下：

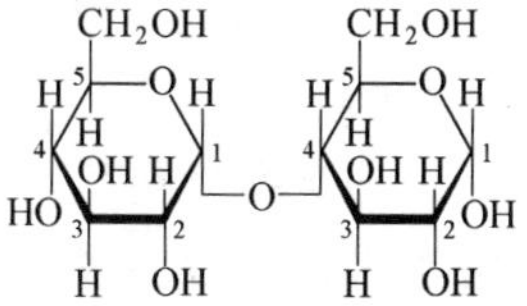

可以看出，在麦芽糖分子中还保留一个半缩醛羟基，因此具有还原性，能被托伦试剂、斐林试剂和班氏试剂氧化，能发生成脎、成苷反应。麦芽糖有 α-型和 β-型两种异构体存在，在水溶液中存在着 α-型异构体和 β-型异构体的平衡，平衡时的比旋光度为 $+136°$。

2. 乳糖

乳糖主要存在于哺乳动物的乳汁中，人乳中含量约为 $5\%\sim8\%$，牛乳中约为 $4\%\sim5\%$。乳糖是白色晶体，甜度小，只有蔗糖的 70%。水溶性较小，没有吸湿性，医药上常用作散剂、片剂的填充剂。

乳糖是由一分子 β-D-吡喃半乳糖 C_1 上的苷羟基与另一分子 D-吡喃葡萄糖 C_4 上醇羟基脱水，通过 β-1,4-糖苷键连接而成。其结构式如下：

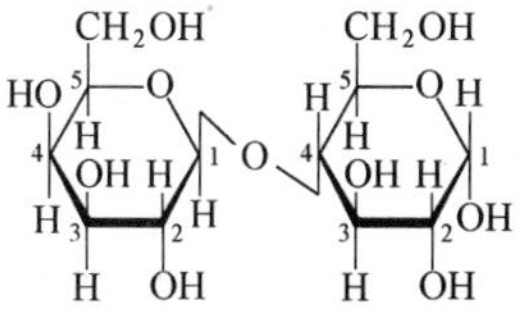

在乳糖分子中葡萄糖部分还保留有半缩醛羟基，所以乳糖有还原性，有变旋现象，平衡

时比旋光度为 $+53.5°$。在稀酸或酶的作用下，乳糖水解生成半乳糖和葡萄糖。

二、非还原性双糖

常见的非还原性双糖是蔗糖，蔗糖就是普通食用糖。蔗糖存在于许多植物中，以甜菜、甘蔗中含量较高。蔗糖是无色晶体，易溶于水而难溶于乙醇，水溶液的比旋光度为 $+66.7°$。

蔗糖是由一分子 α-D-吡喃葡萄糖 C_1 上的半缩醛羟基和另一分子 β-D-果糖 C_2 上的半缩醛羟基脱水缩合的产物，其结构式如下：

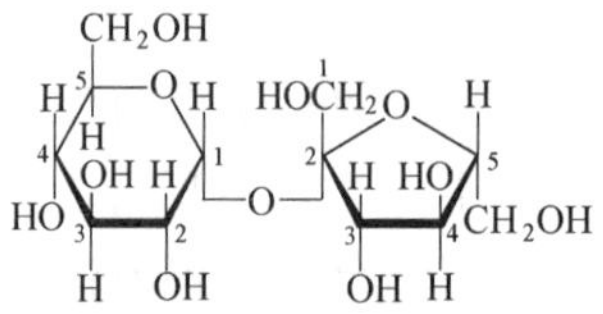

蔗糖分子中无半缩醛羟基，在水溶液中不能转变成直链结构，无变旋现象，无还原性，是非还原性糖。因此蔗糖不能被托伦试剂、斐林试剂和班氏试剂氧化，不能发生成脎、成苷反应。

蔗糖的水溶液具有右旋性，在稀酸或酶的作用下水解可得到两分子单糖的混合物。因此工业上把蔗糖的水解称为蔗糖的转化，水解后的混合物称为转化糖。

第三节　多　　糖

多糖是由许多单糖分子脱水缩合通过糖苷键连接而成的天然高分子化合物。多糖在自然界分布很广，淀粉、纤维素、糖原都是十分重要的多糖。多糖在酶或酸的作用下可以水解，最终生成葡萄糖。尽管多糖的最终水解产物都是葡萄糖，但它们所含葡萄糖单位的数目以及这些葡萄糖间的糖苷键连接方式各不相同。

多糖由于在缩合过程中失去了大部分半缩醛羟基，因此多糖的性质与低聚糖、单糖完全不同。多糖不具有甜味，大多数不溶于水，少数能溶于水而成胶体溶液。多糖一般无变旋现象，无还原性，不能发生成脎、成苷反应。

一、淀粉

淀粉大量存在于植物的种子、茎和块根中，在稻米、小麦、玉米及薯类中含量十分丰富。淀粉是白色无味的粉状物，不溶于一般的有机溶剂，分子式为 $(C_6H_{10}O_5)_n$，在酸或酶的作用下，淀粉可逐步进行水解，首先生成相对分子质量较低的多糖混合物称为糊精，再继续水解得到麦芽糖和异麦芽糖，水解的最终产物是 D-葡萄糖。

$$(C_6H_{10}O_5)_n \xrightarrow{\text{水解}} (C_6H_{10}O_5)_m \xrightarrow{\text{水解}} C_{12}H_{22}O_{11} \xrightarrow{\text{水解}} C_6H_{12}O_6$$

淀粉　　　　　　糊精　　　　　　麦芽糖　　　D-葡萄糖

淀粉用热水处理后，可得到可溶性直链淀粉（约占 20%）和不溶性而膨胀的支链淀粉（约占 80%）。

1. 直链淀粉

直链淀粉是由 α-D-吡喃葡萄糖通过 α-1,4-糖苷键结合而成的长链，分子量在 15 万～60 万之间。其结构式如下：

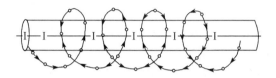

α-1,4-糖苷键

直链淀粉的链不是伸开的一条直链，而是盘旋呈螺旋状的，每一圈约含 6 个葡萄糖单位（图 12-1）。直链淀粉溶液遇碘显深蓝色，正是由于直链淀粉的螺旋结构所形成的通道正好能容纳碘分子，并依靠范德华力使碘与淀粉生成蓝色配合物。该反应非常灵敏，加热蓝色消失，冷却后又复出现。

图 12-1　直链淀粉的螺旋状结构

2. 支链淀粉

支链淀粉一般由数千到数万个 α-D-吡喃葡萄糖通过 α-1,4-糖苷键结合而成，还有以 α-1,6-糖苷键相连的支链。支链淀粉的结构式如下：

$\leftarrow$ α-1,6-糖苷键

α-1,4-糖苷键

淀粉是生产葡萄糖及许多药物的原料，而且在制剂工业中可用作赋形剂。

二、糖原

糖原是人和动物体内糖的储存形式，其功能与植物的淀粉相似。在人体内糖原主要贮藏在肝脏（又称肝糖原）和骨骼肌（又称肌糖原）中。当血液中的葡萄糖含量较高时，多余的葡萄糖结合成糖原储存在肝内；当人的血糖浓度低于正常水平时（低血糖），肝糖原又可分解出葡萄糖进入血液，保持血糖浓度恒定。

糖原的结构与支链淀粉相似，也是由 α-D-葡萄糖通过 α-1,4-糖苷键和 α-1,6-糖苷键连接而成，但分支程度比支链淀粉高，每隔 8～10 个葡萄糖单位就出现一个 α-1,6-糖苷键。糖原的分子量在 100 万～400 万之间，约含 6000～20000 个葡萄糖单位。

糖原是白色无定形粉末，可溶于水形成透明胶体溶液，遇碘显红色。

三、纤维素

纤维素是自然界分布最广、存在量最多的多糖，它是植物细胞的主要成分，约占植物细

胞膜的 50％。棉花是含纤维素最多的物质，含量达 95％，一般木材中含 50％～70％ 的纤维素。

纤维素是成千上万个葡萄糖以 β-1,4-糖苷键连接而成的多糖，一般无支链。纤维素是线性的多糖，长链由相邻羟基间的氢键聚集在一起，形成绳索状纤维素链（图 12-2）。除反刍动物外，一般动物（包括人）胃中无纤维素酶，无法消化纤维素。

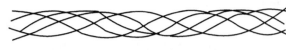

图 12-2　绳索状纤维素链结构

纤维素用途很广，主要用于纺织、造纸。还可用于制造人造丝、火棉胶、电影胶片、硝基漆以及微晶纤维素、羧甲基纤维素钠等制药原辅料。

1. 微晶纤维素

纤维素分子由排列规则的微小结晶区域（约占 85％）和排列不规则的无定形区域（约占 15％）所组成。用强酸除去纤维素的无定形区域，得到白色微晶纤维素。它有很强的黏合力，可以直接与药物混合压片而不必先制成颗粒。

2. 纤维素醚类

纤维素分子中的羟基被醚化后生成各种纤维素醚类衍生物。

（1）乙基纤维素　乙基纤维素是用氯乙烷在碱性条件下与纤维素反应制得。乙基纤维素是白色颗粒，可溶于乙醇、丙酮、醋酸乙酯和二氯乙烷等溶剂，它不易吸湿，浸于水中吸水量极少，且极易蒸发。乙基纤维素广泛用作缓释制剂、固体分散物的载体，适用于对水敏感的药物。将其溶于有机溶剂可作黏合剂、薄膜包衣材料，也可用作骨架材料制备多种类型的骨架缓释片；用作混合材料膜制备包衣缓释制剂；用作包囊辅助材料制备缓释微胶囊。

（2）羟丙基纤维素　羟丙基纤维素是用纤维素与环氧乙烷在碱性条件下反应制得的纤维素羟丙基醚。目前应用最广是低取代羟丙基纤维素，它不溶于水，也不溶于有机溶剂，但可在水中溶胀，用作崩解剂。在制剂中广泛用作黏合剂或粒剂薄膜包衣材料等。

（3）羧甲基纤维素钠　羧甲基纤维素钠是由纤维素与氯乙酸钠作用制得。羧甲基纤维素钠是白色吸湿性粉末或颗粒，无臭、可溶于水。药用作轻泻剂，制剂上用作乳化剂、混悬剂、黏合剂和延效剂等。

羧甲基纤维素钠结构

四、右旋糖酐

工业生产上用蔗糖为原料，经微生物发酵后生成高分子葡萄糖聚合物粗制品，再用酸解聚成平均分子量为 4 万和 7 万的不同右旋糖酐制品。平均分子量为 4 万的右旋糖酐称为低分子右旋糖酐即右旋糖酐 40，有降低血液黏稠度、改善微循环和抗血栓的作用；平均分子量为 7 万的右旋糖酐称为中分子右旋糖酐即右旋糖酐 70。右旋糖酐 70 为血浆代用品，用于大量失血后补充血液容量，提高血液胶体渗透压。

右旋糖酐分子中，葡萄糖单位之间主要通过 α-1,6-糖苷键相连接，此外还有以 α-1,3-糖苷键、α-1,4-糖苷键连接的分支结构。右旋糖酐的部分结构如下：

右旋糖酐

第四节　氨基酸、蛋白质

蛋白质是构成各种生物体的最基本物质之一，凡是有蛋白质的地方，就一定会有生命存在，整个生物界可能存在一百亿种不同的蛋白质，致使生物体表现出千差万别的生命现象。人体含蛋白质多达十万种以上，按总量计占人体干重的 45%，它们在人体生长、发育、繁殖、遗传等生命活动中起着极其重要的作用，几乎所有的生命现象和生理功能都是通过蛋白质来实现的。

蛋白质和多肽都是由许多 α-氨基酸分子间脱水通过肽键连接而成的高分子化合物。一般将相对分子质量在 1 万以下的称为多肽，1 万至数千万结构复杂的高分子化合物称为蛋白质。

一、氨基酸的分类和命名

氨基酸是指分子中含氨基和羧基的化合物。羧酸中烃基上的 α-氢原子被氨基取代的化合物为 α-氨基酸，其结构式如下：

$$R-\overset{\alpha}{\underset{NH_2}{CH}}-COOH$$

自然界中存在的氨基酸有几百种，但组成蛋白质的天然氨基酸只有 20 余种。表 12-1 列出了 20 种 α-氨基酸，其中赖氨酸、色氨酸、苯丙氨酸、蛋氨酸、苏氨酸、亮氨酸、异亮氨酸和缬氨酸这 8 种用 * 标出的氨基酸在人体内不能合成或合成量太少，必须通过食物来供给，称为必需氨基酸。

根据分子中烃基结构的不同，氨基酸可分为脂肪族氨基酸、芳香族氨基酸和杂环氨基酸。

根据分子中所含氨基和羧基的数目不同，氨基酸又可分为：中性氨基酸，其分子中氨基和羧基数目相等，水溶液呈弱酸性；酸性氨基酸，其分子中羧基数目多于氨基，水溶液呈酸性；碱性氨基酸，其分子中氨基数目多于羧基，水溶液呈碱性。

表 12-1　组成蛋白质的氨基酸

	名　称	缩写符号		结　构　式	等电点
中性氨基酸	甘氨酸(氨基乙酸)	甘	Gly	$CH_2(NH_2)COOH$	5.97
	丙氨酸(α-氨基丙酸)	丙	Ala	$CH_3CH(NH_2)COOH$	6.00
	*亮氨酸(α-氨基-γ-甲基戊酸)	亮	Leu	$(CH_3)_2CHCH_2CH(NH_2)COOH$	6.02
	*异亮氨酸(α-氨基-β-甲基戊酸)	异亮	Ile	$CH_3CH_2CH(CH_3)CH(NH_2)COOH$	5.98
	丝氨酸(α-氨基-β-羟基丙酸)	丝	Ser	$CH_2(OH)CH(NH_2)COOH$	5.68
	*苏氨酸(α-氨基-β-羟基丁酸)	苏	Thr	$CH_3CH(OH)CH(NH_2)COOH$	6.53
	*缬氨酸(α-氨基-β-甲基丁酸)	缬	Val	$(CH_3)_2CHCH(NH_2)COOH$	5.96
	半胱氨酸(α-氨基-β-巯基丙酸)	半胱	Gys	$CH_2(SH)CH(NH_2)COOH$	5.07
	*蛋氨酸(α-氨基-γ-甲硫基丁酸)	蛋	Met	$CH_3SCH_2CH_2CH(NH_2)COOH$	5.74
	天冬酰胺(α-氨基丁酰氨酸)	天胺	Asn	$H_2N-\overset{\overset{\displaystyle O}{\|}}{C}-CH_2CH(NH_2)COOH$	5.41
	谷氨酰胺(α-氨基戊酰氨酸)	谷胺	Gln	$H_2N-\overset{\overset{\displaystyle O}{\|}}{C}-(CH_2)_2CH(NH_2)COOH$	5.56

名　称	缩写符号		结　构　式	等电点
*苯丙氨酸(α-氨基-β-苯基丙酸)	苯丙	Phe	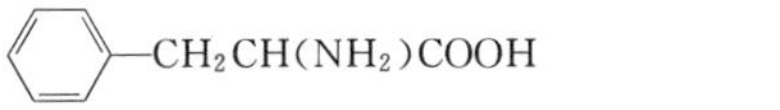 ⬡—CH$_2$CH(NH$_2$)COOH	5.48
酪氨酸[α-氨基-β-(对羟苯基)丙酸]	酪	Tyr	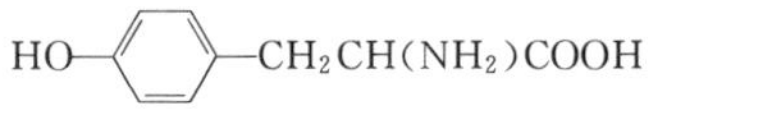 HO—⬡—CH$_2$CH(NH$_2$)COOH	5.66
脯氨酸(α-吡咯烷甲酸)	脯	Pro	—COOH	6.30
*色氨酸[α-氨基-β-(3-吲哚基)丙酸]	色	Trp	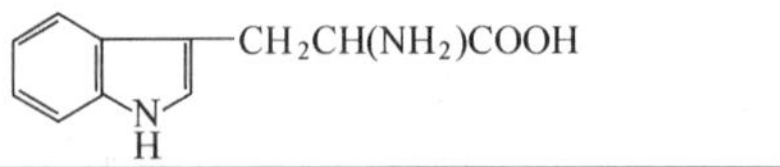 —CH$_2$CH(NH$_2$)COOH	5.80

中性氨基酸（为前四行分组标签）

酸性氨基酸				
天冬氨酸(α-氨基丁二酸)	天	Asp	HOOCCH$_2$CH(NH$_2$)COOH	2.77
谷氨酸(α-氨基戊二酸)	谷	Glu	HOOC(CH$_2$)$_2$CH(NH$_2$)COOH	3.22
碱性氨基酸				
*赖氨酸(α,ω-二氨基己酸)	赖	Lys	H$_2$N(CH$_2$)$_4$CH(NH$_2$)COOH	9.74
精氨酸(α-氨基-δ-胍基戊酸)	精	Arg	H$_2$N—C—NH(CH$_2$)$_3$CH(NH$_2$)COOH, NH	10.76
组氨酸[α-氨基-β-(5-咪唑)丙酸]	组	His	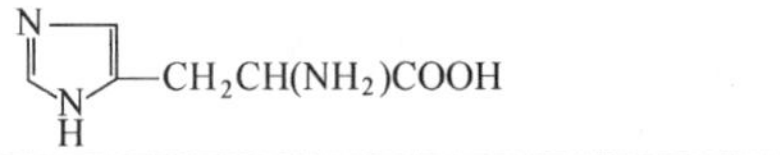 —CH$_2$CH(NH$_2$)COOH	7.59

氨基酸的命名一般以羧酸为母体，氨基为取代基来命名，称为氨基某酸。氨基的位置，习惯上用希腊字母 α、β、γ 等表示，标在氨基名称的前面。但通常根据氨基酸的来源或某些特性用俗名。例如，甘氨酸具有甜味，天门冬氨酸来源于天门冬植物。

$$CH_3CH—CHCOOH$$

$$CH_2—COOH$$
$$NH_2$$
氨基乙酸（甘氨酸）

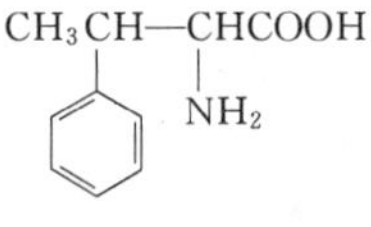

$$CH_3CH—CHCOOH$$
$$NH_2$$
α-氨基-β-苯基丁酸

$$HOOCCH_2CHCOOH$$
$$NH_2$$
α-氨基丁二酸

二、氨基酸的性质

α-氨基酸都是无色晶体，熔点较高（一般在 200℃以上），在熔化时会分解放出二氧化碳。氨基酸一般都能溶于水、强酸和强碱溶液，难溶于乙醚、苯、石油醚等有机溶剂。

氨基酸分子中同时含有氨基和羧基，具有氨基和羧基的典型反应。此外，由于两基团的相互作用和相互影响，还具有一些特殊性质。

1. 羧基的反应

氨基酸含有羧基，故具有羧酸的一般反应。例如，能与碱生成盐、与醇生成酯、加热能脱羧等。

$$R—CH—COOH + \begin{cases} NaOH \longrightarrow RCHCOONa + H_2O \\ \quad\quad\quad\quad NH_2 \\ R'OH \xrightarrow{H_2SO_4} RCHCOOR' + H_2O \\ \quad\quad\quad\quad NH_2 \\ Ba(OH)_2 \xrightarrow{\triangle} RCH_2NH_2 + CO_2\uparrow \end{cases}$$
$$NH_2$$

生物体内的氨基酸在细菌或体内脱羧酶的作用下，发生脱羧反应生成少一个碳原子的伯胺。人体内的脱羧反应是氨基酸代谢的一种方式。例如，组氨酸在肠道细菌的作用下可脱羧生成组胺，人体内的组胺过多可引起过敏反应。

2. 氨基的反应

氨基酸具有氨基，也有氨基的一般性质。能与酸生成盐、与亚硝酸反应生成相应的 α-羟基酸。

$$R-CH-COOH + \begin{cases} HX \longrightarrow R-CH-COOH \\ \qquad\qquad\quad NH_3^+ \cdot X^- \\ HNO_2 \longrightarrow R-CH-COOH + N_2\uparrow + H_2O \\ \qquad\qquad\qquad\quad OH \end{cases}$$

（NH_2）

3. 特殊性质

（1）两性电离和等电点　氨基酸分子中含有酸性的羧基和碱性的氨基，与碱或酸作用都能生成盐，是两性化合物。氨基酸分子中的氨基和羧基也可以相互作用生成盐：

$$R-CH-COOH \rightleftharpoons R-CH-COO^-$$
$$\qquad NH_2 \qquad\qquad\qquad NH_3^+$$

这种由分子内部的酸性基团和碱性基团作用所形成的盐称为内盐。内盐分子中既有正离子部分，又有负离子部分，故又叫两性离子，具有低挥发性、高熔点和不溶于有机溶剂的特点。

氨基酸在水溶液中可以可逆地解离出正离子和负离子，前者称为酸式解离，后者称为碱式解离。解离的方向和程度取决于溶液的 pH 值。氨基酸在不同 pH 值水溶液中所带电荷情况不同，在电场中的行为也不同。一般来说，在酸性溶液中，氨基酸主要以正离子状态存在，在电场中向负极移动；在碱性溶液中，主要呈负离子状态而向正极移动。就某一氨基酸而言，当将溶液的 pH 值调到某一特定的数值时，氨基酸分子酸式解离和碱式解离的趋向相当，以电中性的内盐（两性离子）形式存在，在电场中既不向正极移动，也不向负极移动。这时溶液的 pH 值就称为该氨基酸的等电点，以"pI"表示。

$$RCHCOOH \underset{H^+}{\overset{OH^-}{\rightleftharpoons}} R-CH-COO^- \underset{H^+}{\overset{OH^-}{\rightleftharpoons}} RCHCOO^-$$
$$\quad NH_3^+ \qquad\qquad NH_3^+ \qquad\qquad\qquad NH_2$$

$$\text{正离子} \qquad\qquad \text{两性离子（内盐）} \qquad\qquad \text{负离子}$$
$$\text{pH} < \text{pI} \qquad\qquad\qquad \text{pH} = \text{pI} \qquad\qquad\qquad \text{pH} > \text{pI}$$

等电点是氨基酸的一个重要的物理常数，每个氨基酸都有固定的等电点（见表 12-1）。中性氨基酸的等电点一般在 5.0～6.0 之间（羧基的解离度大于氨基），酸性氨基酸约为 2.7～3.2，碱性氨基酸约为 9.5～10.7。在等电点时，以内盐形式存在的氨基酸溶解度最小，最易从溶液中析出，利用此性质，可分离提纯氨基酸。

（2）成肽反应　α-氨基酸分子间以其中一分子的羧基与另一分子的氨基脱去一分子水，缩合形成以酰胺键相连的化合物，此类反应称为成肽反应。

$$H_2N-CH-C-\boxed{OH+H}-N-CH-COOH \xrightarrow[\triangle]{-H_2O} H_2N-CH-C-N-CH-COOH$$
$$\qquad R_1 \quad O \qquad\quad H \quad R_2 \qquad\qquad\qquad\qquad R_1 \quad O \quad H \quad R_2$$

由 2 个氨基酸分子形成的肽为二肽。二肽分子的末端还含有游离的氨基和羧基，故能与另一分子氨基酸继续缩合成三肽，再进而缩合成四肽、五肽以至多肽。肽分子中的酰胺键

（—CONH—）称为肽键。

（3）显色反应　α-氨基酸与茚三酮的水合物在溶液中共热反应生成蓝紫色的化合物，并放出 CO_2，此显色反应又称为茚三酮反应。

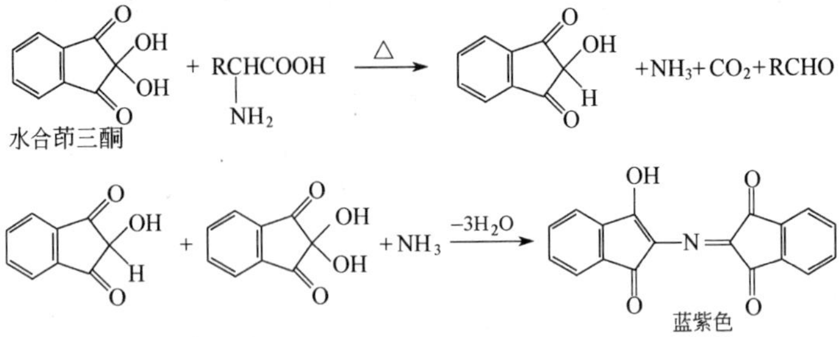

水合茚三酮 + RCHCOOH （NH$_2$） → （结构式） +NH$_3$+CO$_2$+RCHO

（结构式） + （结构式） +NH$_3$ → （蓝紫色结构式）−3H$_2$O 蓝紫色

该反应非常灵敏，根据 α-氨基酸与茚三酮反应所生成化合物的颜色深浅程度以及放出 CO_2 的体积，可以定量测定氨基酸，也是鉴别 α-氨基酸的常用方法。

此外，氨基酸还可与丹酰氯［DNS-Cl，化学名称为 5-(N,N-二甲氨基）萘磺酰氯］反应生成丹酰基氨基酸，在紫外光下呈现强烈的黄色荧光。此反应极灵敏，常用于微量氨基酸的测定。

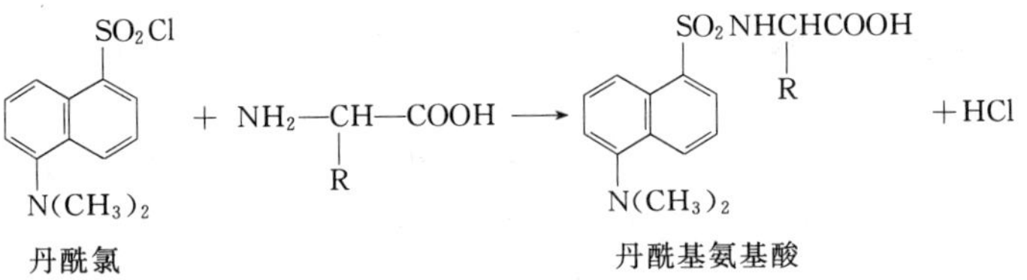

丹酰氯 + NH$_2$—CH—COOH（R）→ 丹酰基氨基酸 +HCl

三、多肽

2 个或 2 个以上 α-氨基酸单位通过肽键相互连接而成的化合物称为多肽。多肽链中每个氨基酸单位由于参与肽键的形成，已不是完整的氨基酸分子，故称氨基酸残基。在一条多肽链中含有游离氨基的一端称为 N-端，写在结构式的最左端；而含有游离羧基的一端称为C-端写在最右端。多肽的命名是以 C-端氨基酸为母体，从 N-端开始命名，依次称为某氨酰某氨酸。例如：

丙氨酰甘氨酸　　　　　　　　甘氨酰丙氨酸

甘氨酸和丙氨酸组成的二肽，由于结合顺序不同存在以上两种异构体。同理，由 3 种不同氨基酸组成的三肽可有 6 种异构体，4 种氨基酸可组成 24 种四肽。参加缩合的氨基酸种类和数量越多，其连接而成的多肽就越多。

自然界存在许多具有生物活性的多肽。例如由谷氨酸、半胱氨酸和甘氨酸组成的一种三肽，称为 γ-谷氨酰半胱氨酰甘氨酸，简称谷胱甘肽。其结构式如下：

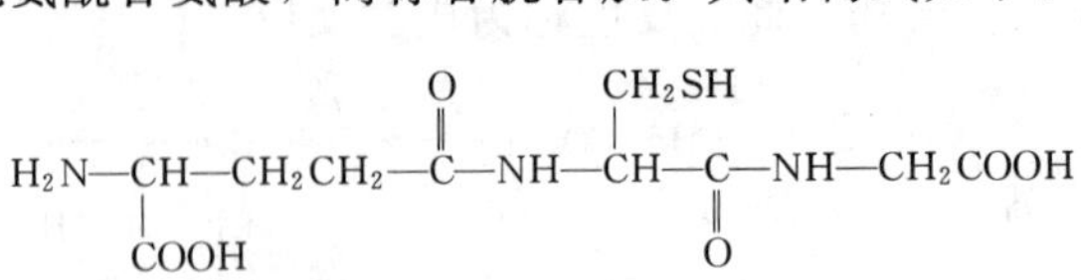

谷胱甘肽广泛存在于动、植物细胞中，因含有巯基极易被氧化，生物体内还原型的谷胱苷肽通过自身氧化保护酶分子上的巯基，因而对保持巯基酶的活性和含有巯基的生物膜的正

178

常功能起着重要作用。在药物中，某些抗生素和激素是多肽化合物，如用于绿脓杆菌感染的多黏菌素 B 和 E 是抗生素；神经垂体分泌的加压素和催产素都是九肽激素，其组成上只有第 3 位和第 8 位氨基酸残基不同，二者的生理功能表现出明显的区别。加压素使血管收缩，促进肾小管对水的重吸收，从而升高血压；而催产素可刺激妊娠子宫平滑肌收缩，表现为催产功能。

四、蛋白质

蛋白质（protein）是由许多氨基酸通过肽键连接而成的高分子化合物，分子量约一万至数千万。

（一）蛋白质的组成和分类

各种不同来源的蛋白质的元素组成都很相似。如 C：50％～55％；H：6.0％～7.3％；O：19％～24％；N：13％～19％；S：0～4％。有些蛋白质还含有磷、铁、碘、锌及其他元素。各种蛋白质的含氮量较为恒定，平均约为 16％，即 1g 氮相当于 6.25g 蛋白质。因此只要测出样品中的含氮量，就能算出其中蛋白质的含量。

蛋白质一般按其化学组成分为单纯蛋白质和结合蛋白质两大类。单纯蛋白质是完全由 α-氨基酸通过肽键缩合而成，其水解最终产物都是 α-氨基酸，如蛋清蛋白；结合蛋白质由单纯蛋白质和非蛋白质部分结合而成，其非蛋白质部分称为辅基。结合蛋白质按其辅基不同又可分为核蛋白（辅基为核酸）、糖蛋白（辅基为糖类）、脂蛋白（辅基为脂类）、磷蛋白（辅基为磷酸）、色蛋白（辅基为色素）、金属蛋白（辅基为金属离子）。

（二）蛋白质的结构

蛋白质的结构非常复杂，一般分为基本结构（一级结构）和空间结构（二级结构、三级结构和四级结构）。

（1）一级结构　构成蛋白质的各种氨基酸在多肽链中的连接方式及排列顺序，称为蛋白质的一级结构，也称蛋白质的基本结构。在一级结构中主键是肽键，在某些蛋白质分子的一级结构中还含有少量的二硫键。因共价键的键能大，故蛋白质一级结构稳定性较强。

蛋白质生物学作用的多用性，首先决定于蛋白质的一级结构。有些蛋白质就是一条多肽链，有些蛋白质则由两条或多条多肽链构成。例如胰岛素是由胰岛 β 细胞分泌的一种内分泌激素，含有 51 个氨基酸残基，以 A、B 两条多肽链构成。A 链含 21 个氨基酸残基，B 链含 30 个氨基酸残基，两链之间以两个二硫键相连。胰岛素一级结构如下：

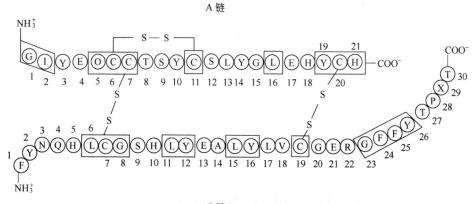

A 链

B 链

（2）二级结构　蛋白质的二级结构是指多肽链在空间形成的经过螺旋卷曲或折叠，并主要以氢键维持的空间结构。二级结构的主要形式有α-螺旋、β-折叠和β-转角等。

α-螺旋是蛋白质普遍存在的一种二级结构类型，是蛋白质分子中某一段多肽链沿中心轴盘绕成稳定的螺旋状结构。螺旋的走向一般为右手螺旋，螺旋每一圈包含3.6个氨基酸残基，螺距为0.54nm。相邻两个螺旋中的氨基酸残基之间形成链内氢键（图12-3）。

β-折叠又称β-片层结构。蛋白质的肽链排列在折叠形的各个平面上，相邻的肽链上的羧基和氨基之间通过氢键相互连接，两条肽链可以是顺向平行的，也可以是反向平行的（图12-4）。

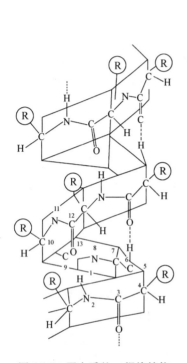

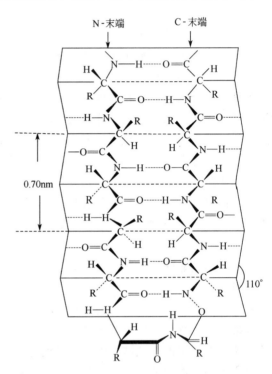

图12-3　蛋白质的α-螺旋结构　　　　图12-4　反向平行的β-片层结构

（3）三级结构　蛋白质的三级结构是指多肽链在二级结构的基础上进一步折叠盘曲成更复杂的空间构象。三级结构主要由氨基酸残基侧链基团之间相互作用所形成的副键来维持稳定。如疏水键、盐键、氢键和范德华力，其中以疏水键数量最多。多数蛋白质三级结构的构象近似球形，分子中疏水的侧链基团往往避水而局限于分子内部，形成疏水键；极性的侧链基团则趋向水而暴露或接近于分子的表面。各种蛋白质三级结构的构象都是特异的如肌红蛋白的结构，并与其功能密切相关（图12-5）。

（4）四级结构　蛋白质的四级结构是指由两个或两个以上具有独立三级结构的多肽链通过副键缔合而成的复杂结构如血红蛋白的四级结构（图12-6）。

（三）蛋白质的性质

蛋白质分子中存在着游离的氨基和羧基，因此具有一些与氨基酸相似的性质。但由于蛋白质是高分子化合物，又具有某些不同于氨基酸的特性。

1.两性电离和等电点

蛋白质和氨基酸一样，也是两性电解质。在不同的pH值时，其电离状况不同。以"P"

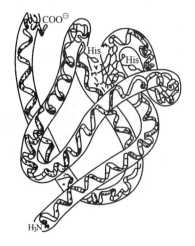
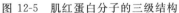

图 12-5　肌红蛋白分子的三级结构

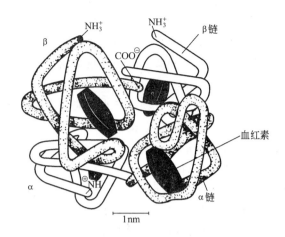

图 12-6　血红蛋白的四级结构

代表蛋白质分子，以—NH_2 和—$COOH$ 分别代表其碱性基团和酸性基团，随 pH 值变化，蛋白质的解离反应如下：

$$
\underset{\substack{\text{蛋白质正离子}\\ \text{pH}<\text{pI}}}{\underset{\text{COOH}}{\overset{NH_3^+}{P}}}
\;\underset{H^+}{\overset{OH^-}{\rightleftharpoons}}\;
\underset{\substack{\text{蛋白质两性离子}\\ \text{pH}=\text{pI}}}{\underset{\text{COO}^-}{\overset{NH_3^+}{P}}}
\;\underset{H^+}{\overset{OH^-}{\rightleftharpoons}}\;
\underset{\substack{\text{蛋白质负离子}\\ \text{pH}>\text{pI}}}{\underset{\text{COO}^-}{\overset{NH_2}{P}}}
$$

　　蛋白质在溶液中的带电情况主要取决于溶液的 pH 值，调节蛋白质溶液的 pH 值至某一数值，使其酸式解离和碱式解离程度相当，则蛋白质完全以两性离子的形式存在，此时溶液的 pH 值称为该蛋白质的等电点，用 pI 表示。等电点时，蛋白质的溶解度、黏度、渗透压和膨胀性都最小。

　　每种蛋白质都有特定的等电点，这与其所含的酸性氨基酸和碱性氨基酸的数量比例有关。人体绝大部分蛋白质的等电点在 pH 值为 5 左右，故在生理情况下（pH＝7.4），大多数蛋白质以负离子形式存在。

　　蛋白质的两性电离及等电点的特性，在蛋白质的分离、纯化和分析鉴定等方面都有应用。如蛋白质的电泳、等电点沉淀和离子交换等。

　　2. 蛋白质的变性

　　蛋白质在某些理化因素作用下，分子中次级键断裂，空间结构被破坏导致理化性质改变和生物学活性丧失，这种现象称为蛋白质的变性。

　　能使蛋白质变性的物理因素有加热、高压、紫外线、X 射线、超声波等；能使蛋白质变性的化学因素有强酸、强碱、重金属盐、高浓度尿素、有机溶剂等。蛋白质经过变性后，空间结构变得松散而无规则，原本隐藏在分子内部的疏水基团暴露，故亲水性降低，溶解度显著下降而发生沉淀；由于空间结构被破坏而造成生物学活性部分或全部丧失；由于肽键的暴露而易被酶分解。如果引起变性的因素较温和，蛋白质的结构尚未受到深度破坏，在变性因素去除后蛋白质能够恢复天然的结构和功能，这种变性称为可逆变性；相反，称为不可逆变性。

蛋白质的变性在实际工作中有许多应用。例如用高温、高压、紫外线、酒精等消毒灭菌，就是使细菌、病毒等的蛋白质变形失活；中草药有效成分的提取及发酵药品的生产，常用酒精或等电点加热的方法，使杂蛋白变性除去。另一方面，在生产和保存生物制剂时，应在低温下进行，避免强酸、强碱、重金属污染，都是为了防止蛋白质变性失活。

3. 蛋白质的沉淀

蛋白质是高分子化合物，其水溶液具有胶体溶液的性质，一般情况下比较稳定，不易沉淀。蛋白质分子表面有许多亲水基团（如氨基、羟基、羧基、巯基等），能与水起水合作用，使蛋白质颗粒表面形成水化膜；另外，蛋白质分子在溶液中通常都带有相同的电荷（一般在酸性介质中带正电荷，在碱性介质中带负电荷）而相互排斥，使蛋白质分子不易聚集。即带有同种电荷和水化膜的存在是蛋白质溶液稳定的两个主要因素。若破坏这两个因素，可使蛋白质颗粒相互聚集而沉淀。沉淀蛋白质的方法主要如下。

（1）盐析 向蛋白质溶液中加入一定量的中性盐（如氯化钠、硫酸钠等）时，蛋白质从溶液中沉淀出来的过程称为盐析。其原因是加入的高浓度盐溶液能破坏蛋白质的水化膜和中和蛋白质颗粒所带的电荷。由于各种蛋白质的分子颗粒大小、亲水程序各不相同，盐析时所需盐溶液的浓度也各不相同，因此可用不同浓度的盐溶液，使同一溶液中的不同蛋白质分段析出，达到分离的目的。蛋白质的盐析是一个可逆过程，在一定条件下，盐析出来的蛋白质仍可溶解于水，并恢复原来的生理活性。

（2）加入重金属盐 在 pH 值高于等电点的碱性溶液中，蛋白质带负电荷，能与重金属离子（如 Cu^{2+}、Hg^{2+}、Pb^{2+}、Ag^+ 等）结合成不溶性蛋白盐而沉淀。临床上常用大量蛋白质来解救误服重金属盐的病人，以防止或减少人体对重金属离子的吸收。

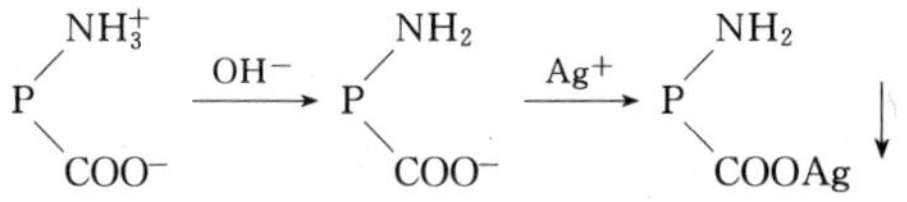

（3）加入生物碱试剂 在 pH 值低于等电点的酸性溶液中，蛋白质带正电荷，能与苦味酸、鞣酸、三氯醋酸、磷钨酸等生物碱试剂的酸根（用 Y^- 表示）结合，生成不溶于水的蛋白质盐。

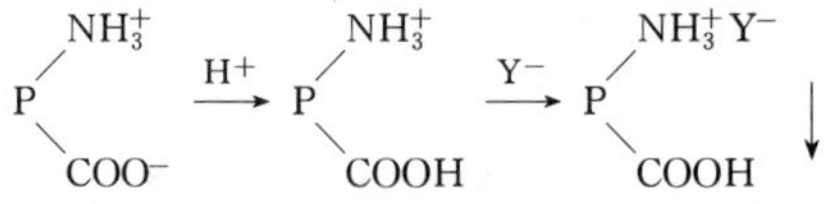

（4）加入有机溶剂 甲醇、乙醇、丙酮等极性较大的有机溶剂加入 pH 值等于等电点的蛋白质溶液后，能破坏蛋白质的水化膜，降低溶液的极性，使蛋白质相互聚集沉淀。由于有机溶剂加入溶液时放出的热量容易引起蛋白质变性，因此整个操作要在低温下进行。

（四）蛋白质的颜色反应

蛋白质分子中某些氨基酸残基的基团和肽键能与某些试剂发生作用，生成有颜色的化合物。利用蛋白质的这一性质，可对蛋白质进行定性鉴定和定量测定。

（1）缩二脲反应 蛋白质分子中含有多个肽键，能发生缩二脲反应，故蛋白质在碱性溶液中可与 Cu^{2+} 结合生成紫红色配合物。

（2）黄蛋白反应 蛋白质分子中含有苯丙氨酸、酪氨酸或色氨酸等含苯环的氨基酸残基时，在其溶液中加入浓硝酸，将有沉淀析出，再加热沉淀变为黄色，此反应称为黄蛋白反应。这是因为氨基酸残基中的苯环与浓硝酸发生硝化反应，生成黄色的硝基化合物。皮肤上沾上浓硝酸会变黄，也是这个原因。

（3）茚三酮反应　与氨基酸相似，含有 α-氨基酸残基的蛋白质与水合茚三酮溶液共热产生蓝紫色。

（4）米伦反应　向含有酪氨酸残基的蛋白质溶液中加入米伦试剂（Millon reagent）（硝酸汞和硝酸亚汞的硝酸溶液），先析出白色沉淀，再加热则变暗红色，此反应称为米伦反应。这一反应是酪氨酸分子中酚基所特有的。

（五）酶

酶是活细胞合成的具有催化功能的蛋白质。生物化学反应能以惊人的速度在正常的体温和 pH 值下进行离不开酶的催化作用，所以把酶称为生物催化剂。

被酶催化的物质称为底物，底物是分子量比酶小得多的小分子化合物，因此酶能结合、催化底物的部位只占酶的局部空间区域，它处在酶分子表面的裂隙，称为酶的活性中心。酶分子中与其活性密切相关的基团称为酶的必需基团。这些必需基团并不集中在肽链的某一区段，往往分散在相距较远的氨基酸顺序中，甚至分散在不同的肽链上。需要通过肽链的卷曲、折叠形成特定的空间构象，而将其集中在酶分子表面的某一特定区域，即酶的活性中心。酶的其他部位则是维持酶活性中心的结构基础，破坏了这种结构基础，就可能影响活性中心的特定结构，结果必然影响酶的活性。

酶与底物的结合发生在酶的活性中心，底物分子与活性中心的构象必须互补，这种结合好比锁与钥匙的关系。开始时二者构象并不十分吻合互补，当底物与酶活性中心接触时，酶的构象在底物诱导下发生变化或曲折变形，酶与底物在此基础上契合互补，进行反应。这种在底物的诱导作用下形成与底物完全匹配的活性中心构象的理论称为诱导契合学说。

第五节　核　　酸

核酸是具有复杂空间结构的高分子有机化合物，是生物体中重要的遗传物质。最初是从人的细胞核中分离出来的含磷酸性大分子化合物，故称为核酸。动物、植物和微生物中都含有核酸，核酸约占细胞干重的 $5\%\sim15\%$。

核酸根据其组成可分为脱氧核糖核酸（DNA）和核糖核酸（RNA）。组成核酸的主要元素有 C、H、O、N、P 等。其中磷在各种核酸中含量比较恒定，约为 $9\%\sim10\%$。因此一般可通过测定含磷量来计算核酸含量。

一、核酸的组成成分

核酸是由核苷酸组成的大分子化合物。核苷酸经水解可逐步产生核苷和磷酸，核苷进一步水解可产生戊糖和碱基。戊糖有两种：一种是核糖，为 RNA 的降解产物；另一种是脱氧核糖，为 DNA 的降解产物。碱基包括嘌呤碱和嘧啶碱。

$$核酸 \xrightarrow{水解} 核苷酸 \xrightarrow{水解} \begin{cases} 核苷 \xrightarrow{水解} \begin{cases} 戊糖 \\ 碱基 \end{cases} \\ 磷酸 \end{cases}$$

（一）戊糖

组成核酸的戊糖有 D-核糖和 D-2-脱氧核糖。DNA 和 RNA 的主要不同是含戊糖不同，

RNA 中为核糖，DNA 中为脱氧核糖。两类核酸中所含的戊糖都是 β-构型的。其结构式如下：

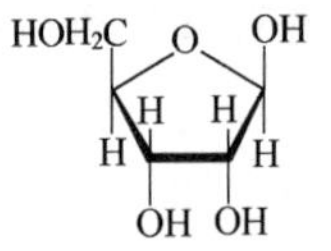

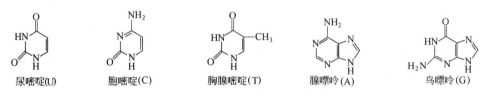

β-D-呋喃核糖 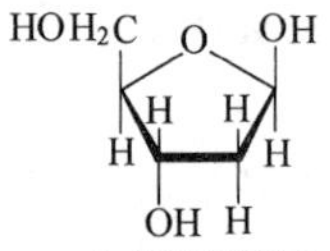　　　　　　β-D-呋喃脱氧核糖

（二）碱基

组成核酸的杂环碱主要有嘌呤碱和嘧啶碱两类，它们分别是嘌呤和嘧啶的衍生物。嘌呤碱主要有腺嘌呤（A）、鸟嘌呤（G）；嘧啶碱主要有胞嘧啶（C）、尿嘧啶（U）、胸腺嘧啶（T）（见表 12-2）。

尿嘧啶(U)　　　胞嘧啶(C)　　　胸腺嘧啶(T)　　　腺嘌呤(A)　　　鸟嘌呤(G)

表 12-2　DNA 和 RNA 的组成成分

类　别	戊　糖	磷　酸	碱　基	
			嘌呤碱	嘧啶碱
DNA	D-2-脱氧核糖	磷酸	腺嘌呤 A 鸟嘌呤 G	胞嘧啶 C 胸腺嘧啶 T
RNA	D-核糖	磷酸	腺嘌呤 A 鸟嘌呤 G	胞嘧啶 C 尿嘧啶 U

（三）核苷

由戊糖和碱基脱水缩合而得的产物为核苷。RNA 中的核苷有腺嘌呤核苷、鸟嘌呤核苷、胞嘧啶核苷和尿嘧啶核苷。DNA 中的核苷有腺嘌呤脱氧核苷、鸟嘌呤脱氧核苷、胞嘧啶脱氧核苷和胸腺嘧啶脱氢核苷。例如，胞嘧啶核苷的结构式为：

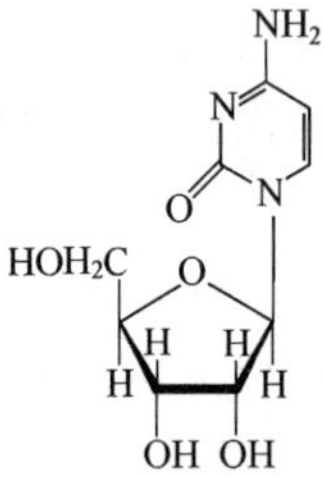

（四）核酸的基本组成单位

组成核酸的基本单位是核苷酸。它是由核苷分子中戊糖上的羟基与一分子磷酸之间脱水缩合而成的酯。由核糖核苷生成的磷酸酯称为核糖核苷酸，由脱氧核糖核苷生成的磷酸酯称为脱氧核糖核苷酸。例如，胞嘧啶核苷酸的结构式为：

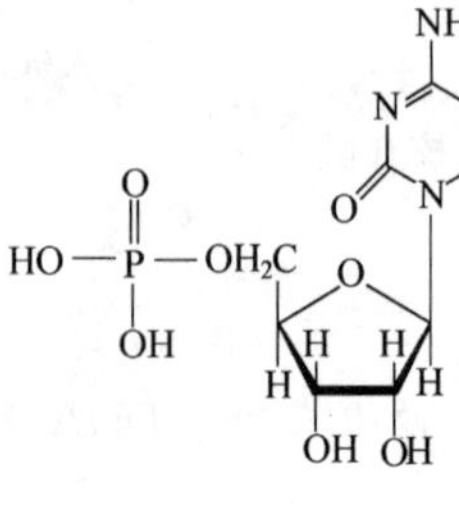

二、核酸的结构

核酸以核苷酸为基本组成单位，单核苷酸分子之间通过磷酸二酯键脱水缩合形成多核苷酸链，此为核酸的一级结构即基本结构。在核酸基本结构的基础上可进一步形成更为复杂的空间结构（二级、三级结构）。

经 X 射线分析证明，DNA 是由两条反向平行的脱氧多核苷酸链以右手螺旋方式围绕同一个中心轴所形成的双螺旋结构（图 12-7）。由脱氧核糖和磷酸构成双螺旋的骨架，碱基分布于双螺旋的内侧。碱基平面与戊糖环平面互相垂直。螺旋每上升一圈包括 10 个碱基对。两条链之间的碱基通过氢键相连，且碱基配对按互补规律进行，即腺嘌呤一定与胸腺嘧啶形成氢键，鸟嘌呤一定与胞嘧啶形成氢键。由于 DNA 双链同一水平上的碱基对都是互补的，所以两条链也是互补的，称为互补链，因此只要知道一条链的碱基排列顺序就能确定另一条链的碱基排列顺序。

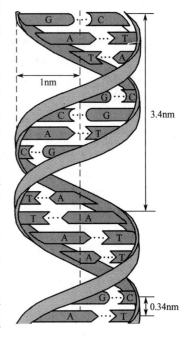

图 12-7　DNA 的双螺旋结构

RNA 与 DNA 不同，RNA 大多数由多个核苷酸构成单链分子，但也有少数病毒的 RNA 具有类似于 DNA 的双螺旋结构。单股的多核苷酸链可以发生自身回折，形成局部双链区，再进而形成链内局部性螺旋结构。

习　题

1. 写出下列化合物的名称或结构式。

(1)　$H_2NCH_2(CH_2)_3CH(NH_2)COOH$

(2)　$\text{C}_6\text{H}_5\text{—CH}_2\text{CHCOOH}$　（下有 NH_2）

(3)　$H_2NCHCONHCHCOOH$（下有 CH_3、$CH(CH_3)_2$）

(4)　α-D-吡喃果糖（哈武斯式）

(5)　$(CH_3)_3CCH(NH_2)COOH$

(6)　2-氨基戊二酸

(7)　甘氨酰亮氨酸

(8)　半胱氨酸

2. 下列化合物在 pH 值为 2 和 12 的水溶液中，主要以什么形式存在？

(1) 异亮氨酸　　　(2) 组氨酸　　　(3) 酪氨酸　　　(4) 赖氨酸

3. 完成下列反应式。

(1)　$\text{C}_6\text{H}_5\text{—CH}_2\text{CHCOOH}$（下有 NH_2）$+NaOH \longrightarrow$

(2)　$(CH_3)_2C(CH_2)_3COOH$（下有 NH_2）$\xrightarrow{\triangle}$

(3) 写出 D-(+)-半乳糖与①Br_2/H_2O，②HNO_3，③$C_6H_5NHNH_2$（过量），④$CH_3OH/干\ HCl$ 等试剂反应。

(4) 写出丙氨酸与①KOH 水溶液，②HCl 水溶液，③HNO_2，④$CH_3CH_2OH+H_2SO_4$ 等试剂反应。

4. 用化学方法鉴别下列各组化合物。

(1) 己醛、葡萄糖、果糖和淀粉

（2）果糖、麦芽糖和蔗糖

（3）2-甲基丙酸、丙氨酸和苯胺

（4） $CH_3CHCOOH$ $H_2NCH_2CH_2COOH$ $HOOCCH_2CHCOOH$
　　　　|　　　　　　　　　　　　　　　　　　　　　　　　|
　　　$NHCH_3$　　　　　　　　　　　　　　　　　　　　　NH_2

5. 试设计一个分离丙氨酸、谷氨酸和精氨酸混合物的方案。

6. 指出下列化合物哪些具有还原性?

（1）D-甘露糖　　　（2）β-D-葡萄糖甲苷　　　（3）淀粉　　　（4）蔗糖　　　（5）纤维素

7. 推测结构。

（1）有 A、B 两个 D-型的丁醛糖,与过量苯肼反应生成相同的糖脎,当用 HNO_3 氧化时,A 生成有旋光性的糖二酸,B 生成没有旋光性的糖二酸,写出 A、B 的费歇尔投影式。

（2）三肽化合物 A 分子式为 $C_7H_{13}O_4N_3$,在甲醛存在下滴定 1mol A 消耗 1mol 的 NaOH;用亚硝酸处理 1mol A 时放出 1mol N_2 并生成化合物 B（$C_7H_{12}O_5N_2$）。B 与 NaOH 共热后再酸化可得到乳酸和甘氨酸。试写出 A、B 的结构式。

（石　晓）

第十三章　萜类和甾体化合物

萜类和甾体化合物是重要的天然产物，萜类化合物广泛地存在于植物体内，甾体化合物在动植物体内也常见。萜类是某些药用植物的有效成分，能直接用于治疗疾病；而甾体化合物是激素或合成药物的原料。它们都与药物的关系密切。

第一节　萜类化合物

萜类化合物存在于许多植物的挥发油中，许多挥发油常有一定的生理活性，在临床上具有祛痰、止咳、发汗、抗菌、驱虫或镇痛等作用。挥发油是指从植物的花、果、叶、茎及根中经水蒸气蒸馏取得，具有挥发性，有香味而不溶于水的油状物质。其化学结构分属不同的类别，其中有些是萜类或它的含氧衍生物，例如松节油的中 α-蒎烯、薄荷油中的薄荷醇、樟脑油中的樟脑等均为萜类化合物。

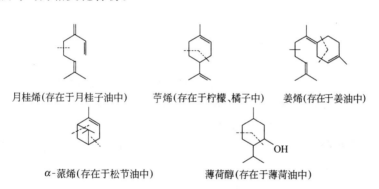

月桂烯(存在于月桂子油中)　　苧烯(存在于柠檬、橘子中)　　姜烯(存在于姜油中)

α-蒎烯(存在于松节油中)　　薄荷醇(存在于薄荷油中)

萜类化合物结构的共同特点是：分子中的碳架所含碳原子数大多数是为十或十的倍数，萜即"十"的意思，故称这类化合物为萜类。

一、萜的分类和结构

萜类物质的分子中所含碳原子数都是五的整数倍，例如萜烯的分子式为 $C_{10}H_{16}$，所以，萜类化合物的结构可看作是以异戊二烯为单位，按不同的方式首尾相连接而成，可以用通式 $(C_5H_8)_n$ 来表示，因此，它们的骨架可被分成为若干个异戊二烯单位。例如存在于月桂油中的月桂烯，可以看作是由两个异戊二烯单位构成。

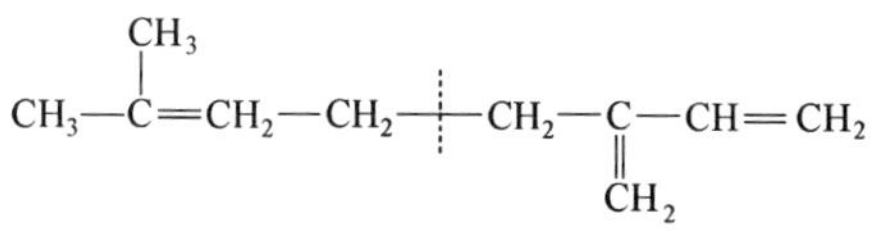

$$CH_3-\underset{\underset{CH_2}{|}}{\overset{\overset{CH_3}{|}}{C}}=CH_2-CH_2 \ \vdots \ CH_2-C=CH-CH_2$$

月桂烯

所以，萜类化合物的碳架可看作是异戊二烯的聚合体，这叫做萜类的异戊二烯规律。

根据萜分子中所含异戊二烯单位的数目，萜类可分为以下几类（表13-1）。

表 13-1　萜的分类

异戊二烯单位数目	碳原子数	类　别	异戊二烯单位数目	碳原子数	类　别
2	10	单萜	6	30	三萜
3	15	倍半萜	8	40	四萜
4	20	二萜	>8	>40	多萜

在自然界中，单萜或倍半萜化合物是某些挥发油的主要成分；二萜、三萜或多萜类化合物则多为植物的树脂、皂苷或色素的主要成分。

二、单萜类化合物

单萜类是由 2 个异戊二烯单位组成的，根据 2 个异戊二烯单位相互连接的方式不同，可分为链状单萜类、单环单萜类和双环单萜类。

（一）链状单萜类化合物

链状单萜类化合物的基本骨架为：

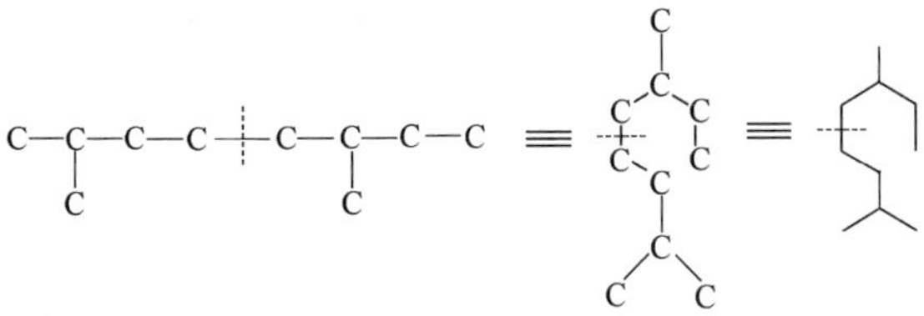

1. 柠檬醛

柠檬醛广泛存在于各种挥发油中，是香茅属植物柠檬草挥发油的主要成分。柠檬醛一般为无色或淡黄色的液体，具有强烈的柠檬香味，可用作香料；也是合成维生素 A 的主要原料。天然的柠檬醛是顺反异构体的混合物，其中 E 型的 α-柠檬醛（又称香叶醛）约含 90%，β-柠檬醛（又称橙花醛）为 Z 构型。通过氨基脲或亚硫酸氢钠加成物的重结晶可将它们分离。

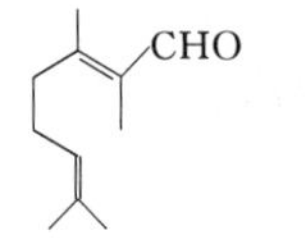

香叶醛
α-柠檬醛（E 构型）

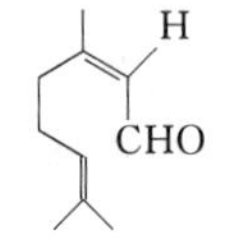

橙花醛
β-柠檬醛（Z 构型）

2. 香叶醇

香叶醇为一不饱和的伯醇，存在于香茅油和其他挥发油中，主要以游离形式存在，也有以酯或葡萄糖苷的形式存在。

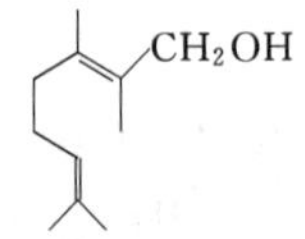

香叶醇（E 构型）

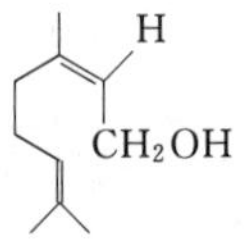

橙花醇（Z 构型）

香叶醇为 E 构型，它的 Z 构型异构体是橙花醇，存在于橙花油及其他挥发油中。

（二）单环单萜类化合物

单环单萜类分子中都含有一个六元碳环，其中比较重要的有苧烯和薄荷醇等。

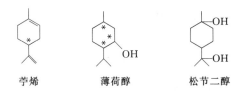

苧烯　　　　　薄荷醇　　　　松节二醇

1. 苧烯

苧烯又称柠檬烯或 1,8-萜二烯，因为分子中有一个手性碳原子，所以有一对对映异构体。其左旋体存在于松针油中，右旋体存在于柠檬油中，外消旋体存在于松节油中，它们都是有柠檬香气味的无色液体，用作香料、溶剂及合成橡胶的原料。

2. 薄荷醇

薄荷醇又称薄荷脑或 3-萜醇，沸点 213.5℃，是重要的单环单萜。薄荷醇是薄荷油的主要成分，有芳香清凉的香味，其分子中含有 3 个不相同的手性碳原子，理论上应有 8 种旋光异构体，但天然薄荷醇中只有一个，为左旋体。薄荷醇在医疗上用作清凉剂、祛风剂及防腐剂，是清凉油、人丹等的主要成分之一。皮肤科外用搽剂中也常加入薄荷醇，用以止痛止痒，薄荷醇还被用于食品及化妆品中。

3. 松节二醇

松节二醇（$C_{10}H_{20}O_2$）是薄荷烷的二羟基衍生物，又名 1,8-萜二醇，在自然界中很少见，某些挥发油在长期保存过程中可能生成。松节二醇在医药上用作防腐剂和弱的利尿剂，也是治疗支气管炎的药物。松节二醇有一对顺反异构体，一般以顺式存在。

（三）双环单萜类化合物

双环单萜的母体是两个碳环，其中一个是六元环，另一个可以是三元环、四元环或五元环。它们的某些不饱和衍生物及含氧衍生物广泛存在于植物中，其中最常见的是蒎族和莰族化合物，它们属于桥环化合物，由于桥的限制，使分子中的六元环只能以船式存在。

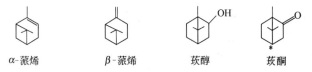

α-蒎烯　　　　β-蒎烯　　　　莰醇　　　　莰酮

1. 蒎烯

又名松油二烯或松香精，有 α-蒎烯和 β-蒎烯两种。α-蒎烯，沸点 156℃，是松节油的主要成分，含量约为 70%～80%；β-蒎烯也存在于松节油中，但含量较少。松节油有局部止痛作用。α-蒎烯又是合成冰片、樟脑等的重要原料。

2. 莰醇和莰酮

2-莰醇又名龙脑或冰片，为无色片状晶，有清凉气味，熔点 208℃，沸点 212℃，主要存在于热带植物龙脑的挥发油中。具有发汗、镇痉、止痛等作用，是人丹、冰硼散、冰樟醑（牙痛药水）等的主要成分。

2-莰酮又名樟脑，为白色闪光晶体，熔点 180℃，沸点 209℃，主要存在于樟树中，把樟树的枝、干、叶等切碎，用水蒸气蒸馏就得到樟脑。莰酮在自然界中主要以右旋体存在，樟脑易升华，有使人愉快的香味，有驱虫作用，常用作衣服的防蛀剂。且有强心作用，在医疗上用作强心剂，也可用作祛痰剂和兴奋剂。又因樟脑有局部刺激作用，可用作神经及冻疮的治疗。

三、其他与药物有关的萜类化合物

（一）山道年

山道年（$C_{15}H_{18}O_3$）含有 3 个异戊二烯单位，属于倍半萜。山道年是倍半萜中较为重要的一种化合物，临床上用作驱蛔虫药。山道年为无色结晶，不溶于水，易溶于有机溶剂，可从菊科植物蛔蒿的未开放的花蕾中提取。山道年分子中有 3 个环，其中 1 个环是 γ-内酯环，在碱性中可水解。

（二）植物醇

植物醇（$C_{20}H_{39}OH$）又名叶绿醇，属链状二萜。叶绿醇是叶绿素的一个组成部分，用碱水解叶绿素可得叶绿醇，叶绿醇是合成维生素 K_1 及维生素 E 的原料。

（三）维生素 A

维生素 A（$C_{20}H_{30}O$）属单环二萜类，有维生素 A_1 和维生素 A_2 两种，它们的生理作用相同，结构也相似。维生素 A_2 的生理活性只有维生素 A_1 的 40%，通常把维生素 A_1 叫做维生素 A。维生素 A 是一种脂溶性维生素，是人与动物生长中必需的成分之一。

维生素 A_1　　　　　维生素 A_2

维生素 A 为淡黄色结晶，又叫视黄醇，不溶于水，易溶于有机溶剂，主要存在于奶油、蛋黄、鱼肝油中。维生素 A 受紫外光照射后失去活性，在空气中易被氧化。

维生素 A 为哺乳动物正常生长发育所必须的物质，人体内如缺乏维生素 A 则发育不健全，皮肤粗糙，并能引起眼角硬化症、眼睛干燥和夜盲症。

（四）甘草次酸

甘草次酸是一种 5 环三萜类化合物，甘草中的主要成分甘草皂苷经酸水解后，得 2 分子葡萄糖醛酸和一分子甘草次酸。

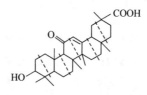

（五）胡萝卜素

胡萝卜素属四萜类，有 6 种异构体，最常见的是 β-胡萝卜素，它广泛存在于植物的叶、花、果实中。在人和动物的肝脏或大肠中，可受酶的作用而在分子中的碳链中间（虚线处）断裂，分解成二分子维生素 A。由于 β-胡萝卜素能在人体内显示出维生素 A 的活性，所以有时称它为维生素 A 元，其结构式为：

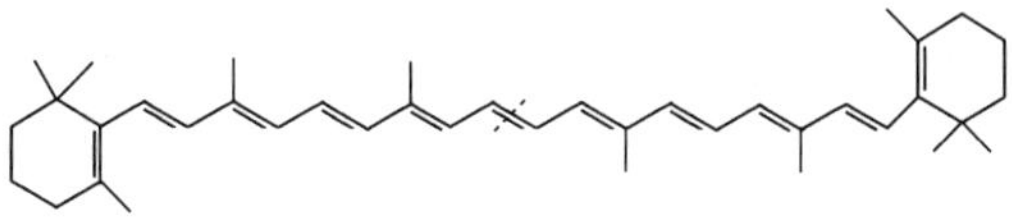

第二节 甾体化合物

从动植物组织中提取的另一类重要的类脂肪化合物是甾体化合物。当用脂溶性溶剂提取动植物组织中的脂类物质时，其中常有或多或少不能被碱皂化的物质，这些物质称为甾体化合物。有些甾体化合物在动物生理活动中起着十分重要的作用，例如，肾上腺皮质激素对人体电解质和糖代谢有很大的影响，甾体化合物是医药和制药工业上的一类重要化合物。

一、甾体化合物的结构

甾体化合物结构很复杂，但它们都是由 1 个五元环和 3 个六元环稠合而成的环戊烷并多氢化菲，或称为甾烷，它是甾体化合物的母核（基本骨架），编号如下：

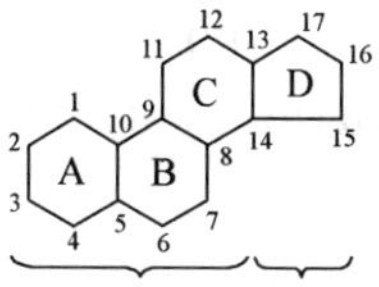

多氢化菲 环戊烷
（甾烷）

甾体化合物的"甾"字是一个象形字，"田"字表示 A、B、C、D 有 4 个环，"巛"表示在 3 个碳原子 C_{10}、C_{13} 及 C_{17} 上有 3 个侧链，其中 C_{10}、C_{13} 上的 2 个甲基称为角甲基。一般地，甾体化合物在 C_3 上有羟基，环上饱和度不一，C_{17} 上为烃基或取代烃基，多数是甾烷或甾烯的含氧衍生物如胆固醇、胆酸、黄体酮等。

在自然界的大多数甾体化合物中，B 环和 C 环，C 环和 D 环都是以反式稠合的，而 A 环和 B 环的稠合可以是顺式或反式两种方式，也就是说甾体化合物只有两种构型，粪甾烷系（正系，A、B 顺式稠合）和胆甾烷系（别系，A、B 反式稠合）。例如：

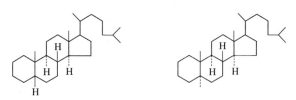

粪甾烷系(正常A、B环顺式稠合)   胆甾烷系(别系A、B环反式稠合)

在甾体化合物中，当 A、B 两环顺式稠合时，C_5 上的氢原子和 C_{10} 上的角甲基在环系的同一边，都伸向环系的前方，一般用实线表示，叫正系（或 5β-型）；另一类是 A、B 两环反式稠合，C_5 上的氢原子与 C_{10} 上的角甲基不在环系的同一边，C_5 上的氢原子伸向环系平面的后方，用虚线表示，称为别系（或 5α-型）。

此外，甾体化合物环上所连的取代基也有不同的空间取向，其构型的标示与上述规定相同，即环上的取代基与 C_{10} 上的角甲基处于环系平面同侧的为 β-构型，用实线表示；环上的取代基与 C_{10} 上的角甲基不处于环系平面同侧的为 α-构型，用虚线表示；若构型无确定时，可用波纹线表示。例如：

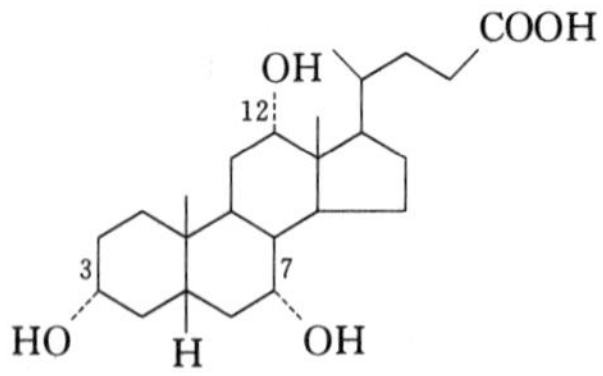

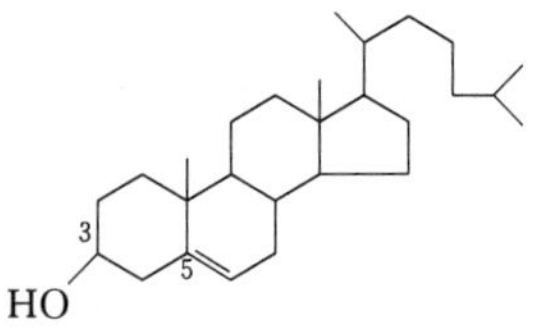

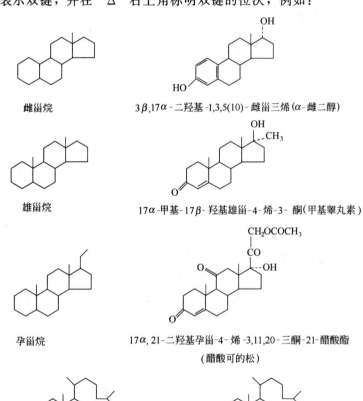

胆酸（C_3、C_7、C_{12}羟基为 α-构型）　　　　胆固醇（C_3 羟基为 β-构型）

二、甾体化合物的命名

自然界的甾体化合物一般按其习惯命名法来命名，用系统命名法命名时，首先是选择相应的甾烷作为母体，再根据取代基的位置、数目、名称与构型来命名，母体甾烷含有双键时，也用"Δ"表示双键，并在"Δ"右上角标明双键的位次，例如：

雌甾烷　　　　　　3β,17α-二羟基-1,3,5(10)-雌甾三烯(α-雌二醇)

雄甾烷　　　　　　17α-甲基-17β-羟基雄甾-4-烯-3-酮(甲基睾丸素)

孕甾烷　　　　　　17α,21-二羟基孕甾-4-烯-3,11,20-三酮-21-醋酸酯
　　　　　　　　　　　　　　　(醋酸可的松)

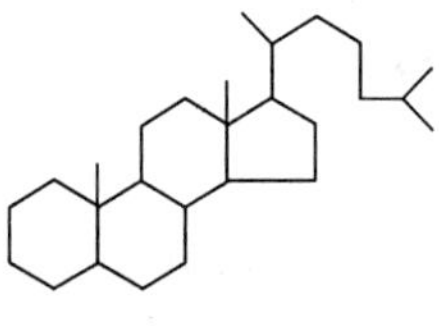

胆甾烷　　　　　　$Δ^5$-3β-羟基胆甾烯(胆甾醇)

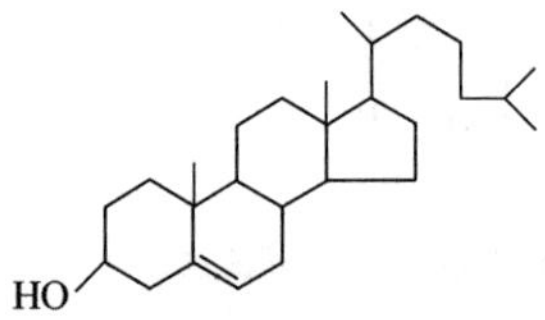

三、重要的甾体化合物

（一）甾醇类

1. 胆甾醇（胆固醇）

胆甾醇分布很广，存在于动物的脂肪和人体血液、胆中，蛋黄中含量也较多。胆甾醇为无色或略带黄色的固体，熔点为 148℃，难溶于水，易溶于乙醚、氯仿、苯及热的乙醇中，不能皂化。胆甾醇的结构特征是 C_3 上连有 β-羟基，$C_5 \sim C_6$ 间有双键，C_{17} 上连有 8 个碳原子的烃基。

192

胆甾醇的生理功能尚不完全清楚，可以肯定的是胆甾醇是作为体内所有甾体化合物的生物合成的中间体。胆甾醇对于生命来说非常重要，能被动物吸收利用。胆甾醇 C_3 上的羟基易与高级脂肪酸成酯，C═C 双键上也易发生类似烯烃的加成及氧化等反应。临床检验测定血液中胆甾醇含量常用列勃曼-布查（Liebermann-Burchard）反应，即将胆甾醇溶于氯仿中，加入乙酸酐和浓硫酸，胆甾醇与乙酸酐及浓硫酸反应产生蓝绿色，其颜色的深浅与胆甾醇的浓度成正比，可以进行比色分析（限于不饱和胆甾醇）。

2. 7-脱氢胆甾醇和维生素 D_3

7-脱氢胆甾醇存在于皮下，它可能是由胆甾醇转化而来的，当紫外线照射 7-脱氢胆甾醇时，B 环破裂，得到维生素 D_3。

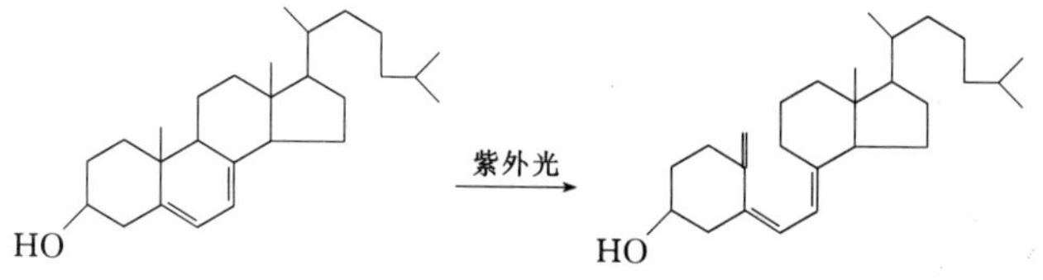

7-脱氢胆甾醇   紫外光   维生素 D_3

3. 麦角固醇和维生素 D_2

麦角甾醇是植物甾醇中最重要的甾醇，存在于麦角、酵母等物质中，它也是青霉素生产中的一种副产物。它与 7-脱氢胆固醇相比，在 C_{17} 处的侧链上 C_{24} 多一个甲基和 C_{22}、C_{23} 多一个双键。在紫外线照射下，麦角甾醇的 B 环同样破裂变成维生素 D_2（或称骨化醇）。

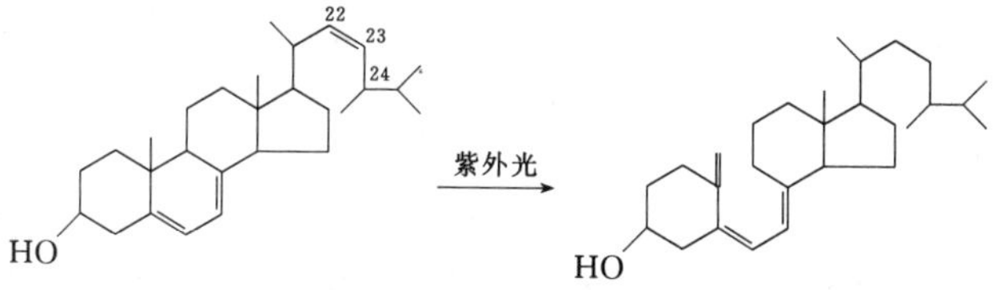

麦角甾醇   紫外光   维生素 D_2

维生素 D_2、维生素 D_3 统称维生素 D，维生素 D 具有促进机体对钙、磷的吸收，维持血液中钙、磷正常浓度的功能，因此也叫抗佝偻病维生素。人体缺乏它时，便患软骨病（佝偻病），所以儿童需服用一些维生素 D，并且需要多晒太阳。

（二）胆甾酸类

在动物胆汁中可分离得到几种甾体化合物叫胆甾酸，其中最重要的是胆酸，其次是7-脱氧胆酸。它们的结构特征是 A、B 环为顺式稠合，分子中无双键，C_3、C_7 和 C_{12} 上的羟基为 α-构型，C_{17}上连有含 5 个碳原子的侧链，链端是羧基。在胆汁中，胆酸中的羧基可分别与甘氨酸或牛磺氨酸中的氨基相结合形成甘氨胆酸或牛磺胆酸。

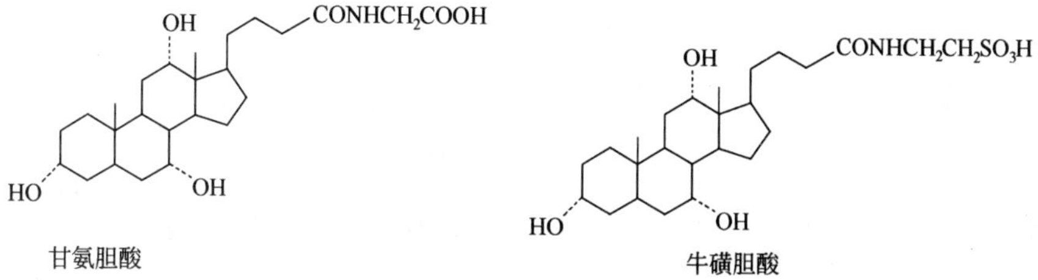

甘氨胆酸   牛磺胆酸

在小肠碱性的条件下，甘氨胆酸或牛磺胆酸以盐的形式存在，称为胆汁酸盐（简称胆盐），它们是胆苦的主要原因。这些盐能降低小肠液的表面张力，帮助脂类乳化。它们能中和食糜（部分水解的食物与胃分泌的胃液组成的酸性混合物），促进小肠的消化过程。

（三）甾体激素类

激素是生物体内产生的，通过体液或细胞外液运送到特定作用部位，从而引起特殊激动效应的一群微量的有机化合物。具有甾核结构的激素称为甾体激素，性激素、肾上腺皮质激素及昆虫蜕皮激素等都属于甾体激素。

1. 性激素

性激素可分为雌性激素和雄性激素两大类，它是性腺（卵巢、睾丸）分泌物，有促进动物发育及第二性征（如声音、体形）等的作用。动物体内分泌的激素，数量虽少，但对动物的生长发育却起重要的作用，如控制生长、营养和性机能等。

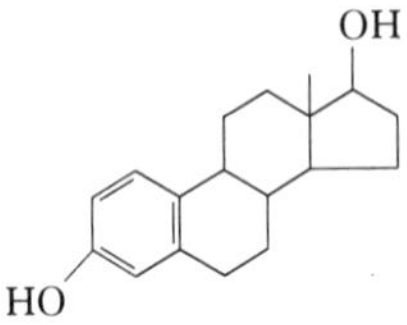

β-雌二醇 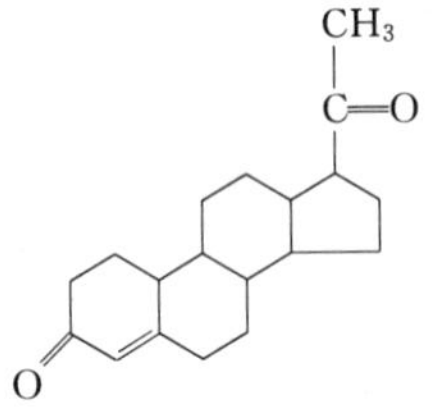 　　　孕甾酮（黄体酮） 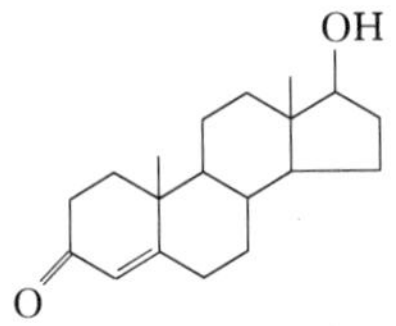　　　睾丸素

α-雌二醇、β-雌二醇和雌三醇中，β-雌二醇的作用最强。孕甾酮又叫黄体酮，是孕甾烷的衍生物。孕甾酮的主要生理作用是阻止排卵，停止月经，减少子宫收缩等，使受精卵在子宫中着床发育。

两类性激素可以相互转变，雄性激素在机体内可变为雌性激素，由尿排出；雌性激素也可变为雄性激素，由尿排出，已在医药和兽医方面得到实际应用。

2. 肾上腺皮质激素

肾上腺皮质激素是由肾上腺皮质分泌的激素。目前已从肾上腺皮质中提取分离出 70 余种甾醇类结晶。其中活性较强的激素统称为肾上腺皮质激素，可以矫正因切除肾上腺而出现的致死症状，它们在结构上有相似之处，一般甾烷母核 C_3 为酮基，$C_4 \sim C_5$ 之间为双键，C_{17} 上都连有—$COCH_2OH$ 基团，C_{13} 除醛固酮为醛基外，其余均为角甲基，肾上腺皮质激素的一般结构式如下：

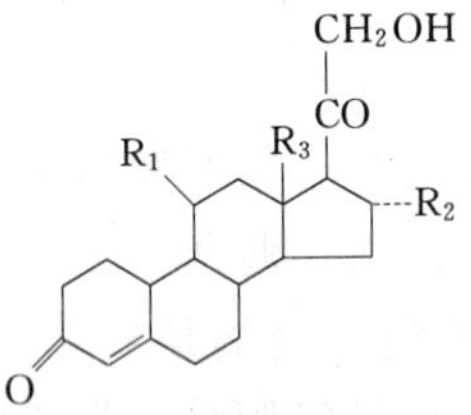

式中，R_1，R_2 见表 13-2；R_3 醛固酮为—CHO，其他均为—CH_3

表 13-2　肾上腺皮质激素

皮　质　激　素		侧链基团		皮　质　激　素		侧链基团	
		R_1	R_2				
1. 皮质酮	皮质酮	—OH	—H	4. 皮质醇（氢化可的松）	17-羟基-皮质酮	—OH	—OH
2. 脱氢皮质酮	11-脱氢皮质酮	=O	—H	5. 可的松	17-羟基-11-脱氢皮质酮	=O	—OH
3. 醛固酮	醛固酮	—OH	—H	6. 脱氧皮质醇	17-羟基-11-脱氧皮质酮	—H	—OH

肾上腺皮质激素按其生理功能，可以分为糖皮质激素和盐皮质激素两类。这两类激素的化学结构相似，但在调节糖代谢或调节无机盐代谢的功能上有差异。糖皮质激素（如皮质醇

及可的松）的主要生理功能是抑制糖的氧化，促进蛋白质转化为糖，调节糖代谢，升高血糖等；盐皮质激素的主要生理功能是促使体内保留钠及钾，调节水盐代谢，是维持电解质平衡和体液容量的重要激素。这类激素主要有醛固酮、11-脱氧皮质酮等，其中醛固酮的生理效应最强。

在药物方面，可的松及氢化可的松具有减轻炎症及过敏反应的功能，临床上多用以控制严重中毒感染、皮肤病及风湿性关节炎等。目前，人们经过对氢化可的松的结构及构效关系的研究，又研制出了比氢化可的松抗炎能力强 4～5 倍的药物，如强的松龙、泼尼松龙等。

最近在甾体化合物的研究中，又研制开发出几种有效的新药，并在 2000 年的市场上推出。它们的商品名、结构式及主要用途如下：

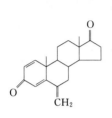

商品名 exemestane
用于治疗乳腺癌

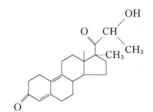

商品名 trimegestone
避孕药，还用于治疗妇女骨质疏松症

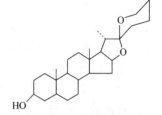

商品名 sarsasapogenin
用于治疗老年痴呆症

习　题

1. 什么是萜类化合物？其分子结构有何特点？

2. 写出甾体化合物的基本骨架，并标出碳原子的编号顺序，举出几个重要的甾体化合物。

3. 甾体化合物主要有哪几种？它们的母核有哪几种？

4. 写出下列化合物的结构式，并指出它们属于哪一类萜？

（1）柠檬醛　　　　（2）樟脑　　　　（3）山道年

（4）金合欢醇　　　（5）维生素 A

5. β 蛇床烯的分子式为 $C_{15}H_{24}$，脱氢后得 1-乙基-7-异丙基萘；臭氧化后水解得 2 分子甲醛和 $C_{13}H_{20}O_2$，$C_{13}H_{20}O_2$ 与碘的氢氧化钠溶液反应时生成碘仿和羧酸 $C_{12}H_{18}O_3$，试写出 β 蛇床烯的结构式。

6. 用系统命名法命名下列甾体化合物。

（1）苯丙酸诺龙

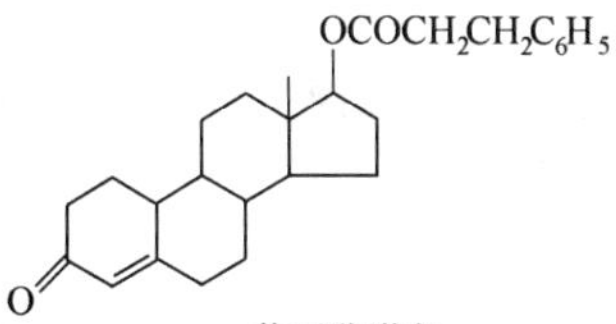

（2）氢化泼尼松

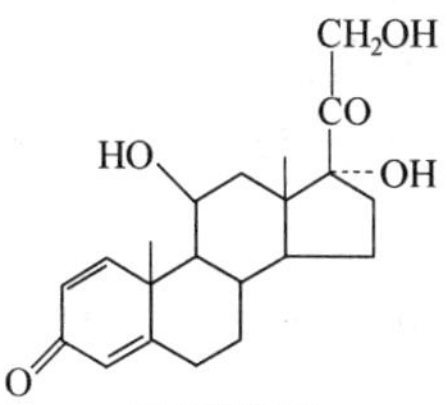

（3）脱氧胆酸

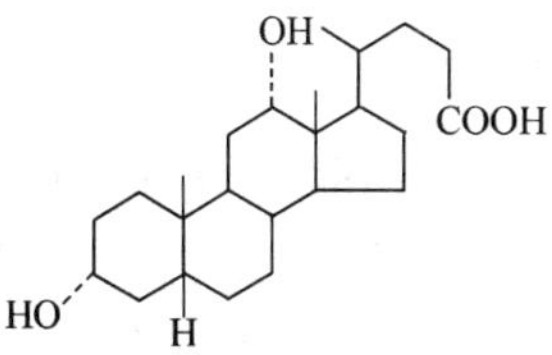

（4）醋炔醚

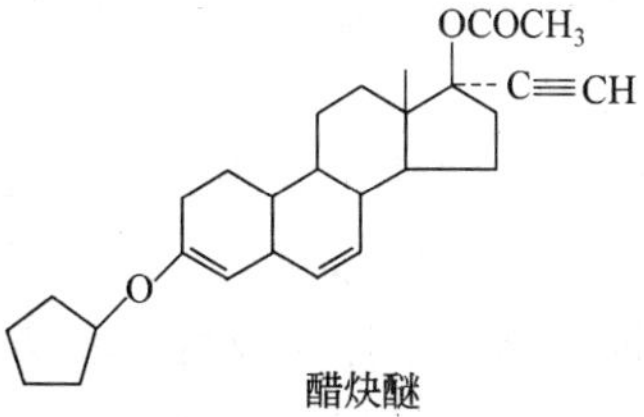

（张　斌）

195

第十四章 有机合成简介

有机化学是研究有机化合物的结构、性能与合成的科学。有机合成是有机化学的重要组成部分。据美国化学文摘统计，化学工作者研究的化合物已超过 2000 万种。其中只有一小部分是天然存在的，其余绝大部分是在实验室或工厂内人工合成的。有机合成是从原料经由一系列化学反应制备成我们所希望的结构复杂的有机化合物的过程。

有机合成对新医药的研究起着非常重要的作用。近年来有机合成的领域迅猛发展，新的合成试剂、新的合成反应层出不穷，并相继合成了一系列结构十分复杂的化合物，有些还具有抗癌等非常重要的生理活性。现在人类已可以模仿某些生物合成的过程，用化学合成手段探究生命过程的奥秘。这标志着有机合成水平已发展到了崭新的阶段，它将对理论有机化学、生命科学的发展起着积极的推动作用。

一、有机合成设计策略

有机合成设计又称为有机合成的方法论。即在有机合成的具体工作中，对拟用的各种方法进行评价和比较，从而确定一条最佳的合成路线。经过化学家们的工作积累和经验总结，现在，人们可以根据不同的工作目的、工作情况，采用以下 3 种不同的策略进行目标分子（target molecular）的合成。

1. 由原料而定的合成策略

在药物的研制过程中，往往需要制备一系列的同系物或合成一系列类似物（只改变分子结构中的某一部分），以便从中筛选出效果最佳的化合物和探求药物的有效基本结构。当合成目标确定后，原料是否易得成为关键。由易得化学物质作为原料，进行各种化学变化，最终合成出具有药用价值的目标分子，采用的就是这种策略。

2. 由化学反应而定的合成策略

在实际合成工作中，有时会偶然发现某个反应能生成特殊结构的分子，甚至这个分子和目标分子十分相似，则常常利用这个反应作为合成策略，设计一个目标分子的合成。然后再确定适当的起始原料，从而确定整个合成计划。

此外，在天然产物的生物合成理论的指导下，设计某些反应或试剂进行天然产物的仿生合成，亦属于这种策略。

3. 由目标分子而定的合成策略——逆向合成分析

在逆向合成分析或仿生合成设计中，由目标分子作为考虑的出发点，通过化学或仿生学角度的逆向变换，直至找到合适的原料、试剂及其反应为止。

二、逆向合成分析

逆向合成分析的设计方法包括由目标分子出发，用逆向切断、连接、重排和官能团互换、添加、消除等方法，将目标分子变换成若干分子片断，即合成子，并将这些合成子转换成相应的试剂（这种与合成顺序相反的分析方法，又称逆推法）。通过对逆向分析法得出的若干可能的合成路线，从原料到目标分子，全面审查每一步的可行性和选择性等，在比较的基础上选定少数被认为最优合成的方法和路线。在此基础上进行实验的验证，不断完善所设计的各步反应条件、操作、产率和选择性等，最后确定一条合适的合成路线。下面先介绍逆向合成分析中常用的几个术语。

1. 目标分子及其变换

需要合成的最终化合物的分子叫做目标分子。它不同于反应中的中间体，中间体是从起始原料到目标分子所经历的所有中间化合物。中间体一般在市场上买不到或价格较高，原料则是价格低廉、容易购买的化合物。

在合成设计中常常由目标分子作为出发点向中间体和原料方向进行思索，这恰与实际合成方向相反。为了加以区别，一般将有机合成用"——→"表示，而将合成设计中逆合成方向上的结构变化称为变换，用"⇨"表示。

合成　　　　　　　原料 ——→　　　　中间体 ——→　　　　目标分子

逆向合成　　　　　目标分子 ⇨　　　　中间体 ⇨　　　　原料

2. 合成子及其等价试剂

合成子是组成目标分子或中间体骨架的单元结构的活性碎片。根据形成碳碳键的需要，合成子可以是离子，也可以是游离基或周环反应所需要的中性分子。前两种合成子不稳定的，其实际存在形式称为它们的"等价试剂"，而周环反应的合成子及其等价试剂在形式上是完全等同的。

3. 逆向连接和重排

将目标分子中两个适当碳原子用新的化学键连接起来称为逆向连接。将目标分子骨架拆开和重新组装，则称为逆向重排。

4. 官能团互换、添加和消除

在不改变目标分子基本骨架的前提下变换官能团的性质或位置的方法，包括逆向官能团互换（简称 FGI）、逆向官能团添加（简称 FGA）和逆向官能团消除（简称 FGR）。在合成设计中应用上述变换的目的是：①目标分子变换成在合成上比母体化合物更容易制备的前体化合物；②为了作逆向切断、连接或重排等变换，必须将目标分子上原来不适用的官能团变换成所需的形式，或暂时添加某些必需的官能团；③添加某些活化基、保护基、阻断基或诱导基，以提高化学区域或立体选择性。

5. 逆向切断

用切断化学键的方法把目标分子骨架剖析成不同性质的合成子，称为逆向切断。切断一般用一条波形线穿过切断的键来表示。切断不是随意的，正确的切断必须是具有合理的反应机理，按一定机理切断的键，一定会有相应的合成反应，而我们切断目标分子中键的目的，就是要推导出合成目标分子所需要的前体和使用的反应。

例如，化合物：

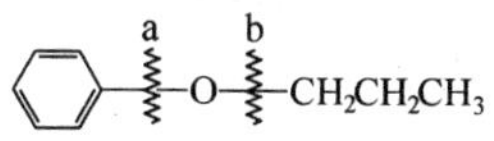

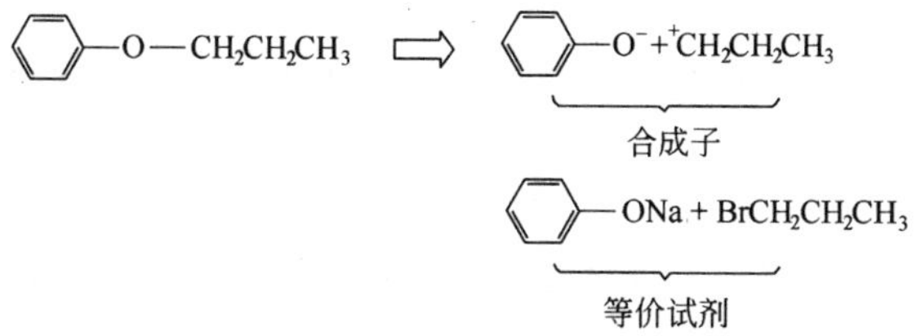

在这个分子中有两个键可以切断，但切断 b 要比切断 a 好，这是因为按切断 b 进行反合成操作时，得到的两个合成子都较稳定，且容易生成，并且相应的等价试剂与合成反应也是

197

合理的。

一个好的切断方式，除了要有合理的机理外，还要使切断后得到的合成子等价试剂能够最大程度地简化。因为进行合成的目的就是使用简单的原料合成较为复杂结构的目标分子，在下例中，如果将两种可能的切断进行比较，可以清楚地看出能形成简单起始原料的那种切断要更为优越。

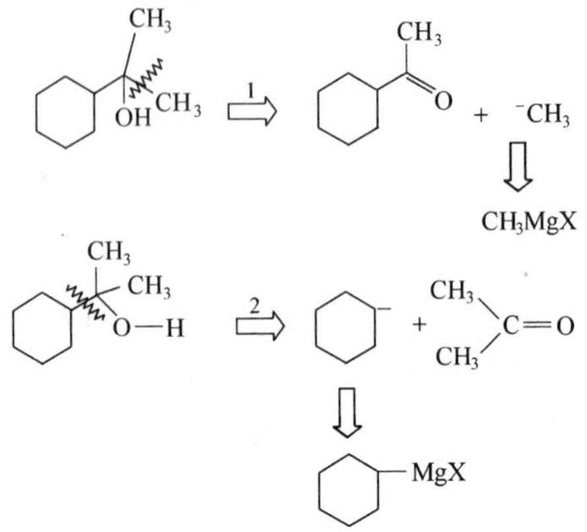

上面两种切断都有合理的反应机理，但我们一定会选择切断2，而不是切断1。因为在切断1中，切断后得到的环己基甲基酮，比原来的目标分子只少了一个甲基则仍需要通过合成才能得到的化合物。而切断2将目标分子切成的两个片段，推导出的前体丙酮和环己基溴较目标分子简单得多。因此切断2显得更合理。

在判断目标分子的切断部位时，考虑的问题要全面，要考虑如何减少甚至避免可能发生的副反应。例如，用Williamson法合成异丙基正丁基醚，目标分子有两种切断法：

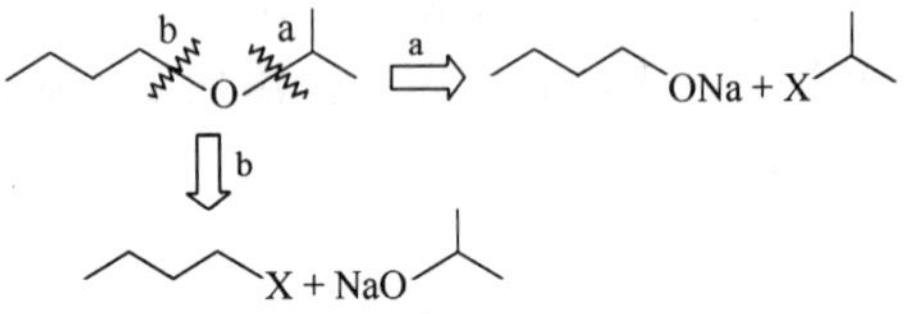

由于醇钠RONa是一种强碱，在其存在时，卤代烷除了生成醚以外，还可能发生消除反应，生成烯烃，且消去HX的速率是仲卤烃＞伯卤烃，因此，为减少副反应，宜选择在b处切断。

从上面的这些例子可以看出，目标分子的切断不是随心所欲的，它遵循合理的反应机理、合成简化而原料又易得、副反应少的原则。

三、碳骨架的合成

有机化合物都有其特定的碳骨架，因而在合成中需要通过碳的增长、缩短、成环或重排来生成所期望的碳骨架结构。

1. 碳链的增长

碳链的增长可采用不同的含碳试剂通过取代、加成等反应来完成，生成碳碳链的反应主要有以下几类。

（1）卤代烷与亲核试剂反应　伯卤代烷很容易与含碳亲核试剂发生取代反应形成新的碳碳键。例如：

$$R-X \begin{cases} \xrightarrow{^-CN} RCN \\ \xrightarrow{^-C\equiv C-R'} R-C\equiv C-R' \\ \xrightarrow{Na^+ \ ^-CH(COOC_2H_5)_2} RCH(COOC_2H_5)_2 \\ \xrightarrow{Mg,\text{无水醚}} RMgX \xrightarrow[H_3O^+]{} RCH_2CH_2OH \\ \xrightarrow{Na} R-R \end{cases}$$

（2）羰基化合物与含碳的亲核试剂进行加成　这是有机合成中非常重要的一类反应。

$$R-\overset{\displaystyle O}{\overset{\displaystyle \|}{C}}-H(R') \begin{cases} \xrightarrow{R''MgX} \xrightarrow{H_3^+O} R-\overset{\displaystyle R''}{\underset{\displaystyle H(R')}{\overset{\displaystyle |}{\underset{\displaystyle |}{C}}}}-OH \\ \xrightarrow{NaC\equiv CR''} \xrightarrow{H_3^+O} R-\overset{\displaystyle C\equiv CR''}{\underset{\displaystyle H(R')}{\overset{\displaystyle |}{\underset{\displaystyle |}{C}}}}-OH \\ \xrightarrow{HCN} (R')H-\overset{\displaystyle OH}{\underset{\displaystyle CN}{\overset{\displaystyle |}{\underset{\displaystyle |}{C}}}}-R \end{cases}$$

$$2RCH_2CHO \xrightarrow{OH^-} RCH_2\overset{OH}{\overset{|}{CH}}\underset{R}{\overset{|}{CH}}CHO \xrightarrow{-H_2O} RCH_2CH=\overset{R}{\overset{|}{C}}CHO \quad \text{（羟醛缩合）}$$

$$\underset{(R')H}{\overset{R}{C}}=O + (C_6H_5)_3P=\overset{R''}{\underset{R'''}{C}} \longrightarrow \underset{(R')H}{\overset{R}{C}}=\overset{R''}{\underset{R'''}{C}} \quad \text{（Wittig 反应）}$$

$$RCOOC_2H_5 + R'CH_2COOC_2H_5 \xrightarrow{-HOC_2H_5} R'\underset{COOC_2H_5}{\overset{|}{CH}}COR \quad \text{（Claisen 酯缩合）}$$

$$RCOOR' \xrightarrow{R''MgX} R-\overset{\displaystyle O}{\overset{\displaystyle \|}{C}}-R'' \xrightarrow{R''MgX} \xrightarrow{H^+} R-\overset{\displaystyle OH}{\underset{\displaystyle OR''}{\overset{\displaystyle |}{\underset{\displaystyle |}{C}}}}-OR''$$

（3）芳环上的亲电取代。例如：

$$PhH + R-X \xrightarrow{AlCl_3} Ph-R$$

$$PhH + R'COCl \xrightarrow{AlCl_3} Ph-\overset{\displaystyle O}{\overset{\displaystyle \|}{C}}-R$$

$$PhH + CH_2=CH-CH_3 \xrightarrow{AlCl_3} Ph-CH(CH_3)_2$$

2. 碳链的缩短

在有机合成中，有时需要缩短碳链以满足目标化合物的结构要求，常见缩短碳链的反应如下。

（1）脱羧反应　羧酸的脱羧反应或羧酸衍生物的降解是使碳链减少一个碳原子的常用方法。例如：

$$RCH(COOC_2H_5)_2 \xrightarrow[H_3O^+]{OH^-} \underset{\underset{COOH}{|}}{RCHCOOH} \xrightarrow[-CO_2]{\triangle} RCH_2COOH$$

$$RCONH_2 \xrightarrow[NaOH]{X_2} RNH_2 + Na_2CO_3 \quad （Hofmann \ 降解反应）$$

（2）卤仿反应

$$RCOCH_3 \xrightarrow{I_2, NaOH} RCOONa + CHI_3 \quad （碘仿反应）$$

（3）氧化反应 当原料分子中有 C=C 或 C≡C 存在时，这些不饱和键是切断碳链的有利部位，用合适的氧化剂能使烯烃碳链发生氧化裂解；酮在过氧酸作用下发生 C=C 键的断裂。例如：

$$RCH=CHR' \xrightarrow[H^+]{KMnO_4} RCOOH + R'COOH$$

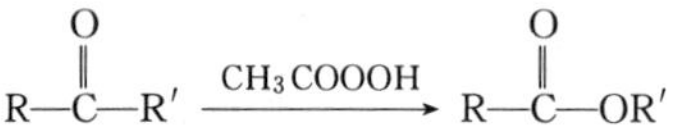

$$\underset{}{\overset{O}{R-C-R'}} \xrightarrow{CH_3COOH} \overset{O}{R-C-OR'} \quad （-R'>-R） \ Baeyer\text{-}Villiger \ 反应$$

3. 碳链的成环

在有机合成中，当所要合成的目标化合物的分子结构中含有碳环时，需要应用链状化合物的成环反应。

（1）三、四元环 三、四元环可用分子内的取代反应或用碳烯与烯键的加成反应来合成。例如：

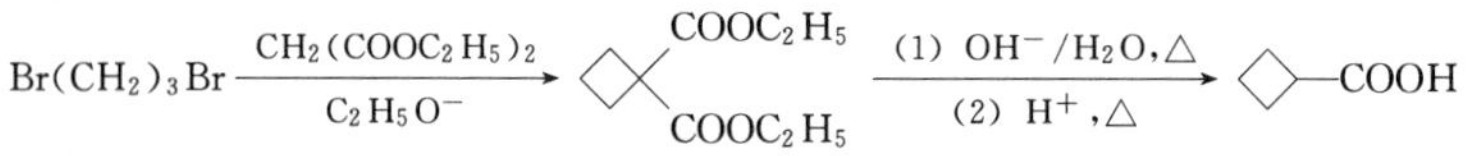

$$Br(CH_2)_3Br \xrightarrow[C_2H_5O^-]{CH_2(COOC_2H_5)_2} \overset{COOC_2H_5}{\underset{COOC_2H_5}{\diamondsuit}} \xrightarrow[(2) \ H^+, \triangle]{(1) \ OH^-/H_2O, \triangle} \diamondsuit\!-\!COOH$$

（2）五元环 五元环容易由分子内缩合反应得到。例如：

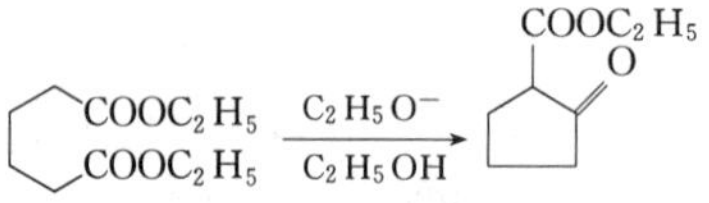

$$\overset{COOC_2H_5}{\underset{COOC_2H_5}{\bigcirc}} \xrightarrow[C_2H_5OH]{C_2H_5O^-} \quad （分子内酯缩合反应）$$

（3）六元环 六元环除可由分子内酯缩合（Dieckmann）反应合成外，也可由分子内羟醛缩合而得到或由芳香族化合物的还原得到。例如：

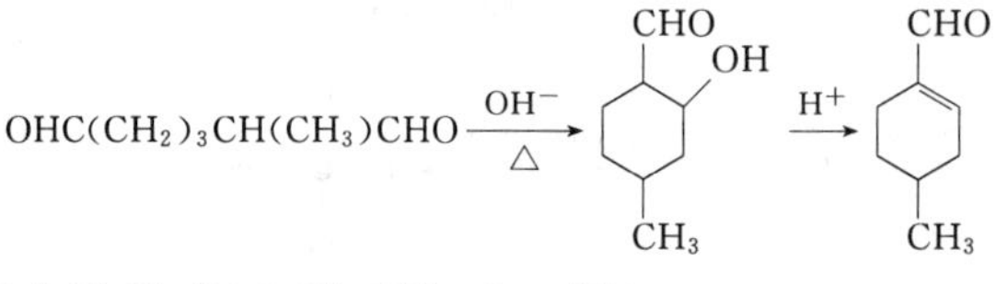

$$OHC(CH_2)_3CH(CH_3)CHO \xrightarrow[\triangle]{OH^-} \quad \xrightarrow{H^+} \quad （分子内羟醛缩合）$$

而更广泛应用的方法是 [4+2] 环加成。例如：

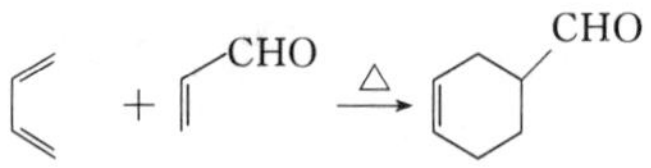

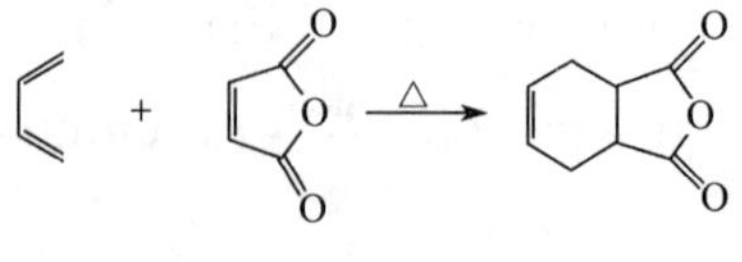

四、官能团的变化

在有机合成中除了考虑满足目标分子碳链的结构要求外，在适当部位引入所需要的官能团也是最基本的步骤之一。在合成目标化合物时，最理想的情况是在组成碳骨架的过程中把官能团引入到指定的位置上，在多数情况下还必须进行官能团的相互转变或消除。在利用多官能团化合物作原料时，往往需要把一个官能团保护起来，经过一步或几步反应后，再去掉保护基。有机合成的过程中也常预先引入一导向基团，使分子中某一位置活化或钝化来增加反应的选择性，反应完后再将该基团除去。

（一）官能团的形成

1．C＝C 双键的形成

（1）卤代烷脱卤化氢或醇脱水　　在催化剂作用下，卤代烷脱卤化氢或醇进行分子内脱水，形成含碳碳双键的烯烃，脱卤化氢或脱水符合扎依采夫规则。例如：

$$RCH_2CH_2X \xrightarrow[\triangle]{KOH/醇} R{-}CH{=}CH_2 + H_2O$$

$$RCH_2{-}\underset{\underset{X}{|}}{C}HCH_3 \xrightarrow[\triangle]{KOH/醇} RCH{=}CHCH_3 + HX$$

$$RCH_2CH_2OH \xrightarrow[\triangle]{H_2SO_4} R{-}CH{=}CH_2 + H_2O$$

$$RCH_2{-}\underset{\underset{OH}{|}}{\overset{\overset{CH_3}{|}}{C}}{-}CH_3 \xrightarrow[\triangle]{H_2SO_4} R{-}CH{=}\overset{\overset{CH_3}{|}}{C}{-}CH_3 + H_2O$$

（2）连二卤代烷脱卤素　　连二卤代烷在金属锌或镁的作用下，可脱去卤素形成C＝C双键。

$$\underset{\underset{Br}{|}}{-}\overset{|}{C}{-}\underset{\underset{Br}{|}}{\overset{|}{C}}{-} \xrightarrow{Zn,\ 乙酸} \diagup C{=}C \diagdown + ZnBr_2$$

2．C≡C 叁键的形成

（1）二卤代烷消除卤化氢　　邻二卤代烷或同碳二卤代烷与强碱醇溶液共热，则失去两分子卤化氢形成 C≡C 叁键。

$$\underset{\underset{X}{|}\underset{X}{|}}{\overset{\overset{H}{|}\overset{H}{|}}{-C{-}C-}} \left(或 \underset{\underset{X}{|}\underset{H}{|}}{\overset{\overset{X}{|}\overset{H}{|}}{-C{-}C-}}\right) \xrightarrow[-2HX]{强碱/\triangle} -C{\equiv}C-$$

（2）乙炔的烷基化

$$RC{\equiv}CNa + R'X \longrightarrow RC{\equiv}CR' + NaX$$

3．分子中引入羟基

（1）烯烃的水合　　在酸催化下，烯烃与水加成生成醇，不对称烯烃与水加成遵循马氏加成规则。例如：

$$CH_3CH{=}CH_2 + H_2O \xrightarrow{催化剂} CH_3\underset{\underset{OH}{|}}{C}HCH_3$$

（2）卤代烃的水解

$$RCH_2X \xrightarrow[H_2O]{NaOH} RCH_2OH$$

（3）醛、酮、酸或酯的还原　　还原剂 $NaBH_4$、$LiAlH_4$ 或（Na＋醇）都能将醛、酮还原成伯醇、仲醇。例如：

$$CH_3(CH_2)_5CHO \xrightarrow[(2)H^+,H_2O]{(1)LiAlH_4,干醚} CH_3(CH_2)_5CH_2OH$$

$$CH_3(CH_2)_4\overset{\displaystyle CCH_3}{\underset{\displaystyle O}{|}} \xrightarrow{Na,C_2H_5OH} CH_3(CH_2)_4\overset{\displaystyle CHCH_3}{\underset{\displaystyle OH}{|}}$$

化学还原剂不能还原 C═C 双键。但催化加氢可将 C═O 双键和 C═C 双键同时还原。例如：

$$CH_2═CHCH_2CHO \xrightarrow[\text{催化剂}]{H_2} CH_3CH_2CH_2CH_2OH$$

$LiAlH_4$ 也常用来还原酸及酯成醇。例如：

$$(CH_3)_3CCOOH \xrightarrow[(2)H^+,H_2O]{(1)LiAlH_4,\text{干醚}} (CH_3)_3CCH_2OH$$

$$CH_3CH═CHCH_2COOCH_3 \xrightarrow[(2)H^+,H_2O]{(1)LiAlH_4,\text{干醚}} CH_3CH═CHCH_2CH_2OH$$

（4）格氏试剂合成法　伯、仲、叔卤代烃与金属镁作用可生成相应的烷基卤化镁（格氏试剂），后者与醛、酮反应，生成伯仲、叔醇；而与环氧乙烷作用则可得到碳链多 2 个碳原子的伯醇。

$$(CH_3)_2CHMgBr \xrightarrow{CH_3CHO} (CH_3)_2\overset{\displaystyle CHCH_3}{\underset{\displaystyle OMgBr}{|}} \xrightarrow{H^+,H_2O} (CH_3)_2\overset{\displaystyle CHCH_3}{\underset{\displaystyle OH}{|}}$$

$$CH_3CH_2MgBr \xrightarrow[(2)H^+,H_2O]{(1)CH_3COCH_3} CH_3CH_2\overset{\displaystyle C(CH_3)_2}{\underset{\displaystyle OH}{|}}$$

4. C—X 键的形成

（1）醇能与卤化试剂反应形成 C—X 键，生成卤代烃。例如：

$$CH_3CH_2CH_2CH_2OH+HBr \xrightarrow[\text{回流}]{H_2SO_4} CH_3CH_2CH_2CH_2Br+H_2O$$

$$CH_3CH_2CH_2CH_2OH+SOCl_2 \longrightarrow CH_3CH_2CH_2CH_2Cl+HCl\uparrow+SO_2\uparrow$$

（2）由烃制备得到含 C—X 键的卤代烃。例如：

$$CH_2═CH_2+Cl_2 \longrightarrow \overset{\displaystyle CH_2—CH_2}{\underset{\displaystyle |\qquad|}{Cl\quad Cl}}$$

$$CH_3CH═CH_2+HBr \longrightarrow CH_3\overset{\displaystyle CHCH_3}{\underset{\displaystyle Br}{|}}$$

$$CH_2═CHCH_3+Cl_2 \xrightarrow{500℃} \overset{\displaystyle CH_2═CHCH_2}{\underset{\displaystyle Cl}{|}} +HCl$$

（3）卤素交换

$$CH_2═CHCH_2Cl+NaI \xrightarrow{\text{丙酮}} CH_2═CHCH_2I+NaCl$$

5. 羰基的形成

（1）醇的氧化　伯醇、仲醇可被氧化成醛、酮。例如：

$$(CH_3)_3CCH_2OH \xrightarrow[\triangle]{K_2Cr_2O_7,H^+} (CH_3)_3CCHO$$

$$CH_3(CH_2)_5\overset{\displaystyle CHCH_3}{\underset{\displaystyle OH}{|}} \xrightarrow[\triangle]{K_2Cr_2O_7,H^+} CH_3(CH_2)_5\overset{\displaystyle CCH_3}{\underset{\displaystyle O}{|}}$$

（2）芳环的酰化反应　芳烃的芳环在催化剂无水三氯化铝的作用下，与酰氯或酸酐进行酰基化反应，则在芳环上引入羰基。例如：

$$\text{（苯环）} + R-\underset{\underset{O}{\|}}{C}-Cl \xrightarrow{AlCl_3} \text{（苯环）}-\underset{\underset{O}{\|}}{C}-R$$

6. 羧基的形成

（1）腈的水解　伯卤代烷与氰化钠反应，生成腈。腈在酸性或碱性条件下进行水解反应生成羧酸。例如：

$$CH_3(CH_2)_3Br \xrightarrow{NaCN} CH_3(CH_2)_3CN \xrightarrow[\text{(2)}H^+]{\text{(1)}H_2O,NaOH} CH_3(CH_2)_3COOH$$

（2）伯醇或醛的氧化　氧化剂 $K_2Cr_2O_7/H_2SO_4$ 或 $KMnO_4$ 可将伯醇或醛氧化成羧酸。例如：

$$CH_3CH_2CH_2OH \xrightarrow[H_2SO_4]{K_2Cr_2O_7} CH_3CH_2CHO \xrightarrow[H_2SO_4]{K_2Cr_2O_7} CH_3CH_2COOH$$

（3）格氏试剂与 CO_2 反应。

$$\text{（苯环）}-MgBr \xrightarrow{CO_2} \text{（苯环）}-\underset{\underset{O}{\|}}{C}-OMgBr \xrightarrow{H_3O^+} \text{（苯环）}-\underset{\underset{O}{\|}}{C}-OH$$

以上介绍了在分子中引入不饱和键、羟基、碳卤键、羰基、羧基的方法。这些方法在前面的有关章节中作过详细的讲述。在这里较集中地进行介绍，目的是在进行有机合成时，如果遇到在分子中需要引入上述某个官能团的情况时，可从引入这种官能团的多种方法中选择出最合适的方法。

（二）官能团的消除

结构中的卤素、醇羟基可通过消除反应而除去，而醛、酮羰基可通过黄鸣龙反应转变为亚甲基而除去；羧酸及羧酸的衍生物可通过与 $LiAlH_4$ 反应而转变为羟基。而芳伯氨基可通过形成重氮盐的方法进一步与次磷酸作用而除去。

$$\underset{\underset{OH}{|}}{\overset{\overset{H}{|}}{C}}-\underset{\underset{}{}}{\overset{\overset{OH}{|}}{C}} \xrightarrow[-H_2O]{H^+} C=C \xrightarrow[\text{催化剂}]{H_2} \overset{H}{\underset{}{}}C-C\overset{H}{\underset{}{}}$$

$$R-\underset{\underset{O}{\|}}{C}-R' + H_2NNH_2 \xrightarrow[(HOCH_2CH_2)_2O,\triangle]{NaOH} RCH_2R'$$

$$R-\underset{\underset{O}{\|}}{C}-NH_2 + NaOBr \xrightarrow{NaOH} RNH_2 + Na_2CO_3$$

$$ArNH_2 \xrightarrow[\text{低温}]{HNO_2,HCl} ArN_2^+Cl^- \xrightarrow{H_3PO_2} ArH$$

（三）官能团的相互转化

烷、烯、炔、卤代烷、醇、醛、酮、酸、腈、酯、胺等都可以互相转化，我们应该熟悉这些反应。在不改变碳链结构及官能团位置的情况下，氧化程度相同的官能团可以通过取代反应互相转变。氧化程度不同的官能团则通过氧化和还原互相转变。烯键、炔键和有些官能团则利用消除与加成反应互相转变。例如：

$$\overset{H\ X}{\underset{}{}}C-C \underset{HX}{\overset{-HX}{\rightleftharpoons}} C=C$$

$$-CH_2Br \underset{PBr_3}{\overset{OH^-}{\rightleftharpoons}} -CH_2OH$$

$$\diagdown CH-OH \underset{[H]}{\overset{[O]}{\rightleftharpoons}} \diagdown C=O$$

$$-\overset{|}{\underset{|}{C}}-OH \underset{OH^-}{\overset{RCOCl}{\rightleftharpoons}} -\overset{|}{\underset{|}{C}}-O-\overset{O}{\overset{\|}{C}}-R$$

（四）官能团的保护

在进行有机合成时，若某一试剂对分子中其他的基团或部位也能同时反应，则需要将保留的基团用一个试剂先保护起来，待反应完成后再将保护基团还原为原来的官能团。一些常见官能团的保护方法如下。

1. 氨基的保护

氨容易被氧化，常用的保护法有如下几种。

（1）变成盐

$$\diagdown \overset{..}{N}-H \overset{H^+}{\longrightarrow} \diagdown \overset{+}{N}H_2 \overset{OH^-}{\longrightarrow} \diagdown \overset{..}{N}-H$$

对氧化剂稳定

（2）变成酰胺、磺酰胺或酰亚胺

$$\diagdown NH \underset{或(CH_3CO)_2O}{\overset{CH_3COCl}{\longrightarrow}} \diagdown N-\overset{O}{\overset{\|}{C}}-CH_3 \overset{H^+或OH^-}{\longrightarrow} \diagdown NH$$

对氧化剂、烃化剂均稳定

2. 羟基的保护

醇、酚羟基易被氧化。常用的保护法如下。

（1）变成醚

$$\langle\bigcirc\rangle-OH \overset{NaOH}{\longrightarrow} \langle\bigcirc\rangle-ONa \overset{CH_3I}{\longrightarrow} \langle\bigcirc\rangle-OCH_3 \overset{H^+}{\longrightarrow} \langle\bigcirc\rangle-OH$$

对氧化剂稳定

（2）变成酯

$$-COOH+HOR \overset{H^+}{\longrightarrow} -COOR \underset{或H^+}{\overset{OH^-,H_2O}{\longrightarrow}} -COOH$$

对氧化剂稳定

3. 羰基的保护

醛、酮的羰基与多种试剂发生反应，常用变成缩醛、缩酮的办法进行保护。

$$\diagdown C=O \underset{干\ HCl}{\overset{CH_3OH}{\longrightarrow}} \overset{OCH_3}{\underset{OCH_3}{\overset{|}{\underset{|}{C}}}} \overset{H_3O^+}{\longrightarrow} \diagdown C=O$$

对氧化剂、还原剂、碱都稳定

环状的缩醛（酮）比开链的缩醛（酮）更稳定，因此，对于酮的保护尤其宜用乙二醇。

$$\diagdown C=O \underset{干\ HCl}{\overset{HO-\atop HO-}{\longrightarrow}} \overset{O\diagdown}{\underset{O\diagup}{\overset{|}{\underset{|}{C}}}} \overset{H_3O^+}{\longrightarrow} \diagdown C=O$$

4. 羧基的保护

羧酸羧基一般转变为甲酯或乙酯来保护，其作用对于脱羧、成盐等反应稳定。

（五）导向基的应用

在有机合成过程中，在分子中预先引入一基团，使某一位置活化或钝化来增加反应的选择性，待反应完成后又被去掉的基团称为导向基。显然，对导向基的要求和保护基是一样，既便于引入且引入后有利于合成的顺利进行；又便于去掉，以恢复分子的本来面目。

（1）活化导向　它常是导向的主要手段。芳烃的取代常利用引入氨基导向，例如，合成1,3,5-三溴苯，直接用苯溴化是得不到的，但在苯环上引入—NH_2基，然后溴化，由于氨基使邻、对位高度活化，很容易就得到 2,4,6-三溴苯胺，然后去掉氨基就可得到 1,3,5-三溴苯。

（2）钝化导向　例如合成对溴苯胺。苯胺溴化得到三溴苯胺，若只想使苯环中氨基的对位引入一个溴原子，就需对氨基引入一个钝化基团——酰胺基，以降低氨基的活化能力，同时增加了氨基邻、对位的空间位阻，因此溴化可以得到对溴苯胺。

（3）封闭特定位置导向　此法就是利用"闭塞基"将反应分子中无需反应而特别活泼有可能优先反应的位置占据住（亦称封闭住），从而使欲进入分子的基团进入不太活泼而确定需要进入的位置。例如，合成邻氯甲苯，直接由甲苯氯化得到邻位与对位氯甲苯，但如将甲苯对位磺化再氯化，后经水蒸气蒸馏处理即可得到邻氯甲苯。

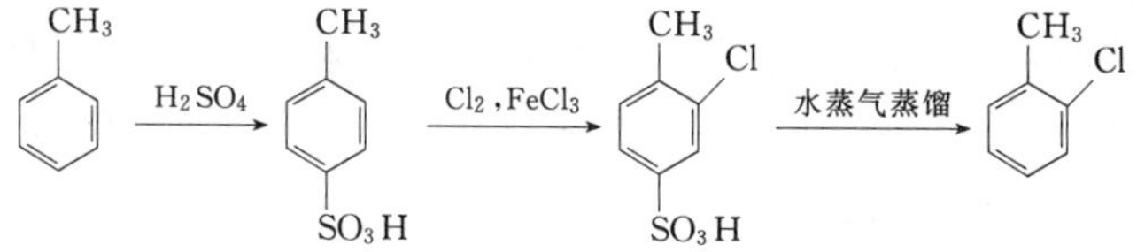

五、合成路线的选择

我们在学习有机化学的过程中已经看到，合成一种有机化合物往往可由相同（或不同）的原料经由多种反应途径（即合成路线）得到。任何一条合成路线，只要能合成出所要的化合物，应该说都有一定的合理性。然而，在同样被认为是合理的路线之间，却有着有效程度大小的差别。如颠茄酮的合成有下列两条路线：一是维尔斯泰特于 1896 年以环庚酮为原料合成颠茄酮（麻醉剂）的路线，前后经历 17 步反应。

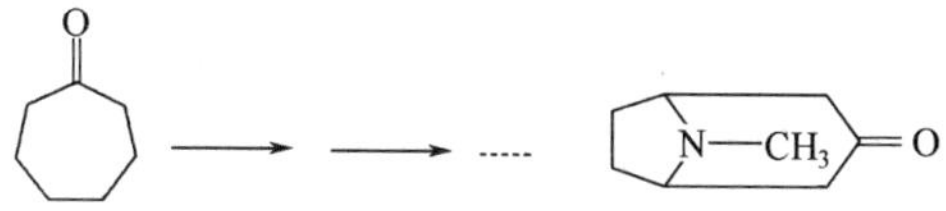

尽管这一路线每一步的产率都较高，但由于合成步骤太多而使总产率大大降低，只有0.75％。然而在当时的情况下能够人工合成出来，的确是对有机合成的一大贡献。它不仅证明了颠茄碱的结构，而且从结构上讲它是一个新型环状化合物。1917 年鲁滨逊设计出了第二条合成路线，仅用两步，总产率达 90％，反应如下：

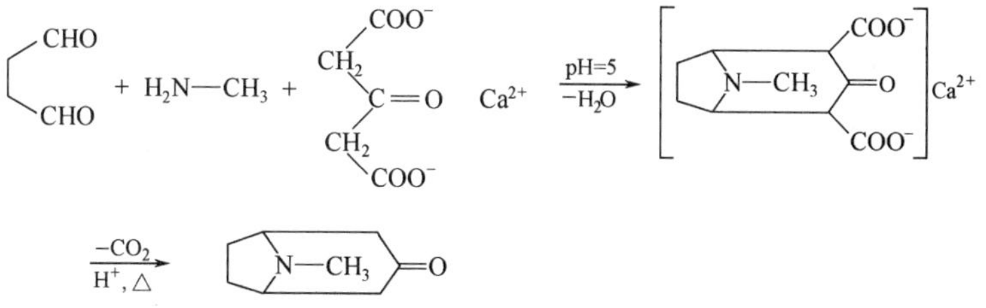

比较以上两条合成路线，第二条比第一条要优越得多，因为步骤少节省了很多原材料和设备，且总产率高。

由此看出，维尔斯泰是着眼于选择一个合适的分子骨架，靠变换官能团达到目的，而鲁滨逊却是剖析分子的整体，注意到颠茄酮分子中含有 N—C—C—C=O 结构单元，创造性地运用 Mannich 反应，在合成分子骨架的同时引入官能团。显而易见，后者的合成设计思路更优越。

从理论上讲，任何一个化合物都可设计出多条不同的合成路线。而合成路线是由一些具体的反应按照一定的逻辑思维组合起来的。一般说来，一个好的有机合成路线应该符合下列 3 个基本要求。

（1）合成的步骤要尽可能少　这不仅可节省反应时间，而且可使合成总产率大大提高。例如，对于一个需要十步才能完成的合成，即使每步产率都达到 90％，最后的总产率也只有 35％，若合成步骤仅三步时，其总产率就可提高到 73％。

（2）副反应少，产率高　由于有机化合物分子结构的复杂性，导致有机反应在发生主反应的同时，一些副反应也常伴而生，使主要产物的产率降低，这就要求应尽力选择较少副反应的合成路线，以提高产品的产率。

（3）便宜、易得　一般含 5 个碳以下的单官能团化合物往往都有商品供应，因而合成时常被采用。有些化合物的合成也可利用已知结构、来源丰富的天然产物作为原料。

此外，一个最佳的合成路线设计还应该包括：力求采用易于实现的反应条件和反应设备，如室温（或略高于室温）、常压（或略高于常压）等，以及三废的治理与综合利用，这对于维护人类的生存环境有十分重要的意义。

习　题

试用"逆向合成法"设计下列药物的合成路线。

（1） 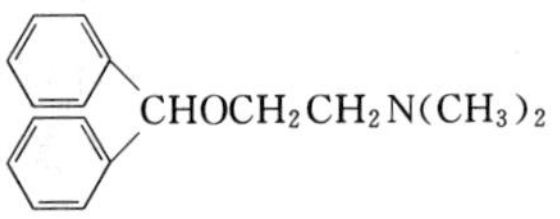　$CHOCH_2CH_2N(CH_3)_2$

（2） 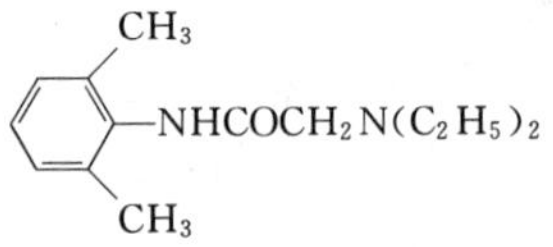　$NHCOCH_2N(C_2H_5)_2$ （2,6-二甲基苯基）

（3）　$CH_2=CHCH_2$ 和 $CH_3CH_2CH_2(CH_3)$ 取代的巴比妥酸结构

（4）　$OCH_2CH(OH)CH_2NHCH(CH_3)_2$ （萘基）

（5）　$CH_3—N$ 哌啶 $COOC_2H_5$ 苯基

（6）　$CH_3CONH—\text{（苯环）}—OH$

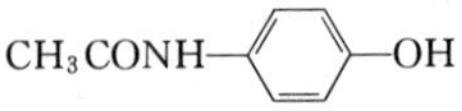

（7） 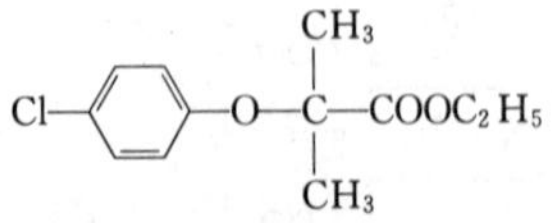　$Cl—\text{（苯环）}—O—C(CH_3)_2—COOC_2H_5$

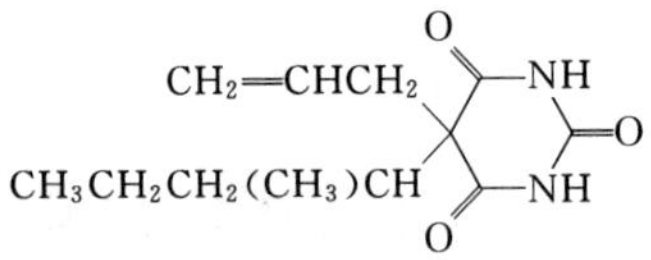

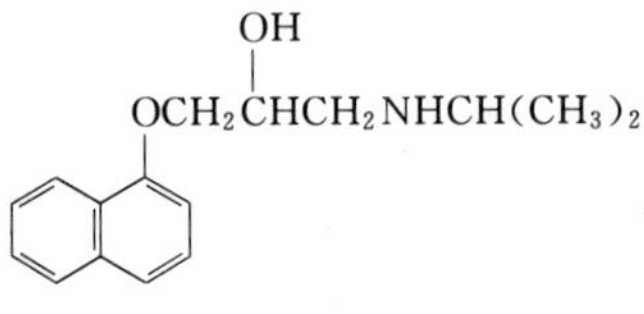

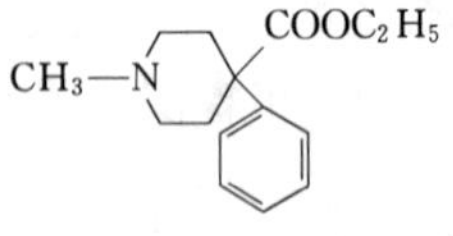

（侯伟雄）

第十五章 有机化学与药学

一、有机化学与药学专业课

有机化学是药学的专业基础课。无论是药物的合成、药物理化性质、药物的分析、药物剂型的选择以及天然药物的性质及提取工艺，都需要具有扎实的有机化学的知识；有机化学同时还是学习药理学、生物化学的基础。

我们知道大多数药物属于有机化合物，掌握了有机化学的基础知识可以更好地理解药物的化学性质。药物的性质与结构的关系非常密切，构效关系是药物化学中的一项重要内容。

在前面的章节中，我们学习过不饱和烃，知道碳碳双键和碳碳叁键被氧化；也学习过醇酚醚，知道醇具有水溶性的羟基、酚易氧化、具有弱酸性、可与三氯化铁作用显色、醚遇酸和加热的条件易水解等性质；还学习过醛的银镜反应；甲基酮的卤仿反应；羧酸与碱的成盐反应等。这些基础知识在学习药物化学的过程中显得非常重要，现以镇痛药吗啡为例，给予说明。吗啡结构如下：

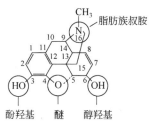

吗啡结构中的 C_5、C_6、C_9、C_{13}、C_{14} 为手性碳原子，天然品为左旋体。吗啡含有酚羟基，与酚羟基相关的性质有：①弱酸性，吗啡的酚羟基 pK_a 为 9.51；②显色反应，吗啡与三氯化铁作用而显蓝色；③酚羟基使芳环活化，酚羟基和醚氧基使苯环活化，使吗啡易被氧化变质。苯环被活化后电子去密度升高，尤其是 C_2 位，可利用 C_2 位反应性进行鉴别。C_2 位与对氨基苯磺酸的重氮盐偶联，而呈黄色。又如 C_2 位经亚硝化、氧化之后，再与氨水成盐而呈黄棕色。

吗啡的结构中含有芳环，可与甲醛、硫酸反应呈紫红色，此为芳环检出反应。

吗啡的结构含有醇羟基，在酸性条件下可发生重排反应和脱水反应。

吗啡的结构含有不饱和键，可与溴加成，亦可被高锰酸钾氧化。

吗啡的结构中含有叔氮原子，显示出碱性，叔胺氮呈碱性，pK_b 为 8.31，因此吗啡为两性化合物。但碱性稍强，药用品为其盐酸盐。

从吗啡的性质理解中，涉及到多种官能团，不同的官能团有不同的相关性质，理解了这些官能团的特性基础上来理解药物的理化性质，就会容易得多。

有机化学在其他学科的学习过程中也起到非常重要的基础性的作用。生物化学中涉及到的糖、蛋白质、氨基酸、核酸等特殊的有机化合物，利用有机化学的基础知识可以更好地理解物质的生物活性和理化特性。这在前面的章节中已有介绍。

根据药物的相关性质，还可帮助理解药理学。例如有些药物结构不稳定，进入体内后易受酶或非酶因素的影响而破坏，例如普鲁卡因，该药易被水解和氧化，故作用时间较短；而另一些同类药物则因为具有较为稳定的结构，例如利多卡因，在体内不易被转化和破坏，故而作用时间长。有些药物具有较好的脂溶性，易形成肝肠循环，难被排出体外，过量服用易造成中毒反应，例如油溶性的维生素。而水溶性维生素则易随尿液等排泄物被排出体外，不易形成肝肠循环。同时根据药物理化性质可以更好地理解其配伍禁忌，例如苯妥英钠显碱性，该药不可与酸性药物配伍，因为两者相遇时会产生沉淀。而氢氧化铝不可与四环素类药物合用，因为两者会形成配合物而导致药效的消失。

天然药物的提取、分离、鉴定也要用到有机化学知识，因为大多数的天然药物也属于有机化合物。利用其中一些水溶性较大的活性物质可以用水作溶剂将其浸出，而水溶性差的药物可采用油溶性的溶剂或利用其酸性或碱性将其与碱或酸成盐而增大其水溶性。利用天然药物结构中的各类官能团的特性可以对其进行定性和定量分析。正因为药学专业课都要应用到有机化学的基础知识，更显示出其重要性。

二、有机化学在药物合成中的应用

大多数药物是有机化合物，在药物合成的过程中要充分应用有机化学的单元反应和有机合成方法。对于一个具体的药物，根据其结构进行拆解，应用逆向推导方法得出可能的原料，然后再将原料进行合理的组配，推导出可能的合成路线。当然，一条合成路线是否可行，应以实践为标准进行检验，而不能仅仅停留在理论上。

例如：局麻药普鲁卡因的合成。

$$H_2N-\underset{\text{芳伯氨基}}{\boxed{}}-\underset{\text{酯键}}{\boxed{\overset{O}{\underset{\parallel}{C}}-O}}-CH_2CH_2-\underset{\text{叔胺}}{\boxed{N}}\underset{CH_2CH_3}{\overset{CH_2CH_3}{}}\cdot HCl$$

从结构中我们可以看到普鲁卡因含有芳伯氨基，芳伯氨基可由硝基还原而成，而结构中含有酯键可由羧酸和醇脱水而得到。结构中还含有脂肪族叔胺的部分，脂肪族叔胺可由仲胺与卤代烃或环氧乙烷反应而得到。

$$O_2N-\underset{}{\bigcirc}-CH_3 \xrightarrow[\triangle(\text{甲基氧化})]{Na_2Cr_2O_7,H_2SO_4} O_2N-\underset{}{\bigcirc}-COOH \xrightarrow[(\text{酯化反应})]{HOCH_2CH_2N(CH_2CH_3)_2}$$

$$O_2N-\underset{}{\bigcirc}-COOCH_2CH_2N(CH_2CH_3)_2 \xrightarrow[(\text{硝基还原})]{Fe,HCl\ pH=4.2} H_2N-\underset{}{\bigcirc}-COOCH_2CH_2N(CH_2CH_3)_2$$

$$\xrightarrow[pH=4.5\sim5.0]{HCl,Na_2S_2O_4,NaCl} \left[H_2N-\underset{}{\bigcirc}-COOCH_2CH_2N(CH_2CH_3)_2\right]\cdot HCl$$

中间体的合成 $HOCH_2CH_2N(CH_2CH_3)_2$ 的合成。

$$(CH_3CH_2)_2NH \xrightarrow[(\text{加成})]{\overset{O}{\triangle}} (CH_3CH_2)_2NCH_2CH_2OH$$

在合成路线中应用了多个有机化学的单元反应，如氧化反应、酯化反应、还原反应、成盐反应和加成反应等。对于普鲁卡因这样的药物，合成路线还是比较简捷的，有些药物结构比较复杂，应用的反应类型就更多。因此，药物合成需要有充分的有机化学的基础。

三、有机化学在药物检验分析中的应用

（一）在药物定性分析方面的应用

1. 颜色反应

（1）显色反应　含有酚羟基或烯醇式羟基的药物可以与三氯化铁作用，生成有色的配位化合物。例如水杨酸与三氯化铁反应，生成紫堇色配位化合物，而吗啡与三氯化铁作用生成蓝色化合物。

（2）重氮化偶联反应　药物分子中的芳伯氨基，在酸性溶液中，与亚硝酸钠进行重氮化反应，其重氮盐与碱性 β-萘酚偶联后，生成有色的偶氮染料。如盐酸普鲁卡因、盐酸利多卡因等药物均能发生此类反应，生成橙黄到猩红色沉淀。

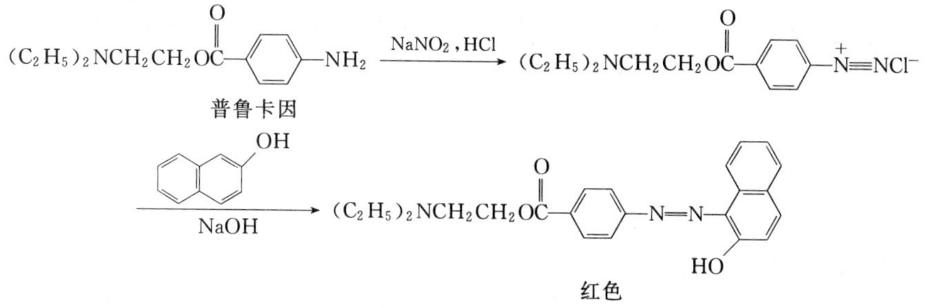

普鲁卡因
红色

（3）异羟肟酸铁反应　多为芳香酸及其酯类、酰胺类；例如，氯贝丁酯分子中具有酯结构，与盐酸羟胺及三氯化铁作用形成紫色的异羟肟酸铁。

青霉素分子中的内酰胺与羟胺作用生成羟肟酸衍生物，在中性溶液中与铁离子作用生成红色配位化合物。

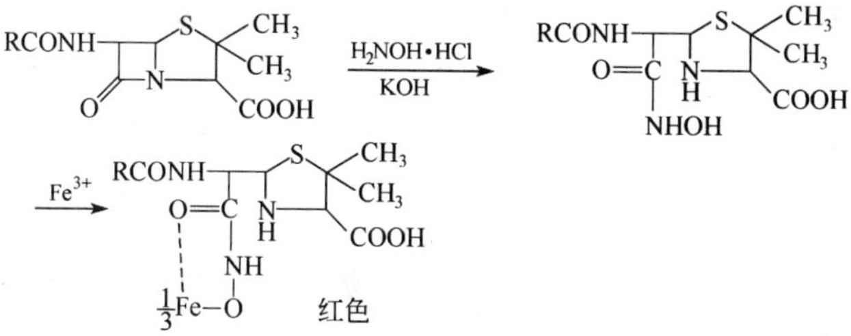

红色

（4）茚三酮显色反应　氨基酸类药物的水溶液中加入水合茚三酮试剂，加热，显蓝紫色，此系氨基酸的共性反应。谷氨酸及其片剂、盐酸精氨酸注射液均可用此反应进行鉴别。

（5）氧化还原显色反应及其他颜色反应　不少药物含有易被氧化的酚羟基、芳伯氨基、不饱和键、芳杂环等，受氧化剂作用，可出现不同的颜色变化，可利用这一特性进行鉴别。例如，维生素 E 水解生成的 α-生育酚可被铁离子氧化，生成对生育醌，同时生成亚铁离子，后者与 2,2-联吡啶生成血红色配离子。

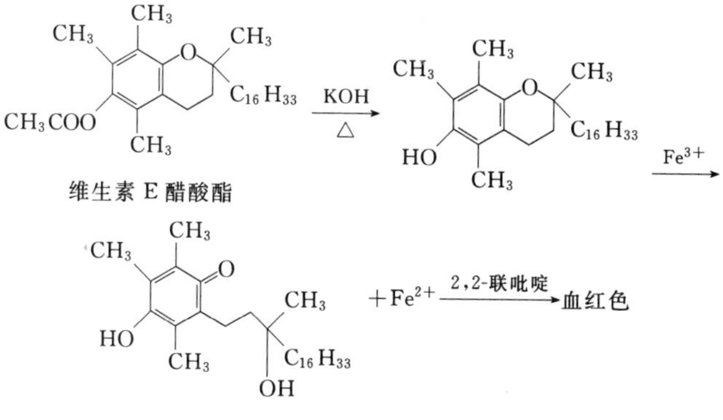

维生素 E 醋酸酯
血红色

2. 沉淀反应

（1）与重金属离子的沉淀反应　在一定条件下，药物和重金属离子反应，生成不同形式的沉淀。例如，巴比妥类药物的银盐反应，巴比妥类药物溶于碳酸钠溶液后，加入过量的硝酸银试剂，可产生白色沉淀。

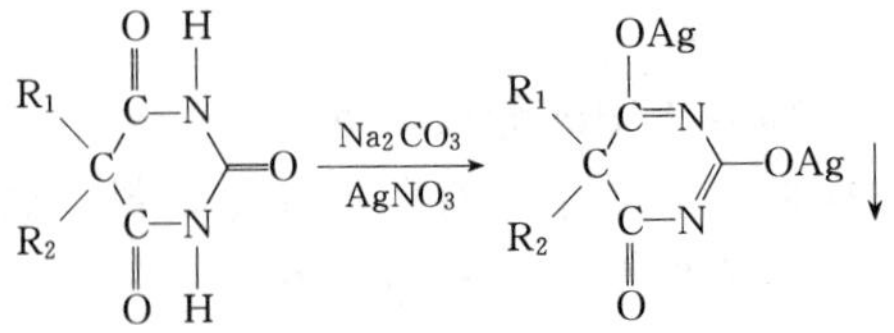

苯妥英钠与二氯化汞试剂作用后，产生白色汞盐沉淀，此沉淀不溶于氨水，巴比妥类药物也有此反应，但所得沉淀溶于氨水溶液，可供鉴别。

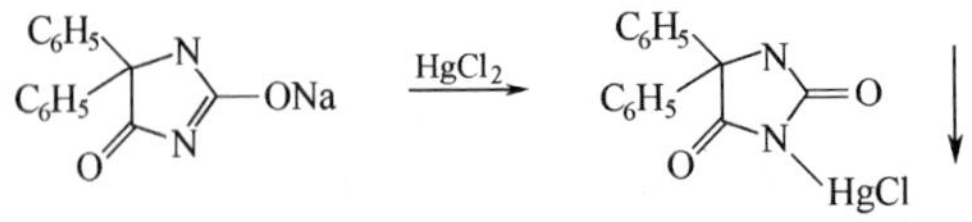

二巯丙醇与醋酸铅试液作用，生成硫醇铅盐黄色沉淀。例如：

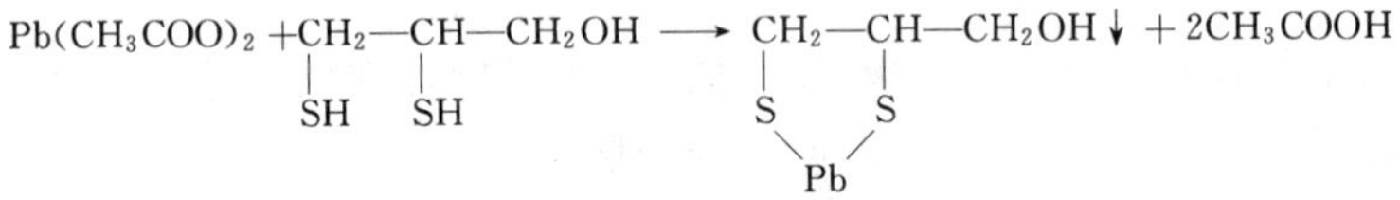

（2）与生物碱沉淀剂的反应　生物碱和具有生物碱类似结构的药物可与生物碱沉淀剂作用，生成有色沉淀。常见的生物碱沉淀剂有苦味酸、鞣酸、碘、碘化汞钾、碘化钾等。而生物碱为从生物体内提取的碱性含氮有机物，例如麻黄碱、烟碱、利舍平、可待因、奎宁阿托品等。

（3）其他沉淀反应　乙醇在碱溶液中可被碘氧化生成甲酸盐，并生成黄色碘仿的沉淀。

$$CH_3CH_2OH + 4I_2 + 6NaOH \longrightarrow \underset{\text{碘仿}}{CHI_3} \downarrow + 5NaI + HCOONa + 5H_2O$$

枸橼酸盐溶液中加入数滴高锰酸钾试液，加热，紫色即消失，枸橼酸被氧化为丙酮二酸。供试液分成两份，一份中加硫酸汞试液，另一份中逐滴加入溴试液，均生成白色沉淀。

（二）气体生成

（1）大多数的胺（铵）类药物、酰脲类药物以及某些酰胺类药物，可经强碱处理后，加热，产生氨（胺）气。例如，中枢兴奋药尼可刹米若与氢氧化钠共热，即产生二乙胺的臭气，并能使湿润的红色石蕊试纸变蓝；与碱石灰共热，可水解脱羧放出吡啶的臭气。

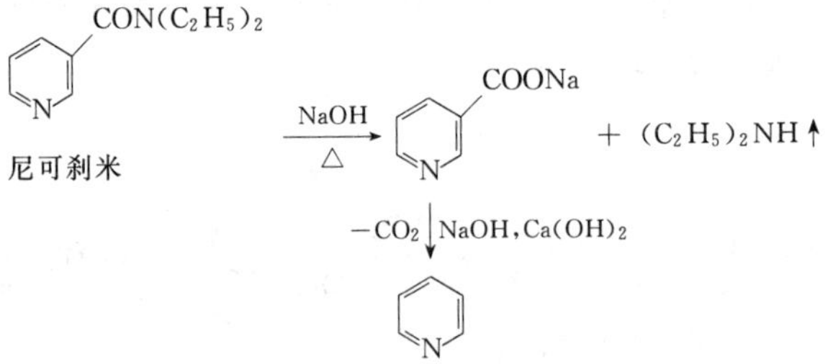

（2）化学结构中含硫的药物，可经强酸处理后，加热，生成硫化氢气体。例如，西咪替丁、阿苯达唑等药物灼烧后，放出的硫化氢能使醋酸铅试纸显黑色。这是含硫化合物的鉴别反应。

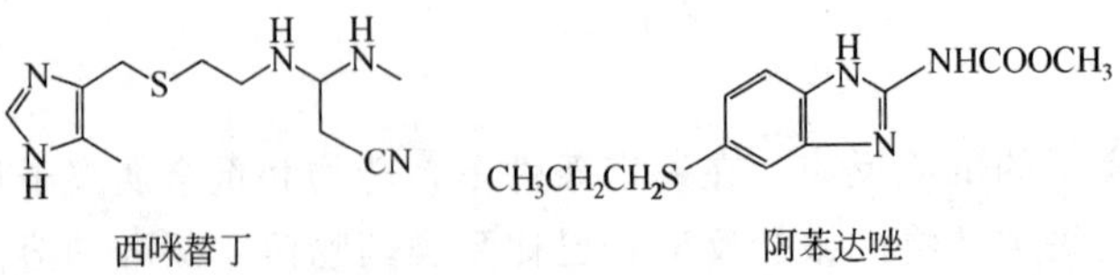

西咪替丁　　　　　　　　　阿苯达唑

210

（3）含碘有机药物经直火加热，可生成紫色碘蒸气；含醋酸酯和乙酰胺类药物，经硫酸水解后，加乙醇可产生乙酸乙酯的香味。例如，对乙酰氨基酚、乙酰水杨酸等含有乙酰基的药物，都可以经水解后得到乙酸，乙酸与乙醇受热即可释放出乙酸乙酯。

（4）其他。例如，甘油与硫酸氢钾共热，即产生丙烯醛的刺激性臭气。

$$\underset{\underset{OH}{|}}{CH_2} - \underset{\underset{OH}{|}}{CH} - \underset{\underset{OH}{|}}{CH_2} \xrightarrow{KHSO_4} CH_2 = CH - CHO + 2H_2O$$

（三）在药物定量分析方面的应用

1. 酸碱中和法

酸碱中和法在药典应用十分广泛，几乎有近一半的药物采用酸碱中和法测定其含量。药物结构中的酸性基团主要有磺酸基、羧基、酚羟基、烯醇式、酰亚胺结构等，可利用碱性滴定液对酸性药物进行滴定。例如，乙酰水杨酸是芳香酸酯类药物，分子结构中含有羧基，可用标准氢氧化钠溶液直接滴定，以酚酞为指示剂。

$$\text{（苯环）}\begin{matrix}-COOH\\-OCOCH_3\end{matrix} + NaOH \longrightarrow \text{（苯环）}\begin{matrix}-COONa\\-OCOCH_3\end{matrix} + H_2O$$

药物结构中的碱性基团主要有胍基、氨基、含氮杂环等，可利用酸性滴定液对碱性药物进行滴定。由于药物所含的碱性基团一般碱性较弱，故常采用非水酸碱滴定法。例如，盐酸氯胺酮的含量测定，是以醋酸作溶剂，采用高氯酸的冰醋酸溶液为滴定剂，以结晶紫为指示剂（必须加醋酸汞消除盐酸的干扰）。

$$2B \cdot HCl + Hg(CH_3COO)_2 \longrightarrow 2B \cdot CH_3COOH + HgCl_2$$
$$B \cdot CH_3COOH + HClO_4 \longrightarrow B \cdot HClO_4 + CH_3COOH \text{（B代表氯胺酮）}$$

2. 氧化还原法

习惯上按所用氧化剂的不同将氧化还原滴定法分为碘量法、铈量法、溴量法、高锰酸钾法、高碘酸法、亚硝酸钠法等。

二硫丙醇含有巯基，基于巯基具有强还原性，可采用碘滴定液直接滴定。

$$\underset{\underset{SH}{|}}{CH_2} - \underset{\underset{SH}{|}}{CH} - CH_2OH + I_2 \longrightarrow \underset{\underset{S}{|}}{CH_2} - \underset{\underset{S}{|}}{CH} - CH_2OH + 2HI$$

苯酚具有使苯环活化的酚羟基，可应用溴量法进行含量测定。

$$\text{（苯酚结构式）} + 2Br_2 \longrightarrow \text{（三溴苯酚结构式）} + HBr$$

普鲁卡因具有芳胺的结构，可用亚硝酸钠法进行含量测定。

$$H_2N-\text{（苯环）}-COOCH_2CH_2N(C_2H_5)_2 \xrightarrow[HCl]{NaNO_2} Cl^- + N \equiv \text{（苯环）}-COOCH_2CH_2N(C_2H_5)_2$$

凡含有邻位二元或多元羟基的化合物均能被高碘酸氧化生成相应的小分子酸或醛。例如，山梨醇的含量测定。

$$C_6H_{14}O_6 + 5HIO_4 \longrightarrow 2HCHO + 4HCOOH + 5HIO_3 + H_2O$$

四、高分子化合物在药学中的应用

药物制剂正向高、精、尖的方向发展，创造新的剂型、改进主药的药物动力学作用使药物制剂进入定时、定向、定位、高效的精密化给药阶段，这就需要许多新型的辅料。药用高分子材料有天然的、半合成的和化学合成的高分子化合物。

1. 天然高分子化合物和半合成高分子化合物

（1）淀粉　淀粉是人类最主要的食物，也是重要的工业原料。淀粉在药物制剂中被大量用作赋形剂，还用作葡萄糖等药物的原料，此外，淀粉还用于制备羧甲基淀粉钠（CMSNa）。CMSNa 由淀粉在碱存在下与一氯乙酸钠作用制得。

$$淀粉—OH + NaOOCCH_2Cl \xrightarrow{NaOH} 淀粉—OCH_2COONa$$
$$CMSNa$$

羧甲基淀粉钠具有较强的吸湿性，吸水后最多可使其体积溶胀 300 倍，但不溶于水，只吸水形成凝胶，不会使沉淀的黏度明显增加。本品可作药片及胶囊的崩解剂。

（2）纤维素及其衍生物　纤维素是自然界中最丰富的多糖，它是植物细胞的主要成分。纤维素经酸处理后可得微晶纤维素，微晶纤维素的黏合力很强，可用作的黏合剂、填充剂、崩解剂或润滑剂，片剂中的水溶性成分也可用微晶纤维素吸收。用脱脂棉制得的微晶纤维素是良好的赋形剂，其优点是可直接与药物混合后压片，免去制成的工序。

纤维素分子中的羟基可被酯化成各种纤维素酯，其中三醋酸酯几乎能与所有的医用辅料配伍，亦可作为透皮吸收的载体。其他乙酰化程度不同的醋酸纤维素可作为控释制剂的骨架或薄膜使用。

纤维素分子中的羟基被醚化后，生成各种纤维素醚类衍生物，如乙基纤维素、羟丙基纤维素、羧甲基纤维素钠等。乙基纤维素广泛用作缓释制剂、固体分散载体，适用于对水敏感的药物。羟丙基纤维素在制剂中广泛用作黏合剂或粒剂、薄膜包衣材料等。而羧甲基纤维素钠除药用为轻泻剂外，制剂上用作乳化剂、混悬剂、黏合剂和延效剂等。

2. 合成药用高分子材料

（1）聚丙烯酸和聚丙烯酸钠（PAA，PAA-Na）　它们的结构式如下：

$$\left[CH_2-CH\right]_n \quad \left[CH_2-CH\right]_n$$
$$\begin{array}{cc} | & | \\ C=O & COONa \\ | \\ OH \end{array}$$
$$PAA \qquad PAA\text{-}Na$$

聚丙烯酸及聚丙烯酸钠可作霜剂、搽剂、软膏、巴布剂等外用药剂及化妆品中作基质、拉稠剂、增黏剂和分散剂。在面粉发酵食品中用作保鲜剂、黏合剂等。聚丙烯酸钠可在交联剂作用下形成不溶性高聚物。这种高聚物大量用作医用尿布、吸血巾、妇女卫生巾等一次性复合卫生的主要填充剂或添加剂。

（2）卡波姆　卡波姆是英、美等国药典的药用高分子辅料之一，可由丙烯酸与烯丙基蔗糖共聚而成。卡波姆的分子式一般写成：

$$\left[CH_2-CH\right]_x\left[C_3H_5—蔗糖\right]_y$$
$$\begin{array}{c} | \\ COONa \end{array}$$

卡波姆为强吸湿性的白色松散粉末，无毒，对皮肤无刺激性，但对眼黏膜有严重的刺激。它在药物制剂生产中有广泛的应用，高分子量的卡波姆可作软膏、霜剂或植入剂的亲水性凝胶基质，高分子量的作助悬剂或辅助乳化剂，低分子量的可作内服或外用药液的增黏剂。卡波姆亦用于制备黏膜黏附片剂以达到缓释药物的效果。高聚物的大分子链可与黏膜的糖蛋白分子相互缠绕而使黏附的时间延长，与某些水溶性纤维素衍生物配伍使用效果更好。

（3）丙烯酸树脂　通常把丙烯酸酯、甲基丙烯酸等单体的共聚物作为药物制剂中的薄膜包衣材料，统称为丙烯酸树脂，实际是一大类的树脂。其中甲基丙烯酸与甲基丙烯酸甲酯的共聚物结构是：

$$\left[CH_2-CH\right]_{n_1}\left[CH_2-\underset{\underset{C=O}{|}}{\overset{\overset{CH_3}{|}}{C}}\right]_{n_2}$$
$$\underset{OH}{\overset{|}{C=O}}\qquad\underset{OCH_3}{\overset{|}{C=O}}$$

国产肠溶型Ⅰ号丙烯酸树脂乳液就是甲基丙烯酸-丙烯酸丁酯（1：1）的共聚物，分子量为 2.5×10^5。国产肠溶型Ⅱ号丙烯酸树脂乳液就是甲基丙烯酸-丙烯酸甲酯（1：1）的共聚物，分子量为 1.35×10^5。国产肠溶型Ⅲ号丙烯酸树脂乳液就是甲基丙烯酸-甲基丙烯酸甲酯（1：2）的共聚物，分子量为 2.5×10^5。丙烯酸树脂是一类无毒、安全的药用高分子材料。它主要用作片剂、小丸、硬胶囊等的薄膜包衣，随着树脂类型不同可作胃溶型薄膜包衣，肠溶型薄膜包衣，近年来丙烯酸树脂亦用于制备微胶囊，固体分散体，并用作控释，缓释药物剂型的包衣材料。

（4）聚乙烯醇（PVA）　聚乙烯醇可由聚醋酸乙烯醇解而制得，其结构式如下：

$$\left[CH_2-CH\right]_n$$
$$\underset{OH}{\overset{|}{\ }}$$

PVA 对眼、皮肤无毒，是一种安全的外用辅料，可用于糊剂、软膏、面霜、面膜及定型发胶等的制备。PVA 可用作药液的增黏剂，是一种良好的水溶性成膜材料，可用于制备缓释制剂和透皮给药制剂。

（5）聚乙烯吡咯烷酮（PVP）　聚乙烯吡咯烷酮又称聚维酮，结构式如下：

$$\left[\underset{CH-CH_2}{\overset{N}{\underset{|}{\ }}}{\overset{\ }{\ }}\right]_n$$

PVP 安全无毒，在液体药剂中，10％以上的 PVP 有助悬、增稠和胶体保护作用；更高浓度可延缓可的松、青霉素等的吸收。在药物片剂中，PVP 是优良的黏合剂，可作片剂薄膜包衣材料，着色包衣材料色素的分散剂，胶囊剂和眼用制剂等的辅料。PVP 有极强的亲水性和水溶性而非常适合作固体分散体载体，促进难溶药物的溶解，提高生物利用度和制剂的稳定性，也可用于制备骨架的缓释片。交联的聚乙烯吡咯烷酮可作片剂和崩解剂和填充剂、赋形剂。

（6）聚乙二醇（PEG）　聚乙二醇的结构式如下：

$$HO-\left[CH_2-CH-O\right]_n$$

可作软膏、栓剂的基质，常以固体及液态聚乙二醇混合使用以调节稠度、硬度及熔化温度；用于液体药物的助悬、增黏与增溶，常用的是液态聚乙二醇；作固体分散体的形体，用热精密仪器法制备一些难溶药物的低共溶物，加速药物的溶解与吸收，也可用于薄膜片的增塑剂、致孔剂。

（7）泊洛沙姆　泊洛沙姆是聚氧（化）乙烯-聚氧（化）丙烯的共聚物。其结构式如下：

$$HO(CH_2CH_2O)_a(\underset{CH_3}{\overset{\overset{CH_3}{|}}{CH}}CH_2OH)_b(CH_2CH_2O)_aH$$

泊洛沙姆无味，无臭，无毒，对眼黏膜、皮肤具有很高的安全性。它是目前使用的静脉乳剂中唯一的合成乳化剂。高分子量的亲水性的泊洛沙姆可作水溶性栓剂、亲水性软膏、凝胶、滴丸剂的基质。在口服制剂中，泊洛沙姆可增加药物的溶出度和吸收。在液体药剂中，可作增稠剂、助悬剂。近年来，利用高分子量的泊洛沙姆水凝胶制备药物控释制剂，如埋植剂、长效滴眼液等。

（侯伟雄）

实　验　篇

有机化学是一门以实验为基础的学科，有机化学实验是高职、高专药学类专业的必修课程。通过有机物的合成、分离、提纯、物理常数测定和性质实验等基本操作，培养学生实验基本操作技能和动手能力，为后续专业课的学习和药品的生产、检验等实际工作奠定基础。为此，学生在进行实验之前应当学习有机化学实验的基本知识。

第一部分　有机化学实验的基本知识

一、有机化学实验室规则

为确保有机化学实验的顺利进行，保证实验室和学生的安全，培养学生良好的实验方法和作风，学生实验前必须仔细阅读《实验室守则》，考虑有机化学实验的实际情况，学生应遵守如下规则。

① 严格遵守《实验室守则》，遵从老师的指导，操作规范，安全第一。

② 实验前做好准备工作，认真预习。阅读实验内容，了解实验目的要求，领会实验原理和操作步骤，熟悉实验注意事项。写好预习报告，才能进入实验室做实验。

③ 进入实验室，应穿白大衣工作服，不准穿拖鞋。遵守实验纪律，保持实验室安静，不得迟到、早退。

④ 先清点或领取仪器，并熟悉实验要用到的试剂及其用量、仪器和装置。按要求认真操作，细致观察，如实记录，实验如有异常，应及时报告老师，排除隐患，防止事故发生。

⑤ 具备一般的实验常识，有机试剂多数有毒，易挥发，取完试剂应立即盖好瓶子；密闭容器不能加热，以免发生爆炸；易燃、易爆物品，实验室内不得明火。

⑥ 实验应严肃认真，不得擅自离开实验场所。实验结束，将实验原始记录交指导老师检查。并洗净仪器、点齐放好，保持桌面整洁，水槽没有废纸等杂物。

⑦ 值日生负责打扫实验室卫生，并关好水、电、门、窗，经实验老师同意方能离开实验室。

二、有机化学实验室的安全知识

（一）有机化学实验室安全守则

① 熟悉实验室水、电总开关的位置，以及安全用具如灭火器材、沙箱和急救箱的放置地点和使用方法。

② 实验开始时应认真检查仪器有无破裂，装置是否漏气，经常注意实验进行的情况，实验可能会发生危险时，应使用防护镜、面罩、手套等，保证安全。

③ 使用易燃、易爆药品，应远离火源，室内不得使用酒精灯、电炉等，不得乱拉电源开关。禁用湿手接触电源，以防触电。点燃的火柴用后立即熄灭，不得乱扔。

④ 多数有机物有毒、易挥发，实验需要时应在抽风橱中进行。保持实验室空气流通良好，尽量避免吸入气体。有毒、易燃、易挥发有机物应专门回收，统一处理。

⑤ 实验试剂不得入口，由于有些试剂有腐蚀性，应避免接触到手。实验结束后要细心洗手。

⑥ 常压下，加热回流或蒸馏装置，必须与大气相通，不能造成密闭体系。

⑦ 无论常压或减压蒸馏，液体都不能蒸干，防止烧瓶过热而破裂或过氧化物分解发生爆炸。

（二）事故的处理和急救

有机化学实验的药品多数有毒、可燃、易爆或有腐蚀性，在有机化学实验室中，由于操作的疏忽，可能引起割伤、灼伤、烫伤、中毒和火灾或爆炸等事故。在进行实验时，应严格遵守操作规程，采取必要的安全和防护措施，大多数事故是可以避免的。一旦事故发生，沉着镇静应对，下面介绍几种实验室事故的处理方法。

1. 火灾的处理

如果实验室不慎发生火灾，应根据起火性质和原因，在老师的指导下积极灭火，其他人员需要撤离现场的，必须有秩序从安全通道进行分流，切勿惊慌失措。

有机溶剂比水轻，且多数与水不相溶，若用水灭火，火将随水漂浮在水面燃烧使火焰蔓延，因此，有机化学实验室通常不能用水灭火。若火势较小，如碰倒酒精灯在桌面起火或仪器着火，用数层湿布、毛毡覆盖或包裹，也可用沙子灭火；火势大时，要用灭火器灭火。若电器着火，应先切断电源，然后用不导电的二氧化碳或四氯化碳灭火剂的灭火器来灭火（四氯化碳有毒，灭火后应立即打开门窗使空气流通，以防中毒），决不能用水或泡沫灭火器灭火，以防触电。若衣服着火，切勿乱跑，可用毛毡覆盖在其身上或立即脱下衣服，必要时可卧地打滚。

2. 割伤的处理

玻璃割伤也是实验室常见的事故，仔细观察伤者伤口有无玻璃碎，应先把伤口处的玻璃碎取出。若伤势不重，用双氧水洗净伤口，涂上碘酒；或贴上止血贴。若伤口严重，先做止血处理，并立即送医务室就诊。

3. 药品灼伤的处理

（1）酸灼伤　皮肤灼伤应立即用大量水冲洗，然后用5％碳酸氢钠溶液洗涤后，涂上烫伤软膏。眼睛灼伤轻抹去眼睛外的酸，立即用生理盐水淋洗后，到医务室求诊。

（2）碱灼伤　皮肤灼伤可用水冲洗，再用硼酸溶液或1％醋酸溶液洗涤，涂上烫伤软膏。眼睛灼伤轻抹去眼睛外的碱，用生理盐水淋洗，再用硼酸溶液洗涤。

（3）溴灼伤　立即用水冲洗，再用酒精洗涤或用2％硫代硫酸钠溶液洗至伤处呈白色，然后涂上甘油或烫伤软膏。

4. 烫伤的处理

轻伤者涂烫伤软膏，重伤者涂烫伤软膏后立即送医务室诊治。

5. 中毒的处理

吸入气体中毒，将中毒者转移至室外，并解开衣领及钮扣。吞下毒物，先服牛奶或鸡蛋白缓和，再根据毒物的性质服解毒剂，并立即送医院急救。

6. 急救药箱

碘酒、双氧水、饱和硼酸溶液、1％醋酸溶液、5％碳酸氢钠溶液、2％硫代硫酸钠溶液、

75％酒精、烫伤软膏、甘油、纱布、消毒脱脂棉、胶布、绷带、剪刀、镊子。

三、有机化学实验常用仪器及其使用

（一）常用普通玻璃仪器

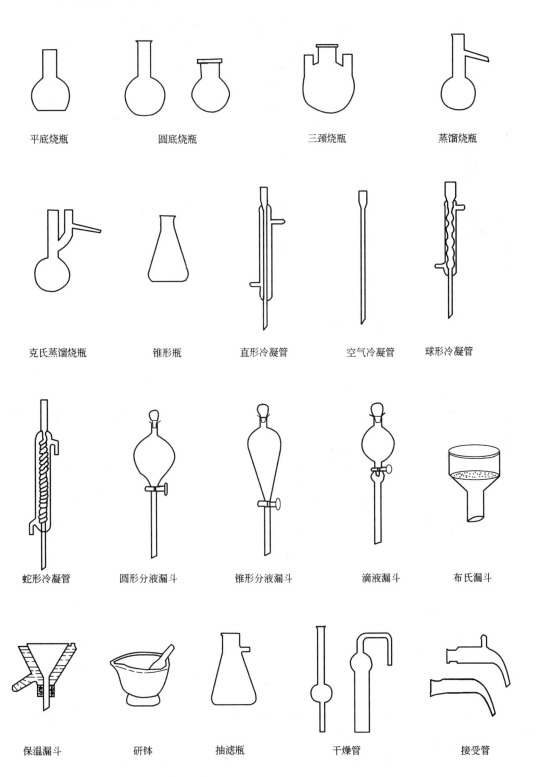

平底烧瓶　　　　圆底烧瓶　　　　三颈烧瓶　　　　蒸馏烧瓶

克氏蒸馏烧瓶　　锥形瓶　　　直形冷凝管　　空气冷凝管　　球形冷凝管

蛇形冷凝管　　圆形分液漏斗　　锥形分液漏斗　　滴液漏斗　　布氏漏斗

保温漏斗　　　研钵　　　抽滤瓶　　　干燥管　　　接受管

（二）标准磨口玻璃仪器

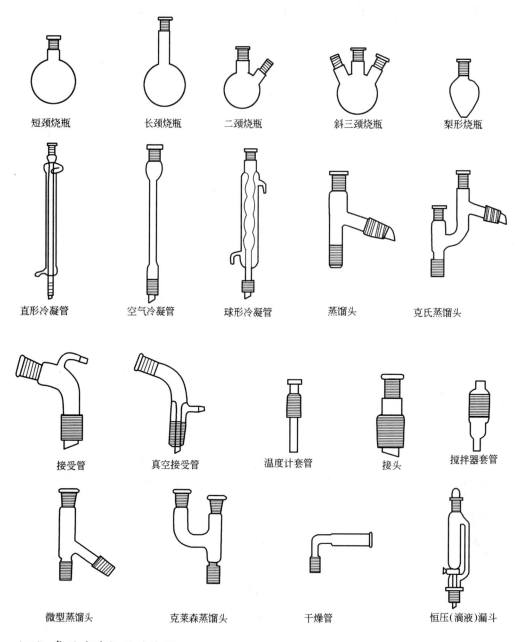

短颈烧瓶　　　长颈烧瓶　　　二颈烧瓶　　　斜三颈烧瓶　　　梨形烧瓶

直形冷凝管　　空气冷凝管　　球形冷凝管　　蒸馏头　　　克氏蒸馏头

接受管　　　真空接受管　　温度计套管　　接头　　　搅拌器套管

微型蒸馏头　　　克莱森蒸馏头　　　干燥管　　　恒压(滴液)漏斗

（三）常用玻璃仪器的使用

1. 烧瓶

① 圆底烧瓶耐热、耐压，是蒸馏和有机合成实验中反应、回流、加热时最常用的仪器。短颈圆底烧瓶用于产品 b. p. ＞120℃的有机合成；而长颈圆底烧瓶用于产品 b. p. ＜120℃的有机合成。

② 三颈烧瓶耐热、耐压，也是有机合成实验最常用的仪器。三个口用于接温度计、滴液漏斗、搅拌器或冷凝管（蒸馏或回流）等。

③ 克氏蒸馏烧瓶常用于减压蒸馏、水蒸气蒸馏、回流滴液等。

2. 冷凝管

① 冷凝管用于冷凝蒸气成液体，倾斜放置，外接自来水方向为下进上出。

② 被蒸液体 b. p. ＜130℃可选用直形或球形冷凝管；被蒸液体 b. p. ＞130℃可选用空气冷凝管。

③ 蛇形冷凝管则用于被蒸物质 b. p. 很低、毒性较大的液体。

④ 用作加热回流的冷凝管，垂直放置，如合成肉桂酸实验的球形冷凝管。

3. 接液管

普通接液管用于常压蒸馏，带支管接液管通过橡皮管把易燃、易爆气体引入水槽下水道，小心支管碰烂。

4. 干燥管

用于填装像无水氯化钙为块状或粒状的干燥剂，干燥管两端用玻璃纤维或棉花填塞，干燥剂松紧适中。

5. 温度计

测量液体温度时，温度计水银球宜没入液面，离容器底部 0.5～1cm；温度计不能作搅拌用，测量较高温度的温度计不能立即用冷水冲洗，应让它自然慢慢冷却，否则水银柱会断裂。温度计水银球部位很薄，容易打破，使用时要特别小心。磨砂精密型温度计常用于常压蒸馏。

6. 漏斗

布氏漏斗用于重结晶减压抽滤，滤纸可叠 2～3 层，尺寸以盖住布氏漏斗小孔为宜；分液漏斗用于萃取分离或洗涤；滴液漏斗用于向反应器滴加液体，可控制滴加速度。

（四）标准磨口玻璃仪器的规格和使用

标准磨口玻璃仪器是具有标准磨口或磨塞的玻璃仪器，通常标准磨口有 10 口、14 口、19 口、24 口、29 口等。一般使用 19 口（数字表示磨口最大端直径的毫米整数）的磨口玻璃仪器，微型实验采用 10 口磨口玻璃仪器。标准磨口玻璃仪器系列化，标准化，磨口密合性好，相同号码可以互换紧密连接，不同规格可以通过磨口接头使之连接，使用方便。磨口必须保持洁净，使用后应及时拆卸清洗。其他使用方法与普通玻璃仪器大体相同，因其价格较高，使用时要特别小心。

四、有机化学实验常用技术和特殊装置

（一）有机化学实验常用技术

1. 加热

为了加速有机化学反应，往往需要加热，加热方式有直接和间接两种。在有机化学实验中应尽量避免直接加热，根据所需温度、升温速度快慢，可选用下列加热方式。

（1）空气浴　在石棉网上用酒精灯、恒温电热套中加热都是利用热空气间接加热，对于沸点 80℃以上的液体加热均可使用。由于酒精灯为明火加热，不能用于沸点低、易燃、易爆液体（如乙醚）的普通蒸馏或减压蒸馏；同时由于火焰高度和风吹等因素的影响，受热不均匀，多数使用恒温电热套加热。恒温电热套中电炉丝是用绝缘玻璃纤维包裹着的，比较完全，温度调节范围一般为 50～200℃。根据反应温度、烧瓶中液体的量来调节旋钮，可缓慢升温至所需温度。蒸馏低沸点液体时，需缓慢低温加热，同时根据烧瓶中液体量的减少，相应降低温度，避免容器壁过热而破裂。恒温电热套主要用于蒸馏和回流加热合成实验。

（2）水浴　加热温度不超过100℃，而且明火加热，容易引起燃烧、爆炸的有机物，可使用水浴，如合成、蒸馏乙醚。水浴应使水面稍高于容器液面，可以预先准备热水再加热到所需温度，同时因加热蒸发需要不断添加热水。

（3）油浴　用甘油、植物油、液体石蜡、硅油作为油浴液，加热温度可达100～250℃，适用于100～250℃蒸馏或反应，或用作传热液，受热均匀。

2. 回流

加热能促使有机物溶解或加快反应；但加热也使挥发性有机物容易挥发而损失，竖立装上冷凝管，使其从原来蒸气变成液体回流就能减少或防止其挥发损失。回流用的冷凝管一般采用冷凝面积大、冷凝效果好的球形冷凝管（如合成肉桂酸实验）或刺形分馏柱（如合成乙酰苯胺实验）；低沸点液体回流也可采用直形冷凝管，当液体 b. p. ＞130℃时可用空气冷凝管。回流冷凝管顶端必须与大气相通，否则加热会引起爆炸。回流速度控制在液体蒸气湿润不超过两个球部为宜。

3. 冷却

在有机化学实验中，有时必须用自来水、冰等作为冷却剂进行冷却操作，在低温条件下进行反应，或分离提纯有时也需要冷却降温。冷却方式有自然冷却和人为冷却两种，如用刺形或球形冷凝管（不通水时）的冷却，反应后在室温下的冷却为自然冷却；如直形冷凝管通自来水的冷却，倒入冰水中或冰水浴的冷却为人为冷却。

在蒸馏实验中，用自来水冷凝使沸点较低的有机物蒸气冷却变成液体，可减少损失，在重结晶实验中，用冰水冷却可加速晶体析出。

4. 干燥

（1）仪器的干燥　在有机合成实验中，仪器应干燥无水，干燥方法见基础化学实验，不再赘述。

（2）有机物的干燥　在有机化学实验中，常常需要除去液体、气体中少量水分，加入一种能与水反应或与水结合的物质，这种物质称为干燥剂，这一过程叫干燥。如无水氯化钙和无水硫酸钠分别是液体乙醚和乙酸乙酯的干燥剂，干燥剂的加入量一般为每10ml液体约0.5～1g干燥剂。干燥剂应不与液态有机物反应（如无水氯化钙不宜作为乙醇的干燥剂）或不溶于有机物，蒸馏前必须把干燥剂滤去。固体有机物的干燥方法有：①自然晾干，在抽滤时尽量抽干，然后再覆盖另一张滤纸，在空气中晾干；②烘箱烘干，对热稳定固体有机物可放于烘箱内烘干，加热温度不能超过该固体熔点；③红外线干燥，用红外线干燥，穿透性强，干燥快；④干燥剂干燥，对易吸湿或较高温度干燥时会分解或变色的固体有机物，可在干燥器中干燥，干燥器底部放硅胶之类的干燥剂。

5. 搅拌

为了使反应物混合、反应温度更均匀，反应容易散热，对于固体和液体或互不相溶的液体进行反应时，常常需要搅拌或摇荡。若反应量大，反应时间长，使用搅拌，则可缩短反应时间，搅拌主要有人工搅拌、机械搅拌和磁力搅拌三种方式。机械搅拌由电动机、封闭器和搅拌棒三部分组成，搅拌棒一般用玻璃、塑料或金属等制成的各种不同的形状（实验图1-1）。调节电动机上的转速旋钮，可以调节搅拌棒的快慢，搅拌棒下端离瓶底约5～6mm，封闭器套住搅拌器，在实验室中，一般用尺寸大小与封闭器相匹配的玻璃管或橡皮管、塑料管来作为简易封闭器。搅拌棒和玻璃管或橡皮管之间涂上少量的凡士林或甘油，起润滑作用。封闭器也可以用装有液体石蜡、甘油做液封管。

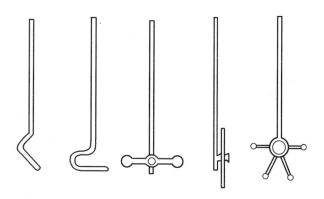

实验图 1-1　常见的几种搅拌棒

6. 仪器安装

正确选用仪器，尺寸大小要合适，连接口要严密，不漏气。按一定顺序装配仪器，由上而下，从左到右，做到整齐美观，布局合理，正看一个面，侧看一条线，拆卸仪器，按相反方向进行。

常压下装置应与大气相通，不能密闭容器，以免加热发生爆炸。

（二）有机化学实验特殊装置

1. 回流装置

考虑产品理化性质，可用带气体吸收器或干燥管等回流特殊装置。反应伴有刺激性、挥发性或有毒性的水溶性气体（如溴化氢）产生，如合成 1-溴丁烷实验时，选用带气体吸收器的回流特殊装置，有毒气体通过导气管进入倒置的漏斗或抽滤瓶，溶于水中，漏斗应接近液面而不能没入液面，以防倒吸现象（实验图 1-2）。无水乙醇易吸湿，需在无水条件下进行，合成无水乙醇实验，选用带干燥管的回流特殊装置，干燥管中干燥剂能吸收空气中水分，可防止水分侵入而影响产品质量（实验图 1-3）。

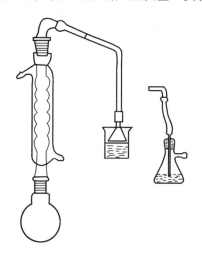

实验图 1-2　带气体吸
收器的回流装置

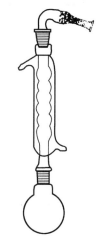

实验图 1-3　带干燥管
的回流装置

2. 接收装置

（1）有毒气体的吸收装置　适用于产品易潮湿，反应伴有有毒气体（如溴化氢）产生的

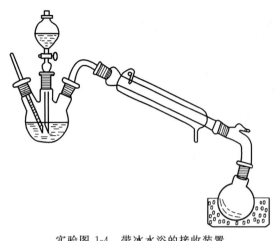

实验图 1-4　带冰水浴的接收装置

实验，如 1-溴丁烷的制备（见实验图 1-2）。

（2）带干燥管的接收装置　如果蒸出产品易吸湿受潮，应在接受器接上装有干燥剂（如制备乙醇用无水氯化钙干燥剂）的干燥管，以防止空气水分侵入。

（3）带冰水浴的接收装置　产品易挥发、易燃、易爆或者有毒，用带侧管接受器（或烧瓶）接一长橡皮管通入水槽下水道。若室温较高，馏出物沸点低，如蒸馏或制备乙醚实验时，应将接受器放在冰水浴中冷却（见实验图 1-4）。

五、有机化学实验预习、实验报告基本要求

学生实验前，要做好充分预习和准备，预习除了要求反复阅读实验内容，领会实验原理，熟悉有关实验步骤和注意事项外，还要求写好预习报告，上交老师批阅，方可做实验。下面介绍有机合成实验预习报告格式，供参考。

实验题目

1. 实验目的

2. 实验原理

　　主反应：

　　副反应：

简要的文字说明

3. 实验主要试剂用量及规格

4. 实验原料、产品和主要副产品的物理常数

名　　　称	相对分子质量	性　状	m. p. /℃	b. p. /℃	相对密度	折　射　率	溶　解　度

5. 实验装置图

6. 实验步骤和现象（用流程图表示）

实验报告应包括实验目的、实验原理（反应式，主要试剂规格、用量）实验步骤、现象和结果、产率计算、讨论等，要如实记录填写报告，文字精炼，画图准确，讨论要认真，主要从仪器、方法和操作等方面误差进行讨论，如何控制好条件，采取什么措施或方法，简化实验步骤，节省时间，提高产率，实验步骤不要照搬，按流程图表示，简明扼要概括。下面介绍几种实验报告格式，供参考。

（一）基本操作实验的实验报告格式

实验题目

1. 实验目的

2. 实验主要仪器、试剂

3. 实验装置图

4. 实验步骤和现象

5. 实验结果处理（例如熔点测定）

样　　品	熔　点/℃	熔　程/℃
纯肉桂酸		
肉桂酸和尿素(1∶1)		

6. 实验结果分析

（二）有机物性质实验的实验报告格式

1. 实验目的

2. 实验主要仪器、试剂

3. 实验步骤和现象

项　　目	步　　骤	现　　象	解释(反应式)

（三）有机化合物制备实验的实验报告格式

实验题目

1. 实验目的

2. 实验原理

　　主反应：

　　副反应：

简要的文字说明

3. 实验原料、产品和主要副产品的物理常数（列表）

4. 实验装置图

5. 实验步骤和现象（用流程图表示）

6. 实验结果及处理：产品外观、产量（重量或体积），计算产率。

7. 实验结果分析。

（陈任宏）

第二部分　有机化学实验基本操作

实验一　熔点的测定

一、实验目的
1. 掌握熔点测定的操作技术。
2. 了解熔点测定的意义。

二、实验原理

当晶体物质加热到一定的温度时，从固态转变为液态，此时的温度称为该物质的熔点。严格来讲，熔点是指在 101.325kPa 压强下固-液两相平衡的温度。

纯净的晶体化合物都有固定的熔点。一个纯化合物从始熔到全熔的温度范围称为熔距或熔程，一般不超过 0.5～1℃（除液晶外）。若含有杂质则熔点下降，熔距增大。大多数有机物的熔点在 400℃以下，较容易测定。因此，测定熔点可以鉴别未知的固态化合物或判断化合物的纯度，还可通过测定纯度较高的有机物的熔点来进行温度计的校正。

如果两种晶体化合物具有相同或接近的熔点，可以采用混合熔点法鉴别它们是否是同一化合物。若是两种不同化合物的混合物，则通常熔点会下降（也有例外），熔距变长；若是相同化合物，则熔点不变。如尿素和肉桂酸的熔点都是 133℃，但把它们等量混合后，熔点远低于 133℃，且熔距变长，这种现象称为混合熔点降低。在科学研究中常用此法检验两种化合物是否相同。进行混合熔点测定时，至少测定三种比例（1∶9，1∶1，9∶1）。

三、实验仪器和药品

仪器　提勒（Thiele）管（又称 b 形管）、温度计（200℃）、毛细管（内径 1～1.2mm，长 15cm）、长玻璃管（内径约 0.5cm，长约 50～60cm）、表面皿、玻璃钉、小胶圈等。

药品　导热液（液体石蜡或甘油等）、肉桂酸、尿素 C. P.、苯甲酸。

四、实验步骤

1. 用毛细管法测定熔点

这是一种简便准确的熔点测定法。此法测得的熔点不是一个温度点，而是熔距（或称熔程），常常略高于真实熔点。影响测量结果准确度的因素有加热速度、毛细管壁厚薄、直径大小、样品颗粒粗细及样品装填是否均匀结实等，最重要的是温度计的准确程度。尽管如此，此法的准确度仍可满足一般的要求，其最大的优点是样品用量少，操作方便。

（1）熔点管的制备　取内径为 1～1.2mm，长约为 70～75mm 的毛细管。将一端在酒精灯火焰上加热熔封口后作为熔点管。

（2）样品的装填　取少量干燥的粉末状样品[1,2]（约 0.1g），放于干净的表面皿上，用玻璃钉研成粉末后，聚成一堆，然后将熔点管开口一端向下垂直插入样品堆中，使样品挤入熔点管内。再把毛细管开口端向上竖立在桌面上顿几下（熔点管的下落方向必须和桌面垂直，否则熔点管易折断），使样品落至熔点管底部，如此反复几次，然后把口向上的毛细管

224

放在长约 50~60cm 垂直于桌面的玻璃管中，使其自然从上往下自由下落，重复几次把样品装填均匀、结实，使样品高度为 2~3mm。一个试样最好同时装三根毛细管备用[3]。

（3）熔点测定装置　毛细管法测定熔点最常用的仪器是提勒管，有时也用双浴式熔点测定装置（见实验图 2-1）。将提勒管其固定在铁架台上，如实验图 2-1（a）所示，倒入导热液，使液面略高于提勒管的叉管口沿，管口配一缺口单孔木塞，温度计插入孔中，刻度面向缺口。把装有样品的毛细管用小胶圈固定在温度计水银球旁，注意小胶圈应在导热液液面上[4]，样品部分靠在温度计水银球的中部。温度计的位置为水银球在提勒管两侧管的中部。加热时火焰须与提勒管的倾斜部分接触，受热的液体因温度差而发生对流循环，使温度均匀。

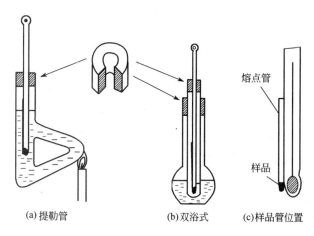

（a）提勒管　　　　　（b）双浴式　　（c）样品管位置

实验图 2-1　熔点测定装置

或按如实验图 2-1（b）双浴式熔点装置操作，双浴式由长颈烧瓶、试管和温度计组成。烧瓶内装入约占其总容量 1/2~2/3 的加热液体作为热浴。试管与温度计均用有缺口的单孔木塞固定，试管离烧瓶底约 0.1cm，温度计水银离试管底约 0.5~1cm。试管内可装热浴液体或用空气浴加热样品。毛细管如同前法固定在温度计水银球旁。

热浴所用的导热液通常有甘油和液体石蜡、浓硫酸等。选择哪一种，则依所需的温度而定。温度在 140℃ 以下，最好选用液体石蜡或甘油，液体石蜡在温度太高时会变色。温度在 140℃ 以上，可选用浓硫酸，但要注意安全，用浓硫酸作导热液时，有时有机物掉入硫酸中会变黑，影响观察，可加入一些硝酸钾晶体，加热后可褪色。温度超过 250℃ 时浓硫酸产生白烟，可加硫酸钾，溶解后进行测定，该混合物可以加热到 320℃ 不产生白烟。熔点测定完毕，导热液应倒回原瓶中[5]。

（4）测定方法　为了准确地测定熔点，加热的时候，特别是在加热到接近样品的熔点时，必须使温度上升的速度缓慢而均匀。对于每一种样品，至少要测定 2 次。第一次升温可快些，1min 上升约 5℃ 左右，先测得一个近似的熔点。然后待导热液的温度下降至熔点以下 20~30℃ 时，换另一根装有样品的毛细管进行第二次测定。

第二次测定时，开始温度可以稍快（5℃/min），当温度离粗测熔点 15℃ 时，应调小火焰，使温度缓慢而均匀地上升（1~2℃/min）。一般可在加热途中，试将热源移去，观察温度是否上升，如停止加热，温度立即停止上升，说明加热速度是比较合适的。当接近熔点时，加热速度要更慢（0.2~0.3℃/min），此时应特别注意温度上升和毛细管中样品的变化情况。样品将依次出现"发毛、收缩、塌落（液滴）、澄清"等现象（如实验图 2-2）。当出现塌落，有液滴出现时为"始熔"，全部样品变为澄清透明液体时为"全熔"。记录"始熔"与"全熔"时温度计所示的温度，其差值即为该化合物的熔距。例如某样品 124.0℃ 开始收缩，124.6℃ 塌落，有液滴出现，125.4℃ 时全部成为透明液体，应记录为：熔点 124.6～125.4℃。

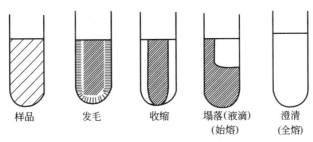

实验图 2-2　毛细管中样品的变化情况

2. 用熔点测定仪测定熔点

熔点测定仪（如实验图 2-3）主要由电加热系统、温度计和显微镜组成。测定熔点时，样品放在两片洁净的载片玻璃之间，置于热浴中，调节显微镜高度，观察被测物质的晶形。先拧开加热旋钮，使快速升温，至温度低于熔点 10～15℃ 时，换开微调旋钮，调慢升温速度，使温度每分钟上升 1～2℃。其他事项与提勒管法相同。

本法优点为样品用量少，能精确观察样品受热过程的变化。北京第三光学仪器厂生产有 X₄ 显微熔点测定仪和 X₈ 精密显微熔点测定仪。使用这类仪器时按照使用说明书使用，小心操作，仔细观察现象，正确记录。

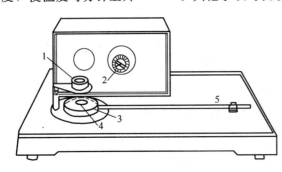

实验图 2-3　熔点测定仪

1—显微镜；2—旋钮；3—热浴；4—载片玻璃；5—温度计

3. 温度计的校正

用以上方法测定熔点时，温度计的熔点读数与真实熔点之间常有一定偏差。这可能是由于温度计的误差引起的。因此，在使用温度计时，先要校正温度计，通常采用纯粹有机物的熔点作为校正标准。校正时选择数种已知熔点的纯粹化合物作为标准，测定它们的熔点，以测得的熔点为纵坐标，以测得的熔点与真实熔点的差值为横坐标，绘制校正曲线。在任一温度时的误差即可直接从曲线读出。例如，用温度计测得某化合物熔点为 100℃，在曲线中查得 100℃ 时温度计误差值为 −1.3℃，则校正后的温度值为 101.3℃。

用熔点方法校正温度计的标准样品如实验表 2-1 所示，校正时可以具体选择。

实验表 2-1　标准样品的熔点

样　　品	熔　点/℃	样　　品	熔　点/℃	样　　品	熔　点/℃
水-冰	0	乙酰苯胺	114	水杨酸	159
苯甲酸苄酯	71	苯甲酸	122	对苯二酚	173
萘	80.5	尿素	133		

4. 实验内容

测定尿素（m.p.133℃）、肉桂酸（m.p.133℃）、50% 尿素和 50% 肉桂酸混合物及未知样品苯甲酸的熔点。

五、注释

[1] 被测样品应是干燥的，熔点在 135℃ 以上可在 105℃ 下干燥；熔点在 135℃ 以下或受热分解的，可装在五氧化二磷的干燥管中干燥一夜。

[2] 样品研磨越细越好，否则装入熔点管内时，有空隙，熔距会增大，影响测定结果。

[3] 每次测定都必须用新的毛细管另装样品。

[4] 固定熔点管的小胶圈不可浸入浴液中，以免被浴液溶胀而使熔点管脱落。

[5] 测定结束后，温度计需冷却至接近室温后方可洗涤；导热液也应冷却至室温后再倒回试剂瓶中，否则将可能造成温度计或试剂瓶破裂。

六、思考题

1. 为什么通过测定熔点可检验有机物的纯度？

2. 测定熔点时如遇到下列情况，会产生什么后果？

(1) 熔点管不干净；(2) 样品不干燥；(3) 加热速度太快；(4) 样品研磨得不细或装填不实。

3. 是否能将第一次测定熔点时的样品管再做第二次测定？为什么？

实验二　常压蒸馏和沸点测定

一、实验目的

1. 掌握常压蒸馏和沸点测定的操作技术。

2. 了解常压蒸馏分离和提纯液体有机物的方法。

二、实验原理

在一定温度下，液体具有一定的饱和蒸气压，当饱和蒸气压与外界压力（通常为大气压）相等时，液体就沸腾，此时的温度称为该液体在此外界压力下的沸点。沸点的高低与所受外界压力大小有关。因此通常把液体在 101.325kPa 压力下测得的沸腾温度定义为该液体物质的沸点。

把液体加热到沸腾状态，使该液体变成蒸气，然后再使蒸气冷凝成液体的操作过程称为蒸馏。

纯液态有机物的沸点是恒定的，蒸馏过程中沸点变动很小，一般在 0.5～1℃。不纯的液态有机物没有恒定的沸点，蒸馏过程中沸点变动大。如果将混合液体蒸馏，先蒸出的是沸点低的物质，后蒸出的主要是沸点较高的物质，不挥发的物质则留在蒸馏瓶内。故通过蒸馏可分离和提纯液体有机物。蒸馏是分离和提纯液体有机物常用方法之一，但在蒸馏沸点比较接近的液体混合物时，各物质的蒸气将同时被蒸出，只不过是馏出液中低沸点的组分多一些，故难以达到分离提纯的目的，此时可借助于分馏（实际是连续多次的简单蒸馏）来分离提纯。而普通蒸馏，只能将沸点不同（相差大于 30℃）的液体混合物分开。

沸点测定还可鉴别化合物的纯度，纯净化合物的沸点范围（沸点距）小，应为 0.5～1℃。但是，并非所有具有固定沸点的液体有机物都是纯净化合物，某些有机化合物往往能和其他组分形成二元或三元恒沸物，它们也有一定的沸点。

为了消除在蒸馏过程中的过热现象和保证沸腾的平稳进行，以免液体突然暴沸，通常在加热前向烧瓶中加入 2～3 粒沸石，形成液体汽化中心，防止暴沸的发生。

用蒸馏法测定沸点称为常量法，此法样品用量较多，要 10ml 以上。若样品不多，可采用微量法。

三、实验仪器和药品

仪器　50ml 蒸馏烧瓶、直形冷凝管、100℃温度计、接液管、50ml 锥形瓶、50ml 量筒、漏斗、沸石。

药品　95％医用酒精（加少许结晶紫）。

四、实验步骤

1. 常压蒸馏和常量法测定沸点

按实验图 2-4 安装蒸馏装置，该装置适用沸点低于 140℃的液体有机合物的蒸馏。当蒸馏沸点高于 140℃的液体有机物时，要用空气冷凝管代替用水冷凝的直形冷凝管。因为用水冷凝 140℃蒸气，温差大，冷凝管容易破裂。

安装蒸馏装置应遵循从热源（电热套或水浴等[1]）处开始，"从下而上，自左至右"的顺序。先把热源放在合适的位置，然后在其上方合适的高度处用铁夹垂直夹好蒸馏烧瓶。注意烧瓶与电热套底保持一定距离（1cm 左右），以便使之处于空气浴的状态。安装冷凝管时，要先调整好其位置使之与蒸馏烧瓶支管同轴，然后使冷凝管沿此轴移动和蒸馏烧瓶相连，用冷凝管夹夹在冷凝管中心处使之固定，再在其尾部连接接液管和接受瓶。整个装置要求准确端正，无论从正面或侧面观察，全套仪器轴线都在同一平面内，所有铁夹和铁架台都应尽可能整齐地放在仪器的背部。

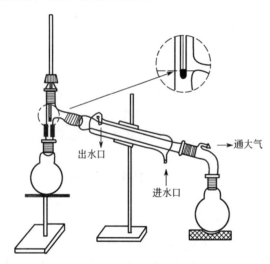

出水口

进水口

通大气

实验图 2-4　常压蒸馏装置

向 50ml 蒸馏烧瓶加入 20ml 95％医用酒精（液体体积不能超过烧瓶的 2/3），加入 2～3 粒沸石。检查装置连接是否紧密不漏气，所有装置中心轴是否在同一平面上。一切无误后，先通水，然后用电热套或水浴慢慢加热烧瓶使酒精溶液逐渐升温。注意观察蒸馏烧瓶中的现象和温度计读数的变化。当瓶内液体开始沸腾时，蒸气使温度计读数急剧上升，这时应适当调小火焰，以控制馏出的液滴以每秒钟 1～2 滴为宜。只有控制这样蒸馏速度，才能保证在蒸馏过程中，温度计水银上始终附着有冷凝的液滴，此时温度计的读数就是馏出液的沸点。一般达到沸点之前都会有液体馏出，称为前馏分，应弃去。

当温度至 77℃时，换上一个已称量过的干燥锥形瓶作接受器，收集 77～79℃的馏分。当瓶内只剩少量液体（约 0.5～1ml）液体时，若维持原来的加热速度，温度计读数会突然下降，即可停止蒸馏。注意不能将瓶内液体完全蒸干，以免发生意外。称量所收集馏分的重量，并计算回收率。

蒸馏结束，先停止加热，待装置冷却后，停止通水，拆卸仪器顺序与装配时相反。

2. 微量法测定沸点

取一直径约 5mm，长 7～8cm 的玻璃管，用小火封闭其一端，作为沸点管的外管，管中加入 4～5 滴乙醇。在管中放入一根长 4～5cm，直径约 1mm 的上端封闭的毛细管，其开口处浸入样品中，把这一微量沸点管固定在温度计水银球旁，然后把外管用小胶圈系在温度计上，使沸点管的底部位于温度计水银球的中部（如实验图 2-5）。

将系着沸点管的温度计放入提勒（Thiele）管中（温度计的位置与测定熔点装置相同），必须使小胶圈在导热液的上面。加热速度一般控制在 $4\sim5℃/min$，由于气体膨胀，内管中会间断有小气泡逸出。当加热温度达到液体沸点时，将有一连串的小气泡快速逸出，此时立即停止加热，让浴温慢慢冷却，气泡逸出速度逐渐减慢。当气泡停止逸出而液体刚要进入内管的瞬间（此时要细心观察！）表示毛细管内的蒸气压与外界的压力相等，记录此时的温度，即为该液体的沸点[2]。

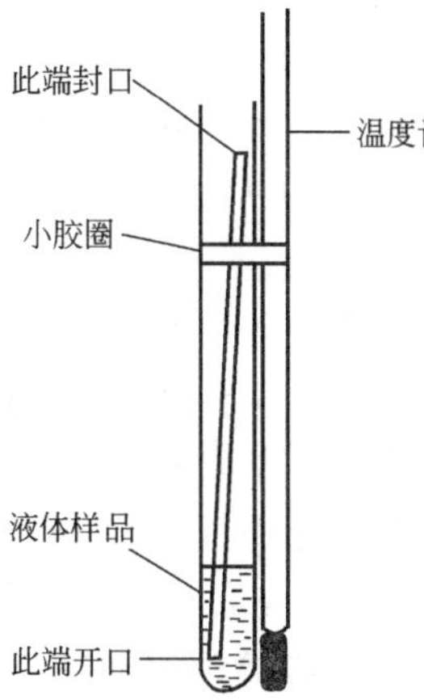

平行测定 3 次，其平均值即为乙醇的沸点。每次测定均需更换毛细管，每次测得的沸点误差应不超过 1℃。

（右图标注）此端封口　温度计　小胶圈　液体样品　此端开口

实验图 2-5　微量法
测定沸点装置

五、注释

[1] 若被蒸馏的液体沸点低于80℃，热源应改用水浴。

[2] 微量法测定沸点时应注意加热不能太快，被测液体不宜太少，以防液体全部气化；观察要仔细及时，重复几次测定的误差应不超过1℃。

六、思考题

1. 纯物质的沸点恒定吗？沸点恒定的溶液都是纯物质吗？

2. 安装和拆卸蒸馏装置时，应按怎样的顺序进行？

3. 开始加热之前，为什么要先检查装置的气密性？蒸馏或分馏装置若没有与大气相通，可以吗？

4. 沸石在蒸馏时起什么作用？加沸石要注意哪些问题？

5. 为什么要控制蒸馏的速度？快了有什么影响？

实验三　水蒸气蒸馏

一、实验目的

1. 掌握水蒸气蒸馏装置的安装和操作技术。

2. 了解水蒸气蒸馏的原理和意义。

二、实验原理

与水不相混溶的有机物和水共热时，根据道尔顿分压定律，整个体系的蒸气压 $p_总$ 应为水的蒸气压 p_A 和有机物的蒸气压 p_B 之和，即

$$p_总 = p_A + p_B$$

$p_总$ 随着温度的升高而增大，当整个体系温度升高到 $p_总$ 等于外界大气压时，该体系开始沸腾。此时的温度为该体系的沸点。显然，有机物和水混合物的沸点低于任何一个组分的沸点。蒸馏时，混合物沸点保持不变，直至该有机物全部随水蒸出，温度才会上升至水的沸点。因此，在不溶于水的有机物中，通入水蒸气进行蒸馏时，该有机物可在低于100℃的温度下被蒸馏出来，这种蒸馏称为水蒸气蒸馏。蒸出的是水和与水互不相溶的有机物，很容易分离。

根据气体状态方程式，蒸出的混合蒸气中各组分的分压之比等于它们各组分的物质的量之比，即

$$p_A/p_B = n_A/n_B$$

物质的量 n 等于质量 m 除以摩尔质量 M，将 $n_A = m_A/M_A$ 和 $n_B = m_B/M_B$ 代入上式得

$$\frac{m_A}{m_B} = \frac{p_A M_A}{p_B M_B}$$

水具有较低分子量和较低的蒸气压,有可能用来分离较高分子量和较低蒸气压的物质。由于各种有机物或多或少溶于水,导致水的蒸气压降低,故实际蒸出的质量比理论值略有偏差。

水蒸气蒸馏是分离和纯化有机化合物的常用方法之一。常用于下列几种情况:①在常压下蒸馏易发生分解的高沸点有机物;②混合物中含有大量树脂状杂质或不挥发性杂质,采用一般蒸馏、萃取等方法都难于分离;③从较多的固体反应物中分离出被吸附的液体。

被提纯物质必须具有以下条件:①不溶或难溶于水;②在共沸温度下与水不发生反应;③在100℃左右时,必须具有一定的蒸气压。

三、实验仪器和药品

仪器 水蒸气发生器、三颈烧瓶、锥形瓶、直形冷凝管、蒸馏弯头、接液管、长玻璃管、T形管、螺旋夹等。

药品 八角茴香。

四、实验步骤

1. 水蒸气蒸馏装置

水蒸气蒸馏装置包括水蒸气发生器、蒸馏部分、冷凝部分和接受器四个部分组成(实验图 2-6)。水蒸气发生器一般用金属制成的,也可以用圆底烧瓶代替,见实验图 2-6 (a)。水蒸气发生器内盛水量以不超过其容积的 2/3 为宜。其中插入一支接近底部的长玻璃管,作安全管用。当容器内压力增大时,水就沿安全管上升,从而调节内压,根据管中水柱高低可以估计水蒸气压力的大小。

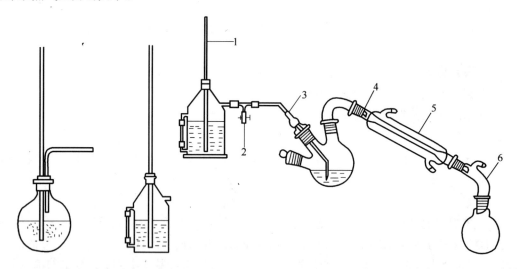

(a)圆底烧瓶水蒸气发生器 (b)金属制水蒸气发生器

实验图 2-6 水蒸气蒸馏装置

1—安全管;2—T形管螺旋夹;3—水蒸气导入管;4—馏出液导出管;5—冷凝管;6—接液管

水蒸气发生器的蒸气导出管与一个 T 形管相连,T 形管的另一端与伸入三颈烧瓶(也可以用长颈圆底烧瓶)内的水蒸气导入管连接[1]。T 形管的支管套上一短橡皮管,橡皮管上用螺旋夹夹住，它的作用是可随时排出在此冷凝下来的积水，并可在系统内压力骤增或蒸馏结束时释放蒸气，调节内压[2]。

三颈烧瓶内盛放被蒸馏的液体，伸入三颈烧瓶的蒸气导气管应尽量接近瓶底[3]。三颈烧瓶的一侧口通过弯头依次连接冷凝管、接液管和接受器。另一个侧口用塞子塞上。混合蒸气通过蒸馏弯头进入冷凝管中被冷凝，并从接液管流入接受器[4]。

在蒸馏过程中，通过水蒸气发生器安全管中水面的高低，观察整个水蒸气蒸馏系统是否通畅，若水面上升很高，则说明系统有某一部分阻塞了，应立即打开 T 形管螺旋夹，移去热源，拆下装置进行检查（一般多数是水蒸气导入管下管被树脂状物质或焦油状物质堵塞）和处理。否则，就有可能发生危险。

2. 实验内容

（1）安装仪器　按实验图 2-6 装配好仪器装置，装配顺序遵循从下而上，从左至右的原则。在水蒸气发生器中，加入约占其容积 2/3 的水，并加入几粒沸石。

（2）加料　称取 5g 八角茴香，捣碎后放入 250ml 三颈烧瓶中，加入 15ml 水。

（3）加热　检查装置气密性后，冷凝管通水，打开 T 形管螺旋夹，开始加热。

（4）蒸馏　当有大量蒸气产生，从 T 形管支管冲出时，立即旋紧螺旋夹，水蒸气进入蒸馏部分，开始蒸馏。如由于水蒸气的冷凝而使三颈烧瓶内液体量增加，以至超过烧瓶容积的 2/3 时，或者蒸馏速度不快时，可在三颈烧瓶下用小火加热混合物。但要注意不能使烧瓶内有崩跳现象，蒸馏速度控制在 2～3 滴/秒为宜。

（5）停止蒸馏　当馏出液体达 150ml[5] 时，打开螺旋夹，停止加热，稍冷后，停止冷凝通水，拆卸装置。记录馏出液体积，并倒入指定的容器中[6]。

五、注释

[1] 蒸馏部分通常采用三颈烧瓶或长颈圆底烧瓶，被蒸馏的液体不超过其容积的 1/3。烧瓶斜放与桌面成 45°，这样可以避免由于蒸馏时液体翻腾剧烈，同时也应注意控制蒸气馏出量，以免使物料冲出烧瓶。

[2] 在蒸馏需要中断时或蒸馏完毕后，一定要先打开螺旋夹，通大气，方可停止加热，否则，蒸馏部分的液体会倒吸到水蒸气发生器中。

[3] 水蒸气导气管要小心插至接近蒸馏烧瓶底部，这样才能使水蒸气与待测蒸馏液体充分接触。

[4] 如果馏出物质具有较高的熔点，在冷凝后易析出晶体，应调小冷凝水的流速，使馏出物质保持液态。

[5] 八角茴香的水蒸气蒸馏要达到馏出液澄清透明需要时间较长，所以本实验只要求接受 150ml 馏出液。

[6] 也可以用 10ml 乙醚分两次萃取馏出液，将萃取液交教师统一蒸馏出溶剂，即可得精油（也称为茴油，其主要成分是茴香脑）。

六、思考题

1. 水蒸气蒸馏过程中，经常要检查什么事项？若安全管中水位上升很高，说明什么问题？应如何处理？

2. 水蒸气蒸馏适合于哪些混合物的分离？

3. 进行水蒸气蒸馏前，为什么要先打开 T 形管？

实验四　减压蒸馏

一、实验目的

1. 掌握减压蒸馏装置的安装和操作技术。

2. 了解减压蒸馏的原理和意义。

二、实验原理

液体物质的沸点与外界压力密切相关，当外界压力降低时，液体的沸点就随压力的降低而降低。在负压条件下（借助于真空泵降低体系的压力小于常压），在较低温度下的蒸馏称为减压蒸馏。

一般来说，当压力降低至 2.67kPa（20mmHg）时，大多数有机化合物的沸点比常压101.325kPa（760mmHg）沸点低 100～120℃左右。因此，减压蒸馏特别适用于高沸点的有机化合物（在常压下难以蒸馏），或在常压下蒸馏容易发生氧化、分解或聚合的有机化合物的分离、提纯。

进行减压蒸馏前，预先粗略地估计某有机化合物在选定压力下的沸点，对于具体操作和选择合适的温度计、热浴或真空度范围以及控制收集馏分都有一定的参考意义。如果缺乏此文献数据，可以用下述经验规律大致推算，仅供参考。当蒸馏在压力 133.3～199.9kPa（10～15mmHg）下进行时，压力每相差 133.32Pa（1mmHg），沸点相差约 1℃，可以用实验图 2-7 来查找。

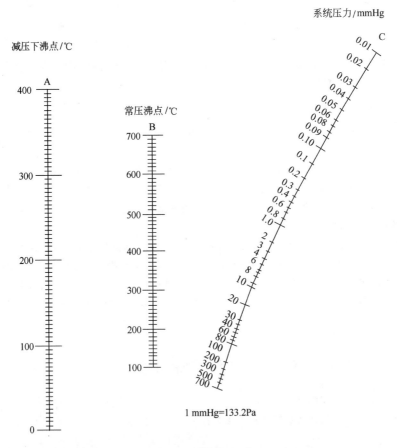

实验图 2-7　液体在常压和减压下的沸点近似关系图

例如，苯甲醛的沸点 179.5℃/760mmHg（常压），欲寻找在 100mmHg 条件下减压蒸馏的沸点大小。可在实验图 2-7 中 B 线上找到 179.5℃的点，再在 C 线上找到 100mmHg 的点，用小尺子连接这两个点并延长到 A 线，该交叉点为 112，即为 100mmHg 条件下苯甲醛的沸点112℃。这样选择热浴的温度 130～140℃（控制热浴温度要比体系内温度高20～30℃）。

再如，二乙基丙二酸二乙酯常压下沸点为 220℃，欲求 120℃ 以下进行减压蒸馏的真空度。连接 A 线 120 点，B 线 220 点，延长到 C 线，交点为 30mmHg。即想要在 120℃ 下减压蒸馏，系统压力必须减少至 30mmHg 以下才能蒸馏。

三、实验仪器和药品

仪器　减压蒸馏装置（50ml 蒸馏瓶、水泵）、量筒等。

药品　市售乙酰乙酸乙酯 20ml（沸点 180℃/760mmHg 时分解）等。

四、实验步骤

1. 减压蒸馏装置

常用的减压蒸馏装置如实验图 2-8，它是由蒸馏、抽气（减压）以及它们之间的保护和测压装置三部分组成。整套仪器均用圆形厚壁仪器，否则由于受力不均匀，减压过程中仪器易炸裂。

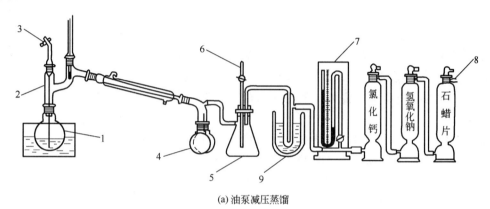

(a) 油泵减压蒸馏

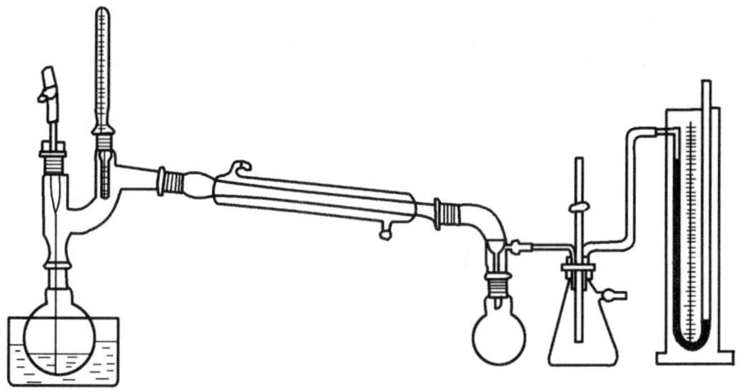

(b) 水泵减压蒸馏

实验图 2-8　减压蒸馏装置

1—圆底烧瓶；2—克氏蒸馏头；3—毛细管上的螺旋夹；4—接受器；5—安全瓶；
6—二通活塞；7—压力计；8—接泵；9—冷却阱

（1）蒸馏部分　在减压蒸馏过程中，常发生液体爆沸或崩跳，为了避免液体或泡沫冲入冷凝管，通常采用克氏蒸馏头。将一根末端拉成毛细管的厚壁玻璃管[1]从克氏蒸馏头的直管口插入烧瓶底部，毛细管末段距瓶底约 1~2mm。玻璃管上端套上一段附有螺旋夹的橡胶管，用以调节空气进入量，从毛细管导入空气。既方便调节系统的真空度，又在液体底部形

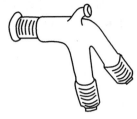

实验图 2-9　多颈尾接管

成沸腾中心，防止爆沸，使蒸馏平稳进行。在克氏蒸馏头的侧管中插入温度计，温度计的位置要求与普通蒸馏相同。接受器用耐压的圆底烧瓶，禁止使用受力不均的仪器，如平底烧瓶等。当需要分段接受馏分而又不中断蒸馏时，可使用双颈或多颈尾接管（实验图 2-9）。蒸馏时，只要转动多颈尾接管便可使不同的馏分流入不同的接受器中。

　　根据化合物的沸点不同，可选择不同的热浴方式（但不能用明火加热）。选择水浴、油浴，要求受热均匀，尽量避免局部受热。控制热浴温度要比液体的沸点高 20～30℃。

　　整套装置仪器磨口之间的连接处要涂有真空油脂，使仪器密封，且操作完毕后易拆除。

　　（2）减压部分　实验室常用水泵或油泵对体系抽真空来减压。

　　水泵：它是玻璃或金属制成的（实验图 2-10），其抽真空效率与其构造、水压及温度有关。从理论上来说，它所能抽到的最低压力相当于在水温下水的蒸汽压。如果水泵的构造好，且水压又高时，其压力可达 1.067～3.333kPa（8～25mmHg）。这样的真空度可满足一般的减压蒸馏的需要。使用水泵的减压蒸馏装置也比较简便。

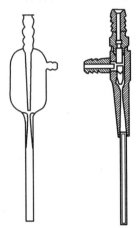

实验图 2-10　水泵

　　油泵：使用油泵可达到比水泵高的真空度。其抽真空效率与其机械构造以及真空油的好坏（油的蒸气压必须很低）有关。一般的油泵真空度可达 0.67～1.33kPa（5～10mmHg），好的油泵可达 0.133kPa（0.1mmHg）。因油泵结构精密，故使用条件要求严格。蒸馏时，挥发性的有机溶剂、水或酸雾等都会使其受到损坏。因此，使用油泵减压蒸馏时，需要设置防止有害物质入侵的保护系统，其装置也比较复杂。

　　（3）测压和保护部分　实验室常用水银压力计来测量减压系统的压力。实验图 2-11（a）

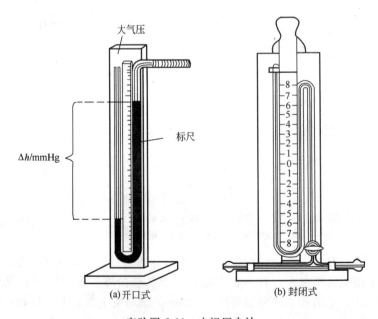

(a) 开口式　　　　　　　　(b) 封闭式

实验图 2-11　水银压力计

是开口式水银压力计，两臂汞柱高度差，即为大气压与系统压力差。因此蒸馏系统内的实际压力（真空度）等于大气压减去汞柱的差值。这种压力计准确度较高、容易装汞，但操作不当，汞容易冲出，安全性差。实验图 2-11（b）为封闭式压力计，其两臂汞柱高度之差即为蒸馏系统内的真空高度。这种压力计读数方便，操作安全，但有时会因空气等杂质混入而影响其准确性。

使用不同的减压设备，其保护装置也不相同。利用水泵进行减压时，只需在接受器、水泵和压力计之间连接一个安全瓶（防止水倒吸），安全瓶上装配二通活塞，以调节系统压力及放入空气缓解系统真空度。

当用油泵进行减压时，为了防止易挥发的有机溶剂、酸性物质和水汽进入油泵，必须在接受器与油泵之间顺次装冷却阱（置于盛有冷却剂的广口保温瓶中）以及三个分别装有无水氯化钙、粒状氢氧化钠、片状石蜡的吸收塔，以冷却、吸收蒸馏系统产生的水汽、酸雾及有机溶剂等，防止其进入油泵。一定要注意保护装置的连接顺序以及气路方向，气路方向为塔底进气，塔顶抽气。

2. 实验内容

在蒸馏前，先查到待蒸馏物质在不同压力下的沸点，供减压蒸馏时参考。

当被蒸馏物质中含有低沸点物质时，应先进行普通蒸馏，然后用水泵减压蒸出低沸点物质，最后再用油泵减压蒸馏。

（1）认真地按照减压蒸馏装置中的要求装配好仪器。

（2）仔细地检查整个减压系统，装配是否合理，系统是否漏气。检查方法：先关闭水银压力计活塞，旋紧克氏蒸馏瓶上毛细管上螺旋夹，打开安全瓶上的二通活塞，然后打开抽气泵抽气。逐渐关闭安全瓶上的二通活塞，小心旋开压力计的活塞，从压力计上观察系统所能达到的真空度。若达不到需要的真空度，应检查各部分塞子和橡皮管是否紧密，必要时可用熔融的固体石蜡密封（必须在解除真空后才能进行）。如超过所需的真空度，可小心旋转二通活塞，引进少量空气以调节所需的真空度。调节毛细管的螺旋夹，使液体中有连续平稳的小气泡。当确认系统压力符合要求后，慢慢旋开活塞，放入空气，直到内外压力平衡，再关闭减压泵。

（3）将待蒸馏的液体加入克氏圆底烧瓶中（液体量不得超过烧瓶容积的 1/2）[2]。关闭安全瓶上的活塞，开动减压泵，通过毛细管上的螺旋夹调节空气进入量，使烧瓶内液体能冒出一连串小气泡为宜。

（4）当系统内压力符合要求并稳定后，开通冷却水，选用合适的热浴加热蒸馏（一般浴温要高出蒸馏温度约 20～30℃，并且让克氏圆底烧瓶至少有 2/3 浸入浴液中）。液体沸腾后，调节热源，控制馏出速度为 1～2 滴/s。记录第一滴馏出液滴入接受器及蒸馏结束时的温度和压力。

（5）在整个蒸馏过程中，都要密切注意蒸馏情况，温度计和压力的读数。如有不符，则应注意调节。纯物质一般沸点范围不超过 1～2℃。当要达到蒸馏液的沸点时，则需调换接受器[3]，继续蒸馏到结束。

（6）蒸馏完毕，先撤去热源，慢慢松开毛细管上部的螺旋夹，再逐渐旋开安全瓶上的二通活塞，使压力计的汞柱缓慢恢复原状（注意若活塞开得太快，汞柱快速上升，有时会冲破压力计）待系统内外压力平衡后，关闭减压泵，停止通水，冷却后拆卸仪器。

3. 减压蒸馏注意事项

① 除厚壁安全瓶外，其余的玻璃仪器必须耐压、圆形。禁止使用有棱角的玻璃仪器（如锥形瓶、平底烧瓶等）。所有仪器都不能有裂纹。

② 磨口接头处需要干净，并涂有真空油脂，所有橡皮管必须是耐压的，不能一抽气就扁。

③ 先抽气，待到达真空度后，再进行加热，否则物料易冲出。

④ 在蒸馏过程中，若压力突然升高，多属液体分解引起，此时应停止蒸馏。

⑤ 停止或中断蒸馏时，一定要在蒸馏系统内外压力平衡后，再关闭抽气泵，否则系统中压力低，油泵中的油有时会倒吸入吸收塔中来。

本实验可减压蒸馏市售的乙酰乙酸乙酯（常含有少量乙酸乙酯、乙酸和水等杂质）。由于乙酰乙酸乙酯在常压下蒸馏容易分解，故必须通过减压蒸馏进行纯化。

在50ml蒸馏烧瓶中加入20ml市售的乙酰乙酸乙酯，按照减压蒸馏装置装配好仪器，通过减压蒸馏纯化。

五、注释

[1] 检查毛细管是否合适，可用小试管盛少许丙酮，将毛细管插入其中，吹入空气，若毛细管口产生一连串细小的气泡即为合适。

[2] 加料时应用长颈玻璃漏斗，以免磨口沾上液体引起漏气。

[3] 调换接受器时，如果是用多颈尾接管，则只要旋转其位置即可调换接受器，收集不同的馏分。如果不是多颈尾接管，则必须中断减压蒸馏（按前述蒸馏结束操作），调换接受器后再重复前述的减压蒸馏操作。

六、思考题

1. 什么性质的有机物需要减压蒸馏分离、提纯？

2. 使用油泵减压时，要哪些吸收和保护装置？这些装置有什么作用？

3. 进行减压蒸馏时，为什么要用水浴或油浴加热，不得用明火加热？为什么必须先抽气到所需的真空度后，才能加热？

4. 当减压蒸馏完毕后，应如何停止减压蒸馏？为什么？

实验五 萃取与洗涤

一、实验目的

1. 掌握萃取和洗涤的基本操作技术。

2. 了解萃取和洗涤的原理及其应用。

二、实验原理

萃取与洗涤，是利用物质在不同溶剂中的溶解度不同来进行分离和提纯的一种操作。萃取和洗涤的原理是相同的，只是目的不同。应用萃取可以从固体混合物中或液体混合物中提取出所需的物质，而洗涤则是除去物质中的杂质。

在相同的溶剂用量条件下，萃取操作采用"少量多次"原则，萃取效率较高。

在一定温度、压力下，一种物质在互不相溶的两种溶剂A、B之间进行分配，根据分配定律，当达到平衡时，溶质在两液相A和B的浓度为c_A和c_B，其比值为一个常数。

$$K = c_A / c_B$$

常数K称为分配系数，可近似看作溶质在溶剂A和B中的溶解度之比。

要节省溶剂而提高萃取效率，可通过将一定量溶剂分为几份对溶液作多次萃取来实现。利用下列计算来说明这个问题。

设在 $V(\mathrm{ml})$ 的溶剂 A 中溶解 $W_0(\mathrm{g})$ 的溶质，每次用 $S(\mathrm{ml})$ 的溶剂 B 萃取。如果萃取一次后剩留在溶剂 A 中的溶质的量为 $W_1(\mathrm{g})$，则

$$K = c_A/c_B = (W_1/V)/[(W_0 - W_1)/S]$$

即
$$W_1 = W_0[KV/(KV+S)]$$

又设 $W_2(\mathrm{g})$ 为萃取两次后在溶剂 A 中的溶质的量，则

$$K = (W_2/V)/[(W_1 - W_2)/S]$$

即
$$W_2 = W_1[KV/(KV+S)] = W_0[KV/(KV+S)]^2$$

依次类推，在萃取 n 次后，其剩留在溶剂 A 中的溶质的量为：

$$W_n = W_0[KV/(KV+S)]^n$$

由于 $KV/(KV+S) < 1$，所以萃取次数 n 越大，剩留在溶剂 A 中溶质的量就越小。也就是说把溶剂分成几次萃取，比用全部量的萃取剂一次萃取效果好得多。这就是常说的"少量多次，萃取效率高"。但当溶剂的总体积不变时，n 越大，S 就越小，当 n 和 S 这两个因素的影响就几乎抵消了，在增加萃取次数 n 时，W_n/W_{n+1} 的变化很小，因此通常萃取次数不超过 5 次，一般萃取 3 次就够了。

三、实验仪器和药品

仪器　分液漏斗、量筒、烧杯、锥形瓶、点滴板等。

药品　5%苯酚水溶液、乙酸乙酯、1% $FeCl_3$ 溶液、凡士林等。

四、实验步骤

1. 液体物质的萃取（或洗涤）

（1）萃取剂的选择　用有机溶剂从水溶液中萃取有机物是有机实验用得最多的萃取。好的萃取剂是萃取成功的关键因素，它应具有以下条件：①与水不能互溶，也不能发生反应；②被萃取物质在萃取剂中的溶解度要比在水中大；③沸点比较低，用蒸馏方法容易除去；④毒性小，价格低。

实验室常用的萃取剂有乙醚、石油醚、乙酸乙酯、苯、氯仿、四氯化碳等。

（2）操作方法　液体物质的萃取（或洗涤）常在分液漏斗中进行，分液漏斗的使用是有机实验的基本操作之一。萃取时所选用的分液漏斗的容积应比被萃取溶液的体积和萃取剂的体积的总和大一倍左右。

将分液漏斗洗净后，取出活塞，擦干活塞用吸水纸吸干活塞与磨口，在活塞套的粗端和活塞的细端各涂上薄薄一层凡士林，然后小心将活塞插入并旋转数圈，使凡士林分布均匀为止。关好活塞，在分液漏斗中盛少量水，检查有无漏水，再打开活塞，观察液体是否能通畅流下，然后盖上顶塞，用手指抵住顶塞，倒置漏斗，检查顶塞处有无漏水。在确认不漏水后，将其固定在铁架台铁圈上，关好活塞。

关闭好分液漏斗活塞，从分液漏斗上口加入待萃取溶液和萃取剂，塞紧顶塞。取下分液漏斗，右手握住顶塞并抵住顶塞，左手握在漏斗活塞处，用拇指和食指压紧活塞，中指和无名指分叉在漏斗两侧。漏斗放平，前后小心振摇，使两层液体充分接触，如实验图2-12。振摇几下后，应注意及时打开活塞，排出因振摇而产生的气体（注意排气时漏斗下口不要对准他人或自己）。如果漏斗中盛有挥发性的溶剂或用碳酸钠中和酸时，更应注意排放气体。反复振摇几次后，将分液漏斗放在铁圈上静置分层。

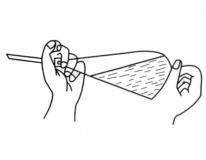

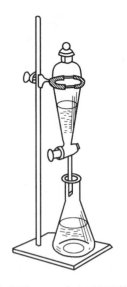

实验图 2-12　分液漏斗的振摇　　　　　　　　实验图 2-13　分离两相液体

当静置至两层液体界面清晰后，便可进行分液操作。先打开顶塞，使漏斗与大气相通，再把漏斗下端紧靠在接受器的内壁上，然后缓慢打开活塞，放出下层液体（如实验图2-13）。当液面间的界线接近活塞处时，暂时关闭活塞，将分液漏斗轻轻振摇一下，再静置片刻，使下层液聚集多一些，然后打开活塞，仔细放出下层液体。当液面间的界线移至活塞小孔的中心时，关闭活塞。最后把漏斗中的上层液体从上口倒入另一个容器中，切勿从活塞放出，以免被残留在漏斗颈上的液体所玷污。将水层倒回分液漏斗中，再加新的萃取剂萃取，一般萃取次数3～5次。

在实验结束前，不要把萃取后的溶液轻易倒掉，以免万一搞错无法挽救。将所有萃取液合并，加入合适的干燥剂干燥，然后蒸去溶剂。萃取所得的有机物根据其性质可利用蒸馏、重结晶等操作纯化。

使用分液漏斗时应注意：①分液漏斗的塞子、活塞必须原配，不得调换，并且要用塑料绳将塞子、活塞系在漏斗上；②不能把在活塞上附有凡士林的分液漏斗放在烘箱内烘干；③不能用手握住分液漏斗进行分液操作；④打开顶塞后才能开启分液漏斗活塞分液；⑤用碱性萃取剂萃取后分液漏斗一定要洗净，在塞子和磨口之间垫上薄纸片，以防塞死。

在萃取过程中，若在水层溶液中加入一定量的电解质（如氯化钠），利用"盐析效应"，可降低有机物和萃取剂在水中的溶解度，可提高萃取效果。

如果萃取某些含有碱性物质时，常会发生乳化现象，有时长时间静置也难以分层，这时应采取如下方法：①较长时间静置；②加入少量的电解质（如氯化钠），利用盐析作用加以破坏，同时氯化钠可增加水层相对密度；③若因碱性而产生乳化，可加入少量稀酸或采用过滤等方法消除；④加热破乳或滴加乙醇等破乳物质可改变表面张力。

若利用化学反应进行萃取洗涤，其操作同上。常用的萃取剂有 5％NaOH、5％或 10％ Na_2CO_3 或 $NaHCO_3$、稀 HCl、稀或浓 H_2SO_4 等。碱性萃取剂主要是除去混合物中的酸性杂质，酸性萃取剂主要是除去混合物中的碱性杂质。浓硫酸还可以从饱和烃中除去不饱和烃，从卤代烷中除去醇和醚等。

对于在两液相中分配系数 K 较大的物质，一般使用分液漏斗萃取3～5次便足够了。但对于 K 值接近于1的物质，必须采用连续萃取装置连续多次萃取，以节省溶剂，提高萃取效率。连续萃取装置有两种：一种是适用于从较重的溶液中用较轻的溶剂进行萃取（如用乙醚从水溶液中萃取物质），如实验图 2-14 (a)；另一种是适用于从较轻的溶液中用较重的溶剂进行萃取（如用四氯化碳从水溶液中萃取物质），如实验图 2-14 (b)。

2. 固体物质的萃取

从固体物质中抽提有机物，是利用溶剂对样品中被提取物质和杂质之间溶解度不同而达到分离提取的目的。常用冷浸法或索氏（Soxhlet）提取器（又称脂肪提取器）提取，前者常用于天然产物的萃取，主要是靠溶剂长期的浸润溶解而将固体物质中需要的成分浸溶出来，其特点是设备及操作简单，不破坏物质成分，但溶剂用量大，萃取效率较低。

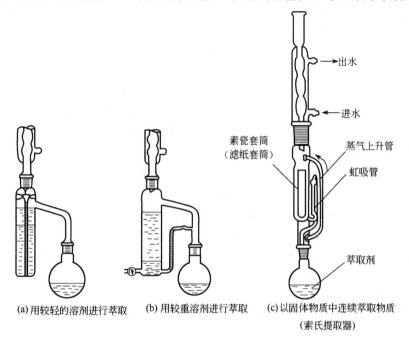

(a) 用较轻的溶剂进行萃取　(b) 用较重溶剂进行萃取　(c) 以固体物质中连续萃取物质（索氏提取器）

实验图 2-14　连续萃取装置

索氏提取器如实验图 2-14 (c)，主要由圆底烧瓶、提取器和冷凝管等 3 部分组成。它是利用溶剂蒸发、回流及虹吸原理，使固体物质连续多次被萃取，因而萃取效率高。

使用时，先在圆底烧瓶中装入溶剂（一般不宜超过其容积的 1/2）。为了增加液体浸溶面积，萃取前应先将物质研细，用滤纸包好放入滤纸套筒内，封好上下口，置于提取器中，提取器的下端接圆底烧瓶，上端接冷凝管。安装好装置后，对溶剂进行加热。当溶剂沸腾时，蒸气通过蒸气上升管进入冷凝管内，被冷凝为液体，滴入提取器中，浸溶固体并萃取出部分物质，当液面超过虹吸管的最高点后，立即虹吸流回圆底烧瓶。溶剂再受热蒸发、回流、冷凝、提取、虹吸，如此循环反复，直至大部分物质被提取出来为止。提取结束后，固体中可溶物质富集到圆底烧瓶中，然后再用适当方法除去溶剂，得到要提取的物质。

3. 实验内容

用乙酸乙酯从苯酚水溶液中萃取苯酚。

(1) 取 5% 苯酚水溶液 20ml，加入分液漏斗中，再加入 10ml 乙酸乙酯，盖好塞子。按上述萃取方法进行振摇和放气，直至放气时只有很小压力后，再剧烈振摇 2～3min。然后静置，待分液漏斗中的液体分成清晰的两层后，打开活塞将下层水溶液经活塞从下口放入一烧杯中，上层乙酸乙酯从上口倒入一锥形瓶中，再将分离后的下层水溶液倒入分液漏斗中，用 10ml 乙酸乙酯再萃取一次，分出乙酸乙酯层和水层。

（2）取未经萃取的 5％苯酚水溶液和萃取后下层水溶液各 2 滴于点滴板上，各加入 1％ $FeCl_3$ 溶液 1～2 滴，比较各颜色的深浅。

五、思考题

1. 用同体积的溶剂一次萃取与分几次萃取，哪一种效率高？为什么？

2. 影响萃取效率的因素有哪些？怎样才能选择好的萃取剂？

3. 萃取静置分层后，如果判断不出上层还是下层是有机溶液层，应怎么办？

4. 使用分液漏斗进行萃取应注意哪些事项？

5. 实验内容（2）中，$FeCl_3$ 显色的深浅说明什么问题？

实验六　重　结　晶

一、实验目的

1. 掌握溶解、加热、保温过滤和减压过滤等基本操作技术。

2. 了解重结晶提纯有机物的原理和方法。

二、实验原理

固体有机物在某溶剂中的溶解度与温度密切相关，一般来说，温度升高，溶解度增大。将不纯的固体有机物溶解在热溶剂中制成饱和溶液，如果将此溶液冷却，因有机物溶解度下降变成过饱和溶液而析出结晶。利用某种溶剂对被提纯物质及杂质的溶解度不同，使被提纯物质从过饱和溶液中析出晶体，而杂质全部或大部分保留在溶液中，经过滤，所得的晶体要比原来的纯净，这称为重结晶。重结晶是提纯固体有机物的重要方法。

重结晶提纯的一般过程如下。

（1）选择适当的溶剂　在接近溶剂的沸点下，将被提纯的固体有机物溶解，制成接近饱和的溶液。

（2）脱色、趁热过滤　将热溶液趁热过滤除去不溶性杂质，如溶液中含有有色杂质，则用活性炭脱色后再一起过滤。

（3）抽滤　冷却滤液，析出晶体；抽滤，分出晶体，而可溶性杂质留在母液中。

（4）纯度检查　洗涤晶体，洗去附着的母液，干燥后测定其熔点。如纯度不合格，可再进行一次重结晶。

三、实验仪器和药品

仪器　烧杯、量筒、保温热漏斗、短颈玻璃漏斗、减压过滤装置等。

药品　粗乙酰苯胺、活性炭等。

四、实验步骤

1. 溶剂的选择

正确选择溶剂是重结晶的关键。根据"相似相溶"原理，极性物质应选择极性溶剂；非极性物质选择非极性溶剂。此外，理想的溶剂还应具备下列条件：①不能与被提纯的物质发生化学反应；②在高温时，被提纯的物质在溶剂中溶解度较大，而在低温时溶解度显著下降；③杂质在溶剂中的溶解度很大（当被提纯的物质析出晶体时，杂质仍留在母液中）或很小（当被提纯的物质溶解时，杂质已结晶，可过滤除去）；④毒性小，价格低廉，且容易与被提纯物质分离。

化合物在不同温度、不同溶剂中的溶解度不同。溶剂的选择，一般可查阅文献。可选用如水等单一溶剂或乙醇-水、丙酮-水、乙酸乙酯-石油醚等混合溶剂作为溶剂。在实际工作中，由于受杂质等因素的影响，溶剂最后确定，应由实验来确定。

2. 溶解

常在烧杯、锥形瓶或圆底烧瓶中溶解固体，加入比所需量稍少的合适溶剂，并视溶剂的沸点选择合适的热浴。如果使用易燃溶剂溶解，则禁止明火加热，要用水浴加热。加热至沸腾，若固体未全部溶解，再分批加入少量溶剂，每次加入溶剂均应搅拌或振摇，加热至沸腾，至物质全部溶解为止，最后再多加 10%～20% 的溶剂。注意不要把不溶性杂质误认为是未溶解的被提纯物质。

如果使用易燃、易挥发低沸点的溶剂溶解或需要长时间加热才能溶解时，应在圆底烧瓶加热溶解（先加入比计算量略少的溶剂），并在烧瓶上装上回流冷凝管，在加热回流下添加溶剂（溶剂可从冷凝管的上口加入）至被提纯物质刚好完全溶解，最后再多加 10%～20% 的溶剂。

3. 活性炭脱色

当被提纯的固体物质全部溶解后，一般溶液都会带有一些颜色（因有机反应会产生一些有色的杂质或树脂状物质引起），此时需要用活性炭脱色。具体操作方法如下：移去火源，自然冷却 5min（绝对不允许将活性炭加到正在沸腾的溶液中，这样会造成暴沸，危险！）。然后加入适量的活性炭，再加热煮沸 5～10min，趁热过滤，除去活性炭和不溶性杂质。活性炭用量视溶液颜色深浅而定，一般为被提纯物质干重的 1%～5%。若一次脱色不彻底，可再次用活性炭脱色处理。

4. 趁热过滤

经脱色处理后的溶液，趁热过滤可除去吸附有有色杂质的活性炭和不溶性杂质。趁热过滤应在保温下尽快完成，以免析出晶体，使产品损失。

为了过滤操作尽快顺利完成，一是尽量采用颈短而粗的玻璃漏斗；二是使用保温热漏斗；三是使用菊花形滤纸。

（1）保温漏斗的装配　将一支颈短而粗的玻璃漏斗放在铜质的保温热漏斗内，热漏斗夹层装入热水，并且侧管处不断加热（如实验图 2-15），以维持热水的温度。这样可使玻璃漏斗维持较高的温度，保证热溶液在不降温下过滤。注意若溶剂易燃烧，过滤时侧管处应停止加热，以免溶液着火。

（2）菊花形滤纸的折叠　把滤纸对折再对折得如实验图 2-16 所示 1、2、3 折痕，然后 1 和 3、2 和 3 重合分别得 5、4 折痕，再使 1 和 4、2 和 5 重合分别得 7、6 折痕，1 和 5、2 和

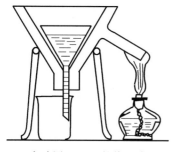

实验图 2-15　趁热过滤

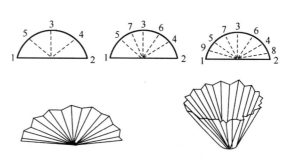

实验图 2-16　菊花形滤纸的折叠

4重合分别得9、8折痕。在相邻两折痕之间从折痕的相反方向再按顺序对折一次，然后展开滤纸成两层扇面状，再把两层展开成菊花形。

在热过滤时，要分多次将溶液倒入漏斗中，每次不宜倒入过多（防止溶液在漏斗中停留时间过长而析出晶体），也不宜过少（溶液量少散热快，也会易析出晶体）。未过滤的溶液应注意随时加热保持在较高的温度，以免结晶。

5. 晶体的析出

将滤液静置在室温下自然冷却，可析出均匀而洁净的晶体，再用冰水进一步冷却，可析出更多的晶体。如果溶液冷却至过饱和，仍未析出晶体，可用玻璃棒摩擦器壁或投入晶种作为晶核，可迅速产生晶体。

被提纯物质在重结晶过程中有时会呈油状物析出，杂质会富集在油状物中，油状物还会包含一部分母液。避免油状物较好的办法是将溶液加热溶解，然后快速冷却，并用力搅拌，使溶质在分散、均匀条件下固化，此时杂质大部分留在母液中，所包含的母液也会大大减少，可得到较纯的物质。为了避免油状物出现，最好重新选择溶剂。

为了得到均匀而较大颗粒的晶体，滤液不要置于冰水浴中迅速冷却，不要剧烈搅拌，否则，只能得到颗粒细小的晶体，其表面积大，吸附杂质多，同时又难过滤，晶体损失较多。

6. 减压过滤

为了使结晶和母液迅速有效地分离和有利干燥，通常采取减压过滤（又称为抽气过滤或抽滤）。减压过滤装置如实验图2-17，由布氏漏斗、吸滤瓶、安全瓶和减压泵等四部分组成。

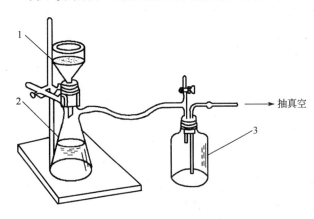

实验图 2-17　减压过滤装置

1—布氏漏斗；2—吸滤瓶；3—安全瓶

（1）布氏漏斗　瓷质，底部有许多小孔，铺上圆形滤纸，其直径应略小于漏斗内径，以能紧贴于漏斗的底部，恰好盖住所有小孔为宜。布氏漏斗有大小不同规格，选用时要根据晶体的量而定。晶体必须把漏斗内滤纸表面完全覆盖住，否则影响减压过滤效果，但漏斗内晶体太多也会影响抽滤和洗涤效果。

（2）吸滤瓶　是一个壁厚并有侧支管的玻璃三角瓶，用来接受滤液。有大小不同规格，选用时要与布氏漏斗大小相称，同时要考虑滤液多少而定。

布氏漏斗要配上一个合适的橡皮塞，塞在吸滤瓶上，必须紧密不漏气，漏斗下端斜口要正对吸滤瓶的侧支管抽气口。吸滤瓶的侧管用厚橡皮管通过安全瓶与减压泵侧管相连。

减压过滤操作如下。

① 将滤纸剪成比布氏漏斗略小但又能盖住瓷板上所有小孔的圆形，平铺在瓷板上，以少量溶剂将滤纸润湿，打开减压泵，抽气使滤纸紧贴在瓷板上。

② 转移结晶和母液到布氏漏斗内，结晶应平铺在滤纸上，打开减压泵，关闭安全瓶二通管活塞，抽干母液。

③ 打开安全瓶的二通管活塞接通大气，用玻璃管将晶体轻轻搅动松散（注意玻璃棒不可触及滤纸，以免滤纸破裂），加入少量冷溶剂（一般2～3次）浸润后，再打开减压泵或关

闭安全瓶二通管活塞抽气，反复操作几次，将滤饼洗涤干净。

④ 停止抽气时，应先打开安全瓶上的二通管活塞与大气相通，防止水倒流入吸滤瓶中，才能关闭减压泵。

7. 结晶的干燥

重结晶所得产物必须干燥后才能测定熔点、进行波谱分析或计算产率。干燥方法按固体的干燥方法操作。

8. 实验内容

称取 5.0g 粗乙酰苯胺放入 250ml 烧杯中，加入 100ml 水，加热搅拌至沸腾[1]，若不完全溶解，可适量添加少量热水，直至完全溶解（乙酰苯胺的溶解度为 5.55g/100ml）。放置 5min，然后加入活性炭 0.2g[2]，继续加热煮沸 5min。趁热用颈短漏斗和菊花形滤纸过滤[3]，滤液放置自然冷却后，析出片状乙酰苯胺晶体，抽滤、晾干、称重，计算回收率。

五、注释

[1] 加热时火不要太大，以免水分蒸发过多。

[2] 切勿把活性炭加到正在沸腾的溶液中，以免暴沸，造成事故。

[3] 热过滤时，不要将溶液一次性倒入漏斗中，分几次倒入。未倒入漏斗的溶液应继续加热，以防降温析出晶体。

六、思考题

1. 重结晶一般包括哪几个步骤？其目的是什么？

2. 使用易燃的有机溶剂重结晶时，哪些操作容易着火？应如何避免？

3. 减压过滤时，若不停止抽气进行洗涤可以吗？为什么？

4. 热过滤时，若保温热漏斗夹套中的水温不够高，会有什么结果？

5. 为什么要待固体物质完全溶解并稍冷却后才加活性炭？

（蔡自由）

实验七　旋光度的测定

一、实验目的

1. 掌握旋光度的测定方法和旋光性物质浓度的计算。

2. 了解旋光仪的构造、测定原理。

二、实验原理

当偏振光通过旋光性物质时，偏振光的振动平面便会发生旋转，谓之旋光性。振动平面被旋转的角度即为旋光度 α，测定旋光度的仪器称为旋光仪。在旋光仪中，使偏振光顺时针方向旋转的，则称被测物质为右旋，用（＋）表示；若逆时针方向旋转的，则称被测物质为左旋，用（－）表示，因此旋光方向有（＋）和（－）之分。

旋光仪有目测和自动显示两种。目测旋光仪的外形、基本结构原理见实验图 2-18 及实验图 2-19，当光线从光源经过起偏镜，再经过盛有旋光性物质的样品管时，因物质的旋光性致使偏振光不能通过第二个棱镜，必须旋转检偏镜才能通过，因此，需要调节检偏镜。由刻度盘上旋转的角度，可以指示出检偏镜旋转的角度，即为该物质在此浓度时的旋光度。数字式旋光仪可直接从面板上的数字读出旋光度，更为便捷。

由于旋光度（α）的左、右旋及大小，与溶剂的性质、溶液的浓度（c）、入射光的波长

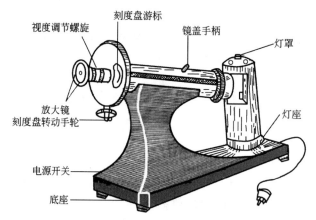

实验图 2-18　目测旋光仪的外形图

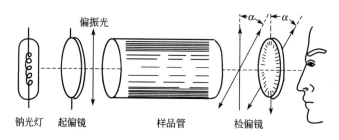

实验图 2-19　旋光仪结构示意图

（λ）、温度（t）及样品管的长度（l）等诸多因素有关，因此，在温度 t、入射光的波长 λ 一定时，旋光性物质的旋光度常用比旋光度 $[\alpha]_\lambda^t$ 来表示。

$$[\alpha]_\lambda^t = (\alpha/l \cdot c) \times 100$$

式中　　t——测定时的温度，℃；

　　　　λ——光源的波长；

　　　　α——刻度盘转动角度的读数（即旋光度）；

　　　　l——样品管的长度，dm；

　　　　c——浓度（100ml 溶液中所含样品的克数）。

　　通常，在 25℃时用钠光 D 线（λ＝589nm）测定旋光度，此时的比旋光度表示为 $[\alpha]_D^{25}$。比旋光度是旋光性物质的一个重要物理常数，它对光学活性物质的鉴定是必不可少的，通过旋光度的测定可以检测光学活性物质的含量和纯度。旋光物质的比旋光度可以从化学手册中查得，因此只要用旋光仪测得某溶液的旋光度，所用的样品管长度 l 为已知，因此便可计算出该溶液的浓度。

三、实验仪器和药品

仪器　旋光仪。

药品　5％葡萄糖溶液、未知浓度的葡萄糖溶液。

四、实验步骤

1. 样品管装液[1]

　　松开样品管一端的螺丝帽盖，用蒸馏水洗涤玻璃盖片以及样品管 2～3 次。再将样品管直立，装满蒸馏水并使液面满出管口，将玻璃盖片沿管口轻轻平推，使管内没有气泡。旋紧盖上螺丝帽盖，使其不漏，但不能过紧，否则因盖子产生扭力使管内有空隙，影响测定结果。擦干样品管，放入旋光仪进行测定。如果装样品则用被测样品溶液润洗 2～3 次，其他操作与装蒸馏水相同。

2. 旋光仪零点的校正

测定时，打开钠光灯[2]，预热约 5min。按上述装液的步骤和要求，用同一根样品管，先装满蒸馏水，待钠光灯发光正常后，放入旋光仪，合上盖子，将刻度盘在零点左右，旋转刻度盘转动手轮作粗调、微调，使视场内Ⅰ和Ⅱ部分的亮度一致（见实验图 2-20），记下读数。重复操作至少 5 次，取其平均值，此即为旋光仪的零点。

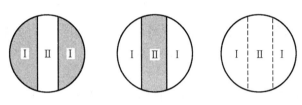

实验图 2-20　三分视场变化示意图

3. 旋光度的测定

按上述方法测定已知浓度的待测溶液的旋光度，这时所得的读数[3]与零点之间的差值即为该物质的旋光度。记下样品管的长度及溶液的温度，然后按公式计算其比旋光度。通过对未知浓度的待测溶液的旋光度测定，可以确定其浓度。

五、注释

[1] 样品管用后要及时将溶液倒出，用蒸馏水洗净，抹干放好。

[2] 仪器连续使用时间不宜超过 4h，如使用时间过长，应熄灯 10～15min，待灯冷却后再继续使用。否则影响钠光灯的寿命。

[3] 读数方法：刻度盘分两个半圆分别为0～180℃，读数时，先读游标尺的 0 落在刻度盘上的整数值，再用游标尺与刻度盘重合线读出游标尺上的小数值（实验图 2-21）。

可采用双游标读数法，消除刻度盘偏心差。计算公式：$\alpha = (A_1 + A_2)/2$，其中 A_1、A_2 分别为两游标尺的商数值，若 $A_1 = A_2$，仪器无偏心差。

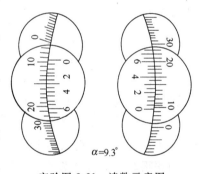

$\alpha = 9.3°$

实验图 2-21　读数示意图

六、思考题

测定液体旋光度时，需要注意哪些问题？

实验八　折射率的测定

一、实验目的

1. 掌握液体有机物折射率的测定方法。

2. 了解折射率的应用及折光仪的构造。

二、实验原理

折射率是有机化合物一个重要的物理常数。其测定简单、方便准确，测定折射率可以鉴定未知物的纯度和确定液体混合物的组成。

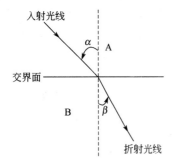

入射光线

交界面

折射光线

实验图 2-22　光的折射现象

光线在各种介质中传播的速度都不相同。当光线从介质 A（例如空气）进入介质 B（例如丙酮）时，由于两种介质的密度不同，光的传播速度发生改变，光线就发生折射（实验图 2-22）。

根据折射定律，在温度、波长一定时，单色光在介质 A 的入射角 α 与介质 B 的折射角 β 的正弦之比为一常数，它等于光线在两种介质中的传播速度之比，即：

$$n = \sin\alpha / \sin\beta = v_1 / v_2$$

上式中 v_1 为光线在介质 A 中的速度，v_2 为光线在介质 B 中的速度，n 是常数，通常以空气作为介质，当光线由空气进入另一种物质，所得的速度比即为该物质的折射率 n。由于光线在空气中的速度比在液体中的速度大，故液体的折射率总是大于 1。

物质的折射率通常用阿贝（Abbe）折射仪测定，它是基于折射现象和临界角的基本原理设计而成的。当物质的入射角接近或等于 90°时，折射角就达到了最大值，称为临界角。折射仪在临界角时为"半明半暗"（实验图 2-24），各种液体的折射率不同，临界角也不同，测定临界角可换算出折射率。

物质的折射率与光的波长 λ、温度 t 等因素有关，折射率随光线波长的变短而增大，随温度的升高而变小。通常温度升高 1℃，液体化合物折射率降低 $3.5 \times 10^{-4} \sim 5.5 \times 10^{-4}$。折射率常用 n_D^t 表示，它表示是以钠光的 D 线作为光源，测定折射率时的温度为 t℃，例如 n_D^{20} 表示 20℃时，该介质对钠光 D 线的折射率。

Abbe（阿贝）折射仪结构见实验图 2-23，它的主要组成部分是两块直角棱镜组成的棱镜组，上面一块是光滑的测量棱镜，下面一块是表面磨砂，可以开启的辅助棱镜。左面的镜筒是读数镜，内有刻度盘，其上面有一行是折射率数值（1.3000～1.7000）。右边的镜筒是测量目镜，用来观察折光情况，筒内装有消色散棱镜。光线由反射镜反射入下面的辅助棱镜，以不同的入射角射入两个棱镜之间的液层，然后再射到测量棱镜的光滑表面上，由于它的折射率很高，一部分光线经折射后进入测量目镜，另一部分光线则发生全反射。调节螺旋使测量目镜中的视野如实验图 2-24 所示，即明暗界线刚好落在"+"字的交叉点，如此重

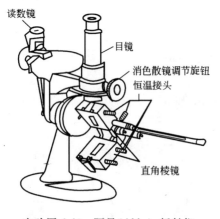

读数镜

目镜

消色散镜调节旋钮
恒温接头

直角棱镜

实验图 2-23　阿贝（Abbe）折射仪

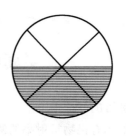

实验图 2-24　折射仪在
临界角时的目镜视野

复 3～5 次，记下读数，取其平均值。

三、实验仪器和药品

仪器　阿贝（Abbe）折射仪。

药品　重蒸馏水、丙酮。

四、实验步骤

1. Abbe 折射仪的校正

（1）从木箱中取出 Abbe 折射仪，置于近窗户的台面上[1]。开启棱镜，滴入 1～2 滴丙酮于镜面上[2]，合上棱镜，使难挥发的污物逸走，再打开棱镜，用镜头纸轻轻揩拭镜面。待镜面干净后，才能用于测定。

（2）Abbe 折射仪棱镜外套好温度计，恒温器接头与恒温水浴相连[3]，调节恒温水温度，一般为 20℃或 25℃。

（3）用重蒸馏水校正　打开棱镜，滴入 1～2 滴重蒸馏水于镜面上，锁紧棱镜，调节反射镜，使入射光进入棱镜组，从目镜中观察，使视场最亮。转动消色散镜调节旋钮，消除色散，使视场最清晰。再转动左边刻度盘的棱镜调节旋钮，使读数目镜中刻度盘的读数等于重蒸馏水的折射率（$n_D^{20} = 1.3329$，$n_D^{20} = 1.3325$），再用一特制的小旋子旋动右面镜筒下方的方形螺旋，使明暗界线和"+"字交叉点重合。

（4）用标准折光玻璃校正　将棱镜完全打开使其成水平，用少许 1-溴代萘（$n = 1.6600$）置光滑棱镜上，玻璃块就黏附于镜面上，使玻璃块直接对准反射镜，然后按上述方法进行。

2. 测定

Abbe 折射仪经校正后才能作测定用，通恒温水恒温后，打开棱镜，均匀滴入 2～3 滴待测液体于磨砂面棱镜上，锁紧棱镜，转动反射镜使视场最亮。轻轻转动左边刻度盘的棱镜调节旋钮或消色散镜调节旋钮，在目镜中看到明暗分界线清晰地对准"+"字交叉点，读取折射率，重复 3～5 次。实验完毕，放好折射仪[4]。

五、注释

[1] 折射仪不能放在日光直射或靠近热源的地方。仪器应避免强烈振动或撞击，以防光学零件损伤及影响精密度。

[2] 折射仪在使用前后，棱镜均需使用丙酮或乙醚洗净，擦洗镜面时用镜头纸擦，不能用力过猛，以防把玻璃面擦花。滴管或其他硬物均不可接触镜面。

[3] 用完后，要流尽恒温水，拆下温度计并放在纸套筒中，将仪器擦净，放入盒中。

[4] 折光仪需要放在木箱内，箱内应贮有干燥剂，木箱应放在干燥、空气流通的室内。

六、思考题

1. 折射率的定义是什么？它与哪些因素有关？

2. 在折射仪两棱镜之间没有液体或液体已挥发，是否能观察到临界折射现象。

（陈　枫）

第三部分　有机化合物性质实验

实验九　烃和卤代烃的性质

一、实验目的

1. 验证烃和卤代烃的主要化学性质。
2. 掌握烃和卤代烃的鉴别方法。

二、实验原理

烷烃是饱和烃，一般情况下性质稳定，只有在特殊情况下才发生取代反应。可以用液体石蜡（$C_{18} \sim C_{24}$ 的烷烃混合物）作为烷烃的代表来鉴定烷烃的性质。

烯烃、炔烃属于不饱和烃，其主要的性质是易发生加成和氧化反应。炔烃的加成反应是分两步进行的，而且叁键上含有氢的炔烃能生成金属炔化物，可用此反应可以鉴别。

芳香烃的化学性质不同于饱和烃或不饱和烃，具有芳香性，通常情况下不易发生氧化和加成反应，而易于发生亲电取代反应。苯环很难被氧化，但苯环上的侧链易被氧化，因此苯的同系物如甲苯、乙苯与强氧化剂如高锰酸钾或重铬酸钾（酸性条件下）作用下都生成苯甲酸。

卤代烃的卤原子离解难易与其连接的烃基结构有关，因此与硝酸银反应生成卤化银沉淀的速率有很大差别，利用此反应可作为不同类型卤代烃活性的鉴别。

三、实验步骤

1. 烷烃的性质

（1）与溴反应　取干燥小试管，各加入 10 滴液体石蜡和 5 滴 1％溴的四氯化碳溶液，振摇，观察溴的颜色是否褪去，解释现象。

（2）与高锰酸钾反应　取小试管分别加入 10 滴液体石蜡和 5 滴 0.5％高锰酸钾溶液，2 滴 3mol·L^{-1}硫酸，振摇，观察高锰酸钾颜色是否褪去，解释现象。

2. 烯烃的性质

（1）与溴反应　取小试管加入 10 滴松节油[1]，然后逐滴加入 1％溴的四氯化碳溶液，边加边振摇，观察颜色变化，并与液体石蜡比较，并解释现象。

（2）与高锰酸钾反应　取小试管加入 10 滴松节油，5 滴 0.5％高锰酸钾溶液，2 滴 3mol·L^{-1}硫酸，振摇，观察颜色变化，并与液体石蜡比较，并解释现象。

3. 炔烃的性质

（1）与溴反应　将乙炔通入盛有 1ml 1％溴的四氯化碳溶液的试管中，观察有什么现象发生，并解释。

（2）与高锰酸钾反应　将乙炔通入盛有 1ml 0.5％高锰酸钾溶液的试管中，观察有什么现象发生，并解释。

（3）与硝酸银氨溶液的反应　将乙炔通入盛有 1ml 硝酸银的氨溶液的试管中，观察有什么现象发生[2]，并解释。

（4）与氯化亚铜氨溶液的反应　将乙炔通入盛有 1ml 氯化亚铜的氨溶液的试管中，观察什么现象发生，并解释。

4. 芳香烃的性质

（1）硝化反应　取一支干燥的中试管，小心加入 0.5ml 浓硫酸和 0.5ml 浓硝酸，边加边振摇，边用冷水冷却，然后慢慢滴入 10 滴苯，每加 2～3 滴即加以振摇，如果放热过多温度较高（烫手）时，用冷水冷却试管，待苯全部加完后，振摇，在 50～60℃ 热水中水浴 15min[3]，然后把试管内容物倒入盛有 20ml 水的小烧杯中，观察现象，嗅其气味[4]。

（2）氧化反应　取 2 支试管，分别加入 10 滴 0.5％ 高锰酸钾溶液，振摇，充分混合。然后各加入 10 滴苯、甲苯，振摇，如果观察没有什么变化，将试管在水浴中加热几分钟，再观察现象，并解释。

5. 卤代烃的性质

在 3 支干燥的试管中，各加入 0.5ml 5％ AgNO₃ 的醇溶液，再分别加入 2～3 滴溴乙烷、溴苄、溴苯（实验宜在通风橱中进行），振摇，观察有无沉淀析出？如果 10min 仍无沉淀析出，可在水浴中加热煮沸，观察沉淀析出速度的快慢。

四、注释

[1] 松节油主要成分是 α-蒎烯，具有不饱和环烯烃结构，可作为烯烃的代表。

[2] 干燥的炔化银、炔化铜加热有爆炸性，为避免危险，实验完毕，金属炔化物沉淀应用稀硝酸处理，不得随意弃置。

[3] 硝化反应时，若温度超过 60℃，硝酸将分解，部分苯会挥发逸去。

[4] 硝基苯为淡黄色油状物液体，有毒，不可久嗅。实验完毕将硝基苯倒入指定的回收瓶中。

五、思考题

1. 烷烃的卤代反应为什么不用溴水，而用溴的四氯化碳溶液？
2. 如何用化学方法鉴别液体石蜡、环己烯和苯乙炔？
3. 芳环上和芳烃侧链上均可发生卤代反应，它们的反应机理是否一样？

实验十　醇和酚的性质

一、实验目的

1. 验证醇和酚的化学性质。
2. 比较醇和酚之间化学性质的差异，加深构效关系的理解。

二、实验原理

低级醇易溶于水，随着烃基的增大，水溶性逐渐降低。多元醇由于分子中羟基增多，水溶性增大，而且由于羟基间的相互影响，羟基中氢具有一定程度的酸性，可与某些氢氧化物发生类似中和反应，生成类似盐类产物。

醇中羟基的结构与水相似，羟基中的氢原子不能游离，但易被活泼金属钠取代而生成醇钠。伯醇能被氧化生成醛，仲醇能被氧化生成酮，它们进一步氧化则可生成羧酸。叔醇不易氧化。

酚的羟基由于与苯环直接相连，形成 p-π 共轭体系，使羟基中氢氧键的极性增大，酚羟基中氢原子易解离成质子，因此酚具有弱酸性，又由于 p-π 共轭效应的影响，使苯环上处于羟基邻、对位上的氢更加活泼，容易被取代。

三、实验步骤

1. 醇的性质

（1）醇钠的生成　取 1 支干燥试管，加入 1ml 无水乙醇，并投入一小块（绿豆大小）刚刚切开的金属钠，观察有什么现象发生。待金属钠完全消失后（一定要完全消失），往试管中加入 1ml 水，并滴入 1～2 滴酚酞溶液，观察有什么现象发生，并解释原因。

（2）与卢卡斯试剂反应[1]　取 3 支干燥试管，各加入 20 滴卢卡斯试剂，然后在各试管中分别加入 5～8 滴正丁醇、仲丁醇、叔丁醇，振摇，比较各试管出现混浊或分层的快慢。

（3）醇的氧化　取 3 支试管，各加入 5 滴 0.5％高锰酸钾溶液，1 滴 5％ NaOH 溶液，然后依次分别加入 2 滴乙醇、异丙醇、叔丁醇，振摇，观察各试管颜色有何变化，并解释原因。

（4）多元醇的特性　取 2 支试管，分别加入 10 滴 5％ $CuSO_4$ 溶液和 15 滴 5％ NaOH 溶液，在振摇下各加入 3 滴甘油和 5 滴 95％乙醇，观察实验现象，并加以比较。

2. 酚的性质

（1）苯酚的酸性　取苯酚少许于试管中[2]，加水 2ml，振摇使其成乳浊状，将乳浊液分成两份。在第一份中逐滴加入 5％ NaOH 溶液至溶液澄清为止，然后在此澄清液中逐滴加入 3mol·L^{-1}硫酸至溶液呈酸性，观察有何变化。在第二份乳浊液中逐滴加入 5％ $NaHCO_3$ 溶液，振摇，观察溶液是否澄清，并解释原因。

（2）卤代反应　取 10 滴 1％苯酚溶液于试管中，慢慢滴加饱和溴水 3～5 滴，并不断振摇，观察有何现象发生。

（3）与 $FeCl_3$ 反应[3]　取 4 支试管，各加入 10 滴 1％的苯酚、α-萘酚、间苯二酚、乙醇溶液，然后分别加入 2～3 滴 1％ $FeCl_3$ 溶液于各试管中，观察颜色变化。

四、注释

[1] 卢卡斯试验适用于含 3～6 个碳原子的醇，因为少于 6 个碳原子的醇都能溶于浓盐酸的氯化锌溶液中，而多于 6 个碳原子的醇则不溶，故不能借此检验。而 1～2 个碳原子的醇，由于产物的挥发性，此法也不合适。

[2] 苯酚对皮肤有很强的腐蚀性，使用时切勿与皮肤接触，万一碰到皮肤可用水冲洗，再用酒精棉球擦洗。

[3] 三氯化铁试验为酚类与烯醇类化合物的特征反应，但亦有些酚并不产生颜色，故阴性反应并不能证明无酚基存在。

五、思考题

1. 伯、仲、叔醇与卢卡斯试剂反应有什么差异？
2. 苯酚为什么比苯易于发生亲电取代反应？

实验十一　醛和酮的性质

一、实验目的

1. 验证醛和酮的主要化学性质。

2. 掌握醛和酮的鉴别方法。

二、实验原理

醛和酮分子中都含有羰基，因而具有许多相似的化学性质。如羰基上的加成和还原反应及 α-活泼氢的卤代反应等。由于羰基所连的基团不同，又使醛和酮具有不同的性质，如醛能被弱氧化剂托伦试剂和斐林试剂氧化，能与席夫试剂产生颜色反应等，而酮则不能，借此可区分醛和酮。乙醛、甲基酮、乙醇及甲基醇均可发生碘仿反应。

三、实验步骤

1. 与亚硫酸氢钠反应

取 4 支干燥试管，各加入 1ml 新配制的饱和亚硫酸氢钠溶液和 5 滴乙醛、苯甲醛、丙酮、苯乙酮[1]，边加边用力振摇，观察现象。如无晶体析出，可用玻璃棒摩擦试管壁或将试管浸入冰水中冷却后再观察，并解释之。

2. 与 2,4-二硝基苯肼反应

在 3 支试管中，分别加入 5 滴乙醛、苯甲醛、丙酮和 10 滴 2,4-二硝基苯肼试剂，充分振摇后，静置片刻，观察反应现象并解释之。若无沉淀析出，可微热 1min，冷却后再观察。有时为油状物，可加 1～2 滴乙醇，振摇促使沉淀生成。

3. 碘仿反应

在 5 支试管中，分别加入 1ml 水和 10 滴碘试液，再分别加入 5 滴乙醛、苯乙酮、乙醇、异丙醇，边振摇边逐滴加入 5％氢氧化钠溶液至碘的颜色退去[2]，观察反应现象并解释之。若无沉淀析出，可在温水浴中温热数分钟，冷却后再观察现象。

4. 与托伦试剂反应

在 4 支洁净的小试管中，分别加入 1ml 托伦试剂[3]，然后各加入 5～8 滴 40％甲醛水溶液、乙醛、苯甲醛、丙酮，摇匀后，在沸水浴中加热数分钟，观察反应现象并解释之。

5. 与斐林试剂反应

在 4 支洁净的试管中，分别加入 10 滴斐林试剂[4]A 和 B，再各加入 5～8 滴 40％甲醛水溶液、乙醛、苯甲醛、丙酮，摇匀后，在 50～60℃水浴中加热数分钟，观察反应现象并解释之。

6. 与席夫试剂反应

在 4 支试管中，分别加入 10 滴席夫试剂[5]和 5～8 滴 40％甲醛水溶液、乙醛、苯甲醛、丙酮，摇匀后，观察反应现象并解释之。

四、注释

[1] 低分子量羰基化合物与亚硫酸氢钠的加成产物能溶于稀酸中，不易得到结晶。由于芳香族甲基酮的空间位阻较大，与亚硫酸氢钠作用甚慢或不起作用。

[2] 滴加碱后溶液必须呈淡黄色，应有微量碘存在，若已成无色可返滴碘试液；醛和酮不宜过量，否则会使碘仿溶解；碱若过量，会使碘仿分解。

[3] 易被氧化的糖类及其他还原性物质均可与托伦试剂作用。试管必须十分洁净，否则不能生成银镜，仅出现黑色絮状沉淀。反应时必须水浴加热，否则会生成具有爆炸性的雷酸银。实验完毕，试管用稀硝酸洗涤。

[4] 脂肪醛、α-羟基酮（如还原糖）、多元酚等均可与斐林试剂反应。芳香醛、酮不反应。反应结果决定（如醛）浓度的大小及加热时间的长短，可能析出 Cu_2O（砖红色）、$Cu_2(OH)_2$（黄色）、Cu（暗红色）。因此，有时反应液的颜色变化为：绿色、黄色、红色沉淀。甲醛尚可将氧化亚铜还原为暗红色的铜镜。

[5] 某些酮和不饱和化合物及吸附 SO_2 的物质能使席夫试剂恢复品红原有的桃红色，不应作为阳性反应。反应时，不能加热，溶液中不能含有碱性物质和氧化剂，否则 SO_2 逸去，使试剂变回原来品红的颜色，干扰鉴别。故宜在冷溶液及酸性条件下进行。

五、思考题

1. 哪些试剂可区别醛类和酮类？
2. 进行银镜反应时应注意什么？
3. 用简单的化学方法区分下列化合物。

苯甲醛、甲醛、乙醛、丙酮、异丙酮

实验十二　羧酸及其衍生物、取代羧酸的性质

一、实验目的

1. 验证羧酸及其衍生物、取代羧酸的主要化学性质。
2. 掌握羧酸及其衍生物、取代羧酸的鉴别方法。

二、实验原理

羧酸具有酸性，与碱作用生成盐，饱和一元羧酸中甲酸的酸性最强，二元羧酸中草酸的酸性最强。

羧酸与醇在浓硫酸催化下发生酯化反应。在适当的条件下羧酸可发生脱羧反应。

甲酸分子中含有醛基，具有还原性，可以被高锰酸钾或托伦试剂氧化。由于两个相邻羧基的相互影响，草酸易发生脱羧反应和被高锰酸钾氧化。

酰卤、酸酐、酯、酰胺均为羧酸的衍生物，与水发生水解反应生成相应的酸，水解反应的难易次序为：酰卤＞酸酐＞酯＞酰胺。

羟基酸与酮酸均为取代羧酸，它们的酸性比相应的羧酸强。乙酰乙酸乙酯是一个酮式和烯醇式的混合物，在常温下可以互相转变，发生互变异构现象，因此，它既具有酮的性质又具有烯醇的性质，如能与2,4-二硝基苯肼反应生成橙色的2,4-二硝基苯腙沉淀，能使溴水退色，与三氯化铁溶液作用发生显色反应等。

三、实验步骤

（一）羧酸的性质

（1）酸性试验　取 3 支试管，各加入 1ml 蒸馏水，再分别加入 5 滴甲酸、乙酸和 0.5g 草酸，摇匀，然后用洁净的玻璃棒沾取上述 3 种酸的水溶液于 pH 试纸上，记录 pH 值并比较酸性强弱。

（2）成盐反应　在试管中加入 0.1g 苯甲酸和 1ml 蒸馏水，边摇边滴加 5％氢氧化钠溶液至恰好澄清，再逐滴加入 5％盐酸溶液，观察现象。

（3）酯化反应　在一干燥的试管中分别加入 0.5ml 冰醋酸和 1ml 无水乙醇，再逐滴加入 10 滴浓硫酸[1]，摇匀后将试管浸在 60～70℃的热水浴中 10min，取出试管待其冷却后加入 3ml 水，注意浮在液面酯层的气味。

（4）脱羧反应　将 1ml 冰醋酸和 1g 草酸分别加入 2 支带导管的试管，塞子塞紧试管口，导管的末端插入盛有 1～2ml 澄清石灰水的试管中，然后直火加热[2]，观察石灰水变化。

（5）氧化反应

① 取 3 支试管，各加入 1ml 0.5％高锰酸钾溶液，10 滴 3mol·L^{-1}硫酸，摇匀，分别加入 5 滴甲酸、乙酸和 0.5g 草酸，观察其颜色变化。

② 在洁净的试管中加入 5 滴甲酸溶液，边摇边逐滴加入 5％氢氧化钠溶液至呈弱碱性，再加入 1ml 新配制的托伦试剂，热水浴加热，观察现象。

（二）羧酸衍生物的性质

1. 水解反应

（1）酰卤的水解　在试管中加入 1ml 蒸馏水，沿管壁慢慢滴加 5 滴乙酰氯[3]，摇匀，观察现象。待反应结束后，再加入 2 滴 2％硝酸银溶液，观察有何变化。

（2）酰胺的水解　取 2 支试管，各加入 0.1g 乙酰胺，在其中一支试管中加入 1ml 10％氢氧化钠溶液，在另一支试管中加入 1ml 3mol·L^{-1}硫酸，煮沸，并将湿润的红色石蕊试纸放在试管口，观察现象，有何气味产生。

（3）油脂的皂化　在试管中加入 0.1g 油脂、1ml 95％乙醇和 1ml 20％氢氧化钠，摇匀，放于沸水浴中加热约 30min，将制得的黏稠液倒入 10ml 温热的饱和氯化钠的小烧杯中，观察并解释现象。

2. 醇解反应

（1）酰卤的醇解　在干燥的试管中加入 10 滴无水乙醇，边摇边逐滴加入 10 滴乙酰氯，待试管冷却后，慢慢加入 10％碳酸钠溶液至中性，观察现象并闻其气味。

（2）酸酐的醇解　在干燥的试管中加入 10 滴无水乙醇和 10 滴乙酸酐，再加入 1 滴浓硫酸，振摇，待试管冷却后，慢慢加入 10％碳酸钠溶液至中性，观察现象并闻其气味。

3. 缩二脲反应

在一干燥的试管中加入 0.5g 尿素，小心加热，固体熔化，继续加热，有刺激性气体放出，同时又凝固，冷却后加入 1ml 蒸馏水，搅拌，再滴加 5 滴 10％氢氧化钠溶液和 3 滴 1％硫酸铜溶液，观察并解释现象。

4. 乙酰乙酸乙酯的酮式-烯醇式互变异构

（1）在试管中加入 10 滴 2,4-二硝基苯肼试剂和 3 滴 10％乙酰乙酸乙酯的乙醇溶液，观察现象。

（2）在试管中加入 10 滴 10％乙酰乙酸乙酯的乙醇溶液，1 滴 1％三氯化铁溶液，出现紫红色。边摇边逐滴加入数滴饱和溴水，紫红色褪去，稍待片刻紫红色又出现，解释原因。

（三）取代羧酸的性质

1. 氧化反应

在试管中加入 10 滴乳酸，边摇边逐滴加入 0.5％高锰酸钾酸性溶液，观察现象。

2. 水杨酸与乙酰水杨酸与三氯化铁的显色反应

取 2 支试管，各加入 0.1g 水杨酸和乙酰水杨酸，加入 1ml 蒸馏水，摇匀，再分别加入 1 滴 1％三氯化铁溶液，观察并解释现象。

四、注释

[1] 浓硫酸有腐蚀性，小心使用。

[2] 加热草酸时，将试管口略向下倾斜，以防固体中水分或倒吸石灰水使试管破裂。

[3] 乙酰氯很活泼，与水或醇反应均较为剧烈，试管口不准对准人，尤其是眼睛。

五、思考题

1. 甲酸是一元羧酸，草酸是二元羧酸，它们都有还原性，可以被氧化。其他的一元羧酸和二元羧酸是否也能被氧化？

2. 如何用实验说明在常温下酮式和烯醇式互变平衡的存在？

3. 举例说明能与三氯化铁显色的有机化合物的结构特点。

实验十三　胺 的 性 质

一、实验目的

1. 验证胺类化合物的主要化学性质。

2. 掌握胺类化合物的鉴别方法。

二、实验原理

胺具有碱性，脂肪胺的碱性大于芳香胺。胺与盐酸成盐后，水溶性增大。

伯胺和仲胺能起磺酰化（兴斯堡）反应，而叔胺不能，故可利用该反应鉴别。

伯、仲、叔三种胺能与亚硝酸作用，生成物不同，利用这个反应可鉴别三种胺。脂肪族伯胺与亚硝酸作用放出氮气，芳香族伯胺在酸性低温条件下，则发生重氮化反应，其产物能进一步与酚或芳香胺发生偶合反应。脂肪族、芳香族仲胺与亚硝酸作用生成 N-亚硝基胺（黄色油状物）。脂肪族叔胺与亚硝酸作用生成亚硝酸铵盐，芳香族叔胺反应则发生在苯环上，生成橘黄色的对亚硝基化合物。

芳香胺容易发生苯环上的取代反应，如苯胺与溴水作用生成 2,4,6-三溴苯胺白色沉淀。

芳香胺类容易被氧化，在不同条件下，生成有颜色的复杂化合物。

三、实验步骤

1. 碱性

取 2 支试管，分别加入 5 滴苯胺和甲胺，1ml 蒸馏水，振摇，观察现象，用 pH 试纸检测它们的水溶液的碱性。在苯胺的乳浊液中滴加浓盐酸至显酸性，观察现象，并加以解释。

2. 酰化反应

取 1 滴苯胺于干燥的表面皿上，再滴加 2 滴乙酸酐，观察现象。以玻璃棒搅拌之，结果如何？

3. 兴斯堡试验[1]

取 3 支试管，各加入 2 滴苯胺、N-甲基苯胺、N,N-二甲基苯胺，再分别加 1ml 10% 氢氧化钠溶液和 3 滴苯磺酰氯，塞住试管口，剧烈振摇 3min。除去塞子，水浴温热至没有苯磺酰氯味，冷却。边摇边逐滴加入浓盐酸至酸性，观察现象。

4. 与亚硝酸反应[2]

取 3 支试管，分别加入 5 滴苯胺、N-甲基苯胺、N,N-二甲基苯胺和 10 滴浓盐酸，冷却至 0~5℃，边摇边慢慢加入 5 滴 10% 亚硝酸钠溶液，观察现象。加入 10% 氢氧化钠溶液呈碱性后，观察现象。

5. 重氮化反应和偶联反应[3]

在试管中加入 5 滴苯胺、0.5ml 蒸馏水和 0.5ml 浓盐酸，摇匀，在冰水中冷却至 0~5℃，边摇边逐滴加入 10% 亚硝酸钠溶液至碘化钾淀粉试纸恰好变蓝色为止，再加入 2 滴 β-萘酚碱溶液，观察现象。

6. 与溴水的反应

在试管中加入 2 滴苯胺，0.5ml 蒸馏水，边摇边逐滴加入饱和溴水，观察现象。

7. 氧化反应

在试管中加入 2 滴苯胺，再分别加入 2 滴 10％氢氧化钠溶液和 3 滴 0.5％高锰酸钾溶液，摇匀，水浴温热，观察现象。

四、注释

[1] 若原仲胺分子尚含有酸性基团，如羧基或酚羟基等，则生成的苯磺酰胺也能溶于氢氧化钠，故不能与伯胺区别。

[2] 亚硝酸不稳定，实验时用亚硝酸钠与盐酸或硫酸作用产生亚硝酸。

N,N-二甲基苯胺与亚硝酸反应生成对亚硝基-N,N-二甲基苯胺，在碱性条件下为翠绿色固体，在酸性条件下互变为橘黄色盐。

[3] 重氮化反应需在低温下进行且亚硝酸不宜过量，否则生成的重氮盐易分解；酸需过量，以避免生成的重叠盐与尚未作用的芳胺发生偶联作用。

五、思考题

1. 如何鉴别伯、仲、叔胺？

2. 重氮化反应为什么要用过量盐酸及在冰水浴中进行？

实验十四　糖 的 性 质

一、实验目的

1. 验证糖类化合物的主要化学性质。

2. 掌握糖类化合物的鉴别方法。

二、实验原理

糖类可分为单糖、低聚糖、多糖。凡分子中具有半缩醛或半缩酮羟基的糖均有还原性，称为还原糖。多糖及分子中没有半缩醛或半缩酮羟基的糖均没有还原性，称为非还原糖。还原糖能被弱氧化剂如托伦试剂、斐林试剂氧化，而非还原糖不能，以此性质可区别它们。

糖类在浓硫酸或浓盐酸的作用下，能与酚类化合物发生显色反应。其中莫立许试剂与糖产生紫色，可用此法检验出糖类，塞利凡诺夫试剂与糖产生鲜红色，且与酮糖反应出现红色较醛糖快，可用以鉴别酮糖和醛糖。

双糖和多糖在酸存在下，均可水解成具有还原性的单糖。淀粉与碘溶液的显色反应是鉴别淀粉的常用方法。

三、实验步骤

1. 还原性

（1）与托伦试剂反应　取 5 支洁净的试管，各加入 0.5ml 新配制的托伦试剂，再分别加入 3～5 滴 5％葡萄糖、5％果糖、5％麦芽糖、5％蔗糖、2％淀粉，摇匀后，将 5 支试管同时放到 60～80℃热水浴中加热，观察现象。

（2）与斐林试剂反应　取 5 支洁净的试管，加入斐林试剂 A、B 各 0.5ml，再分别加入 5～8 滴 5％葡萄糖、5％果糖、5％麦芽糖、5％蔗糖、2％淀粉，摇匀后，将 5 支试管同时放到 60～80℃热水浴中加热，观察现象。

2. 颜色反应

（1）与莫立许（Molish）试剂反应　取4支试管，分别加入0.5ml 5％葡萄糖、5％麦芽糖、5％蔗糖、2％淀粉和2滴莫立许试剂[1]，摇匀，将试管倾斜沿管壁慢慢滴入0.5ml浓硫酸，观察界面层的颜色变化。

（2）与塞利凡诺夫（Seliwanoff）试剂反应　取4支试管，分别加入0.5ml塞利凡诺夫试剂和2～3滴5％葡萄糖、5％麦芽糖、5％果糖、5％蔗糖，摇匀后，将4支试管同时放入沸水浴中加热2min，观察现象。

3.蔗糖、淀粉的水解反应[2]

取2支试管，分别加入1ml 5％蔗糖、淀粉，加入2滴浓盐酸，摇匀后放入沸水浴中加热20min，冷却后用10％氢氧化钠溶液中和，再加入1ml班氏试剂，放入沸水浴中加热，观察现象。

4.淀粉与碘液的显色反应

在试管中加入0.5ml 2％淀粉5滴和碘液1滴，观察现象。再加热，又放冷，解释其变化。

四、注释

[1] 此试验很灵敏，从单糖到多糖均有反应。此外，丙酮、甲酸、乳酸、草酸、葡萄糖醛糖及糠糖衍生物等也能与莫立许试剂产生颜色，因此，阴性反应是糖类不存在的确证，而阳性反应则只表明可能含有糖类。

[2] 淀粉难水解，应适当增加反应时间。吸出1滴反应液在白瓷板上，滴加1滴碘液，不显蓝色时，证明淀粉已水解完全。

五、思考题

1.为什么说蔗糖既是葡萄糖苷，也是果糖苷？

2.用简单的化学方法鉴别下列化合物：葡萄糖、果糖、蔗糖、淀粉。

（陈　枫）

第四部分　有机化合物制备实验

实验十五　1-溴丁烷的制备

一、实验目的

1. 掌握回流、加热，溶液的洗涤、干燥，蒸馏，有毒气体的吸水等操作。
2. 了解由正丁醇和溴化氢制备 1-溴丁烷的原理和方法。

二、实验原理

以正丁醇为原料，与溴化氢的亲核取代反应生成 1-溴丁烷，本实验反应原理：

$$NaBr + H_2SO_4 \longrightarrow HBr + NaHSO_4$$

$$n\text{-}C_4H_9OH + HBr \Longleftrightarrow n\text{-}C_4H_9Br + H_2O$$

可能的副反应：

$$CH_3CH_2CH_2CH_2OH \xrightarrow[\triangle]{H_2SO_4} CH_3CH_2CH\!=\!CH_2 + H_2O$$

$$2CH_3CH_2CH_2CH_2OH \xrightarrow[\triangle]{H_2SO_4} CH_3(CH_2)_3O(CH_2)_3CH_3 + 2H_2O$$

$$2HBr + H_2SO_4 \longrightarrow Br_2 + SO_2 + 2H_2O$$

过量硫酸，有利于反应向生成 1-溴丁烷的方向移动。另一方面，硫酸能除去未反应的正丁醇以及副产物烯烃和醚。

三、实验步骤

1. 回流加热制备

在 100ml 圆底烧瓶中，加入 12ml 水，然后小心分批次加入 15ml（0.28mol）浓硫酸，摇均，冷却至室温。再依次加入 9.5ml（0.10mol）正丁醇、13.5g（0.13mol）研细的溴化钠，充分摇动，混合均匀，加入 2～3 粒沸石。按实验图 1-2 安装 1-溴丁烷的制备装置[1]。在恒温电热套上加热，经常摇动，回流约 1h。

2. 分离、提纯

冷却后，拆下球形冷凝管，改为常压蒸馏装置（实验图 2-4），蒸至馏出液几乎澄清[2]。将馏出液移至分液漏斗，加入 12ml 水洗涤分离。取下层粗产品，用 8ml 浓硫酸洗涤彻底[3]。取上层的有机层转移至另一洁净的分液漏斗中，依次用水、饱和碳酸氢钠溶液和水各 12ml 洗涤，下层放入干燥的锥形瓶中，加入约 1.5g 无水氯化钙干燥之。过滤放于 100ml 蒸馏烧瓶中，加热蒸馏，收集 99～103℃馏分。产量约 6～9g，计算产率。

3. 纯度检验

纯 1-溴丁烷为无色透明液体，b.p.101.6℃，折射率 n_D^{20} 1.4400。测定产品折射率与纯品比较。

四、注释

[1] 漏斗应接近液面而不能没入液面，以防倒吸现象。

[2] 馏出液由浑浊变为澄清或没有不溶于水的油状物（无油珠），说明1-溴丁烷几乎蒸馏完毕。

[3] 用硫酸洗去粗产品中少量未反应的正丁醇和副产物丁醚等杂质。

实验十六　肉桂酸的制备

一、实验目的

1. 掌握回流、熔点测定、水蒸气蒸馏和重结晶等基本操作。
2. 了解制备肉桂酸的原理和方法。

二、实验原理

利用Perkin反应，将芳香醛与酸酐混合后在相应羧酸盐存在下加热，发生类似醇醛缩合反应，可以得到α,β-不饱和羧酸（肉桂酸及其衍生物）。

本实验按Kaimin提出的方法，用碳酸钠代替Perkin反应中的醋酸钠，反应时间短，产率高。

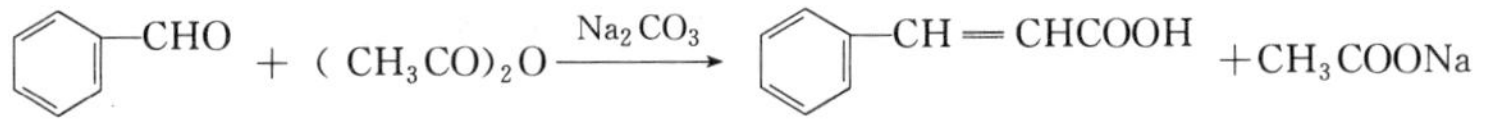

$$\text{—CHO} + (CH_3CO)_2O \xrightarrow{Na_2CO_3} \text{—CH=CHCOOH} + CH_3COONa$$

肉桂酸

三、实验步骤

1. 回流加热制备

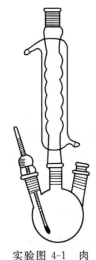

在100ml干燥的三颈烧瓶中，分别加入新鲜的5ml（0.05mol）苯甲醛、13ml（0.14mol）醋酐、研细的4.5g无水碳酸钠[1]。振摇，充分混合均匀。按实验图4-1安装肉桂酸的制备装置[2]，用恒温电热套加热，开始有泡沫产生。反应温度控制在140~180℃之间，回流约1h[3]。

2. 分离、提纯

待反应结束后，稍为冷却，加入30ml水，将瓶内固体小心捣碎，温热使其溶解，用水蒸气蒸馏装置（实验图2-6）蒸出未反应苯甲醛，直至蒸出液澄清为止[4]。冷却，再向烧瓶加入饱和碳酸钠至弱碱性，使所有肉桂酸溶解变成肉桂酸钠盐，趁热抽滤，滤液冷却至室温，在搅拌下用浓盐酸酸化至弱酸性（刚果红试纸变蓝色）。充分析出结晶后，抽滤，用少量冷水洗涤沉淀，抽干。粗品在空气晾干（或在80℃左右烘箱烘干）。粗品用热水重结晶，得到纯品，产量约3~5g。

实验图4-1　肉桂酸的制备装置

3. 纯度检验

纯肉桂酸为白色固体，m.p.133℃。测定纯肉桂酸熔点与纯品比较。

附　肉桂酸制备实验中原料、产品和副产品的物理常数

名称	相对分子质量	性状	m.p./℃	b.p./℃	相对密度	溶解度
苯甲醛	106	无色液体	−26	179	1.046	0.33
醋酐	102	无色液体	−73	139.6	1.082	—
肉桂酸	148	白色固体	133	—	—	0.06
乙酸	60	无色液体	16.6	117.9	1.049	—
苯甲酸	122	白色片状晶	122.1	249	1.266	2.7

［1］取用新鲜或重新蒸馏的苯甲醛、醋酐，因为苯甲醛、乙酸酐久置易变质。本实验以苯甲醛计算肉桂酸理论产量。

［2］如果用圆底烧瓶，球形冷凝管口不要插温度计或用塞子塞住，以免形成密封体系，加热引起爆炸。

［3］用碳酸钠代替醋酸钠，反应快，时间短，反应温度不需严格控制，反应温度140～180℃仅供作为参考的反应条件，主要以回流为根据。

［4］未反应的苯甲醛随水蒸气一起蒸馏除去，蒸至没有油珠，馏出液为透明。如果苯甲醛未除去，加入饱和碳酸钠将使苯甲醛发生歧化反应生成苯甲酸钠和苯甲醇，影响产品质量。

五、思考题

1. 实验中为什么要用新鲜苯甲醛？无水碳酸钠有什么作用？

2. 如何提高肉桂酸产率？

3. 为什么可用水蒸气蒸馏法把苯甲醛蒸馏出来？如果不蒸去苯甲醛，对实验有何影响？

实验十七　乙酸乙酯的制备

一、实验目的

1. 掌握蒸馏、洗涤、干燥等基本操作。

2. 了解酯化反应制备酯的原理和方法。

二、实验原理

羧酸和醇作用生成酯和水，称酯化反应[1]，该反应是一可逆反应，例如：

$$CH_3COOH + CH_3CH_2OH \underset{110\sim120℃}{\overset{H^+}{\rightleftharpoons}} CH_3COOCH_2CH_3 + H_2O$$

为了使反应向生成酯的方向进行，提高酯的产量，一般采用少量无机酸催化，升高反应温度，增加反应物之一以及移去生成物的方法，在本实验中，因为乙醇比较便宜，用过量的乙醇与乙酸作用，生成乙酸乙酯。

利用乙酸乙酯能与水、乙醇形成低沸点共沸点共沸物的特性，容易从反应体系中蒸馏出来。初馏液中除乙酸乙酯外，还含有少量乙醇、水、乙酸等，故需用碳酸钠溶液洗去酸，用饱和氯化钙溶液洗涤其中的醇，并用无水硫酸镁进行干燥。

三、实验步骤

1. 滴液加热制备

在125ml干燥的三颈瓶中，加入10ml（0.34mol）无水乙醇，再小心分批次加入5ml浓硫酸[2]，混匀，并放入2～3粒沸石。参照实验图4-1安装乙酸乙酯制备装置，滴液漏斗盛有10ml（0.34mol）无水乙醇及12ml冰醋酸（0.21mol）混合液。温度计的水银球浸入液面离烧瓶底约0.5～1cm处。乙酸乙酯用冷凝管末端连接一接液管的用小锥形瓶接收。

用恒温电热套缓慢加热，使瓶中反应温度升到110～120℃左右。此时应有馏出液从接受管流出，再从滴液漏斗慢慢滴入混合液[3]。控制滴入速度和馏出速度大致相等，维持反应温度，约30min滴加完毕，继续加热蒸馏数分钟，直至溜出液体积为反应液总体积的1/2为止。

2. 分离、提纯

向馏出液中缓慢加入饱和碳酸溶液（约 10ml），时加振摇，直到无二氧化碳气体产生。然后将混合液转移到分液漏斗，充分振摇后，静置，分去下层水溶液，酯层依次用 10ml 饱和食盐水[4]，10ml 饱和氯化钙溶液和蒸馏水洗涤 1 次。弃去下层液，酯层自分液漏斗上口倒入一干燥的小锥形瓶中，用无水硫酸镁干燥。

将粗乙酸乙酯进行蒸馏瓶，收集 73～78℃的馏分。称量，计算产率。

3. 纯度检验

纯乙酸乙酯为无色有香味的液体，b. p. 77.06℃，折射率 $n_D^{20} 1.3723$。测定产品折射率与纯品比较。

四、注释

[1] 本实验采用的酯化方法，仅适用于合成一些沸点较低的酯类。其优点是能连续进行，用较小容积的反应瓶制得较大量的产物。

[2] 硫酸的用量为醇用量的 3％时即能起催化作用，还能起脱水作用而增加酯的产量，但硫酸用量过多，由于氧化作用反而对反应不利。

[3] 温度不宜过高，否则会增加副产物乙醚的含量。滴加速度太快会使醋酸和乙醇来不及作用而被蒸出。

[4] 碳酸钠除去未反应的醋酸，剩下的碳酸钠溶液经分离、饱和食盐水洗涤除去，否则下一步用饱和氯化钙溶液洗去醇时，会产生絮状沉淀，造成分离的困难。

附　乙酸乙酯与水能形成二元和三元共沸物的组成与沸点关系

沸点/℃	组成/%			沸点/℃	组成/%		
	乙酸乙酯	乙 醇	水		乙酸乙酯	乙 醇	水
70.2	82.6	8.4	9.0	71.8	69.0	31.0	—
70.4	91.9	—	8.1				

由上表可知，若洗涤不净或干燥不够时，都使沸点降低，影响产率。

五、思考题

1. 酯化反应有什么特点？本实验如何促使酯化反应尽量向生成物方向进行？
2. 能否用浓氢氧化钠代替饱和碳酸钠溶液来洗涤蒸馏液？
3. 本实验中若采用醋酸过量的做法是否合适？为什么？

实验十八　乙酰苯胺的制备

一、实验目的

1. 巩固和掌握回流加热、重结晶和熔点测定等基本操作。
2. 了解乙酰化反应制备乙酰苯胺的原理和方法。

二、实验原理

羧酸及其衍生物均可作酰化试剂，与苯胺发生酰化反应，能得到乙酰苯胺。

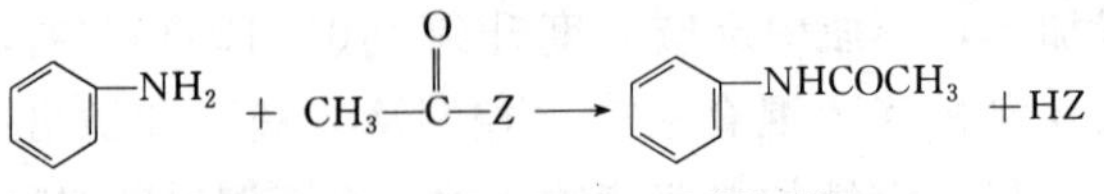

$$Z=OH、Cl、OCOCH_3、OCH_2CH_3$$

乙酰氯反应太剧烈，乙酸乙酯反应太缓慢，条件难控制。本实验以乙酸作为酰化试剂，虽然反应较慢，但是价格低廉，条件容易控制，操作方便。

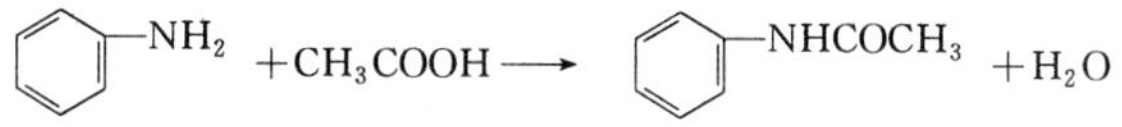

$$\text{⟨苯环⟩—NH}_2 + CH_3COOH \longrightarrow \text{⟨苯环⟩—NHCOCH}_3 + H_2O$$

乙酰苯胺

三、实验步骤

1. 回流加热制备

在 100ml 干燥的圆底烧瓶，加入新蒸馏过的苯胺 8ml（0.09mol）[1]，冰醋酸 12ml，（0.21mol）以及 0.1g 锌粉[2]。装上刺形分馏柱，柱顶插上 200℃ 温度计，分馏柱支管连接一接受管，接受管下端接一小锥形瓶，收集被蒸出少量未反应的醋酸和水。

用恒温电热套小火加热，保持反应微沸 15min 后，再逐渐升温，维持反应温度在 100～110℃ 之间，回流约 1.5h。

2. 分离、提纯

稍为冷却，搅拌下将反应混合液迅速倒入 100ml 冰水中，冷却充分析出结晶，抽滤，用水洗涤晶体，得到粗品。用约 100～150ml 水作溶剂进行重结晶[3]，纯品在空气中晾干，称重，产量约 7～8g。

3. 纯度检验

纯乙酰苯胺为无色片状晶体，m. p. 114℃。测定产品熔点与纯乙酰苯胺比较。

附　乙酰苯胺制备实验中原料、产品和副产品的物理常数

名　称	相对分子质量	性　状	m. p. /℃	b. p. /℃	相对密度	溶解度
苯胺	93	无色油状液体	−6.3	184.1	1.022	—
冰醋酸	60	无色液体	16.6	117.9	1.049	—
乙酰苯胺	135	白色晶体	114	—	—	0.46
水	18	无色液体	0	100	—	—

四、注释

[1] 苯胺在空气中易氧化，久置的苯胺变质，将影响产品质量，故苯胺要新鲜或重新蒸馏过。

[2] 温度愈高，苯胺愈容易被氧化，加入锌粉可防止苯胺氧化。

[3] 重结晶：①根据粗品颜色深浅，考虑活性炭加入量；②乙酰苯胺在 100ml 水中的溶解度：0.46g（25℃），5.55g（100℃），必须趁热过滤；③可以补加溶剂使乙酰苯胺溶解。

五、思考题

1. 采取什么措施，提高乙酰苯胺的产量？

2. 如何控制反应温度、时间？

实验十九　乙酰水杨酸的制备

一、实验目的

1. 进一步熟悉并掌握重结晶等基本操作。

2. 了解酰化反应制备乙酰水杨酸的原理和方法。

二、实验原理

乙酰水杨酸俗名为阿司匹林（Aspirin），是一种广泛使用的具有解热、镇痛、治疗感冒、预防心血管疾病等多种疗效的药物。通常用水杨酸与乙酸酐通过酰化反应，得到乙酰水杨酸。

主反应：

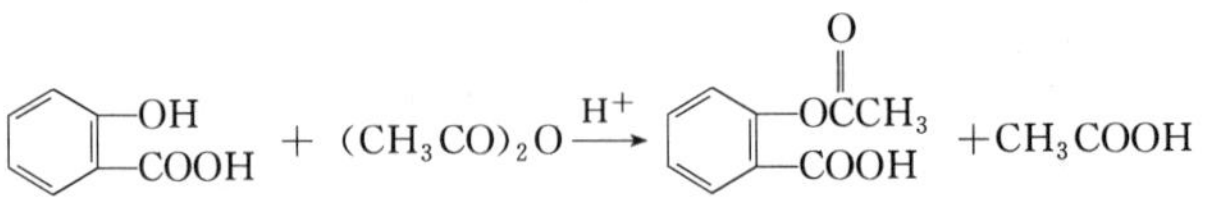

主要副反应：

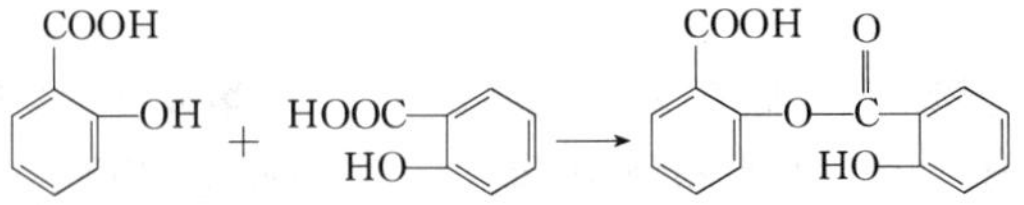

通常加入少量的浓硫酸作为催化剂，破坏水杨酸分子中羧基与酚羟基间形成的氢键，从而使酰化反应较易进行。水杨酸分子间可以发生缩合反应，生成少量聚合物，反应温度不宜过高，以减少聚合物的生成。

三、实验步骤

在 100ml 干燥的锥形瓶中，加入 3g（0.022mol）水杨酸和 5ml（0.053mol）乙酸酐，然后加 5 滴浓硫酸，充分振摇。在 80～85℃ 热水浴中加热 30min [1]，并不时加以振摇。稍微冷却后，加入 50ml 蒸馏水，并用冰水冷却 15min，直至白色结晶完全析出。抽滤，用少量蒸馏水洗涤，抽干，即得乙酰水杨酸粗品。

将粗乙酰水杨酸放入一个干燥的小烧杯中，在搅拌下加入 35ml 饱和碳酸氢钠水溶液 [2]，搅拌至无二氧化碳产生。抽滤，用 5～10ml 水洗涤，滤液倒入预先盛有 7ml 浓盐酸和 15ml 水的烧杯中，搅拌，有乙酰水杨酸晶体析出，将烧杯用冷水冷却，使结晶完全。抽滤，用冷水洗涤结晶。将结晶转移至表面皿，干燥后称重，计算产率。取少量结晶加入盛有 1ml 水的试管中溶解，加入 1～2 滴 1‰ 三氯化铁溶液，观察有无颜色变化，判断产品纯度。可用乙酸乙酯进行重结晶，得到更纯的产品。

纯乙酰水杨酸为白色针状或片状结晶，熔点 136℃。由于它受热易分解，较难测准其熔点。

四、注释

[1] 反应温度不宜过高，否则将增加副产物的发生，如生成水杨酰水杨酸。

[2] 乙酰水杨酸与碳酸氢钠反应生成水溶性钠盐，而副产物聚合物则不能溶于碳酸氢钠水溶液。

五、思考题

1. 实验所用的仪器为什么必须干燥？

2. 反应物中有哪些副产物？如何除去？

3. 水杨酸的乙酰化比一般的醇或酚更难还是更容易些，为什么？

（陈枫）

附表 常用试剂的配制

试 剂	配 制 方 法	备 注
托伦试剂	取 0.5ml 5％$AgNO_3$ 溶液和 1 滴 5％氢氧化钠溶液于试管中,再滴加稀氨水,直到沉淀恰好溶解为无色澄清液即是	现配现用
氯化亚铜氨溶液	取 0.5ml 2％ Cu_2Cl_2 溶液于试管中,再滴加稀氨水,直到蓝色澄清透明液即是	现配现用
卢卡斯试剂	将 34g 熔化过的无水氯化锌溶于 23ml 纯的浓盐酸同时冷却,以防氯化氢逸出,约得 35ml 溶液,放冷后即得	密封保存于玻璃瓶中
2,4-二硝基苯肼试剂	将 3g 2,4-二硝基苯肼溶于 15ml 浓硫酸,将此酸性溶液慢慢加入到 70ml 95％乙醇中,再用蒸馏水稀释到 100ml,过滤	储存于棕色试剂瓶中
饱和亚硫酸氢钠溶液	在 100ml 40％亚硫酸氢钠溶液中,加入 25ml 不含醛的无水乙醇,滤去析出的结晶,此溶液不稳定,易氧化分解	使用前配制
碘试剂	将 25g 碘化钾溶于 100ml 蒸馏水中,再加入 12.5g 碘,搅拌使其溶解	
斐林试剂	斐林试剂 A:将 34.6g 硫酸铜溶于 500ml 蒸馏水中,混浊时过滤;斐林试剂 B:将 173g 酒石酸钾钠和 70g 氢氧化钠溶于 500ml 蒸馏水中,使用时等体积混合	两溶液分别保存
席夫试剂	将 0.2 g 品红盐酸盐溶于 100ml 热水中,冷却后,加入 2g 亚硫酸氢钠及 2ml 浓盐酸,用水稀释到 200ml,待红色褪去即可使用。若呈粉红色,可加入少量活性炭振荡过滤	密封保存于棕色试剂瓶中
莫立许试剂	将 10g α-萘酚溶于 95％乙醇中,再用 95％乙醇稀释至 100ml	用前配制
塞利凡诺夫试剂	将 0.05g 间苯二酚溶于 50ml 浓盐酸中,用水稀释至 100ml	
班氏试剂	将 17.3g 硫酸铜溶于 100ml 蒸馏水中,另将 100g 无水碳酸钠和 173g 枸橼酸钠溶于 800ml 热蒸馏水中。将两溶液混合,用蒸馏水稀释至 1000ml,若混浊,需过滤后方可使用	此溶液放置而不易变质,不必配成 A、B 溶液分开存放
β-萘酚碱溶液	0.4g β-萘酚溶于 4ml 1mol·L^{-1}氢氧化钠溶液	

参 考 文 献

1　倪沛洲主编．有机化学．第 5 版．北京：人民卫生出版社，2003，

2　王礼琛主编．有机化学．南京：东南大学出版社，2003

3　汪小兰主编．有机化学．北京：高等教育出版社，1997

4　马详志主编．有机化学．北京：中国医药科技出版社，2003

5　吉林师范大学等编．有机化学．北京：高等教育出版社，1999

6　湖南大学化学化工学院编，有机化学．北京：科学出版社，2001

7　伍焜贤主编．有机化学实验．北京：中国医药科技出版社，2000

8　曾昭琼主编．有机化学实验．第 3 版．北京：高等教育出版社，1987

9　龙盛京主编．有机化学实验．北京：人民卫生出版社，2002

10　周科衍，高占先编．有机化学实验．第 3 版．北京：高等教育出版社，2001

11　国家药典委员会编．中华人民共和国药典．2010 年版．北京：中国医药科技出版社，2010

内　容　提　要

本书是全国医药高职高专系列教材之一。全书由理论篇和实验篇组成，理论篇介绍各类有机化合物（链烃、环烃、卤代烃、醇酚醚、醛酮、羧酸、含氮有机化合物等）的命名法、结构、理化性质及其应用，以有机化合物的构效（结构与性质）关系和官能团为主线，同时介绍对映异构、杂环化合物、有机合成简介和有机化学与药学专业密切相关的知识。教材内容由浅入深，循序渐进，体现适用性、实用性和应用性的原则，每章都安排一定量的习题供学生练习。实验篇分为实验基本知识、实验基本操作、有机化合物性质实验和合成四部分，共有十九个实验。

本书为医药高职高专用书，可供药学类各专业的高职高专、成人教育和开放性教育师生使用，也可作为医学、生物、食品、化工等相关专业的高职高专师生使用和参考。

全国医药高职高专教材可供书目

	书 名	书 号	主 编	主 审	定 价
1	化学制药技术（第二版）	15947	陶 杰	李健雄	32.00
2	生物与化学制药设备	7330	路振山	苏怀德	29.00
3	实用药理基础	5884	张 虹	苏怀德	35.00
4	实用药物化学	5806	王质明	张 雪	32.00
5	实用药物商品知识（第二版）	07508	杨群华	陈一岳	45.00
6	无机化学	5826	许 虹	李文希	25.00
7	现代仪器分析技术	5883	郭景文	林瑞超	28.00
8	中药炮制技术（第二版）	15936	李松涛	孙秀梅	35.00
9	药材商品鉴定技术（第二版）	16324	林 静	李峰	48.00
10	药品生物检定技术（第二版）	09258	李榆梅	张晓光	28.00
11	药品市场营销学	5897	严 振	林建宁	28.00
12	药品质量管理技术	7151	贠亚明	刘铁城	29.00
13	药品质量检测技术综合实训教程	6926	张 虹	苏勤	30.00
14	中药制药技术综合实训教程	6927	蔡翠芳	朱树民 张能荣	27.00
15	药品营销综合实训教程	6925	周晓明 邱秀荣	张李锁	23.00
16	药物制剂技术	7331	张 劲	刘立津	45.00
17	药物制剂设备（上册）	7208	谢淑俊	路振山	27.00
18	药物制剂设备（下册）	7209	谢淑俊	刘立津	36.00
19	药学微生物基础技术（第二版）	5827	李榆梅	刘德容	28.00
20	药学信息检索技术	8063	周淑琴	苏怀德	20.00
21	药用基础化学（第二版）	15089	戴静波	许莉勇	38.00
22	药用有机化学	7968	陈任宏	伍焜贤	33.00
23	药用植物学（第二版）	15992	徐世义 垾榜琴		39.00
24	医药会计基础与实务（第二版）	08577	邱秀荣	李端生	25.00
25	有机化学	5795	田厚伦	史达清	38.00
26	中药材 GAP 概论	5880	王书林	苏怀德 刘先齐	45.00
27	中药材 GAP 技术	5885	王书林	苏怀德 刘先齐	60.00
28	中药化学实用技术	5800	杨 红	裴妙荣	23.00
29	中药制剂技术（第二版）	16409	张 杰	金兆祥	36.00
30	中医药基础	5886	王满恩	高学敏 钟赣生	40.00
31	实用经济法教程	8355	王静波	潘嘉玮	29.00
32	健身体育	7942	尹士优	张安民	36.00
33	医院与药店药品管理技能（第二版）	19237	杜明华		28.00
34	医药药品经营与管理	9141	孙丽冰	杨自亮	19.00
35	药物新剂型与新技术	9111	刘素梅	王质明	21.00
36	药物制剂知识与技能教材	9075	刘 一	王质明	34.00
37	现代中药制剂检验技术	6085	梁延寿	屠鹏飞	32.00
38	生物制药综合应用技术	07294	李榆梅	张 虹	19.00
39	药物制剂设备	15963	路振山	王竞阳	39.80

欲订购上述教材，请联系我社发行部：010－64519689，64518888；责任编辑 陈燕杰 64519363

如果您需要了解详细的信息，欢迎登录我社网站：www.cip.com.cn